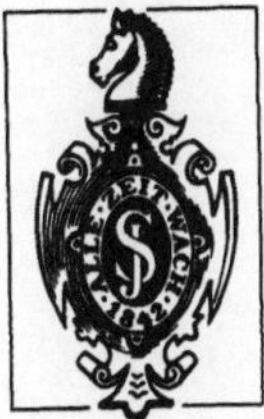

# Refresher Course

# Aktuelles Wissen für Anästhesisten

Nr. 20 Juni 1994, Nürnberg

Herausgegeben von der
Deutschen Akademie für Anästhesiologische Fortbildung

Springer-Verlag
Berlin Heidelberg New York London Paris
Tokyo Hong Kong Barcelona Budapest

Prof. Dr. R. Purschke
Deutsche Akademie für
Anästhesiologische Fortbildung
St. Johannes-Hospital
Johannesstraße 9–11
D-44137 Dortmund

*Mit 27 Abbildungen*

ISBN-13:978-3-540-57646-4

Die Deutsche Bibliothek – CIP-Einheitsaufnahme
*Deutsche Akademie für Anästhesiologische Fortbildung <Dortmund>:* Refresher course / Deutsche Akademie für Anästhesiologische Fortbildung. – Berlin ; Heidelberg ; New York ; London ; Paris ; Tokyo ; Hong Kong ; Barcelona ; Budapest : Springer.
NE: Refresher course
Nr. 20. Aktuelles Wissen für Anästhesisten. – 1994
*Aktuelles Wissen für Anästhesisten* : Juni 1994, Nürnberg / [R. Purschke]. – Berlin ; Heidelberg ; New York ; London ; Paris ; Tokyo ; Hong Kong ; Barcelona ; Budapest : Springer, 1994
(Refresher course / Deutsche Akademie für Anästhesiologische Fortbildung ; Nr. 20)
ISBN-13:978-3-540-57646-4 e-ISBN-13:978-3-642-78786-7
DOI: 10.1007/978-3-642-78786-7
NE: Purschke, Reinhard [Hrsg.]



Mitterweger Satz GmbH, Plankstadt bei Heidelberg
19/3130-5 4 3 2 1 0 – Gedruckt auf säurefreiem Papier

# Geleitwort

Zum 20. Refresher Course der Deutschen Akademie für Anästhesiologische Fortbildung möchte ich Sie in Nürnberg willkommen heißen.

Unter der Federführung von Herrn Prof. Dr. Purschke und dem wissenschaftlichen Komitee ist wieder ein äußerst anspruchsvolles Programm entstanden. Die Bedeutung der *State-of-the-art*-Beiträge wird auch dadurch erhellt, daß bereits in manchen Sachverständigen-Gutachten auf diese Beiträge Bezug genommen wird.

Herrn Prof. Dr. Purschke, dem Komitee, den Vorsitzenden sowie den Referenten sei an dieser Stelle für die vielen Mühen bei der Planung und Durchführung im Namen der Akademie für Anästhesiologische Fortbildung gedankt, ebenso dem Präsidenten der Deutschen Gesellschaft für Anästhesiologie und Intensivmedizin, Herrn Prof. Dr. Dudziak, für die Einbeziehung des Refresher Course in den Deutschen Anästhesiekongreß in Nürnberg. Große Anerkennung verdient auch die vorzügliche Gestaltung dieses Refresher-Course-Bandes durch den Springer-Verlag.

Univ.-Prof. Dr. med. G. Hempelmann
Präsident der Deutschen Akademie für
Anästhesiologische Fortbildung

# Inhaltsverzeichnis

# Verzeichnis der erstgenannten Autoren

BEUSHAUSEN, T., DR.
Kinderklinik auf der Buld, Abt. Kinderanästhesie, Janusz-Korczak-Allee 12, 30173 Hannover

BOERNER, U., PROF. DR.
Universität Köln, Klinik für Anästhesiologie und Operative Intensivmedizin, Joseph-Stelzmann-Str. 9, 50931 Köln

BORMANN, B. VON, PROF. DR.
St.-Johannes-Hospital, Klinik für Anästhesiologie und Operative Intensivmedizin, Abteistr. 7–11, 47051 Duisburg

BRANDT, L., PROF. DR.
Kliniken der Stadt Wuppertal, Institut für Anästhesiologie, Heusnerstr. 40, 42283 Wuppertal

BRÜCKNER, J. B., PROF. DR.
Universitätsklinikum R. Virchow, Klinik für Anästhesiologie und Operative Intensivmedizin, Spandauer Damm 30, 14050 Berlin

FREITAG, B., DOZENT DR.
Klinikum Südstadt, Klinik für Anästhesie und Intensivmedizin, Südring 81, 18059 Rostock

FREY, L., DR.
Klinikum Großhadern, Institut für Anästhesiologie, Marchioninistr. 15, 81377 München

GÖRGE, G., DR.
Universitätsklinikum Essen, Abt. Kardiologie, Hufelandstr. 55, 45147 Essen

KAMP, H.-D., PROF. DR.
Zentralklinikum, Institut für Anästhesiologie, St.-Jürgen-Str., 28205 Bremen

KRETZ, F.-J., PRIV.-DOZ. DR.
Olgahospital Stuttgart, Institut für Anästhesiologie, Bismarckstr. 8, 70176 Stuttgart

KUHLEN, R., DR.
Universitätsklinikum R. Virchow, Klinik für Anästhesiologie und Operative Intensivmedizin, Augustenburger Platz 1, 13344 Berlin

OOLTHOFF, D., PROF. DR.
Universität Leipzig, Klinik für Anästhesiologie und Intensivmedizin, Liebigstr. 27, 04103 Leipzig

PFENNINGER, D., PRIV.-DOZ. DR.
Universitätsklinikum Ulm, Klinik für Anästhesiologie, Oberer Eselsberg/ M 23, 89081 Ulm

PRENGEL, A.W., DR.
Universitätsklinik für Anästhesiologie, Sektion Experimentelle Anästhesie, Parkstr. 11, 89070 Ulm

RASCHE, PROF. DR.
Zentralklinikum Bremen, Medizinische Klinik, St.-Jürgen-Str., 28205 Bremen

ROSIN, PROF. DR.
Hygieneinstitut der Stadt Dortmund, Eisenmarkt 3, 44137 Dortmund

SCHULTE-SASSE, U., PROF. DR.
Städtische Kliniken Heilbronn, Klinik für Anästhesie und Operative Intensivmedizin, Am Gesundbrunnen 20, 74878 Heilbronn

WEYLAND, W., DR.
Universität Göttingen, Zentrum für Anästhesiologie, Rettungs- u. Intensivmedizin, Robert-Koch-Str. 40, 37075 Göttingen

# Rationale Antibiotikatherapie

H. Rosin

Die Antibiotikatherapie unterscheidet sich grundsätzlich von jeder anderen medikamentösen Therapie, indem sie sich nicht gegen krankhafte Funktionen im Patienten richtet, sondern gegen Infektionserreger. Antibiotika sind Medikamente gegen Erreger! „Rationale“ Antibiotikatherapie muß daher bewußt bestimmte Erreger oder ein bestimmtes Erregerspektrum im Blick haben. Sie ist eine Kausaltherapie!

In der Chirurgie und chirurgischen Intensivmedizin sind Antibiotika nur gegen Erreger nötig, die antiseptisch oder operativ nicht entfernbar sind. Die operativ oder antiseptisch unzugänglichen Erreger müssen an der erfolgreichen Inkubation und Infektion gehindert werden. Invasive Eingriffe erzeugen Loci minoris resistentiae, die die Inkubation von Erregern erleichtern. Daher gehören hier auch präventive Antibiotikaeinsätze zum „rationalen“ Antibiotikagebrauch.

Erreger in der Inkubation müssen *erahnt*, solche, die infizieren, sollen *erkannt* werden! Die „Erahnung“ von Erregern folgt aus klinischer Erfahrung und mikrobiologischen Kenntnissen, die Erkennung durch gute Probenentnahme und adäquate mikrobiologische Diagnostik in enger Zusammenarbeit mit der Klinik.

Die Indikationen, in denen intraoperativ und postoperativ ein präventiver Antibiotikaeinsatz gut begründet erscheint, sind in Tabelle 1 und 2 zusammengefaßt.

Damit *intraoperativ* kontaminierte (Mikro-)Läsionen nicht zum Inkubations- und Infektionsherd werden, sollten die potentiellen Erreger bereits intraoperativ von hohen Konzentrationen eines Wirkstoffs umgeben werden. Dieser sollte bakterizid wirken können, nicht leicht wegdiffundieren und in unsere menschlichen Zellen kaum eindringen, so daß deren Stoffwechsel nicht beeinträchtigt wird. Diese Forderungen erfüllen v.a. Aminoglycoside unter aeroben Bedingungen. Daher wird Gentamicinlösung für die intraoperative Spülung bakterienhaltiger Kontaminationen empfohlen (Tabelle 1). Es ist jedoch zu beachten, daß sterilisierte Spüllösungen sehr $O_2$-arm sind. Damit die Hypoxie des Gewebes durch die Spülung nicht verstärkt und die lokale Gentamicinwirkung nicht beeinträchtigt wird, sollte eine $O_2$-gesättigte Spüllösung verwandt werden, z.B. durch Zusatz von $H_2O_2$ bis zu 0,1 %! Bei diesem geringen $H_2O_2$-Zusatz bleibt das entstehende $O_2$ physikalisch im Wasser gelöst; Schaumbildung oder gewebsschädigende O-Radikale sind nicht zu erwarten.

Bei der Operation infizierter Bereiche mit Penetration der Erreger ins Gewebe und evtl. septikämischer Streuung reicht die lokale Spülbehandlung nicht. Hier bestimmen präoperative Vorbefunde die zusätzliche Infusionstherapie. Liegen sie nicht vor, empfiehlt sich erfahrungsgemäß Cefazolin oder ein analoges älteres Cephalosporin, wenn u.a. auch Staphylococcus aureus als Erreger wahrscheinlich ist („oberhalb der Gürtellinie“), und Mezlocillin oder ein analoges Breitspektrumpenicillin, wenn u.a. auch Enterokokken oder Bacteroides fragilis verstärkt zu beachten sind („unterhalb der Gürtellinie“).

Eine besondere Prädisposition stellen alloplastische Implantate dar. Die schmale Grenzzone zwischen Kunststoffoberfläche und Gewebe bietet Staphylo-

**Tabelle 1.** Intraoperative Antibiotika-Indikationen gegen Erreger, die antiseptisch/mechanisch nicht entfernbar sind

| Im Operationsfeld des Chirurgen: | Im Operationsfeld des Anästhesisten: |
|---|---|
| *1. septische Operation*<br>Infusionen: nach Vorbefund oder<br>a) Kraniothorax: Cefazolin 2 g/h<br>b) Abdomen: Mezlocillin 3 g/h<br>c) Extremität: Cefazolin 2 g/h<br>plus Spülung[a)]: Gentamicin 80 mg/l | *1. (latente) Infektion der oberen Luftwege:*<br>Infusionen: nach Vorbefund oder Cefazolin 2 g/h |
| *2. kontaminierte Operation*<br>Spülung[a]: Gentamicin 80 mg/l<br>optional: intraoperative Infusion wie bei 1a, b, c | |
| *3. besondere Prädisposition*<br>Alloplastik: Teicoplanin lokal<br>400 mg/l (Adsorption + Spüleffekt) | |

[a] Spüllösungen mit 0,1 % $H_2O_2$-Zusatz gegen Gewebshypoxie!

**Tabelle 2.** Postoperative Antibiotika-Indikationen gegen Erreger, die antiseptisch/mechanisch nicht entfernbar sind

| Im Operationsfeld des Chirurgen: | Im Operationsfeld des Anästhesisten: |
|---|---|
| *1. septische Operation*<br>Infusionen: nach Vorbefund oder nach intraoperativem Befund[a]<br>Saug-Spül: Gentamicin 40 mg/l | *1. Beatmungsweg*<br>a) je nach Rachenpflege ab 2./3. Tag nur intratracheal, alternierend:<br>Colistin 10 mg und Gentamicin 10 mg |
| *2. kontaminierte Operation: keine,*<br>außer bei komplizierter Fraktur:<br>Lincomycin 3 · 1–2 g/Tag i.v. | *2. Magen-Darm-Trakt, bei Immunsuppression*<br>Colistin 2 ME/Tag oral +<br>Nystatin 2 ME/Tag oral |
| *3. besondere Prädisposition*<br>Herzklappen-, Gefäßprothesen: Oxacillin/ Flucloxacillin 4 · 1–2 g/Tag i.v. | *3. Harnwege*<br>nach Befund[a] |
| *4. Wundinfektion*<br>nach Befund[a] | *4. Kathetersepsis*<br>nach Befund[a] |

[a] Jedes Gram-Präparat gibt Einblick und reduziert „blinde" Therapie!

coccus epidermidis und anderen an sich harmlosen Bakterien der Hautflora einen Ort zur ungestörten Inkubation. Diese Keime sind in der Regel nur noch gegen die Glycopeptidantibiotika Vancomycin und Teicoplanin empfindlich. Der Teicoplaninkomplex besitzt die hydrophoberen Seitenketten und haftet über hydrophobe Wechselwirkungen gut am Kunststoff. Es scheint auf jeden Fall den Versuch wert zu sein, die Kunststoffprothese unmittelbar vor der Implantation in Teicoplaninlösung zu baden. Zusätzlich kann Teicoplanin ins Implantatbett instilliert werden. Es bleibt lange vor Ort und wird auch nicht verstoffwechselt.

Der Anästhesist kann intraoperativ durch latente Pneumokokken, hämolysierende Streptokokken oder Staphylococcus aureus in den oberen Luftwegen des Patienten überrascht werden, wenn er diese Erreger durch die künstliche Beatmung in die Lunge inokuliert. Im Zweifelsfall – wenn keine Zeit zur diagnostischen Abklärung bleibt – können eine Oxacillininfusion bzw. Cefazolin, Cefotiam oder Cefuroxim intraoperativ erwägenswert sein.

*Postoperativ* setzt der Chirurg, nach Tabelle 2, die für die septische Operation gewählte Antibiotikatherapie fort. Neue Befunde aus intraoperativ gewonnenem Untersuchungsmaterial führen evtl. zur Korrektur. Fordern Sie vom eigenen Labor oder vom Bakteriologen die Aussagen des Grampräparates! Gerade von umschriebenen Entzündungsherden – z.B. Endokarditisvegetation, infizierter Tumor oder mykotisches Aneurysma – ist das Gram-Präparat äußerst aufschlußreich. Jedes Gram-Präparat gibt Einblick und reduziert „blinde" Therapie!

Versprengte bakterielle Kontaminationen müssen intraoperativ vom Antibiotikum erreicht werden. Postoperativ sind sie wegen des Wundödems mit seinen Mikrozirkulationsstörungen vom Blut her unzugänglich. Als Ausnahme kann die komplizierte Fraktur gelten. Hier sollte sich eine kurze hochdosierte Lincomycin(Albiotic$^{R}$)-Nachbehandlung unmittelbar postoperativ anschließen. Jede verhinderte posttraumatische Staphylokokkenosteomyelitis lohnt diesen Aufwand.

An intravasale Implantate adhärieren grampositive Bakterien bei passagerer Bakteriämie in den ersten postoperativen Tagen leichter als später. Oxacillin- oder Flucloxacillininfusionen zur Adhärenzprophylaxe werden bei Herzklappenersatz und Gefäßprothesen empfohlen.

Während der postoperativen Intensivpflege drohen dem Patienten bekanntermaßen nosokomiale Infektionen über die Beatmung, aus dem Magen-Darm-Trakt, über Katheter und andere Wunden. Diese Risiken müssen ständig aufs neue penibel hygienisch bekämpft werden: laufende Absaugung des Nasen-Mund-Rachen-Sekrets, zwischendurch 1–2 Trpf. PVP-Jodlösung zur Keimzahlreduktion im verbleibenden Rachensekret; Aufrechterhaltung eines Magensaft-pH $\leq$ 4–5; verdünnte PVP-Lösung (1:20 bis 1:50 verdünnte Handelspräparation) zur laufenden Katheter-, Tubus-, Wunddesinfektion; Ablösung von Detritus durch leicht angefeuchtete Mullagen usw.

Die zahlreichen, vielfältigen Antibiotikaprophylaxeempfehlungen für die operative Intensivmedizin sind verwirrend. Bisher resultierten unregelmäßige klinische Erfolge, aber regelmäßige Resistenzsteigerungen!

Strenggenommen bleiben 2 relative Indikationen für die postoperative, präventive Antibiotikatherapie rational begründbar:

1) *Gegen eine frühe Pneumonie des künstlich beatmeten Patienten*
Bei unzureichender Rachenpflege steigt über interkurrente Tubusleckagen oder kleine Aspirationen ab dem 4. Beatmungstag die Wahrscheinlichkeit einer Pneumonie durch Erreger aus der Rachenflora des Patienten. Die tracheobronchiale Absaugung hat inzwischen viele Mikroläsionen verursacht. Sie bilden den Nährboden für die jeweils schnellwachsenden Stämme aus der interkurrent inokulierten Rachenflora: Pseudomonas aeruginosa, Enterobacteriaceae usw.

Hier kann die 2mal tägliche gezielt intratracheale (Aerosol-)Instillation von Colistin 10 mg im Wechsel mit Gentamicin 10 mg pro Dosis vermehrungshemmend wirken. Die intratracheale Dekontamination ist effektiver als die sog. SDD des Rachen- und Magen-Darm-Sekrets. Die in den Rachen und Magen-Darm-Trakt applizierten Antibiotika treffen auf einen sehr hohen Turnover der Bakterienflora, auf viele selektierbare resistente Stämme, auf Aktivitätsminderung durch Verdünnung, Absorption, enzymatische Spaltung und das anaerobe Darmmilieu, das v.a. Aminoglycosiden die Wirkung nimmt.

2) *Gegen eine frühe Sepsis durch Darmkeime bei Immunsuppression*
Immunsuppression kann die immunologische Abwehrkraft der Darmwand so stark beeinträchtigen, daß – trotz der oben genannten Bedenken – eine antibiotische Keimzahlreduktion begründet ist. Colistin und Nystatin sind die beiden zentralen Wirkstoffe in den meisten einschlägigen Empfehlungen. Weitere zusätzliche Antibiotika dürften in dieser Indikation im Rahmen der operativen Intensivmedizin verzichtbar oder Einzelfällen vorbehalten sein.

Die „rationale" Antibiotikatherapie gegen diagnostisch erkannte Erreger folgt dem mikrobiologischen Untersuchungsergebnis. Dieses muß jedoch stets kritisch interpretiert werden. In vielen Fällen genügt für die Intensivüberwachung allein das Gram-Präparat! Dieses wichtige, preiswerte Hilfsmittel wird zu selten – auch von Fachlaboratorien zu selten – genutzt. Wie oft werden dagegen Elektrolyte und Blutgaswerte kontrolliert? Warum werden die bekannten wichtigsten Eintrittspforten für schwere Infektionen nicht ebenfalls häufig bakterioskopisch überwacht? Die mikroskopische Verlaufsbeobachtung zeigt eine quantitative Anreicherung bestimmter Bakterienformen oder die Zunahme der leukozytären Gegenreaktion, also die Anbahnung einer nosokomialen Infektion, früh an. Die Differenzierung zwischen Kontaminanten und Erregern wird wesentlich erleichtert. Kommentarlose Ergebnisse von „Kultur und Antibiogramm" ohne Gram-Präparatbeschreibung und ohne Differenzierungshilfe zwischen Erregern und Kontaminanten genügen für die Intensivmedizin meistens nicht. Mitteilungen von „Bakteriennamen und Antibiogramm" induzieren leicht eine unnötige oder falsche, also „irrationale" Antibiotikatherapie.

Unter Hinweis auf die Lehrbücher (z.B. [1]) werden hier nur einzelne Teilaspekte zum rationalen Einsatz verschiedener Antibiotikagruppen hervorgehoben:

## β-Laktam-Antibiotika

- Ihr Wirkungsmechanismus ist praktisch gleich. Daher bleibt auch der antibakterielle Effekt auf den Erreger gleich, wenn von einem initialen Breitspektrumpräparat gemäß Antibiogramm auf ein schmaler wirksames „gezieltes" β-Laktam-Antibiotikum umgestellt wird.
- die aktuelle Zunahme breitspektrumresistenter Staphylococcus-aureus- und Enterokokkenstämme weist darauf hin, daß die hohe Betalaktamasestabilität der neuen Präparate andere „intrinsische" Resistenzmechanismen in den Vordergrund treten läßt:
  - chromosomal-vermittelte strukturelle Veränderungen der Zielenzyme, der Mureinsynthetasen (PBP), so daß die Affinität zahlreicher β-Laktam-Antibiotika zu ihnen reduziert wird und die Aktivität dieser bewährten Wirkstoffe verlorengeht, wie in Abb. 1 bei *IV* und *VI* angedeutet;
  - strukturelle Veränderungen der Zellwand, so daß die Penetration zahlreicher β-Laktam-Antibiotika stark beeinträchtigt wird und die Gruppe ihre Aktivität verliert, s. *VI* in Abb. 1. Zur Steigerung der Bakterizidie und Verkürzung der Therapiedauer sollten die Breitspektrum-β-Laktam-Antibiotika möglichst mit Aminoglycosidantibiotika kombiniert werden (s. unten).
- Die meisten Anaerobier der Körperflora sind sehr sensibel (Penicillin-G-sensibel). Die resistenteren Species sind im Normalfall weniger vertreten. Sie brauchen zur Vermehrung ein streng anaerobes Milieu. Gibt es postoperativ so viel anaerobe Areale im Patienten, daß β-Laktam-Antibiotika mit spezieller „Anaerobieraktivität" – oder gar Metronidazol so häufig indiziert sind?
- β-Laktamase-Inhibitoren in Kombination mit β-Lactam-Antibiotika erweitern das Wirkungsspektrum, *aber* auch die Inhibitoren hemmen nur ein begrenztes β-Laktamasen-Spektrum, in hoher Abhängigkeit von der Erregerzahl im Entzündungsherd (Inokulumeffekt) und von pharmakokinetischen Imponderabilien im individuellen Fall. Eine generelle Bevorzugung dieser Kombinationen vor Monosubstanzen ist nicht indiziert.

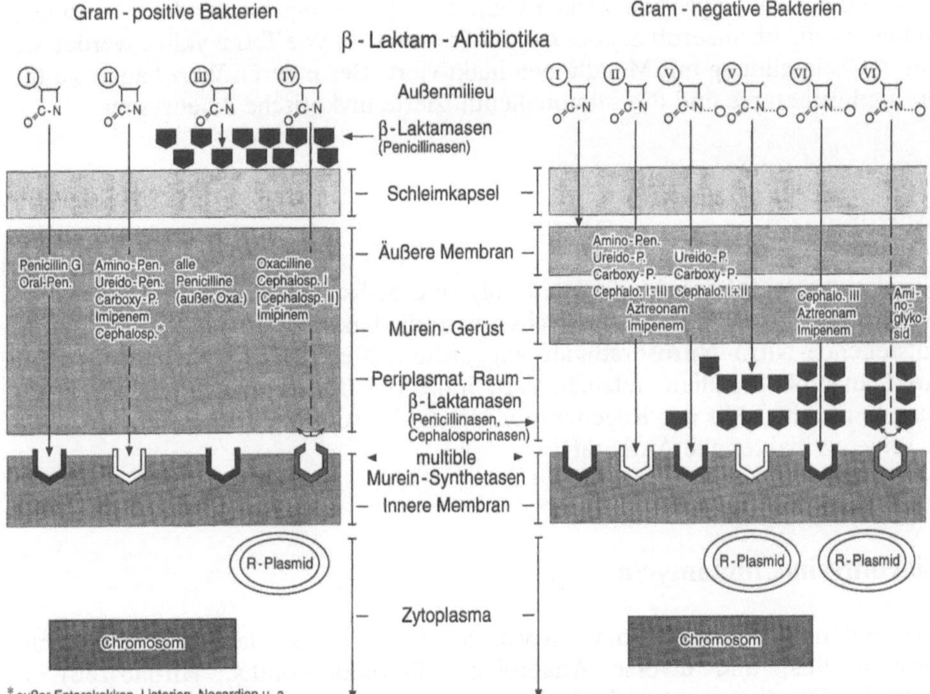


**Abb. 1.** Zielenzyme (Mureinsynthetasen, PBP) und Penetrationsfähigkeit der β-Laktam-Antibiotika durch die grampositive und gramnegative Zellwand unter Andeutung der β-Laktamase-Stabilität; Positionierung der unterschiedlichen Wirkstoffgruppen

## Aminoglycosidantibiotika

Die neuen Aminoglykoside – Gentamicin, Tobramycin, Netilmicin, Amikacin – sind in der Notfallmedizin besonders vorteilhaft durch:

- breites Wirkungsspektrum (im aeroben Milieu),
- primär bakterizid (hoher postantibiotischer Effekt),
- rascher Wirkungseintritt,
- synergistische Wirkungssteigerung in Kombination mit β-Laktam-Antibiotika!

Sie wirken am besten im aeroben, neutralen bis leicht alkalischen, *nicht* dagegen im sauren oder anaeroben Milieu. Die günstigen Bedingungen finden sie v.a. innerhalb der Blutbahn, weniger im meist sauren Parenchymherd. Abgesehen von der bakteriellen Endokarditis ist daher eine Domäne der Aminoglykoside die Akutphase der Sepsis, d.h. die ersten 3 (bis maximal 5) Tage der Behandlung. Diese Kurzzeittherapie nutzt alle Vorteile für die Erregerelimination aus dem Blut und beugt toxischer Kumulation (Ertaubung!) vor.

## Fluorchinolone

Die neuen Fluorchinolone, vorrangig Ciprofloxacin und Ofloxacin, können eine wichtige Hilfe gegen ansonsten hochresistente Stämme von Pseudomonas aeruginosa, Serratia marcescens und anderen Erregerarten nosokomialer Infektionen sein – außer den meisten grampositiven Kokken und Anaerobiern!

Wie die Aminoglycoside wirken Chinolone bevorzugt im aeroben, neutralen Milieu, wenig im anaeroben oder bei pH-Werten < 6. Wie Tetrazykline werden sie durch Chelatbildung mit Metallionen inaktiviert. Besonderen Wert haben sie für die Typhustherapie und das salmonelleninfizierte mykotische Aneurysma.

## Metronidazol

Nitroimidazole (Metronidazol/Tinidazol) sind selbst antimikrobiell unwirksam. Nur bei streng anaerobem Stoffwechsel wird die bakterielle DNS durch reduktiv entstehende Nitro-/Nitrosoradikale angegriffen. Metronidazol ist daher nur im strikt anaeroben Milieu nützlich, z.B. infiziertes Tumorgewebe, Durchwanderungsperitonitis. Mit der Regeneration der $O_2$-Versorgung des Gewebes verliert es seine antibakterielle Aktivität!

## Lincomycin/Clindamycin

Die beiden Lincomycine kommen v.a. gegen Staphylokokken (offene Fraktur, Osteomyelitis) und diverse Anaerobier (Pelveoperitonitis, Hirnabszeß) in Betracht. Für die operative Intensivmedizin hat das originäre Lincomycin pharmakokinetische Vorteile (weniger gallengängig, geringeres Risiko der pseudomembranösen Enterokolitis durch Clostridium difficile).

## Vancomycin/Teicoplanin

- Therapeutische Reserve (!) gegen multiresistente Staphylococcus aureus- und Enterokokkeninfektionen!
- Nur gegen solche Erreger indiziert!

Die großen Glykopeptidmoleküle haben eine relativ geringe Penetrationsfähigkeit. Aufgrund der pharmakokinetischen Eigenschaften wird Vancomycin für die Therapie (bei stabiler Nierenfunktion) bevorzugt und Teicoplanin für Sonderfälle der Prophylaxe (s. oben) und bei kritischer Vorschädigung der Nieren.

## Fosfomycin

Die multiresistenten Staphylokokken könnten Fosfomycin (Fosfocin[R]) wieder in den Vordergrund rücken. Fosfomycin wirkt nur in einem Milieu mit genügend Glukose-6-Phosphat, das z.B. bei Hämolyse freigesetzt wird. Der Hauptvorteil von Fosfomycin ist eine gute Verteilung im Gewebe.

## Fluconazol

Fluconazol (Diflucan[R]) ist das erste gut wasserlösliche Azolantimykotikum, gut i.v. *applizierbar* und hämodialysierbar. Es ist eine wichtige Ergänzung zur klassischen Kombination Amphotericin B plus Fluorocytosin gegen weniger tiefgrei-

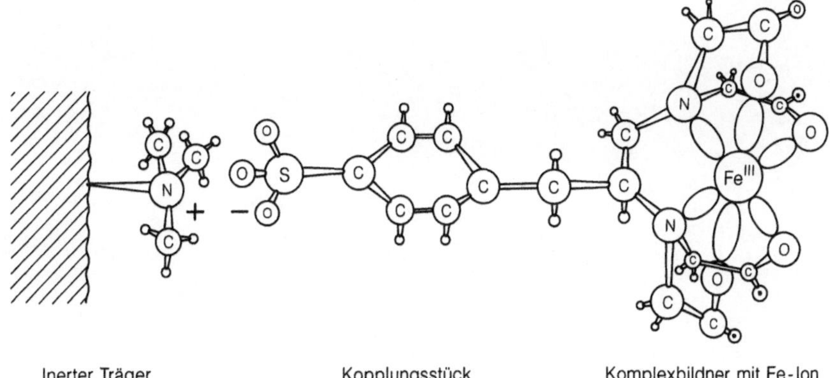


**Abb. 2.** Modellstruktur eines künstlichen, nichtresorbierbaren Eisenchelators zur Keimzahlreduktion im Rachen- und Magen-Darm-Sekret

fende Candidiasis, Candidaperitonitis, Frühstadium der Candidasepsis. Die Selektion resistenter Hefearten ist möglich!

Zur oral/lokalen Anwendung im Magen-Darm-Trakt und für topischen Einsatz kommt noch das ältere Miconazol (Daktar$^R$) in Frage.

Aus mikrobiologischer Sicht ist der bakterienreiche, schließlich auch pilzreiche Magen-Darm-Trakt des Intensivpatienten die Hauptquelle für immer problematischere nosokomiale Infektionen und für die fortschreitende Resistenzausbreitung. Eine durchgreifende Entlastung gelingt m.E. erst, wenn der Darmflora ein unverzichtbarer *Wuchsfaktor entzogen* werden kann. Gegen „Hunger" werden auch Bakterien und Pilze nicht resistent! Die Natur erreicht diesen Effekt z.B. über den Eisenentzug mit Lactoferrin. So sorgt die lactoferrinreiche Muttermilch dafür, daß im Säuglingsdarm über Wochen und Monate nur harmlose Bifidusflora gedeihen kann. Lactoferrinanaloge, nichtresorbierbare Fe-Chelatoren, gemäß Abb. 2, lassen sich künstlich herstellen. Solche Präparate – lokal in den Rachen und Magen-Darm-Trakt appliziert – könnten dort die Überwucherung resistenter Stämme verhindern und den Circulus vitiosus von Antibiotikatherapie und Resistenzentwicklung beruhigen. Eine rationalere Antibiotikatherapie würde sich entwickeln.

## Literatur

1. Rosin H (1992) Antibiotika und Chemotherapeutika. Antiinfektiöse Therapie. In: Forth W, Henschler D, Rummel W, Starke K (Hrsg) Pharmakalogie und Toxikologie. BI-Wissenschaftsverlag, Mannheim, S 613–721

# Rationaler Einsatz von Blutprodukten

B. VON BORMANN, S. AULICH

In der Welt werden pro Jahr ca. 75 Mio. Blutspenden durchgeführt, was etwa 1,5 Spenden auf 100 Bevölkerungsmitglieder bedeutet. Diese Kalkulation ist natürlich eine starke Simplifizierung. In den sog. zivilisierten Ländern müssen für den anfallenden Bedarf wenigstens 5/100 Blutspenden erfolgen. In Ländern wie der Schweiz, Dänemark und Frankreich sind es sogar 10/100 [3].

Die Qualität der Blutzubereitung und die Qualität der Blutprodukte ist in diesen Ländern außerordentlich hoch. Dennoch resultiert für die Transfusionsempfänger ein Restrisiko, welches quantitativ nicht immer ganz sicher abzuschätzen ist. Transfusionszwischenfälle sind als Folge des ständig verbesserten Qualitätsstandards und einer ausgefeilten Logistik eine Seltenheit. Vor allem die Übertragung von Infektionskrankheiten und immunologische Phänomene im Sinne einer sog. Graft-vs-host-Krankheit [8] sowie die Supprimierung der zellulären Immunantwort durch Fremdbluttransfusionen [12, 17] spielen nach wie vor eine besondere Rolle.

Von psychologisch überragender Bedeutung ist die Möglichkeit, durch eine Fremdbluttransfusion das HIV zu übertragen, da die Skepsis der Patienten gegenüber möglichen Bluttransfusionen erheblich zugenommen hat. Andererseits spielt Aids nach Bluttransfusionen, statistisch gesehen, derzeit noch keine Rolle. Laut Glück u. Kubanek [8] ist mit einer Infektion pro 500 000 bis 1,5 Mio. Blutkonserven zu rechnen. Dies würde bedeuten, daß in der Bundesrepublik Deutschland (alte Länder) pro Jahr mit maximal 6 zusätzlichen Aids-Fällen, verursacht durch Bluttransfusionen, zu rechnen wäre. Inwieweit diese Hochrechnungen Bestand haben werden, muß die Zukunft zeigen. Bei ständig zunehmender Inkubationszeit stellt sich die Frage, inwieweit das HIV-Risiko durch Bluttransfusionen anhand des üblichen Spenderscreenings exakt abgeschätzt werden kann. Immerhin haben Ward et al. [16] über 13 transfusionsbedingte Aids-Fälle berichtet, obwohl die verantwortlichen Blutspender als HIV-negativ getestet waren.

In jedem Fall hat die Aids-Problematik den Therapeuten auch die generellen Risiken der homologen Bluttransfusion ins Gedächtnis zurückgerufen. Dies hat nicht nur Auswirkungen auf alternative Verfahren (Autotransfusion), sondern auch auf das Transfusionsgebaren schlechthin gehabt. Im anästhesiologischen Bereich und auch auf den operativen Stationen zeigt sich zunehmende Zurückhaltung, wobei über Jahrzehnte festgeschriebene Indikationen (Hämoglobingrenzwert) erheblich ins Wanken geraten sind. Vor allem bei sonst gesunden jüngeren Patienten muß die Akzeptanz einer normovolämischen Anämie als Alternative zur Bluttransfusion ärztliche Pflicht sein, zumal nach Fehltransfusionen die jeweilige Transfusionsindikation durchaus eine juristische Würdigung erfahren kann [18].

Der intensivmedizinische Bereich nimmt sicherlich eine Sonderstellung ein, soweit es sich um wirklich intensivpflichtige Patienten mit Störungen der vitalen Funktionen handelt. Im Gegensatz zum rein perioperativen Bereich haben in der Intensivmedizin neben der Transfusion von Erythrozyten auch die Gabe gerinnungsaktiver Substanzen (Faktorenkonzentrate), Thrombozytenkonzentrate und Fresh-Frozen-Plasma einen hohen Stellenwert.

## Transfusion von Erythrozyten

Wesentliche Aufgabe der roten Blutkörperchen ist der Transport von Sauerstoff von der Lunge zum Gewebe der verschiedenen Organe und der Abtransport des im Intermediärstoffwechsel anfallenden Kohlendioxids. Sauerstoff wird in der Lunge, einen normalen Gasaustausch vorausgesetzt, zu über 98 % reversibel an das Hämoglobin gebunden; eine kleine Menge wird, den Gasgesetzen folgend, im Plasma physikalisch gelöst.

Nur diese Aspekte bestimmen die Indikation zur Transfusion von Erythrozyten. Der Ersatz von Volumen erfolgt mit kristalloiden und kolloidalen Lösungen; die Substitution von Eiweißen und Gerinnungsfaktoren (s. dort) erfolgt ebenfalls selektiv.

Gerade in letzter Zeit ist, nicht zuletzt unter dem Eindruck schwerwiegender Transfusionskompliationen, die Indikation für das Anwenden von Blutkonserven in eine kritische Diskussion geraten.

Schon lange war bekannt, daß der Organismus auf einen Volumenverlust ungleich sensibler reagiert als auf einen Verlust an Sauerstoffträgern, solange das zirkulierende Blutvolumen gleich bleibt (Normovolämie). So beträgt unter Ruhebedingungen bei einem Hämoglobinwert von 14 g/dl und einem Herzzeitvolumen von 5 l/min das Sauerstoffangebot (Herzzeitvolumen × Sauerstoffkonzentration des arteriellen Blutes) mit 1 000 ml/min das 4fache des Verbrauchs mit 250 ml/min (Herzzeitvolumen × $AVDO_2$).

Diese Erkenntnisse sind nicht neu, den meisten transfundierenden Ärzten aber offensichtlich nicht bewußt.

Wie Zander [19] gezeigt hat, beträgt die kritische Sauerstoffkonzentration, d.h. die Sauerstoffmenge im artiellen Blut, die mit dem Überleben des (Myocard)-Gewebes gerade noch vereinbar ist, theoretisch 6 ml/dl, was einem Hämoglobinwert von 4,4 g/dl unter Raumluftatmung gleichzusetzen wäre.

In Übereinstimmung mit der amerikanischen Gesundheitsbehörde hat Zander einen Hämoglobinwert von 7,5 g/dl als sichere untere Grenze definiert und damit eine eindeutige Empfehlung zur Indikation von Bluttransfusionen gegeben. Berücksichtigt man, daß das Sauerstoffangebot ganz wesentlich vom Blutfluß (Herzzeitvolumen) abhängig ist, wird klar, warum bei einem solchen Hämoglobinwert durch zusätzliche Steigerung des Herzzeitvolumens das Sauerstoffangebot noch erheblich zunehmen kann.

Was für die anästhesiologische Routinge Geltung haben mag, ist bei Intensivpatienten nicht immer anwendbar. Im Aggressionsstoffwechsel resultiert ein erhöhter Sauerstoffbedarf, der nicht mit dem während der normalen perioperativen Phase gleichzusetzen ist [4]. Derzeit besteht weitgehend Übereinstimmung, den Hämoglobinwert des kritisch kranken Patienten nicht deutlich unter 10 g/dl fallen zu lassen. Allerdings haben Czer u. Shoemaker [5] sowie Dietrich et al. [7] in umfangreichen Untersuchungen an schwerkranken Patienten nachweisen können, daß ein Anheben des Hämoglobinwertes über 10 g/dl zu keiner weiteren Verbesserung der Sauerstoffutilisation einerseits und der Überlebensquote andererseits führt. Die höchste Überlebensrate fand sich, wenn der Hämoglobinspiegel während der kritischen Krankheitsphase zwischen 8,5 und 10,5 g/dl gelegen hatte. Speziell unter dem Gesichtspunkt des Sauerstoffangebotes muß die wesentliche Rolle des Herzzeitvolumens hervorgehoben werden. Die Gabe von Erythrozyten ist, abgesehen von der schweren Anämie, nicht per se mit einem höheren Sauerstoffangebot verbunden. Shoemaker et al. [14] fordern daher für den kritisch kranken Patienten ein „übernormales" Herzzeitvolumen, welches das eineinhalb- bis 2-fache des Normalwertes betragen sollte.

## Qualität von Erythrozytenpräparaten

In der Bundesrepublik Deutschland werden Erythrozyten inzwischen überwiegend als sog. Konzentrate transfundiert. Grund dafür ist, daß die Gabe von Vollblut mit erheblichen Nachteilen behaftet ist. Das Plasma einer Vollblutkonserve verliert relativ bald seine biologische Funktion und ist mehr als Ballast statt physiologisches Volumenersatzmittel anzusehen. Vollblut hat eine hohe Immunogenität, ist voller Mikroaggregate und saurer Stoffwechselprodukte und kann durchaus zu Gerinnungsdefekten beitragen [3, 11]. So sollte sich die Gabe von Vollblut nur noch auf einige sehr wenige Ausnahmefälle beschränken, nämlich die Indikation zur sog. Warmbluttransfusion. Unter Warmblut versteht man inzwischen definitionsgemäß Blut, welches nicht älter ist als 6 h. Dieses völlig intakte Citratblut enthält alle physiologischen Bestandteile inkl. voll funktionsfähiger Leukozyten und Thrombozyten. Die Indikation ist strengstens zu stellen, da es sich wegen der kurzen Zeitspanne immer um nicht ausreichend getestete Konserven handelt (z.B. Luesserologie!). Grund für eine solche Maßnahme kann also nur eine schwere, nicht beherrschbare Hämorrhagie sein, die den gleichzeitigen Einsatz aller Blutkomponenten und eine hohe Volumenzufuhr erfordert. Ansonsten ist in jedem Fall die selektive Gabe von Blutfraktionen im Sinne einer „Hämotherapie nach Maß“ vorzuziehen.

Die Qualität von Erythrozytenkonzentraten nimmt mit zunehmender Lagerung naturgemäß ab. Vor allem beim kritisch kranken und chronisch transfundierten Patienten sind frische Erythrozytenkonzentrate zu bevorzugen. Bei reduzierter Abwehrlage sollten möglichst Buffy-coat-arme Konserven Anwendung finden. Von der Erythrozytenpräparation ist außerdem zu fordern, daß sog. Additivlösungen (SAG-Mannit oder PAGGS-Mannit) bei der Herstellung verwendet worden sind. Mit Hilfe dieser Additivlösungen gelingt es zum einen, die lagerungsbedingte Verklumpung von Erythrozyten zu vermeiden, weshalb solchermaßen hergestellte Erythrozytenkonserven vor Anwendung nicht resuspendiert werden müssen. Zum anderen resultiert eine Präservierung der Erythrozyten, welche gegenüber herkömmlich gelagerten Blutkonserven einen weitaus geringeren Verlust des intrazellulären 2,3-Diphosphoglyzeratgehaltes aufweisen [15]. Auf diese Weise kommt es zu keiner wesentlichen Beeinträchtigung der Sauerstoffaffinität des Hämoglobinmoleküls (Sauerstoffdissoziationskurve!) und die transfundierten Erythrozyten nehmen relativ schnell am Sauerstoffaustausch teil.

## Fresh-Frozen-Plasma (FFP)

Wie Bergmann [1] konstatiert, hat die Anwendung von sog. Fresh-Frozen-Plasma (FFP) speziell in der Intensivmedizin einen regelrechten Boom erlebt. Die Vorteile einer solchen Therapie sind theoretisch faszinierend: Fresh-Frozen-Plasma enthält sämtliche Plasmaproteine (Immunglobuline, Kolloide, Gerinnungsfaktoren), balancierte Salze und normale Kristalloidkonzentrationen und kann in seinem Volumeneffekt mit 100 % bei physiologischer Verweildauer (Wochen) angesehen werden. Darüber hinaus enthält es alle Substanzen, die zur Behandlung einer DIC (disseminierten intravasalen Gerinnung) oder Fibrinolyse wünschenswert sind [z.B. Serinproteaseninhibitoren: Antitrypsin, Antithrombin III (AT III), $\alpha_2$-Makroglobulin, Plasminogenaktivatorinhibitoren, Protein C und S].

Anläßlich einer Konsensuskonferenz (NIH) wurden 1985 folgende Indikationen vorgeschlagen: Gerinnungsfaktorenmangelzustände vor näherer Diagnostik, v.a. den thermolabilen Faktor V betreffend; Zusatz zum Vitamin K bei Faktor-II-Komplex-Mangel im Rahmen von Blutungen bei Antikoagulanzientherapie; bei

Massivtransfusionen, DIC und Verbrauchskoagulopathie; bei AT III-Mangel und bei Immunmangelzuständen und schwerer Leberinsuffizienz mit Blutung. Nicht gerechtfertigt sei die Gabe von FFP als Volumentherapeutikum oder als Suspension (!) für Erythrozytenkonzentrate; ebensowenig als Fibronektinquelle oder etwa zur Ernährung [10].

Die Tatsache, daß FFP durch breite Anwendung von Erythrozytenkonzentraten sozusagen als „Abfallprodukt" in großer Menge und hoher Qualität zur Verfügung steht, hat zu einer ungehemmten Anwendung geführt. FFP enthält zwar einerseits die ideale „Formel" zum Volumenersatz, andererseits ist es aber mit den gleichen schwerwiegenden Risiken wie alle Blutderivate behaftet. Als Konsequenz müssen 80–90 % (!) aller FFP-Transfusionen auf einer fragwürdigen Indikationsbasis gesehen werden. So ist etwa die generelle Anwendung von FFP bei Patienten mit extrakorporaler Zirkulation ausdrücklich abzulehnen [2]. Hiller u. Heim [10] haben in einer aktuellen Übersicht von üblichen, aber nicht gesicherten und gesicherten Indikationen gesprochen.

Ist die klassische Indikation zur FFP-Applikation „erworbene Koagulopathie" gegeben, sollte eine ausreichende Menge zügig transfundiert werden, d.h. initial zwischen 600 und 1500 ml FFP je nach hämodynamischer Situation (kardiales Pumpverhalten) in 1–3 h. FFP wird bei Fortbestehen des krankhaften Befunds im Sinne einer Erhaltungstherapie bis zur Normalisierung appliziert.

Abschließend bleibt festzustellen, daß ganz besonders die Therapie mit Fresh-Frozen-Plasma sehr viel Augenmaß und Erfahrung voraussetzt. Sie wird m.E. viel zu sehr Unerfahrenen überlassen.

*Einen klaren „Transfusionstrigger" vermag ich nicht zu nennen. Bis heute gibt es keinerlei durch Studien belegte und somit gesicherte Richtlinien für die Substitutionsbehandlung mit Fresh-Frozen-Plasma.*

## Thrombozytenkonzentrat

Da der überwiegende Teil intensivmedizinisch relevanter Gerinnungsstörungen das plasmatische System betrifft, besteht Gefahr, die Ursache für eine thrombozytär bedingte Blutung zu übersehen. Vorab sei festgestellt, daß eine Thrombozytopenie nur dann eine Indikation zur Substitution darstellt, wenn sie mit einer entsprechenden Klinik (Blutung oder Blutungsneigung) verbunden ist. Dies ist in der Regel bei einem Abfall der Thrombozyten unter 20000/μl zu erwarten, vorausgesetzt, es liegt keine Funktionsstörung vor. Klinisch imponiert die auffällige Neigung, aus kleinsten Verletzungen nachhaltig und unstillbar zu bluten. Neben der Zählung der Thrombozyten ist die Bestimmung der sog. Blutungszeit eine Hilfe zur Indikationsstellung, da v.a. unter schwerer Blutung die Thrombozytendysfunktion der -penie vielfach voranläuft (6, 11).

Thrombozytenkonzentrate sind durch Zellseparation von Einzelspendern in der Größenordnong von 4–9 $\cdot$ $10^{11}$ Zellen zu gewinnen, oder lassen sich in der Routine aus Vollblutkonserven mit 0,4 bis 0,6 $\cdot$ $10^{11}$ Plättchen (thrombozytenreiches Plasma) herstellen. Zum Vergleich: Warmblut enthält pro Einheit etwa 0,8 $\cdot$ $10^{11}$ Thrombozyten. Die Lagerung von Thrombozyten erfolgt bei Raumtemperatur. Mittels spezieller Schaukelapparaturen kann eine maximale Lagerzeit von bis zu 5 Tagen bewerkstelligt werden. Allerdings ist eine Ausdehnung der Lagerzeit wegen der Gefahr der Kontamination grundsätzlich fragwürdig.

## Granulozytentransfusion

Die Bereitstellung von Granulozyten erfordert einen außerordentlich hohen logistischen Aufwand. Die Indikation ist streng zu stellen und betrifft v.a. Patienten mit Knochenmarksuppression und schwerem Immundefekt: iatrogene myeloische Suppression mit wahrscheinlicher Markerholungstendenz und septische Zustandsbilder mit Granulozytenwerten unter 200/µl, Fieber über 38,5 °C und einer erfolglosen antibiotischen Therapie über 48 h [1].

## Gerinnungsfaktoren

Hier ist v.a. die Substitution von Faktor VIII bei Patienten mit Hämophilie A während und nach operativen Eingriffen von Bedeutung. Es stehen inzwischen hochkonzentrierte virusinaktivierte Präparationen zur Verfügung. Das Ziel während der präoperativen Phase liegt je nach Größe des Eingriffs bei 20–50 % Faktor-VIII-Aktivität. Gemäß der Halbwertszeit von 10–18 h werden Wiederholungsdosen in Abständen von 6–12 h erforderlich sein. Ähnliches gilt auch für die Substitution des Faktor IX bei der sehr viel selteneren Hämophilie B.

Ansonsten ist die Notwendigkeit zum Einsatz anderer Faktorenkonzentrate außerordentlich selten und soll hier nicht weiter besprochen werden. Festzustellen ist, daß v.a. der Faktor-II-Komplex als plasmatisches Mehrfaktorenkonzentrat zurückhaltend angewendet werden sollte; hier ist die Gabe von FFP von Vorteil. Für die Substitution von Fibrinogen ist die Dosierungsempfehlung wesentlich klarer: Als kritische Grenze muß eine Fibrinogenkonzentration < 0,1 g/dl angesehen werden [13].

Die Therapie mit Gerinnungskonzentraten erfordert ein aufwendiges laboranalytisches Monitoring. Da FFP sämtliche Gerinnungsfaktoren und -inhibitoren (!) annähernd in Normalverteilung enthält, kann die therapeutische Wirkung weitaus besser eingestellt und einfacher kontrolliert werden. Ein weiterer Vorteil der Gabe von FFP im Vergleich zur Gabe von Gerinnungskonzentraten für die Behandlung erworbener (komplexer) Gerinnungsstörungen, wie sie für anästhesiologisch zu betreuende Patienten die Regel sind, liegt in dem Gehalt an fibrinolytischen Aktivatoren und -inhibitoren sowie Inhibitoren von Leukozyten- bzw. Bakterienproteasen. Letztendlich sind die Kosten für Gerinnungskonzentrate unverhältnismäßig höher als für FFP, welches im Rahmen einer sinnvollen Aufarbeitung von Spenderblut abfällt. Die Virussicherheit von Faktorenkonzentraten ist sicherlich höher – der angeordnete Übergang zur Anwendung sog. Quarantäneplasmas wird das Risiko m.E. jedoch so minimieren, daß dieses Argument auch vor dem Hintergrund ökonomischer Zwänge nicht mehr stichhaltig ist.

## Immunglobuline

Die Therapie mit Immunglobulinen im Rahmen intensivmedizinischer Behandlungen ist bis heute äußerst umstritten. Es sollen daher an dieser Stelle keine Indikationen aufgezählt werden, da der Erfolg bei der Anwendung im Rahmen septischer Krankheitsbilder m.E. nicht erwiesen ist. Solange solche Beweise nicht vorliegen, ist die Gabe von Immunglobulinen nicht zuletzt wegen der extremen Kosten nur in den seltensten Fällen zu erwägen. Klare Einsatzmöglichkeiten ergeben sich bei primären Immunmangelzuständen wie z.B. der Agammaglobulinämie, möglicherweise bei sekundärem Antikörpermangel etwa beim Myelom und ebenso bei der Neugeborenensepsis (Schutz vor gramnegativen Infektionen bzw. deren Eskalation).

## Schlußfolgerung

Aus anästhesiologischer Sicht ist v.a. die Anwendung von Erythrozyten, Thrombozyten und Frischplasma von Interesse. Von zunehmend geringerer Bedeutung ist die Transfusion von Gerinnungsfaktoren, ausgenommen Fibrinogen. Für das von uns betreute Patientengut gibt es keine gesicherten Indikationen zur Gabe von Immunglobulinen. Ebenso stellt die Indikation zur Granulozytentransfusion eine extreme Ausnahme dar.

Abschließend muß dringlich daraufhin gewiesen werden, daß homologe Blutderivate gleichermaßen zurückhaltend wie gezielt eingesetzt werden sollen und die Indikation zu ihrer Verabreichung einem klaren, nachvollziehbaren klinischen Therapiekonzept, welches sich auf eine sorgfältige Diagnostik stützt, folgen muß.

Wo immer möglich sind die Techniken der autologen Transfusionsverfahren konsequent zu nutzen. Auch unter immunologischen Gesichtspunkten scheint autologes Blut dem homologen überlegen zu sein (9).

## Literatur


1. Bergmann H (1988) Die Indikation zur Transfusion von Blut und Blutderivaten. Anästh Intensivmed 29:97
2. Bold J, Kling D, Bormann B. von, Züge M, Hempelmann G (1989) Homologes Frischplasma in der Herzchirurgie. Mythos oder Notwendigkeit. Anaesthesist 38:353
3. Britten AFH (1987) Worldwide supply of blood and blood products. World J Surg 11:82
4. Cane RD (1990) Hemoglobin: How much is enough? Crit Care Med 18:1046
5. Czer LS, Shoemaker WC (1978) Optimal hematocrit value in critically ill postoperative patients. Surg Gynecol Obstet 147:363
6. Daly PA, Schiffer CA, Aisner J, Wiernick PH (1980) Platelet transfusion therapy. JAMA 243:435
7. Dietrich KA, Conrad StA, Herbert CA et al. (1990) Cardiovascular and metabolic response to red blood cell transfusion in critically ill volume-resuscitated nonsurgical patients. Crit Care Med 18:940
8. Glück D, Kubanek B (1990) HIV-Sicherheit von Blutpräparaten. Labor 40:17
9. Heiss MH, Mempel W, Jauch KW, Delanoff C, Meyer G, Mempel M, Eissner HJ, Schildberg FW (1993) Beneficial effect of autologous blood transfusion on infectious complications after colorectal cancer surgery. Lancet 342:1328–1233
10. Hiller E, Heim M (1989) Indikationen für die Therapie mit frischgefrorenem Plasma. DMW 114:1371
11. Mueller-Eckhardt C (1988) Therapie mit Blut und Blutbestandteilen: Therapie mit Thrombozyten. In: Mueller-Eckardt C (Hrsg) Transfusionsmedizin. Springer, Berlin Heidelberg New York Tokyo, S 357
12. Schriemer PA, Longnecker DE, Hintz PD (1988) The possible immunosuppressive effects of perioperative blood transfusion in cancer patients. Anesthesiology 68:422
13. Sharp AA (1977) Diagnosis and management of disseminated intravascular coagulation. Br Med Bull 33:265
14. Shoemaker WC, Kram HB, Appel PL (1990) Therapy of shock based on pathophysiology, monitoring, and outcome prediction. Crit Care Med 18:S19
15. Walker WH, Netz M, Gänshirt KH (1990) 49 Tage Lagerung von Erythrozytenkonzentraten in Blutbeuteln mit der Konservierungslösung PAGGS-Mannitol. Beitr Infusionsther 26:55
16. Ward JW, Holmberg SD, Allen JR et al. (1988) Transmission of human immunodeficiency virus (HIV) by blood transfusion screened as negative for HIV antibody. N Engl J Med 318:473
17. Waymack JP, Fernandes G, Yurt RW et al. (1990) Effect of blood transfusions on immune function. Part IV. Effect on immunologic response to tumor. Surgery 108:172
18. Weißauer W (1988) Rechtliche Probleme der Bluttransfusion. Anästh Intensivmed 29:133
19. Zander R (1988) Sauerstoff-Konzentration and Säure-Basen-Status des arteriellen Blutes als limitierende Faktoren eines Hämodilution. Klin Wochenschr 66 [Supp.]:3

# Intensivtherapie bei Myokardinfarkt

G. Görge, R. Erbel

Die folgende Übersicht zum Thema „Intensivtherapie bei Myokardinfarkt" wird sich schwerpunktmäßig mit der Indikation und Durchführung der thrombolytischen Therapie, der Begleitmedikation sowie der Akut-PTCA und der Prähospitallyse auseinandersetzen. Ziel ist es, sich aus den gegebenen Informationen ein Bild über den Stand der Wissenschaft zu verschaffen und die für den eigenen Tätigkeitsbereich richtigen Schlüsse ziehen zu können.

Mitte der Neunziger Jahre erscheint dem Arzt die Lysetherapie bei akutem Herzinfarkt als selbstverständlich. Es ist aber erst 7 Jahre her, daß die GISSI-I-Studie zeigen konnte, daß die Lysetherapie bei Herzinfarkt mit Streptokinase die Letalität signifikant senken kann [7].

## *Haupttodesursachen bei Patienten mit Herzinfarkt*

Über 50 % der Infarktpatienten versterben an einer akuten Rhythmusstörung oder einem primären Pumpversagen. Diesen Patienten kann nur durch ein breit angelegtes Programm zur Laienreanimation bzw. durch eine primäre Prävention geholfen werden.

Die Langzeitprognose der Patienten, die die ersten Stunden des Herzinfarkts überleben hängt davon ab, wieviel Myokard während der Ischämie nekrotisch wird. Die Infarktausdehnung resultiert aus der Größe des Gebiets, das durch die verschlossene Koronararterie versorgt wird, dem Ausmaß an rekrutierbaren Kollateralen, die Höhe des $O_2$-Verbrauchs z.Z. des Verschlusses und wesentlich aus der Zeitdauer der Okklusion [22]. Bei eingetretenem Infarkt eröffnet die Thrombolyse und die Akut-PTCA (perkutane transluminale Koronarangioplastie) innerhalb dieser Kausalkette die Möglichkeit, durch Wiedereröffnung des Infarktgefäßes die Myokardnekrose zu verkleinern oder in seltenen Fällen ganz zu verhindern.

## *Ein- und Ausschlußkriterien zur Lysetherapie*

Die z.Z. gültigen Ein- bzw. Ausschlußkriterien sind wie folgt zusammengefaßt:

**Einschlußkriterien zur Lyse bei Infarkt**

- typische Klinik,
- keine Kontraindikationen,
- Infarktzeit < 6 h,
- biologisches Alter < 75 Jahre,
- ST-Streckenhebungen von wenigstens 0,1 mV in den Extremitätenableitungen und 0,2 mV in den Brustwandableitungen,
- Einverständnis des Patienten,
- engmaschige Laborkontrolle der Gerinnungsparameter möglich.

**Abschlußkriterien zur Lyse bei Infarkt**

*Absolute Kontraindikationen*

- i.m.-Injektion,
- Endokarditis,
- Perimyokarditis,
- Pankreatitits,
- Aortenaneurysma,
- Operation in den letzten 14 Tagen,
- Magen-Darm-Ulzera,
- maligne Grunderkrankung,
- Hypertonie mit Spätschäden,
- hämorrhagische Diathese,
- Schlaganfall vor 3–6 Monaten,
- Schwangerschaft vor der 18. Woche.

*Relative Kontraindikation*

- Alter über 75 Jahre,
- Nephrolithiasis,
- liegender zentralvenöser oer arterieller Katheter,
- Ulkusanamnese.

*Nur Streptokinase und APSAC*

- Streptokokkeninfekte < 3 Monate vor Lyse,
- Behandlung mit Streptokinase oder APSAC < 3 Monate.

**Cave:** Bei Kontraindikationen an die Möglichkeit der mechanischen Rekanalisation denken!

Es gibt Grenzfälle, wie Patienten mit anamnestisch zwar bekannter, aber gut eingestellter Hypertonie. Eine Hypertonieanamnese ist weniger wichtig, denn nur bei schwerer, langjähriger Hypertonie mit manifesten Spätkomplikationen besteht eine klare Kontraindikation zur Lyse. Gleiches gilt für das Alter des Patienten. Bis jetzt gilt ein Alter von über 70–75 Jahren als Kontraindikation. Ein biologisch jüngerer Patient über 75 Jahren mit Vorderwandinfarkt, für den die Lyse eine Chance darstellt, den Infarkt besser zu bewältigen, sollte aber eine thrombolytische Therapie nicht vorenthalten werden. Der Patient selbst oder die Angehörigen müssen aber über das höhere Risiko informiert werden. Kontrovers wird die Frage der Lyse nach mehr als 6 h seit Beginn des Schmerzereignisses diskutiert. Im Einzelfall sollte man die Indikation zu einer Spätlyse nach 6 h dann sehen, wenn der Zeitpunkt des Schmerzereignisses nicht sicher bestimmbar ist oder ein sog. Stakkatoinfarkt mit mehreren Schmerzepisoden vorliegt. Zu bedenken ist auch, daß die sog. 6 h-Regel historisch ihren Ursprung in der Versorgung von Verletzten oder Verwundeten mit Abbinden einer Extremität zur temporären Blutstillung hat und am Herzmuskel in dieser zeitlichen Ausdehnung durch nichts belegt ist. Die tolerierbare Ischämiezeit am Herzen ohne wesentliche Infarzierung nach Reperfusion liegt daher bei den meisten Patienten weit unter 6 h [22].

## Lysemethoden

### *Intrakoronare Streptokinase*

Nach einer Vielzahl unkontrollierter oder nicht konsequent ausgewerteter Studien zum Effekt von Streptokinase beim akuten Herzinfarkt (was dazu führt, daß es retrospektiv viele „schon immer gewußt haben") berichteten Chazov et al. [4] 1976 auf dem Europäischen Kardiologen Kongreß über die erfolgreiche Wiedereröffnung von Kranzarterien mittels intrakoronar gegebener Streptokinase. Es war aber weiterhin umstritten, was die Ursache für den akuten Verschluß einer Koronararterie sei. Man ging davon aus, daß die bei der Autopsie oft gesehenen Thromben postmortal entstanden waren. Somit sah man keinen eindeutigen kausalen Zusammenhang zwischen Lysetherapie und Gefäßeröffnung.

Rentrop et al. [19] berichteten 1979 erneut über die erfolgreiche Wiedereröffnung verschlossener Kranzarterien durch die intrakoronare Infusion von Streptokinase. Rentrops Methode setzte sich durch, weil durch zahlreiche akute Koronarangiographien gezeigt werden konnte, daß für den akuten Infarkt meistens eine Thrombusneubildung auf einer vorbestehenden arteriosklerotischen Plaque verantwortlich ist [5].

### *Intravenöse Lyse*

Neuhaus et al. [16] sowie Schröder et al. [23] konnten zeigen, daß auch die hochdosierte, *intravenöse* Gabe von Streptokinase eine Wiedereröffnung von thrombosierten Koronarien erreichen kann. Es war damit nachgewiesen, daß diese von der akuten Herzkatheteruntersuchung unabhängige Therapieform einem weiten Kreis von Patienten auch in Krankenhäuser oder Katheterlabor zur Verfügung stehen könnte.

### *Thrombolytische Substanzen*

Die zur Thrombolyse verwendeten Substanzen sollen ein verschlossenes Gefäß möglichst rasch und mit geringen Nebenwirkungen öffnen. Die Substanz soll so gerinnselspezifisch wie möglich, einfach zu Handhaben und kostengünstig sein. Alle derzeit verfügbaren Substanzen haben Vor- und Nachteile hinsichtlich der Wirksamkeit, der Handhabung, der Nebenwirkungen und der Kosten.

In Tabelle 1 sind die heute gebräuchlichen Substanzen in der vom Hersteller angegebenen Dosierung genannt.

**Tabelle 1.** Dosierung von Thrombolytika bei akutem Herzinfarkt. Alle Angaben bei intravenöser Dosierung.

| Substanz | Dosis | Dosierung |
|---|---|---|
| Streptokinase | $1{,}5 \cdot 10^6$ Einheiten | in 60 min |
| APSAC | 30 mg | in 5 min |
| Urokinase | $1{,}5\text{–}3 \cdot 10^6$ Einheiten | in 60 min |
| rt-PA | 70–100 mg total[a] | 10 mg Bolus<br>50 mg in 60 min<br>10 mg in 30 min<br>ggf. weitere<br>30 mg in 90 min |
| rt-PA | 100 mg total | 15 mg Bolus<br>50 mg in 30 min<br>35 mg in 60 min |
| Prourokinase | 80 mg total | 20 mg als Bolus<br>60 mg in 60 min |

[a] Dosierungsschema für Actilyse®.

*Streptokinase*

Die älteste, am meisten angewandte und bis heute kostengünstige Substanz ist die Streptokinase. Sie wirkt durch die unspezifische Bindung an Plasminogen, mit dem sie einen Komplex bildet, der freies und in Fibrin gekoppeltes Plasminogen aktiviert. Es wird eine systemische Lyse mit Abfall von Fibrinogen, Plasminogen, $\alpha_2$-Antiplasmin sowie Faktor V und VIII erreicht. In 10–15 % der Patienten tritt nach Gabe von Streptokinase eine Hypotonie auf. Ferner kann Streptokinase bei disponierten Patienten eine allergische Reaktion hervorrufen, was die prophylaktische Gabe von Steroiden u. U. ratsam erscheinen lassen kann. Kontraindiziert ist die Gabe bei Patienten nach Streptokokkeninfekt mit hohen Antistreptolysintiter. Nach Gabe von Streptokinase bilden sich binnen Wochenfrist Antikörper, die wenigstens ein halbes Jahr nachweisbar bleiben. Während dieser Zeit sollte keine erneute Gabe dieser Substanz erfolgen. Dosierung: Die heute übliche Dosierung liebt bei 1,5 Mio. Einheiten über einen Zeitraum von einer Stunde. Diese Dosis stellt einen Kompromiß dar. Aus hämostaseologischer Sicht wären höhere Dosen sinnvoll und sind teilweise auch untersucht worden. Da in frühen Studien aber eine Dosis von 1,5 Mio. Einheiten gewählt wurde, ist sie bis heute beibehalten worden. Die Halbwertszeit der Streptokinase liegt bei etwa 20–30 min, der „lytische Effekt" bei 4–6 h, so daß eine frühe Heparinisierung nicht notwendig ist.

*Urokinase*

Urokinase ist teurer als Streptokinase, als körpereigene Substanz aber nicht allergisierend. Auch Urokinase wirkt nicht fibrinspezifisch, was zu einem deutlichen Abfall der körpereigenen Gerinnungsfaktoren führt. Die Dosis beträgt üblicherweise 1,5–3 Mio. Einheiten als Infusion über 60 min (bei der Langzeitlyse bei Bein-/Beckenvenenthrombosen oder bei der Lungenembolie werden andere Dosisschemata verwandt). Die Halbwertszeit liegt bei 15 min, die Wirkung ist dosisabhängig und das Medikament kann beliebig oft verabreicht werden. Auffällig ist, daß die Urokinase in vielen Zentren eingesetzt wird, es aber relativ wenige Studien mit dieser Substanz gibt.

*Acylierter Streptokinase-Plasminogen-Aktivatorkomplex (APSAC)*

Bei APSAC wird Streptokinase mit menschlichem Lysplasminogen im Verhältnis 1:1 verbunden. Somit ist die Bindungsstelle für das frei zirkulierende Plasminogen besetzt, die für das Fibronogen ist aber noch frei und für den Thrombus verfügbar. APSAC ist bei Injektion selbst noch inaktiv und wird im Körper deacyliert und damit aktiviert. Nach etwa 100 min ist die Hälfte der Substanz bei einer Gabe von 30 mg aktiviert. Die Substanz kann, bedingt durch ihren Streptokinaseanteil, ebenfalls Allergien hervorrufen. Obwohl APSAC vom Denkansatz sehr elegant ist, ist die Wirkung auf das fibrinolytische System gleich eingreifend wie bei der Streptokinase und hält, bedingt durch die langsame Umwandlungsgeschwindigkeit, sehr lange an [1].

*(Rekombinierter) Gewebeplasminogenaktivator [(r)t-PA]*

Das ideale Thrombolytikum soll sich *selektiv* an den Thrombus binden, der zum Herzinfarkt geführt hat. Nur dort an dieser Stelle soll die Substanz ihre lytische Aktivität entfalten, ohne systemische Wirkung zu zeigen. Ein Schritt in diese

Richtung war die Entwicklung von rt-PA (rekombinierter Gewebeplasminogenaktivator). Als Vorbild für diese Substanz ist der körpereigene t-PA, eine glykosilierte Serinprotease, die von dem Gefäßendothel freigesetzt wird. rt-PA bindet sich selektiv an Fibrin und vermag Gerinnsel aufzulösen. Diese Substanz ist lytisch stark wirksam, lysiert Thromben schneller als Streptokinase und hat eine Halbwertszeit von 5 min. In der Regel beträgt die Gesamtdosis 100 mg. Seit der GUSTO-Studie hat sich die akzelerierte Gabe über 90 min durchgesetzt [18]. Wie bei vielen Substanzen, die als körpereigen bezeichnet werden, ist auch rt-PA nicht frei von Nebenwirkungen, die in erster Linie durch die Dosierung bedingt sind. Obwohl theoretisch nicht zu erwarten, werden zur suffizienten Lyse die bis 800fach höheren Wirkstoffspiegel, als normalerweise im menschlichen Körper vorkommen, benötigt. Folglich werden auch bei dieser Substanz große Teile des fibrinolytischen Systems aktiviert (Tabelle 2).

**Tabelle 2.** Übersicht über die Ergebnisse bei verändertem Dosierungsschema von rt-PA. „–" bedeutet, daß die Resultate zu diesem Punkt nicht angegeben wurden. (Referenz der Studien in [10]). (*Reokkl.* Reokklusion; *Zerebr. Blutg.* zerebrale Blutungen, *n* Patientenzahl)

| Studie | *n* | rt-Pa-Dosis | Patency [%] 60 min | Patency [%] 90 min | Reokkl. [%] | Zerebr. Bltg. [%] | Krankenhaus Mortalität [%] |
|---|---|---|---|---|---|---|---|
| Tebbe | 20 | 50 mg Bolus | 75 | – | 22 | 5 | – |
| Verstraete | 25 | 70 mg Bolus | 72 | – | – | 0 | – |
| McKendall | 36 | 20 mg Bolus, nach 30 min, 80 mg in 120 min, dann 50 mg in 60 min | 82 | 94 | – | 0 | – |
| TIMI | 582 | 90 mg initital, (10 % Bolus) Rest in 60 min, dann 30 mg in 60 min, dann 40 mg in 60 min | 68 | 76 | – | 1,9 | – |
| Neuhaus | 74 | 15 mg Bolus, 50 mg in 30 min, dann 35 mg in 60 min | 74 | 91 | – | 1,3 | 6,3 |
| GUSTO | 10376[a] | wie eben[b] | – | 81 | – | 0,73 | 6,3 |

[a] Angiographische Substudie bei 2147 Patienten.
[b] 15 mg t-PA-Bolus, 0,75 mg/kg über 30 min und 0,50 mg/kg über 60 min, maximal 100 mg.

### *RSCU-PA (Saruplase, Prourokinase, PUK)*

Saruplase ist ein von Escherichia coli gewonnener, einkettiger, unglykolisierter (Fa. Grünenthal) der Urokinase ähnlicher Plasminogenaktivator. In-vitro-Untersuchungen haben eine Aktivierung von fibringebundenem Plasminogen gezeigt. Allerdings ist der Mechanismus anders als bei rt-PA. Die Wirkung ist in vitro fibrinspezifischer als bei Urokinase, die Beeinflussung der systemischen Gerinnungsparameter allerdings weniger ausgeprägt als bei Streptokinase. Saruplase bietet den Vorteil, daß es verschlossene Gefäße schneller öffnet als Streptokinase [14]. Saruplase steht vor der Zulassung.

### *Lyse und Frühangioplastie*

Besteht nach Thrombolyse noch eine hochgradige Reststenose, so liegt es nahe, eine PTCA zu versuchen, um einen besseren antegraden Koronarfluß und damit eine Verkleinerung des Infarktareales mit verbesserter linksventrikulärer Funktion zu erreichen. Eine große Anzahl von unkontrollierten Studien zeigte zunächst einen positiven Trend auf [15]. Kontrollierte Studien mit der Applikation von rt-PA oder Urokinase und sofortiger oder späterer, elektiver PTCA, zeigten bei alleiniger Betrachtung des Gesamtkollektivs keinen günstigen Effekt auf Sterblichkeit und/oder Ventrikelfunktion zu Gunsten der Gruppe mit akuter PTCA [6, 15]. Die Ursachen für das relativ schlechte Abschneiden der Patienten in der Studiengruppe mit PTCA liegt aber oft daran, daß viele Hochrisikopatienten aus der Studiengruppe ohne PTCA doch dilatiert wurden („cross-over"). Somit sind die beiden Patientenkollektive bzgl. ihrer Krankheitsschwere nicht (mehr) zu vergleichen und eine Grundvoraussetzung für eine aussagefähige Studie, die Vergleichbarkeit der Patientenkollektive, häufig nicht gegeben.

Die Meinung zur Frühangioplastie entwickelt sich dahingehend, daß Patienten mit persistierender Angina pectoris und/oder kardiogenem Schock akut behandelt werden. Wie bereits Anfang der achtziger Jahre gezeigt, profitieren Patienten im kardiogenen Schock und/oder instabiler Angina pectoris nach Lyse von einer frühzeitigen PTCA. Bei diesen Patienten liegt die Überlebensrate ohne Intervention nur bei etwa 20 %. Durch die frühe Intervention ist bei diesen Patienten eine gesicherte Verbesserung der Prognose zu erreichen.

### *Lyse oder Frühangioplastie*

Da mittels thrombolytischer Therapie nicht in allen Fällen eine Wiedereröffnung der verschlossenen Koronararterie zu erreichen ist, wurden Patienten in Zentren mit 24stündiger Katheterbereitschaft randomisiert mittels Akut-PTCA oder i.v.-Thrombolyse behandelt. Dabei liegt die Wiedereröffnungsrate deutlich über den mittels Thrombolyse zu erreichenden Werten und die Blutungskomplikationen sind geringer [11, 28]. Die Ergebnisse werden weiter unten dargestellt.

### *Kombination mit anderen Substanzen*

#### *Heparin*

In fast allen Lysestudien wurde Heparin entweder vor, während oder nach Applikation der lytischen Substanz gegeben (Tabelle 3). Man verspricht sich dadurch eine effiziente Gerinnungshemmung, einmal durch die Wirkungsverstärkung der thrombolytischen Therapie (insbesondere bei rt-PA) sowie das Verhindern von Frühverschlüssen nach erfolgreicher Lyse [3]. In der Regel werden 5 000 bis 10 000 IU als Bolus i.v. gegeben, gefolgt von 15 IU/kg i.v. mittels Perfusor. Ziel ist eine Verlängerung der PTT und TZ auf das 2- bis eher 3fache des Ausgangswerts. Während rt-PA und (Pro)Urokinase wegen der kurzen Halbwertszeit auf die frühe Gabe von Heparin angewiesen sind, kann bei Streptokinase die Gabe von Heparin als Dauerinfusion nach 5–6 h und bei APSAC nach 12–16 h begonnen werden. Heparin selbst wirkt allerdings nicht thrombolytisch, verhindert aber in therapeutischer Dosierung der Zunahme einer bestehenden Thrombosierung. Ferner soll Heparin die Entstehung von Bein-/Beckenvenenthrombosen, Lungenembolien und Ventrikelthromben in den Tagen nach Myokardinfarkt verhindern.

**Tabelle 3.** Einfluß auf Heparin auf die Patency-Rate und die Frühokklusion nach Thrombolyse [32]. „–" bedeutet nicht angegeben oder untersucht. (Referenz der Studien in [10])

| Studie | *n* | Thrombolytika | Katheter-zeitpunkt | Patency [%] | Reokklusion [%] | Blutungs-komplika-tionen [%] | Mortalität [%] |
|---|---|---|---|---|---|---|---|
| Topol | 134 | rt-PA plus 10000 IE Heparin i.v. | 90 min | 79 | 11 | 13 | 5,0 |
| | | rt-PA alleine | | 79 | 5 | 18 | 9,0 |
| Ross | 205 | rt-PA mit Heparin i.v. nach der Lyse | 18 h | 82 | 12 | 4 | 1,9 |
| | | rt-PA nur mit Aspirin | | 52 | 5 | 5 | 4,0 |
| Bleich | 83 | rt-PA mit Heparin i.v. nach der Lyse | 48 h | 71 | – | 12 | – |
| | | rt-PA alleine | | 44 | – | 2 | – |
| LIMITS | 100 | Prourokinase 20 mg Bolus und 60 mg in 60 min *plus* 5000 IE Heparin als Bolus initial | | 81 | – | 15 | 3,8 |
| | | Prourokinase 20 mg Bolus und 60 mg in 60 min *ohne* initialen Heparin Bolus | | 60 | – | 4,6 | 10 |

### *Acetylsalicylsäure*

Acetylsalicylsäure (ASS) hemmt die Anheftung von Thrombozyten an die aufgebrochene arteriosklerotische Plaques. Die Beeinflussung der Plättchenaggregabilität durch Aspirin ist wahrscheinlich der Grund dafür, daß die Prognose von Patienten nach Infarkt durch die Gabe von ASS verbessert werden kann. So zeigte die 2. International Study of Infarct Survival (ISIS), daß die Gabe von 160 mg ASS die Sterblichkeit bei Patienten mit Verdacht auf akuten Herzinfarkt signifikant im Vergleich zu Placebo senken konnte [12]. ASS scheint die Verbindung mit Heparin in einem hohem Prozentsatz die Frühverschlüsse nach erfolgreicher Lyse verhindern zu können, wobei Frühverschlüsse bereits wenige Minuten nach erfolgreicher Wiedereröffnung des Gefäßes auftreten können. Über die optimale Dosis von ASS wird z.Z. noch diskutiert.

## Ergebnisse klinischer Studien

Der akute Herzinfarkt ist eine häufige Erkrankung und es gibt eine nicht mehr zu überblickende Anzahl von Studien zu diesem Thema. Um überhaupt die Ergebnisse einordnen zu können, ist es unabdingbar, sich zunächst nochmals die Definition verschiedener Begriffe und grundsätzliche Probleme von vergleichenden Studien zu vergegenwärtigen.

Die Thrombolysetherapie des akuten Myokardinfarkts hat nicht nur Einblick in die Pathophysiologie des reversiblen Ischämie gegeben, sondern sie hat auch wesentlich zur Etablierung multizentrischer Studien beigetragen. Auf der anderen Seite ist es so, daß trotz der zahlreichen Studien die einzige, alle offenstehende Fragen beantwortende Studie noch nicht durchgeführt wurde und auch nie durchzuführen sein wird.

### *Welche Studiengröße für welche Fragestellung?*

Allgemein kann gesagt werden, daß für den Nachweis der biologischen Wirksamkeit einer Substanz 20–40 Patienten untersucht werden müssen. Dabei müssen alle Patienten angiographiert werden. Soll eine Substanz im Hinblick auf ihre Wirksamkeit der Eröffnung eines Infarktgefäßes im Vergleich zu einer bereits etablierten, thrombolytischen Substanz untersucht werden, so sind je nach dem zu erwartenden Unterschied der beiden Substanzen 200–400 (–600) Patienten mittels serieller Linksherzkatheteruntersuchung zu überwachen. Ist die Mortalität der primäre Studienendpunkt, so sind im Idealfall sehr große Studien mit 5 000–30 000 Patienten notwendig, die allerdings nicht in allen Fällen angiographiert werden müssen.

### *Relevanz großer Fallzahlen für den einzelnen Patienten*

Bei Öffnungsraten in Lysestudien mit großen Fallzahlen von über 70 % mit Prourokinase oder rt-PA ist es nicht einfach, noch Verbesserung zu erreichen, da anzunehmen ist, daß nicht alle Verschlüsse, die nicht lysiert werden konnten, durch ein „besseres" Thrombolytikum zu lysieren sein werden, da sie oft aus anatomischen Gründen (Verkalkungen) verschlossen bleiben. Verbesserungen durch neue thrombolytische Substanzen werden also zwangsläufig klein sein. Man braucht aus diesem Grund sehr große Patientenzahlen, um zu statistisch gesicherten Unterschieden zu kommen. Mit der gestiegenen Patientenzahl steigt aber auch der personelle, finanziell und v.a. der zeitliche Aufwand zur Durchführung von Studien. Dies kann dazu führen, daß Vorgehensweisen miteinander verglichen werden, die bei Beendigung der Studie nicht mehr aktuell sind. Gleiches trifft auf die Begleitmedikation zu. Ferner ist zu bedenken, daß bei sehr großen Patientenzahlen auch kleine Änderungen, die für den individuellen Patienten im Grunde unwesentlich sind, doch noch „signifikant" sein können.

Für das Verständnis von Studienergebnissen muß man sich ferner über 2 Begriffe im klaren sein, die immer wieder verwendet und verwechselt werden; es handelt sich um „recanalisation" und „patency".

Rekanalisation bezeichnet Gefäße, die vorher nachgewiesenermaßen verschlossen waren. Er ist also der angiographische Nachweis eines verschlossenen Infarktgefäßes vor Beginn der Lyse notwendig. Als sich herausstellte, daß die Lyse für die Patienten Vorteile bietet, und diese im wesentlichen von der Zeit bis zum Lysebeginn abhängen, wurde dieses Studiendesign aufgegeben, um keine Zeit bis zum Therapiebeginn zu verlieren. Die späteren Studien befassen sich daher mit der Patency. Bei der Patency wird das vermeintlich für den Infarkt verantwortliche Koronargefäß beurteilt. Der antegrade Fluß in der Kranzarterie wird dann meist noch in normal, verzögert, schwach oder nicht vorhanden eingeteilt (TIMI-Grad III, II, I und 0). Auch hier ergeben sich aber Probleme bei der Bewertung, da es auch bei Patienten ohne Lyse zu einer „spontanen" Rekanalisation kommt, die nach 4 h 13 %, nach 24 h 35 % und nach 10 Tagen 67 % entspricht [2, 10]. Somit kann bei der Koronarangiographie nach mehr als 24 h im Einzelfall kaum entschieden werden, ob das Gefäß durch das Thrombolytikum oder durch die körpereigene thrombolytische Aktivität wiedereröffnet wurde.

### *Verschiedene Studienendpunkte*

Die vorliegenden Studien können nach vorliegenden Kriterien, gemäß ihrer primären Endpunkte, eingeteilt werden in Letalitätsstudien mit großen Fallzahlen, Studien die die Rekanalisations- und Patency-Raten vergleichen, die verschiedene Dosierungsschemata vergleichen oder sich mit der linksventrikulären Funktion bzw. einer Kombination aller Punkte befassen [10]. Die Letalitätstudien gegenüber Placebo sind in Tabelle 4 aufgeführt.

**Tabelle 4.** Überblick über die prozentuale Reduktion der Todesfälle bei großen Mortalitätsstudien gegen Placebo (*SK* Streptokinase, *Ass* Acetylsalicylsäure, *rt-PA* und *APSAC* s. Text). (Nach [2])

| Studie | *n* | Letalität | | Zeit des Follow-up (Tage) | Untergruppen % Reduktion | % Gesamt-Reduktion |
|---|---|---|---|---|---|---|
| | | Therapie [%] | Kontrolle [%] | | | |
| GISSI-I (SK) | 11712 | 10,7 | 13,0 | 21 | 6–12 h - 3%<br>3- 6 h -17%<br>0- 3 h -23%<br>bis 1 h -47% | 18% |
| ISIS-II (SK +/- ASS) | 17187 | 9,1 | 11,8 | 35 | 12–24 h -19%<br>4–12 h -13%<br>bis 4 h -32%<br>bis 1 h -42% | 23% |
| ASSET (rt-PA) | 5011 | 7,2 | 9,8 | 30 | 3- 5 h -24%<br>bis 3 h -26% | 25% |
| ECSG (rt-PA + ASS) | 721 | 2,8 | 5,7 | 14 | 3–5 h - 8%<br>bis 3 h -82% | 51% |
| AIMS (APSAC) | 1004 | 6,4 | 12,2 | 30 | 4- 6 h -52%<br>bis 4 h -41% | 47 |

### *Letalität*

In den meisten Studien liegen strikte Ein- und Ausschlußkriterien vor. So werden z.T. ältere Patienten, Patienten mit kardiogenem Schock oder wesentlichen Vorerkrankungen nicht in eine Studie aufgenommen. Studienpatienten stellen somit häufig eine selektierte Patientenpopulation mit primär relativ guter Prognose dar.

Große Unterschiede gibt es bzgl. der Letalität am akuten Herzinfarkt zwischen der Behandlungs- und Placebogruppe. So schwanken die Werte in der Verumgruppe von 1,7 bzw. 3,7% für die Oakland-II-rt-PA- bzw. ECSG-V-rt-PA-Studie (nach 21 Tagen), bis zu 10% in der Streptokinasegruppe bei ISIS-2 und 11% in der Streptokinasegruppe bei GISSI-I (Gruppo Italiano per lo studie della streptochinasi nell'infarto myocardicodico). Die höchsten Letalitätswerte für Placebo lagen bei 13% für GISSI-I, 12% für die AIMS-Studie (APSAC on mortality after acute myocardial infarction) und ebenfalls 13% für die Placebogruppe bei ISIS-2. Der niedrigste Wert für die Placebogruppe fand sich in der ECSG-4-Studie mit 3% [1, 2, 7, 10]. Der Durchschnitt der Letalität in allen Studien für die Placebogruppe lag bei 12,4%, bedingt dadurch, daß die beiden größten Studien GISSI-I und ISIS-2 mit 5852 und 4300 Patienten in der Nichtlysegruppe eine Letalität von 13% aufwiesen. Besonders deutlich war der Effekt in der GISSI-I-Studie bei

Patienten, die innerhalb einer Stunde nach Schmerzbeginn lysiert wurden. Hier betrug die Reduktion der Letalität 47%. Bei allen lysierten Patienten lag die Letalität nach 12 Monaten bei 17,2%, im Vergleich zu 19% bei den Kontrollpatienten [7]. Die früh lysierten Patienten lagen mit 12,9% weiter deutlich darunter. In der AIMS-Studie (APSAC gegen Placebo) konnte die Letalität bis zum 30. Tag von 12,2% in der Placebogruppe auf 6,4% in der APSAC-Gruppe gesenkt werden [1].

In der ISIS-Studie mit knapp 18000 Patienten, *reduzierte Aspirin allein* die Letalität von 13,2% auf 10,7%, jeweils nach 30 Tagen. Streptokinase allein reduzierte die Letalität bis auf 10,4% und die Kombination von Streptokinase und Aspirin führte zu einer Reduktion auf 8%. Zu bedenken ist, daß in dieser Studie Patienten bis zu 24 h nach Schmerzbeginn eingeschlossen wurden. Zusätzlich wurden keine strikten EKG-Kriterien für den Einschluß in die Studie vorgeschrieben. Von allen Patienten hatten lediglich 54% ST-Streckenhebungen. Man kann davon ausgehen, daß in der ISIS-Studie viele Patienten mit koronarer Herzkrankheit ohne Infarkt, aber mit instabiler Angina pectoris behandelt wurden [12].

In der GISSI-II-Studie wurden 20768 Patienten untersucht [8, 9]. Sie wurden mit Streptokinase oder rt-PA, jeweils mit oder ohne Heparin (2 mal 12500 i.U. s.c., beginnend 12 h nach Lyse) behandelt. Fast alle Patienten erhielten Aspirin (über 95% in allen Untergruppen). Um 23% der Patienten erhielten Atenolol i.v., wobei auch hier keine Unterschiede zwischen den einzelnen Gruppen vorlagen. Endpunkt war u.a. die In-hospital-Mortalität, wobei der Median der Krankenhausaufenthaltsdauer mit 9 Tagen angegeben wurde. Die Ergebnisse sind in Tabelle 5 zusammengefaßt. Die Kernaussage der GISSI-II-Studie ist, daß es keinen wesentlichen Unterschied zwischen den 4 Behandlungsregimen gegeben hat. Das fibrinspezifischere und teurere rt-PA hatte keine erkennbaren Vorteile gebracht. Kritisiert worden ist das Protokoll der Heparingabe. Der Beginn nach 12 h mit einer subkutanen Gabe von 12500 Einheiten ist für eine rasche suffiziente Antikoagulation nach rt-PA-Gabe unzureichend und kann Frühverschlüsse nicht verhindern. Wegen der kurzen Halbwertszeit von rt-PA, waren die Patienten nach der Thrombolyse mittels Plasminogenaktivator somit ohne wesentlichen antithrombotischen Schutz. Wegen der längeren Halbwertszeit der Streptokinase ist die frühzeitige Heparinisierung bei dieser Substanz zur Verhinderung von Reverschlüssen nicht so wesentlich. Unverständlich aber bleibt, wieso sich die Verantwortlichen für das Studiendesign nicht für ein anderes Regime entschieden haben, da diese Zusammenhänge auch schon vor GISSI-II bekannt waren. Erst

**Tabelle 5.** Ergebnisse der GISSI-II-Studie für die 4 Behandlungsgruppen, Streptokinase mit und ohne Heparin, sowie rt-PA mit und ohne Heparin (jeweils 12500 IE s.c. alle 12 h, Beginn 12 h nach Thrombolyse). Ergebnisse der GUSTO-Studie, s. Text

| Ereignis | < rt-PA > | | < Streptokinase > | |
|---|---|---|---|---|
| | mit Heparin ($n$ = 5170) [%] | ohne Heparin ($n$ = 5202) [%] | mit Heparin ($n$ = 5191) [%] | ohne Heparin ($n$ = 5205) [%] |
| Tod | 9,2 | 8,7 | 7,9 | 9,2 |
| Reinfarkt | 2,5 | 2,8 | 3,0 | 3,0 |
| Kammerflimmern | 6,4 | 7,3 | 6,4 | 6,6 |
| Apoplex | 1,2 | 1,4 | 1,0 | 0,9 |
| – hämorrhagisch | 0,4 | 0,4 | 0,2 | 0,3 |
| – ischämisch | 0,5 | 0,6 | 0,5 | 0,4 |
| – unklar | 0,3 | 0,4 | 0,3 | 0,1 |
| Blutungen | 0,8 | 0,5 | 1,2 | 0,6 |
| Schock | 5,8 | 5,4 | 5,6 | 6,2 |

die GUSTO-Studie (Global utilisation of streptokinase und TPA in occluded coronary arteries) konnte die Überlegenheit der t-PA-Gabe mit zeitgleicher Volldosisheparinisierung aufzeigen [25].

### *Die GUSTO-Studie*

Die GUSTO ist vom Ansatz, Durchführung und Umfang so einzigartig, daß sie gesondert besprochen werden muß, zumal sie mehrere der oben als Endpunkt genannten Studienziele umfaßt.

Die bisherigen Studien zur Thrombolyse bei akutem Herzinfarkt haben übereinstimmend gezeigt, daß die frühzeitige Lyse die Infarktletalität signifikant gegenüber Placebo senkt. Allerdings ist es bisher nicht gelungen, in großen Letalitätsstudien einen Vorteil des thrombolytisch stärker wirksamen, aber teuren, t-Pas gegenüber der preiswerteren Streptokinase nachzuweisen.

Die GUSTO-Studie wurde weltweit in 1081 Kliniken in 15 Ländern durchgeführt und es wurden 41021 Patienten mit akutem Herzinfarkt innerhalb von 6 h eingeschlossen. Ziel war es, vier verschiedene Behandlungsmethoden zu vergleichen: 1) Streptokinase 1,5 Mio. E über 1 h i.v. plus 2mal täglich 12500 E Heparin s.c.; 2) Streptokinase 1,5 Mio. E über 1 h i.v. plus 5000 E Heparin als i.v.-Bolus zu Beginn der Therapie plus 1000 bis 1200 E Heparin/h i.v.; 3) akzelerierte t-PA-Gabe (15 mg als Bolus, 0,75 mg/kg KG über 30 min und 0,5 mg/kg KG über weitere 60 min bis zu einer Maximaldosis von 100 mg plus Heparinbolus und Infusion wie bei der Streptokinasetherapie; 4) Kombination von Streptokinase und t-PA in einer reduzierten Dosierung der Einzelsubstanzen und Heparin i.v. wie oben beschrieben.

Durch t-PA-Therapie konnte die 30 Tage Letalität signifikant gegenüber den 3 anderen Therapieschemata gesenkt werden. Die Letalität betrug bei t-PA 6,3%, bei Streptokinase plus Heparin s.c. 7,2%, bei Streptokinase plus Heparin i.v. 7,4% und bei der kombinierten Streptokinase/t-PA/Heparintherapie 7,0%. Betrachtet man die Infarktletalität plus die Schlaganfälle, die zu einer bleibenden Behinderung führten, so lauten die Werte 6,9%, 7,7%, 7,9% und 7,6%.

In einer Untergruppenanalyse wurden die Patienten zu verschiedenen Zeitpunkten nachangiographiert. Dabei zeigte sich erstmals in einer großen Letalitätsstudie, daß die Patienten eine höhere Überlebensrate hatten, bei denen die koronare Durchblutung normalisiert worden war (TIMI-Grad 3). Hier betrug die Letalität nur 4,4%. War die Perfusion vermindert (TIMI-Grad 2), betrug die Letalität bereits 7,4% und war es zu keiner Reperfusion gekommen (TIMI 0–1), so betrug die Sterblichkeit 8,1%!

Zu diesen guten Ergebnissen hatte beigetragen, daß bei Patienten, die mit t-PA behandelt worden waren, in 54% nach 90 min eine komplette Normalisierung ihrer Koronardurchblutung aufwiesen, während dies in den anderen Gruppen nur bei 29–37% der nachangiographierten Patienten gesehen wurde. Nach 3 und 24 h war allerdings kein Unterschied bei der Offenheitsrate der Infarktgefäße mehr vorhanden.

Patienten mit einer Normalisierung der Perfusion wiesen trotz akutem Infarkt eine normale Ejektionsfraktion von 62% auf. Auch die regionale Wandbewegungsanalyse ergab einen Vorteil für die t-PA-behandelten Patienten. Wurde die Ejektionsfraktion als Kriterium für das Überleben der Patienten gewählt, so ergab sich eine Letalität von 3,9% für die Patienten, die eine Ejektionsfraktion von über 45% hatten gegenüber 14,7% für das Patientenkollektiv mit einer Ejektionsfraktion unter 45%.

Interessant ist, daß der Benefit von t-PA bei früher Lyse (0–2 h nach Schmerzbeginn) gegenüber Streptokinase mit einer Letalität von 4,3% gegenüber 5,4% größer war als bei später Thrombolyse (4–6 h) mit 8,9% zu 9,3%.

Die GUSTO-Studie hat gezeigt, daß die Letalität durch die neue Dosierung von t-PA im Zusammenhang mit der erhöhten Zahl reperfundierter Gefäße weiter gesenkt werden kann. Die Studie ist von Umfang und Logistik ein Meilenstein in der Thrombolyseforschung, zumal klar die Gültigkeit der Kausalkette – *Frühe Reperfusion – bessere Ventrikelfunktion – höhere Überlebensrate* – nachgewiesen wurde. Unklar ist allerdings, warum es bei einer fast doppelt so hohen frühen Reperfusionsrate von t-PA gegenüber Streptokinase trotzdem nur zu einem absolut kleinen, aber statistisch hochsignifikanten Unterschied von 0,9 % gekommen ist.

Eins wurde aber ebenfalls deutlich: auch das derzeit beste Thrombolytikum erlaubt nicht, den Beginn der Thrombolysetherapie hinauszuzögern. Wesentlich ist, daß der Infarktpatient früh erkannt und therapiert wird. Bei früher Lyse ist t-PA der Streptokinase ebenfalls überlegen und bei Therapie mit Streptokinase bringt die i.v.-Gabe von Heparin keinen Vorteil, sondern sogar geringfügige Nachteile.

***Früh-PTCA und/oder Thrombolyse***

Da auch das „beste" Thrombolytikum nicht alle Infarktgefäße eröffnen kann, lag es nahe, den Effekt der Akut-PTCa bei Infarkt zu untersuchen.

Grines et al. [11] randomisierten 395 Patienten innerhalb von 12 h nach Infarktbeginn. Alle Patienten erhielten Heparin i.v. und Aspirin oral und wurden entweder akut angiographiert und ggf. dilatiert (n = 195) oder erhielten t-PA (n = 200). Von den zur PTCA vorgesehenen Patienten wurden 90 % dilatiert, die Erfolgsrate lag bei 97 %. Die Hospitalletalität betrug 2,6 % bei den PTCA-Patienten und 6,5 % bei den lysierten Patienten. „Reinfarkte"[1] oder Todesfälle traten bei 12 % der lysierten und 5,1 % der dilatierten Patienten auf. Bei den dilatierten Patienten traten *keine* zerebralen Blutungen auf, verglichen mit 2 % bei den mit t-PA behandelten Patienten. Obwohl es zwischen beiden Gruppen keinen Unterschied bzgl. der Ejektionsfraktion gab, zeigten die dilatierten Patienten ein besseres Sechsmonatsergebnis: „Reinfarkte" oder Todesfälle traten in der PTCA-Gruppe bei 16 Patienten (18,5 %) im Vergleich zu 32 Patienten (18,8 %) der thrombolytisch behandelten Patienten auf [11].

Zilstra et al. [28] zeigten bei einem ähnlichen Studienansatz (PTCA gegen Streptokinase) vergleichbaren Ergebnisse. Einhundertundzweiundvierzig Patienten mit akutem Infarkt wurden innerhalb von 6 h mit Heparin, Aspirin und entweder Akut-PTCA oder 1,5 Mio. Einheiten Streptokinase i.v. behandelt. Die Erfolgsrate bei der PTCA betrug 98 %. In der PTCA-Gruppe verstarb kein Patient, es traten keine zerebralen Blutungen auf und es wurden keine „Reinfarkte" beobachtet! In der Streptokinasegruppe verstarben 6 % der Patienten, 3 % erlitten eine Hirnblutung und 12 % einen „Reinfarkt" [28].

Weniger optimistisch sind die Ergebnisse von Ribeiro et al. [20]. Hier wurden 100 Patienten innerhalb von 6 h mittels Heparin, Aspirin und PTCA oder Streptokinase behandelt. Die initiale Erfolgsrate der PTCA lag bei nur 80 % und nach 48 h war die Patency in beiden Gruppen ähnlich (74 % bei PTCA und 80 % in der Streptokinasegruppe!). Die Ejektionsfraktion war ebenfalls gleich und die Hospitalletalität war in der Lysegruppe geringer als in der PTCA-Gruppe (2 % gegen 6 %) [20].

[1] Ein „Reinfarkt" eines bereits infarzierten Gebietes kann nicht auftreten, da eine Zelle nicht 2mal infarzieren kann. Gemeint ist immer eine Ausweitung im alten Infarktgebiet.

*Heparin und/oder Aspiringabe bei akutem Herzinfarkt?*

Die Frage, ob Heparin i.v. bei Patienten mit Verdacht auf Herzinfarkt eine günstige Wirkung hat und bei jedem Patienten empfohlen werden kann, ist von allgemeiner Bedeutung. Dabei ist wichtig, 3 Fragen zu unterscheiden:

1) Wie wirkt sich die alleinige Gabe von Heparin auf die Prognose bei akutem Infarkt aus?
2) Ist die Gabe von Heparin als i.v.-Bolus vor der intravenösen Thrombolyse sinnvoll?
3) Sind andere Vorgehensweisen besser begründet?

Zu 1) Grundsätzlich kann davon ausgegangen werden, daß es in Deutschland üblich ist, Patienten mit Verdacht auf frischen Myokardinfarkt mit Heparin i.v. zu behandeln. Hintergrund ist die Tatsache, daß bei den meisten Patienten mit akutem Myokardinfarkt eine aufgebrochene Plaque mit thrombotischer Auflagerung vorliegt [2, 5]. Pharmakologisch sinnvoll ist eine Bolusgabe von 5 000 bis 10 000 E i.v., gefolgt von einer Dauerinfusion mit 10–15 E/kg h. Heparin selbst wirkt nicht thrombolytisch.

Zur Frage der Senkung der Infarktletalität[2] durch die alleinige Gabe von Heparin gegenüber Placebo bei aktutem Myokardinfarkt liegen keine aktuellen Studien vor, da die thrombolytische Therapie heute Standardtherapie ist und solch ein Vergleich unethisch wäre.

Zu 2) Die Frage, ob die Heparinbolusgabe vor einer thrombolytischen Therapie sinnvoll ist, ist in bezug auf die Infarktletalität nie als Endpunkt in eine Studie mit ausreichender Fallzahl aufgenommen worden [21].

In der ISIS-2-Studie gab es eine Untergruppe von Patienten, die zusätzlich zur Streptokinase (SK) Heparin subkutan oder intravenös erhielt. Die Letalität betrug 8,3 % für SK plus Heparin i.v. und 9 % für SK plus Heparin s.c. Allerdings lag die Letalität bei den Patienten, die mit SK und Aspirin aber ohne Heparin behandelt wurden, bei 8 % [12]. In der GUSTO-Studie wurde die Letalität und die Patency (Offenheitsrate von Infarktgefäßen) u.a. für Streptokinase mit i.v.-Heparin (5 000 E als Bolus und danach 1 000 E/h) gegenüber Streptokinase und subkutan verabreichtem Herparin (2mal 12 500 Einheiten/Tag) untersucht. Die Patency war geringfügig höher bei der i.v.-Gabe, bzgl. der Letalität gab es aber keine Unterschiede [25].

Heparin als Bolus vor der i.v.-Lyse ist dagegen bei der Thrombolyse mit rt-PA, Prourokinase und wahrscheinlich auch Urokinase wichtig, um eine maximale Offenheitsrate der Infarktgefäße zu erreichen und frühe Reverschlüsse, bedingt durch die kurze Halbwertszeit der Substanzen, zu verhindern [2, 8, 9, 14]. Bleich et al. [3] konnten zeigen, daß die Rate offener Infarktgefäße nach Gabe von rt-PA ohne Heparin nur bei 44 % lag, während der Wert auf über 70 % anstieg, wenn Heparin i.v. vor der thrombolytischen Therapie gegeben wurde.

Zu 3) Es gibt überzeugende Daten dafür, daß sich die Letalität durch die intravenöse oder orale Gabe von Aspirin in einer Dosis von 162,5 mg oder mehr (ohne gleichzeitige Gabe von Heparin) senken läßt (ISIS). So zeigte die ISIS-II-Studie eine um 23 % niedrigere Letalität im Vergleich zu Placebo, wenn die Patienten Aspirin erhielten. Die Letalität war 25 % niedriger als die Placebo wenn nur Streptokinase ohne adjunkte Therapie gegeben wurde und sie lag um 42 % niedriger, wenn Aspirin mit Streptokinase kombiniert wurde [12].

Zusammenfassend kann gesagt werden, daß keine neuere, größere Letalitätsstudie über den Nutzen der alleinigen Gabe von Heparin i.v. bei akutem Myo-

[2] In der angelsächsischen Literatur wird im Zusammenhang mit Thrombolysestudien immer von Mortalitätsstudien gesprochen; gemeint ist aber die Letalität.

kardinfarkt existiert [21]. Dagegen gibt es überzeugende Argumente für die Akutgabe von Aspirin. Die Bolusgabe von Heparin vor der Lyse führt zu einer höheren Rate an offenen Infarktgefäßen bei der Gabe von Prourokinase oder rt-PA, allerdings steigen die Blutungskomplikationen geringfügig an [2].

Als sinnvolles Procedere für die Praxis kann gelten, daß alle Patienten mit Verdacht auf Herzinfarkt oder instabile Angina pectoris eine Ampulle Aspisol i.v. oder mindestens 162,5 mg Aspirin per os (Tablette zerkauen lassen, in Deutschland unüblich) durch den Hausarzt erhalten (nach Allergie und Unverträglichkeiten fragen). Darüber hinaus ist es sicher gerechtfertigt, 5 000 E Heparin als intravenösen Bolus allen Patienten zu gegeben, die mit rt-PA oder Prourokinase lysiert werden sollen.

### *Ist die Prähospitallyse sinnvoll?*

Die Arbeitsgruppe um Schröder [13] konnte eindrucksvoll die Überlegenheit der Prähospitallyse zeigen. Wie zu erwarten, war der Effekt bei Patienten mit einer Therapie innerhalb von 1,5 h nach Schmerzbeginn am größten. Dies konnte auch in 2 weiteren Studien bestätigt werden, allerdings sah man hier ebenfalls nur bei den sehr früh behandelten Patienten einen positiven Effekt, während das Gesamtergebnis nicht signifikant zu den erst im Krankenhaus lysierten Patienten verschieden war [24, 27]. Nur bei Patienten, die sehr früh behandelt werden konnten, fand sich ein wesentlicher Unterschied zum Vorteil der Prähospitallyse.

## Nebenwirkungen der Thrombolyse

### *Blutungskomplikationen*

Die tödliche Hirnblutung ist die gefürchteste Komplikation bei der Lysebehandlung. Bei einer Streptokinasedosis von 1,5 Mio. Einheiten liegt das Risiko bei 0,1–1 % [2]. Eine gastrointestinale Blutung ist bei etwa 5 % der Patienten zu erwarten, der selbe Prozentsatz gilt für urologische Blutungen. In den zahlenmäßig größten Studien wie GISSI-I und GISSI-II sowie ISIS-II liegen die Werte bei 0,25–0,4 % [7–9, 12]. Rt-PA scheint insbesondere in Kombination mit therapeutischen Heparindosen ein höheres Blutungsrisiko zu haben. Außerdem ist das Blutungsrisiko bei rt-PA dosisabhängig und steigt von 0,5–1 % bei einer Dosierung von 100 mg auf Werte bis 1,5–2 % bei 150 mg rt-PA an [2]. Bei der GUSTO-Studie lag der Wert nur knapp über 0,7 % [25]. Zu bedenken ist, daß viele Patienten mit Hirnblutung versterben und deshalb in der Infarktletalitätsgruppe „versteckt" sind.

Bei einer Studie mittlerer Größe der Arbeitsgemeinschaft leitender kardiologischer Krankenhausärzte Deutschlands, wurde 10 mg rt-PA und APSAC im Hinblick auf die Blutungskomplikationen verglichen. Alle Patienten erhielten 100 mg ASS/Tag und Heparin i.v. Zerebrovaskuläre Blutungen traten bei den 211 Patienten der rt-PA- und den 210 Patienten der APSAC-Gruppe mit jeweils 0,9 % gleichhäufig auf. Die Patienten der APSAC-Gruppe hatten mehr transfusionsbedürftige Blutungen an der Katheterstelle (8,6 % gegen 2,4 % bei rt-PA). Bei 4 Patienten der APSAC-Gruppe kam es zu Perikardtamponaden, die bei 3 Patienten tödlich war, gegenüber einer tödlichen Perikardtamponade bei den mit rt-PA behandelten Patienten [17].

Diese Ergebnisse zeigen, daß es neben der am meisten gefürchteten Hirnblutung auch Blutungen gibt, die weniger lyse- als katheterbedingt sind. So sind Blutungen an der Punktionsstelle bei Patienten in den mittels Koronarangiographie überwachten Studien, in erster Linie als *Studien-* und nicht als *Lysekomplikation* anzusehen, da der akute Herzkatheter nicht die Regel ist.

Die Früh-PTCA anstatt der thrombolytischen Therapie scheint deutlich weniger Blutungskomplikationen zu haben [11, 28].

### *Allergische Reaktionen*

Allergische Reaktionen sind besonders bei Streptokinase und APSAC zu erwarten. Schwere Nebenwirkungen scheinen allerdings selten zu sein. Bei der ISIS-2-Studie mit 8490 Patienten traten keine schwerwiegenden Zwischenfälle auf. In dieser Studie war die Häufigkeit leichter Zwischenfälle bei Patienten mit und ohne prophylaktischer Kortisongabe in etwa gleich bei 3,3 % zu 3,6 % [2, 12].

### *Blutdruckabfall*

Bei der Gabe von Streptokinase, wie auch bei APSAC, kommt es in 7–10 % der Patienten zum Blutdruckabfall [15, 16].

## Wie soll man vorgehen?

Wichtig ist zunächst, dem Patienten ärztliche Hilfe zu ermöglichen und jede Zeitverzögerung zu vermeiden. Dies bedingt

1) die Aufklärung über die Symptome des Infarkts und die Schulung in Wiederbelebungsmaßnahmen für alle Bürger;
2) die rasche ärztliche Hilfe und frühe Gabe von Aspirin und ggf. Heparin;
3) den möglichst raschen Beginn der Thrombolyse, also ohne großen Zeitverlust durch langen Transport, Wartezeiten in der Notaufnahme oder langatmige Aufklärungsgespräche und Erläuterung von mehrseitigen Studienprotokollen („door-to-needle time").

Die Gründe für den relativ kleinen Unterschied im Hinblick auf die Infarktletalität zwischen Streptokinase und t-PA liegt darin begründet, daß bei einem Großteil der Patienten die Lyse zu spät kommt, zumal die Infarktausdehnung über die Zeit nicht linear, sondern exponentiell stattfindet. Folglich ist der Gewinn durch die Lyse in Relation zum Risikogebiet bei vielen Patienten zwischen der 3. und 6. Stunde oft gering und deshalb sind Unterschiede zwischen den z.Z. verfügbaren Thrombolytika oft nicht nachweisbar.

Somit ist die Frage nach dem geeignetsten Thrombolytikum nicht apodiktisch zu beantworten. Der kleinste gemeinsame Nenner ist der, daß an die Lyse überhaupt gedacht und eines der verfügbaren Thrombolytika möglichst frühzeitig in einer wirksamen Dosierung gegeben wird. Für die *Streptokinase* sprechen wirtschaftliche Gründe und die gut dokumentierten Reduktion der Mortalität. Allerdings treten bei der Gabe von Streptokinase häufiger Allergien, Sensibilisierungen und Hypotonien auf. Die frühe Wiedereröffnungsrate liegt bei Streptokinase und APSAC niedriger als bei den anderen thrombolytischen Substanzen, nach etwa 24 h finden allerdings keine Unterschiede mehr. Die Gabe verbietet sich bei Patienten nach Streptokokkeninfekten, vermuteter Allergie oder innerhalb von 3–6 Monaten nach vorheriger Streptokinasetherapie.

Für *APSAC* gelten zunächst dieselben Einschränkungen wie für die Streptokinase. Für APSAC spricht die einfache (Bolus)applikation. Heparin soll erst später gegeben werden und wahrscheinlich ist eine subkutane Gabe ausreichend. Gegen APSAC spricht die dokumentiert geringe Wiedereröffnungsrate und der hohe Preis.

Die ebenfalls recht einfache Handhabung, die schnelle Wirkung und die geringeren Nebenwirkungen sowie die Möglichkeiten der wiederholten Gabe in kurzen Abständen spricht für *Urokinase*. Allerdings ist diese Substanzen, auf die reinen Medikamentenkosten bezogen, teurer als Streptokinase und es gibt wenig Letalitätsstudien.

Für die *t-PA* spricht die hohe Wiedereröffnungsrate und das Fehlen von Allergien sowie die Möglichkeit der wiederholten Gabe. Ferner ist diese Substanz sehr gut untersucht, es liegt durch die GUSTO-Studie eine eindrucksvolle Studie zur Überlegenheit bei der Infarktletalität gegenüber Streptokinase vor. Voraussetzung ist allerdings die Gabe der Gesamtdosis in 90 min (akzelerierte Gabe oder „Neuhaus-Schema"). Der Unterschied bei der Sterblichkeit war mit etwa 1% geringer, als man bei dem drastischen Unterschied in der Offenheitsrate des Infarktgefäßes erwartet hätte.

### *Thrombolyse schon im Notarztwagen?*

Die Wiedereröffnung einer verschlossenen Kranzarterie sollte umso sinnvoller sein, je früher sie erfolgt. Die bisherigen Studien haben allerdings keine oder keine sehr deutliche Überlegenheit der Prähospitallyse gezeigt. Die Prähospitallyse sollte in Erwägung gezogen werden bei der sicheren Diagnose eines frühen Herzinfarkts (< 90 min) und langem Transportweg ins Krankenhaus.

### *Oder doch gleich kathetern?*

Diese Frage kann nicht ohne Berücksichtigung der Verhältnisse „vor Ort" beantwortet werden. Die Akut-PTCA ist zunächst an ein Katheterlabor, am besten mit 24stündiger Bereitschaft, und ein eingespieltes Team gebunden. Diskutiert wird z.Z. noch, ob für diese Indikation auch eine Operationsbereitschaft im Haus vorhanden sein muß. Auch wenn noch so viele Studien die Überlegenheit der Akut-PTCA zeigen werden, so wird sie, auch unter dem Eindruck der Kostenentwicklung, in absehbarer Zeit nicht flächendeckend zu gewährleisten sein. In Zentren mit den oben genannten Voraussetzungen sollte sie aber eingesetzt werden, da die Akut-PTCA die im Moment beste Therapie bei akutem Herzinfarkt ist. Darüber hinaus ist die Akut-PTCA *immer* indiziert bei Patienten mit Kontraindikationen zur Lyse und bei Patienten mit kardiogenen Schock.

## Literatur


1. AIMS trial study group: Effect of intravenous APSAC on mortality after acute myocardial infarction (1988) Prelimary report of a placebo-controlled clinical trial Lancet 545–549
2. American College of Cardiology/American Heart Association Task force report (1990) Guidelines for the eraly management of patients with acute myocardial infarction. J Am Coll Cardiol 16/2:249–92
3. Bleich SD, Nichols T, Schumacher R, Cooke D, Tate D, Steiner C, Brinkman D (1989) The role of heparin following coronary thrombolysis with tissue plasminogen activator. Curculation II [Suppl]: 113 (Abstract)

4. Chazov EL, Mateera LS, Masaev AV, Sargin KE, Sadorshaya M, Ruda V (1976) Intracoronarey administration of fibrinolysis in acute myocardial infarction. Ter Arkh 48:8–19
5. De Wood MA, Spoires J, Notske R, Mouser LT, Burroughs R, Golden ML, Lang HT (1980) Prevalence of total coronary occlusion during the early hours of transmural myocardial infarction. N Engl J Med 303:897–902
6. Erbel R, Pop T, Henrich KJ, Olshausen K von, Schuster CJ, Rupprecht JH, Steurnagel C, Meyer J (1986) Percutaneous transluminal coronary angioplasty after thrombolytic therapy: A prospective controlled randomized trial. J Am Coll Cardiol 8:485–495
7. GISSI-I (1987) Long-term effects of intravenous thrombolysis in acute myocardial infarction: Final report of the GISSI-I study. Lancet II: 871–874
8. GISSI-II (1990) A factorial randomised trial of alteplase versus streptokinase and heparin versus no heparin among 12490 patients with acute myocardial infarction. Lancet 336:65–71
9. GISSI-II (1990) In hospital mortality and clinical course of 20891 patients with suspected acute myocardial infarction randomised between alteplase and streptokinase with or without heparin. Lancet 336:71–75
10. Görge G, Meyer J (1992) Wahl des Thrombolytikums und Erfolg der Thrombolyse bei Myokardinfarkt. Hämostaseologie 12:57–67
11. Grines CL, Browne KF, Marco J et al. (1993) A comparison of immediate angioplasty with thrombolytic therapy for acute myocardial infarction. The Primary Angioplasty in Myocardial Infarction Study Group. N Engl J Med 328/10:673–679
12. ISIS-2 (Second International Study of Infarct Survival) Collaborative Group (1988) Randomised trial of intravenous streptokinase, oral aspirin, both, or neither among 17187 cases of suspected acute myocardial infarction Lancet I: 349–360
13. Linderer T, Schröder R, Arnzt R et al. (1993) Prehospital thrombolysis: beneficial effects of very early treatment on infarct size and left ventricular function. J Am Coll Cardiol 22/5:1304–1310
14. Meyer J, for the PRIMI trial study group (1989) Randomized double-blind trial of recombinant pro-urokinase against streptokinase in acute myocardial infarction. Lancet II: 863–868
15. Meyer J, Merx W, Schmitz H, Erbel R, Kiesslich T, Dörr R, Lambertz H, Bethge C, Krebs W, Bardos P. Minale C, Messmer BJ, Effert S (1982) Percutaneous transluminal coronary angioplasty immediately after intracoronary streptolysis of transmural myocardial infarction. Circulation 66:905–913
16. Neuhaus KL, Küstering H, Tebbe U, Kreuzer H (1981) Intravenöse Kurzzeit-Streptokinasetherapie bei frischem Myokardinfarkt. Z Kardiol 70:791
17. Neuhaus KL, Essen R von, Vogt A, Rieß M, Roth M, Tebbe U (1991) Frühe Patency con Infarktgefäßen nach Infusion von 100 mg rt-PA vs. 30 mg APSAC: Ergebnisse der TAPS Studie. Z Kardiol 80:31
18. Neuhaus KL, Feuerer W, Jeep-Tebbe S, Niederer W, Vogt A, Tebbe U (1989) Improved thrombolysis with a modified dose regimen of recombinant tissue-type plasminogen activator. J Am Coll Cardiol 14:1566–1569
19. Rentrop P, Blanke H, Köstering K, Karsch KR (1980) Intrakoronare Streptokinase-Applikation bei akutem Infarkt und instabiler Angina pectoris. DMW 105:221–228
20. Ribeiro EE, Petrizzo A, Torossian S et al. (1993) Randomized trial of direct coronary angioplasty versus intravenous streptokinase in acute myocardial infarction. J Am Coll Cardiol 22/2:376–380
21. Ridker PM, Herbert PR, Fuster V, Hennekens CH (1993) Are both aspirin and heparin justified as adjuncts to thrombolytic therapy for acute myocardial infarction? Lancet 341:1574–1577
22. Schaper J, Schaper W (1988) The time course of myocardial necrosis, Cardiovasc Drugs Ther 2: 17–25
23. Schröder R, Biamino G, Leitner ER von, Lindner T et al. (1982) Systematische Thrombolyse bei Streptokinase-Kurzzeitinfusion bei akutem Myokardinfarkt. Z Kardiol 71:709–716
24. The European myocardial infarction project group (1993) Prehospital thrombolytic therapy in patients with suspected acute myocardial infarction. N Engl J Med 329/6:383–389
25. The GUSTO Investigators (1993) An international randomized trial comparing four thrombolytic strategies for acute myocardial infarction. N Engl J Med 329:673–682
26. The TIMI Study Group (1989) Comparison of invasive and conservative strategies after treatment with intravenous tissue plasminogen activator in acute myocardial infarction: results of the thrombolysis in myocardial infarction trial. N Engl J Med 320:618–627
27. Weaver WD, Cerqueira M, Hallstrom AP et al. (1993) Prehospital-initiated vs hospital initiated thrombolytic therapy. The myocardial infarction triage and intervention trial. JAMA 270/19:1211–1216
28. Zijlstra F, Boer MJ de, Hoortntje JC, Reiffers S, Reiber JH, Suryapranata H (1993) A comparison of immediate coronary angioplasty with intravenous streptokinase in acute myocardial infarction. N Engl J Med 328/10:680–684

# Sauerstoffversorgung bei Narkoseeinleitung

L. Brandt, D. Merkelbach, B. Rudlof

Die Einleitungsphase ist infolge der atemdepressorischen Wirkung aller Injektions- und Inhalationsanästhetika einer der kritischen Abschnitte im Verlauf einer Narkose. Der Patient ist dabei jedoch zunächst weniger durch das Auftreten einer Hypoventilation mit konsekutiver Hyperkapnie gefährdet, sondern vielmehr durch die gleichzeitig einsetzende und sich wesentlich schneller ausprägende Hypoxie. Die Verwendung einer gegenüber Raumluft ($F_IO_2 = 0{,}21$) im Atem- bzw. Beatmungsgas erhöhten inspiratorischen Sauerstofffraktion ($F_IO_2 > 0{,}33$) bei der Narkoseeinleitung trägt diesem Umstand Rechnung. Bei Einleitung einer Intubationsnarkose kommt erschwerend dazu, daß der Patient

- während des Intubationsvorgangs apnoisch ist und
- die Dauer des Intubationsvorgangs nicht sicher vorhersehbar ist.

Dennoch gelingt es, den Patienten – nach entsprechender Vorbehandlung mittels Präoxygenierung – gefahrlos auch über eine längere Distanz der Apnoe zu bringen. Während die Ventilation sistiert, kann der Organismus für mehrere Minuten seinen Bedarf an Sauerstoff aus dem durch die Präoxygenierung ausgefüllten Speicher der funktionellen Residualkapazität decken. Diese „apnoische Oxygenierung" basiert auf der Diffusion des Sauerstoffs aus den Alveolen in die Blutbahn, die auch während Apnoe weiterläuft und den Gesetzmäßigkeiten des ersten Fick-Diffusionsgesetzes [15] folgt:

Betrachtet man 2 flüssigkeits- oder gasgefüllte Räume, in denen ein Stoff die Konzentrationen $c_1$ und $c_2$ hat, getrennt durch eine Schicht mit der Fläche A und der Dicke d, so ist der Fluß des Stoffes m in der Zeit t:

$$\frac{dm}{dt} = D\,\frac{A}{d}\,(c_1 - c_2) = D\,\frac{A}{d}\,\Delta c \qquad (1)$$

Dabei ist D der Diffusionskoeffizient, der für den jeweiligen Stoff, das Lösungsmittel und eine bestimmte Temperatur einen konstanten Wert hat.

Im Beispiel des alveolären Sauerstoffaustauschs hat die Fläche A eine Größe von 50–80 $m^2$, (i.e. Alveolaroberfläche), die Dicke d beträgt 1 $\mu$ (i.e. Diffusionsstrecke, bestehend aus den Diffusionsmedien Alveolarepithel, Interstitium zwischen den Basalmembranen, Kapillarendothel, Blutplasma, Erythrozytenmembran). Der Diffusionskoeffizient D wird auch als *Krogh*-Diffusionskoeffizient (K) bezeichnet. Für die Diffusionsmedien in der Lunge ist $KCO_2$ etwa 23mal größer als $KO_2$, d.h. unter sonst gleichen Bedingungen diffundiert etwa 23mal mehr $CO_2$ als $O_2$.

Trägt man dafür Sorge, daß der durch die „apnoische Oxygenierung" induzierte „aventilatorische Massenfluß" ausschließlich aus einem zweiten, extrakorporal gelegenen Sauerstoffspeicher gespeist wird, so lassen sich damit sogar Apnoezeiten über die Stundengrenze hinaus sicher überbrücken. Allerdings wird dann wiederum die sich stetig weiterentwickelnde Hyperkapnie zum limitierenden Faktor des Verfahrens.

Für das Verständnis der Sauerstoffversorgung während der Einleitung einer Narkose und hier speziell während der Intubationsapnoe erscheint es sinnvoll, zunächst auf einige physiologische und pathophysiologische Aspkete der $O_2$-Versorgung bzw. $CO_2$-Entsorgung in dieser Phase einzugehen. Im anderen Teil dieser Übersicht soll dann das klinische Verfahren der Präoxygenierung bzw. dessen Abhandlung in der einschlägigen Literatur dargestellt und kritisch analysiert werden. Am Beginn sollen jedoch zunächst einige historische Vorbemerkungen zur Entdeckung der später zu beschreibenden Phänomene stehen.

## Historische Vorbemerkungen

Mit seinen Untersuchungen in der ersten Hälfte des 16. Jahrhunderts zum Einfluß der Atmung auf die Herz-Kreislauf-Funktion wurde der berühmte Anatom Andreas Vesalius [61] zum Begründer der modernen Herz-Kreislauf- und Atmungsphysiologie. Mit einfachsten Mitteln konnte er demonstrieren, daß eine ungestörte Pumpfunktion des Herzens nur bei intakter Atmung, d.h. bei rhythmischer Bewegung der Lungen, gewährleistet ist. Erst mehr als hundert Jahre später, 1667, gelang es Robert Hook [47], dieses Dogma umzustoßen, nämlich „... that the motion of the lungs was necessary to life upon the account of promoting the circulation of the blood, and that it was conceiv'd, the animal would immediately be suffocated as soon as the lungs should cease to be moved...". Hook präparierte dazu einen Hund auf die von Andreas Vesalius angegebene Weise, d.h. er intubierte das Tier über ein Tracheostoma, beatmete mit einem Blasebalg und entfernte die gesamte vordere Thoraxwand. Dann jedoch perforierte er mit der Spitze eines scharfen Messers multipel die Pleura visceralis. Schließlich hielt er die Lungen unter konstanter Insufflation ausgedehnt – die Luft konnte über die Pleuraleckagen entweichen, ohne daß die Lungen sich bewegten – und der Hund blieb in diesem Zustand „for a pretty while" am Leben. Hook folgerte daraus, daß nicht die rhythmischen Atembewegungen, die Ventilation, für das Überleben ausschlaggebend seien, sondern „... the want of a sufficient supply of fresh Air".

Zu Beginn unseres Jahrhunderts unterschied Krogh [36, 37] bei den lungenatmenden Landtieren zwei Gruppen, nämlich

- ein Gruppe mit „Ventilationsatmung" und
- eine Gruppe mit „Diffusionsatmung".

Unter dem Begriff der „Diffusionsatmung" („diffusion respiration") verstand er denjenigen Gasaustausch zwischen Atmosphäre und Lungenalveolen, der ohne sichtbare Atembewegungen abläuft. Später, 1944, verwendeten Draper u. Whitehead [12] die Bezeichnung „diffusion respiration" zum erstenmal in dem Sinn, in dem sie auch heute noch gebraucht wird, nämlich als Beschreibung des alveolokapillären Gasaustauschs auf der Basis des ersten Fick-Diffusionsgesetzes. Im Jahr 1966 reevaluierte Holmdahl [30] das Phänomen unter dem Namen „apneic diffusion oxygenation" (ADO). Im heutigen Sprachgebrauch hat sich jedoch die bereits im Jahr 1959 von Nahas [45] verwendete Bezeichnung der „apnoischen Oxygenierung („apneic oxygenation") eingebürgert. Das durch die apnoische Oxygenierung induzierte Phänomen des passiven Nachstromes von Gas aus der Atmosphäre in den Tracheobronchialbaum wurde 1959 von Bartlett [2] als „aventilatorischer Massenfluß" („aventilatory mass flow") bezeichnet und nachgewiesen.

Die erste Beschreibung der apnoischen Oxygenierung und des aventilatorischen Massenflusses jedoch stammt von Volhard [63]. Bereits im Jahr 1905 veröffentlichte er in der „Münchner Medizinischen Wochenschrift" seinen Artikel „Über künstliche Atmung durch Ventilation der Trachea und eine einfache Vorrichtung zur rhytmischen künstlichen Atmung“ [63]. Darin berichtete er über seine Versuche mit kurarisierten Kaninchen, die er ohne Beatmung bis zu 2 Stunden am Leben erhalten konnte. Dazu „... habe ich ein an dem geradlinigen Stück mit zwei langen Schläuchen armiertes T-Rohr in die eröffnete Trachea eingebunden und den Sauerstoff bei offenem Abführungsschlauch langsam durch-, d.h. an der Luftröhre vorbeigeleitet.“ Ursache für das Überleben der Tiere in dieser Situation sei die fortlaufende Sauerstoffaufnahme durch das Blut: „Der Sauerstoff wird von den in den Lungenkapillaren vorbeieilenden, sauerstoffhungrigen roten Blutkörperchen resorbiert und auf diese Weise förmlich aus der Trachea in die Alveolen hineingesaugt.“ Die amerikanischen Physiologen Draper u. Whitehead [12] gaben diesem Mechanismus später die Bezeichnung „hemoglobin-oxygen-pump“ und bestätigten die Volhard-Beobachtungen mit Hilfe von spirometrischen Messungen bei Hunden. Schließlich konnten Bartlett et al. [2] im Jahr 1959 den aventilatorischen Massenfluß beim Menschen mit dem Bodyplethysmographen nachweisen.

## Physiologische und pathophysiologische Überlegungen

Für den oxidativen Stoffwechsel aller Körperzellen ist eine kontinuierliche Sauerstoffversorgung obligatorisch. Zu den wesentlichen Prozessen, die unter physiologischen Normalbedingungen (intakte Atem- und Herzkreislauffunktion) für einen, dem jeweiligen $O_2$-Bedarf angepaßten, $O_2$-Nachschub sorgen, gehören die Sauerstoffaufnahme (alveoläre Ventilation, alveolokapilläre $O_2$-Diffusion), der konvektive Sauerstofftransport (Blutkreislauf) und schließlich die Sauerstoffabgabe (kapillär-zelluläre $O_2$-Diffusion).

Unter Spontanatmung bzw. unter den Bedingungen einer kontrollierten Ventilation wird der erste Schritt gewöhnlich durch die eigene bzw. fremdgesteuerte Atemtätigkeit bei ungestörter Lungenfunktion und freier Durchgängigkeit der Atemwege sichergestellt. Treibende Kraft für die sich anschließende alveolokapilläre $O_2$-Diffusion ist die $O_2$-Partialdruckdifferenz ($\Delta pO_2$) zwischen Alveole ($p_AO_2$) und gemischtvenösem Blut ($p_{\bar{v}}O_2$). Bei regelrechter Herz-Kreislauf-Funktion erfolgt nach dem Transport die $O_2$-Abgabe im Bereich der Mikrozirkulation wiederum durch Diffusion entlang eines Partialdruckgefälles ($\Delta pO_2$) zwischen Kapillarblut und Gewebezellen.

Im Falle eines Atemstillstands (Apnoe) infolge eines pathologischen Geschehens oder bewußt induziert, z.B. für die Intubation im Rahmen einer Narkoseeinleitung, findet die primäre $O_2$-Nachlieferung durch die äußere Atmung (alveoläre Ventilation) nicht mehr statt. Da die geschilderten Folgeprozesse jedoch aufgrund des fortlaufenden $O_2$-Verbrauchs ohne wesentliche Einschränkung weiterlaufen, muß ein solcher Zustand über kurz oder lang einen kritischen Faktor in der Kette der $O_2$-Versorgung darstellen.

Im Hinblick auf die klinisch-anästhesiologische Praxis, in der zur Intubation immer eine Apnoe in Kauf genommen werden muß, spielt somit die $O_2$-Versorgung gerade in der Apnoephase eine entscheidende Rolle, insbesondere unter dem Aspekt häufig erschwerter Intubationsbedingungen, die u.U. deutlich verlängerte Apnoezeiten zur Folge haben.

### *$O_2$-Speicher, aventilatorischer Massenfluß, apnoische Oxygenierung*

Um die komplexen und in der Regel meist simultan ablaufenden Vorgänge des pulmonalen Gasaustauschs während einer Apnoe besser verstehen zu können, soll im folgenden zunächst näher auf deren physiologische Besonderheiten eingegangen werden.

Wie bereits erwähnt, sistiert während Apnoe durch Wegfall der aktiven (Spontanatmung) bzw. passiven (kontrollierte Beatmung) Atemtätigkeit zwar die direkte „ventilatorische" $O_2$-Zufuhr in die Alveolen, bei bestehendem alveolokapillären $O_2$-Partialdruckgefälle resultiert aber weiterhin eine ungehinderte $O_2$-Aufnahme in das gemischtvenöse Blut (apnoische Oxygenierung). Im Gegensatz dazu ist aufgrund der fehlenden alveolären Ventilation eine pulmonale $CO_2$-Elimination jedoch nicht mehr möglich. Bezüglich des $CO_2$ ist dieser „unphysiologische" Zustand daher als ein funktionell „geschlossenes System" [4, 5, 42] anzusehen. Während ein progredienter $CO_2$-Anstieg aufgrund der zur Verfügung stehenden Pufferkapazitäten im Blut sowie anderer Körperspeicher erst nach extrem langen Apnoezeiten entsprechende negative Folgen für das Herz-Kreislauf-System hat [9, 33, 44], sind ein Abfall der arteriellen $O_2$-Sättigung ($S_aO_2$, Hypoxygenation) bzw. des arteriellen Partialdrucks ($p_aO_2$, Hypoxie) dagegen nur für deutlich kürzere Apnoezeiten zu tolerieren [43, 49, 65]. Dies unterstreicht noch einmal die Notwendigkeit einer adäquaten $O_2$-Versorgung auch während einer bewußt induzierten Intubationsapnoe. Da auch im „geschlossenen System" der Apnoe die $O_2$-Aufnahme durch das alveolokapilläre Partialdruckgefälle weiterlaufen kann, sollte dies auch am besten durch eine optimale Nutzung der zur Verfügung stehenden $O_2$-Speicher aufrechterhalten werden.

Betrachtet man den gesamten, unter Raumluftatmung zur Verfügung stehenden $O_2$-Speicher von ca. 1500 ml $O_2$, so ist bei einem durchschnittlichen $O_2$-Verbrauch von 250 ml/min eine ausreichende $O_2$-Versorgung für ca. 3 min gewährleistet, wobei zwischen einer extra- und intrapulmonalen $O_2$-Ausschöpfung unterschieden werden muß (s. Tabelle 1):

- dem aktuell verfügbaren $O_2$-Gehalt der FRC von 300 ml $O_2$ (entspricht einem Abfall des alveolären $pO_2$ ($p_AO_2$) von 100 mm Hg auf 25 mm Hg),
- dem aus dem Blut freigesetzten $O_2$-Gehalt von 500 ml (entspricht einem Sättigungsabfall $SO_2$) von ca. 50 % auf arterieller und gemischtvenöser Seite.

Die somit unter den oben genannten Bedingungen verfügbare $O_2$-Reserve von 800 ml $O_2$ hätte bei voller Ausschöpfung und fortdauernder Apnoe einen kritischen Abfall des $p_aO_2$ mit bedrohlicher Hypoxie zur Folge und zwar aus zwei wesentlichen Gründen:

- durch den raschen $p_AO_2$-Abfall wird die $\Delta pO_2$ zunehmend kleiner mit der Folge, daß immer weniger $O_2$ von der Alveole ins Blut diffundieren kann [49, 65],
- die restliche, im extrapulmonalen $O_2$-Speicher verbleibende, $O_2$-Menge (maximal 600 ml $O_2$) kann bei einem weiteren $p_aO_2$-Abfall unter 25 mm Hg (hypoxische Hypoxämie!) letztlich nicht mehr genutzt werden, da auch die zelluläre $O_2$-Aufnahme nur entlang eines Partialdruckgefälles (durchschnittlicher Gewebepartialdruck 20 mm Hg!) erfolgen kann [49, 57, 65].

Diese exemplarisch vorgenommene Abschätzung der $O_2$-Versorgung während Apnoe macht somit deutlich, daß sich nur durch eine maximale Auffüllung des intrapulmonalen $O_2$-Speichers (FRC) mit reinem Sauerstoff der begrenzte $O_2$-Vorrat des Körpers erhöhen läßt, da bei maximaler arterieller ($S_aO_2 \leq 99\,\%$) und gemischtvenöser Sättigung ($S_{\bar{v}}O_2 \leq 75\,\%$) des Blutes eine weitere nennenswerte Steigerung des extrapulmonalen Anteils nicht mehr möglich ist [43, 66].

Wie bereits durch klinische Untersuchungen demonstriert werden konnte, ist es durch eine sog. optimale Präoxygenierung möglich, den $p_AO_2$ auf einen Maximalwert von 673 mm Hg (s. Tabelle 2) anzuheben und damit die aktuell zur Verfügung stehende intrapulmonale $O_2$-Reserve auf durchschnittlich 2650 ml $O_2$ (3000 ml · 0,886) zu erhöhen [43, 66]. Voraussetzung ist allerdings, daß durch die Präoxygenierung auch eine maximale Stickstoffelimination (Denitrogenisierung) aus dem gemischtvenösen Blut und insbesondere aus der FRC erfolgt.

**Tabelle 1.** Durchschnittliche Größe des gesamten $O_2$-Speichers eines Menschen unter physiologischen Normalbedingungen (ca. 65 kg KG, 5,0 l Blutvolumen, cHb 15,0 g/dl, FRC 3000 ml, Raumluftatmung). (Nach Mertzlufft [43] und Nunn [49])

| $O_2$-Speicher | Größe (ml $O_2$) | Zusammensetzung |
|---|---|---|
| extrapulmonal | 1100 ml | • 300 ml, physikalisch gelöst und an Myoglobin gebunden<br>• 800 ml, gebunden an Hämoglobin (750 g Hb, 1,39 ml $O_2$/gHb, 15 % arterielles ($S_aO_2$ = 99 %), 85 % venöses Blut ($S_{\bar{v}}O_2$ = 75 %)) |
| intrapulmonal | 400 ml | • innerhalb der funktionellen Residualkapazität (FRC = 3000 ml · 0,135 (fraktionelle alveoläre $O_2$-Konzentration, $F_AO_2$)) |
| Gesamt | 1500 ml | |

**Tabelle 2.** Durchschnittliche Zusammensetzung der FRC nach optimaler Präoxygenierung bei einem Barometerdruck (pB) von 760 mmHg und einer FRC von 3000 ml. (Mod. nach Mertzlufft [43])

| | Volumen V [ml] | Fraktionelle, alveoläre Konzentration FA [%] | Alveolärer Partialdruck p [mm Hg] |
|---|---|---|---|
| $O_2$ | 2657 | 88,6 | 673 |
| $CO_2$ | 158 | 5,26 | 40 |
| $N_2$ | 0 | 0,0 | 0 |
| $H_2O$ | 185 | 6,18 | 47 |
| Gesamt | 3000 | 100 | 760 |

Der Vorteil einer solchen Präoxygenierung liegt somit nicht nur in einer maximalen $O_2$-Reserve, sondern auch in einer verbesserten $O_2$-Verfügbarkeit durch eine größtmögliche alveolokapilläre Partialdruckdifferenz $\Delta pO_2$.

Bei näherer Betrachtung der Verhältnisse während einer Apnoe muß berücksichtigt werden, daß zwar der aktive Gasaustausch („geschlossenes System") nicht mehr stattfindet, eine Diffusion der alveolaren Atemgase $N_2$, $CO_2$ und $O_2$ gemäß den herrschenden Partialdruckdifferenzen aber in unterschiedlichem Ausmaß weiterläuft. Bei freier Druchgängigkeit der Atemwege (geöffnete Stimmritze nach Relaxierung!) resultiert aus den unterschiedlichen Diffusionsraten der sog. „aventilatorische Massenfluß (AVMF)", wie er erstmals von Volhard [63] und später von Draper et al. [12] beschrieben wurde (s. oben).

Nachfolgend soll für eine klinisch durchaus realistische Apnoedauer von 2 min eine Abschätzung des zu erwartenden AVMF sowie des korrespondierenden $p_aO_2$-Abfalls vorgenommen werden. Voraussetzung sind, neben einer optimalen Präoxygenierung, eine Exposition gegen Raumluft bei offener Stimmritze sowie eine freie alveolokapilläre Äquilibrierung der relevanten Atemgase $N_2$, $CO_2$ und $O_2$.

Die in Tabelle 2 aufgeführte FRC von 3000 ml gilt für den wachen, aufrecht sitzenden Normalpatienten. Im Liegen und in Narkose ist die FRC um ca. 16 % vermindert, entsprechend 2500 ml [49]. Bei einer maximal erreichbaren $F_AO_2$ von 88,6 % ergibt dies einen intrapulmonalen $O_2$-Speicher von 2215 ml $O_2$ (2500 ml · 0,886). Da sich auch der durchschnittliche $O_2$-Verbrauch von 250 ml/min in Narkose auf ca. 200 ml/min reduziert, beträgt das $O_2$-Volumen, das während der 2minütigen Apnoe vom Alveolarraum ins Blut aufgenommen wird, rund 400 ml $O_2$.

Wie für die In-vivo-Verhältnisse bereits gezeigt werden konnte [5, 42, 43], setzt sich der für die anfallende $CO_2$-Menge relevante $p_aCO_2$-Anstieg von insgesamt 13 mmHg aus 3 Komponenten additiv zusammen:

- einem Angleichen des $p_ACO_2$ (40 mmHg) und folglich auch des $p_aCO_2$ an den $p_{\bar{v}}CO_2$ (47 mmHg) durch Wegfall der alveolären Elimination („geschlossenes System") entsprechend einer Zunahme von 7 mmHg [6, 42, 66],
- ein durchschnittlicher Anstieg des $p_aCO_2$ um etwa 3 mmHg über den $p_{\bar{v}}CO_2$ durch Wirksamwerden des Christiansen-Douglas-Haldane-Effekts [6, 10, 42, 66], und
- einer weiteren Zunahme um ca. 3 mmHg in der zweiten Apnoeminute infolge der anhaltenden $CO_2$-Produktion [6, 42, 49, 66].

Unter Annahme eines Herzminutenvolumens (HZV) von 5 l/min berechnet sich auf der Grundlage des Herny-Dalton-Gesetzes die in 2 min Apnoe anfallende alveoläre $CO_2$-Menge wie folgt:

$$13\,\text{mmHg} \cdot 0{,}49\,\text{ml/ml}^1/760\,\text{mmHg} = 0{,}008\,\text{ml/ml} \cdot 5\,000\,\text{ml/min} \approx 40\,\text{ml}\ CO_2/2\,\text{min} \qquad (2)$$

Bezüglich der $N_2$-Elimination gilt, daß durch den hohen $N_2$-Anteil (79 % !) der Raumluft die mit dem AVMF während Apnoe in die terminalen Alveolen gelangt, die $N_2$-Diffusion vom Kapillarblut in die Alveole aufgrund des fehlenden Partialdruckgefälles rasch zum Erliegen kommt [42, 43, 66].

Unter Berücksichtigung der unterschiedlichen Diffusionsraten für $N_2$, $CO_2$ und $O_2$ beträgt das tatsächliche Volumen des resultierenden Massenflusses während 2minütiger Apnoe somit 360 ml Raumluft (Differenz aus 400 ml aufgenommener $O_2$-Menge minus 40 ml anfallender $CO_2$-Menge).

Durch die Anfeuchtung der Luft im Respirationstrakt (dort herrschender Wasserdampfdruck bei 37 °C $pH_2O$ = 47 mmHg) reduziert sich die $O_2$-Konzentration von 21 % auf 19,7 %, so daß letztlich 71 ml $O_2$ (360 ml · 0,197) durch den AVMF nachgeliefert werden. Für die Bilanz des intrapulmonalen $O_2$-Speichers bedeutet dies, daß von den initial zur Verfügung stehenden 2 215 ml $O_2$ durch Verbrauch von 400 ml $O_2$ rund 71 ml $O_2$ ersetzt werden. Die am Ende der 2minütigen Apnoephase verbleibenden 1 886 ml $O_2$ entsprechen einer $F_AO_2$ von 75 % bzw. einem $p_AO_2$ von 570 mmHg (0,75 · 760 mmHg), woraus sich bei einem Abfall von 103 mmHg eine durchschnittliche $p_aO_2$-Abnahme von 51,5 mmHg/min errechnet.

Anhand dieses Rechenexempels läßt sich somit zusammenfassend feststellen, daß nach optimaler Präoxygenierung trotz kontinuierlichem $p_aO_2$-Abfall und Raumluftexposition am Ende der Apnoe ein bei weitem ausreichendes Partial-

**Tabelle 3.** Durchschnittliche Zusammensetzung der FRC (2 500 ml) nach optimaler Präoxygenierung und nach einer 2minütigen Apnoe bei offener Stimmritze und Raumluftexposition. (Mod. nach Mertzlufft [43])

| | nach Präoxygenierung | | | nach 2minütiger Apnoe | | |
|---|---|---|---|---|---|---|
| | V [ml] | FA [%] | p [mmHg] | V [ml] | FA [%] | p [mmHg] |
| $O_2$ | 2 215 | 88,6 | 673 | 1 886 | 75 | 570 |
| $CO_2$ | 131 | 5,26 | 40 | 174 | 6,97 | 53 |
| $N_2$ | 0 | 0 | 0 | 285 | 11,85 | 90 |
| $H_2O$ | 155 | 6,18 | 47 | 155 | 6,18 | 47 |
| Gesamt | 2 500 | 100 | 760 | 2 500 | 100 | 760 |

[1] 0,49 ml/ml/atm = Löslichkeitskoeffizient für $CO_2$ in Blut, wobei 1 atm = 760 mmHg.

druckgefälle ($p_AO_2$ 570 mmHg zu $p_{\bar{v}}O_2$ 40 mmHg!) für eine weitere Oxygenierung bestehen bleibt (s. auch Tabelle 3). Der in Richtung der terminalen Alveolen gerichtete AVMF, der infolge des Diffusionsungleichgewichts zwischen $N_2$, $CO_2$ und $O_2$ entsteht, führt zwar zu einer Nachlieferung von Raumluft (nur 19,7 % $O_2$!), die dadurch ersetzte $O_2$-Menge kann den Verlust durch den $O_2$-Verbrauch aber nicht ausgleichen, so daß der intrapulmonale $O_2$-Speicher FRC kontinuierlich abnehmen muß.

### *Nachweis des aventilatorischen Massenflusses*

Aufgrund der oben angestellten theoretischen Überlegungen beträgt der aventilatorische Massenfluß weniger als 200 ml/min. Gelänge seine exakte Bestimmung, so ließe sich damit das Herzzeitvolumen nach dem Fick-Prinzip einfacher und möglicherweise wesentlich genauer bestimmen, als dies bisher der Fall ist.

Nach dem Fick-Prinzip läßt sich das Herzzeitvolumen HZV (l/min) als Quotient aus $O_2$-Verbrauch $\dot{V}O_2$ (ml/min) und arteriogemischtvenöser $O_2$-Gehaltsdifferenz $a\bar{v}DO_2$ ($mlO_2$/dl) definieren:

$$HZV = \frac{\dot{V}O_2}{a\bar{v}DO_2} \tag{3}$$

Zur Bestimmung von $\dot{V}O_2$ sind 3 Meßgrößen notwendig, nämlich das Atemminutenvolumen AMV (l/min) sowie die inspiratorische und die exspiratorische Sauerstofffraktion $F_IO_2$ und $F_EO_2$:

$$\dot{V}O_2 = AMV \cdot (F_IO_2 - F_EO_2) \tag{4}$$

Gelänge eine genaue Quantifizierung des aventilatorischen Massenflusses, so ließe sich $\dot{V}O_2$ direkt ermitteln. Leider ist dies noch nicht möglich. Es gibt jedoch schon lange eine Reihe von Ansätzen zur qualitativen bzw. semiquantitativen Bestimmung des AVMF.

Bereis Volhard [63] führte den qualitativen Nachweis des Phänomens auf zwei Arten: „Wenn man bei dem in die Trachea eingebundenen T-Rohr den Sauerstoffzustrom schließt und den abführenden Schlauch, durch den der Sauerstoff bisher frei abströmte, mit einem Glasrohr armiert in gefärbtes Wasser eintaucht, dann steigt mit wachsendem Sauerstoffverbrauch unter deutlichen kardiopneumatischen Pulsationen die Wassersäule bis zu –20 cm und höher. Es entsteht also in der mit Sauerstoff erfüllten und abgeschlossenen Lunge durch die Sauerstoffabsorption ein negativer Druck von –20 cm Wasser."

Die 2. Art des Nachweises hatte durchaus bereits einen semiquantitativen Charakter: „Verbindet man die Trachea des kurarisierten Tieres mit einem sauerstoffgefüllten Gummiballon, unter Einschaltung einer Wasserflasche nach der Art des Müllerschen Ventiles, dann hört und sieht man Blase für Blase aufperlen durch die Ansaugung des Sauerstoffs; der Sauerstoff wird in rhythmisch durch die Wasserflasche perlendem Strome resorbiert, ...".

Draper u. Whitehead [12] verwendeten eine mit Sauerstoff gefüllte Glocke eines Spirometers und bestimmten die Volumenabnahme in der Glocke bzw. die Entwicklung des Drucks in der arretierten Glocke.

Schließlich gelang es, wie oben bereits erwähnt, Bartlett et al. [2] den aventilatorischen Massenfluß beim Menschen mit Hilfe des Bodyplethysmographen nachzuweisen. Aber auch ihnen gelang nur die qualitative Beschreibung des AVMF. Eine geeignete quantitative Methode ist bisher nicht verfügbar.

***Verhalten der arteriellen und gemischtvenösen Blutgase unter Apnoe***

Nach den rein theoretischen Überlegungen zur $O_2$-Versorgung bei der Narkoseeinleitung soll im folgenden durch klinisch bereits verifizierte Ergebnisse [4, 5, 42] das Verhalten der Blutgase während und unmittelbar nach Intubationsapnoe dargestellt werden.

Zu den interessierenden Parametern, durch die eine indirekte Validierung der Präoxygenierung und eine Beurteilung der Verhältnisse während der Apnoephase möglich sind, gehören die arteriellen und gemischtvenösen Sauerstoff- und Kohlendioxidpartialdrücke ($pO_2$ und $pCO_2$) sowie die korrespondierenden pH-Werte. Des weiteren ist für eine Interpretation der In-vivo-Ergebnisse folgendes wichtig:

- eine klare Differenzierung zwischen dem physiologischen Zustand des „offenen Systems" (ungestörte pulmonale $O_2$-Aufnahme und $CO_2$-Aufgabe während Spontanatmung oder kontrollierter Beatmung) und der unphysiologischen Situation eines „geschlossenen Systems" (Apnoe, d.h. fehlende alveoläre $CO_2$-Elimination bei gleichzeitig freier alveolokapillärer $O_2$-Aufnahme),
- eine kontinuierliche Oxygenierung des Hämoglobins während hyperoxischer Intubationsapnoe,
- eine möglichst engmaschige Aufzeichnung der Parameterverläufe zur besseren Darstellung der Dynamik einzelner Veränderungen im Blutgasstatus.

Unter Berücksichtigung dieser Überlegungen wurden die von uns in 2 In-vivo-Untersuchungen [6, 42] erhobenen Daten qualitativ und quantitativ ausgewertet. Als Modell dazu diente nach standardisierter Präoxygenierung das „geschlossene System" einer exakt 2minütigen, hyperoxischen Intubationsapnoe sowie eine sich anschließende kontrollierte Ventilation („offenes System") von 4 min Dauer. Durch dieses Vorgehen konnte das Verhalten der einzelnen Parameter nicht nur in der entscheidenden Apnoephase, sondern auch nach Rückkehr zu physiologischen Normalverhältnissen erfaßt und miteinander verglichen werden.

Durch den Modus der Probenentnahme (jeder Meßwert ist repräsentativ für ein 10 s-Intervall!) wurde eine möglichst engmaschige und lückenlose Aufzeichnung der Parameterverläufe gewährleistet.

*$O_2$-Partialdruck*

Wie aus Abbildung 1a ersichtlich, wurde nach herkömmlicher Präoxygenation der $p_aO_2$ vor Apnoebeginn auf durchschnittlich 488 mmHg angehoben. Damit gelang zwar keine optimale Präoxygenierung ($p_aO_2 > 600$ mmHg!), in Anbetracht der verwendeten Präoxygenationstechnik (4 min, 6 l $O_2$/min, $F_IO_2 = 1{,}0$, halbgeschlossenes System, Maske dichtsitzend) und unter Berücksichtigung von Nachteilen herkömmlicher Narkosesysteme (Systemundichtigkeit, unzureichende $N_2$-Auswaschung, versehentliche Inspiration von Raumluft (hoher $N_2$-Anteil) scheint dies jedoch nicht verwunderlich. Zudem beeinflussen neben der Effizienz des gewählten Präoxygenationsverfahrens [43, 66] vermutlich eine venöse Beimischung (venoarterielle Shunts, Änderungen des Ventilations-Perfusions-Verhältnisses $\dot{V}_A/\dot{Q}$) [16, 26, 28, 46, 52] und Änderungen des HZV [17, 32, 49] den in vivo tatsächlich maximal erreichbaren $pO_2$.

Während Apnoe fiel der $p_AO_2$ um 109 mmHg entsprechend einer Geschwindigkeit von 54,5 mmHg/min ab. Damit konnte die durchschnittliche Abnahme gemäß den theoretischen Überlegungen experimentell bestätigt werden. Für den sicherlich multifaktoriell beeinflußten $p_aO_2$-Abfall während Apnoe scheinen die folgenden Faktoren eine mehr oder weniger entscheidende Rolle zu spielen:

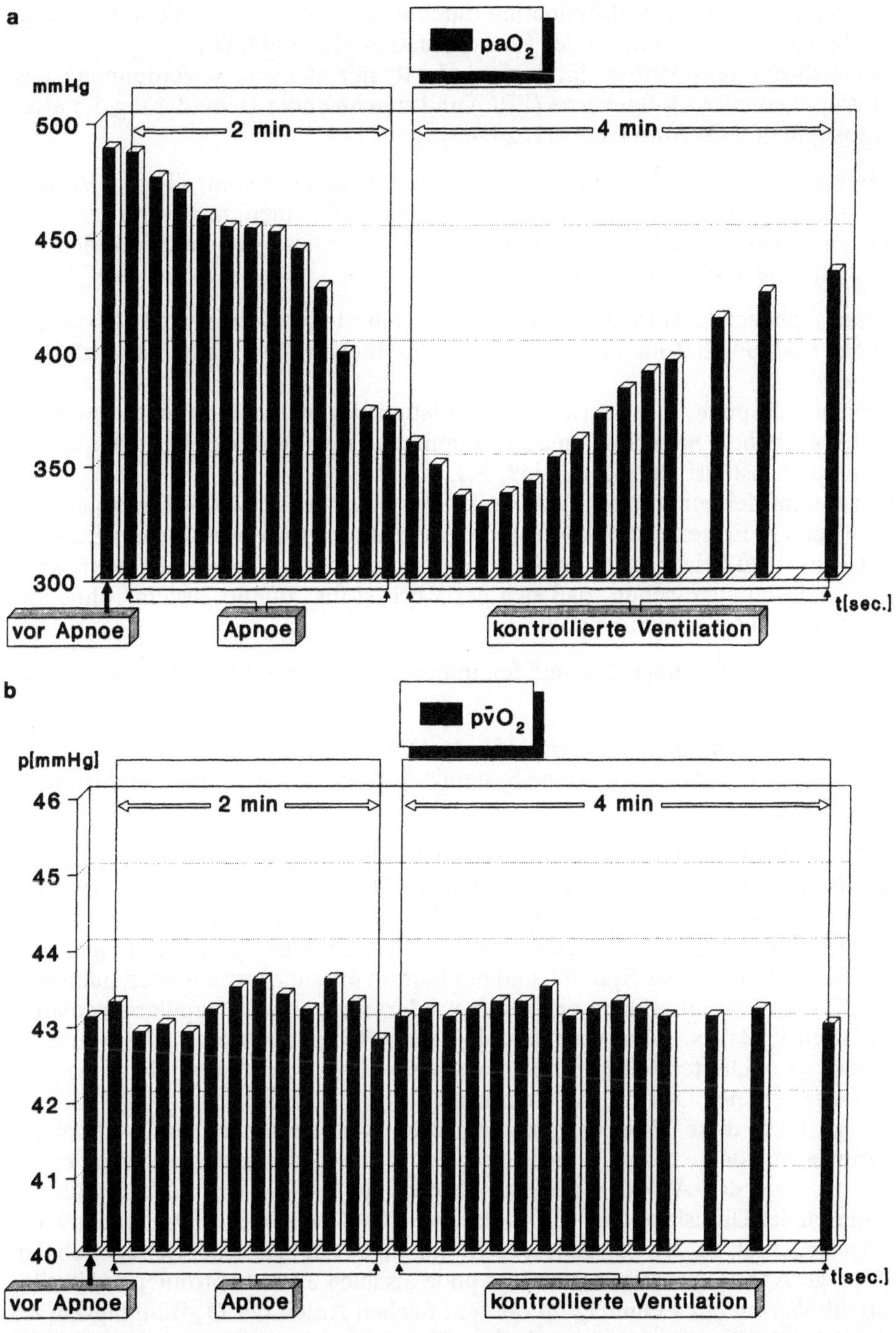


**Abb. 1.** Verlauf *a* des arteriellen ($p_aO_2$) und *b* des gemischtvenösen $pO_2$ ($p_{\bar{v}}O_2$) während einer auf die Präoxygenierung folgenden 2minütigen Apnoe und nachfolgender kontrollierter Beatmung über weitere 4 min

- Zunahme der venösen Beimischung durch einen regionalen Alveolenkollaps infolge narkosebedingter FRC-Abnahme [28, 49] und fehlender Entfaltung des Lungengewebes (Sistieren der physiologischen Thoraxbewegungen während Apnoe),
- narkoseinduzierte, $O_2$-bedarfsadaptierte HZV-Abnahme [49],

- fehlende komplette $N_2$-Elimination durch eine unzureichende Denitrogenisierung des Alveolarraums in der Präoxygenationsphase [43, 66],
- zusätzlicher $N_2$-Zustrom durch den AVMF mit steigender Verdünnung des intrapulmonalen $O_2$-Speichers (FRC) und zunehmender Behinderung der alveolokapillären $O_2$-Aufnahme [17, 29, 43].

Betrachtet man das Verhalten des $p_aO_2$ nach Beginn der kontrollierten Ventilation (vgl. Abb. 1a), so zeigte dieser in den ersten 35 s einen, in unserer Untersuchung erstmals beobachteten, protrahierten Abfall. Diese Abnahme läßt sich auf den ersten Blick nur schwer erklären, denn:

- nach Apnoeende wurde mit 100 % $O_2$ kontrolliert ventiliert, so daß die verbliebene $F_AO_2$ durch Zulieferung von reinem $O_2$ theoretisch unmittelbar ansteigen müßte,
- wie unter Apnoe, so ist auch nach Ventilationsbeginn nicht mit einer weiteren, pathologischen Shuntzunahme (anatomischer und funktioneller Shuntanteil bleiben konstant!) zu rechnen [49, 52],
- zu diesem Zeitpunkt durch Alveolenkollaps herrschende $\dot{V}_A/\dot{Q}$-Mißverhältnisse dürften mit Einsetzen der kontrollierten Ventilation (Reexpansion des Lungengewebes!) zu keiner weiteren Steigerung der venösen Beimischung beitragen,
- es ist davon auszugehen, daß sich der Wechsel ins „offene System" ohne ein relevante HZV-Änderung vollzieht.

Als mögliche Einlußgrößen auf den initialen $p_aO_2$-Verlauf nach Ventilationsbeginn bleiben daher:

- der bereits während Apnoe einsetzende AVMF,
- eine, nach Übertritt ins „offene System", kurzzeitig gesteigerte „Abdiffusion" von $CO_2$.

Das AVMF-bedingte extraalveoläre Einströmen relativ großer Mengen an $N_2$ (ca. 360 ml Raumluft mit einem $N_2$-Anteil von 80 %!) hätte, wie bereits erwähnt, durch zunehmende $N_2$-Akkumulation an der Alveolarmembran eine vorübergehende Behinderung der $O_2$-Aufnahme trotz Ventilationsbeginn zur Folge. Mit dem Wechsel ins „offene System" und der hiermit erneut stattfindenden pulmonalen $CO_2$-Elimination entlang eines sich wieder einstellenden kapillär-alveolären Partialdruckgefälles, wäre eine initial gesteigerte „Abdiffusion" des während Apnoe akkumulierten $CO_2$, mit ebenfalls temporärer Behinderung der entgegengesetzt gerichteten $O_2$-Aufnahme denkbar.

Legt man diese Prozesse der zunächst weiterlaufenden $p_aO_2$-Abnahme zugrunde, so könnte der $p_aO_2$ theoretisch erst dann wieder ansteigen, wenn einerseits der über den AVMF zugeführte $N_2$ eliminiert wurde und andererseits ein Ausgleich der Diffusionsraten ($CO_2$-Abgabe = $O_2$-Aufnahme) stattgefunden hat.

Im Gegensatz zu den Partialdruckschwankungen auf arterieller Seite, blieb der $p_{\bar{v}}O_2$ (vgl. Abb. 1b) sowohl während Apnoe als auch unter kontrollierter Ventilation mit Werten um 43 mmHg im oberen, flachen Anteil der $O_2$-Bindungskurve, mit folglich konstanter Sättigung ($S_{\bar{v}}O_2 > 70\,\%$) des gemischtvenösen Blutes. Weitere Aussagen, z.B. die Abschätzung einer adäquaten $O_2$-Versorgung, sind anhand dieses Parameters allerdings unter Hyperoxie nicht möglich, da dieser einen Summationswert aller Organsysteme darstellt [4].

### *$CO_2$-Partialdruck*

Die Verläufe von $p_aCO_2$ (vgl. Abb. 2a) und $p_{\bar{v}}CO_2$ (vgl. Abb. 2b) zeigten erwartungsgemäß eine Zunahme während der 2minütigen Apnoephase, die beim $p_aCO_2$ mit insgesamt 13,3 mmHg fast doppelt so hoch ausfiel wie beim $p_{\bar{v}}CO_2$

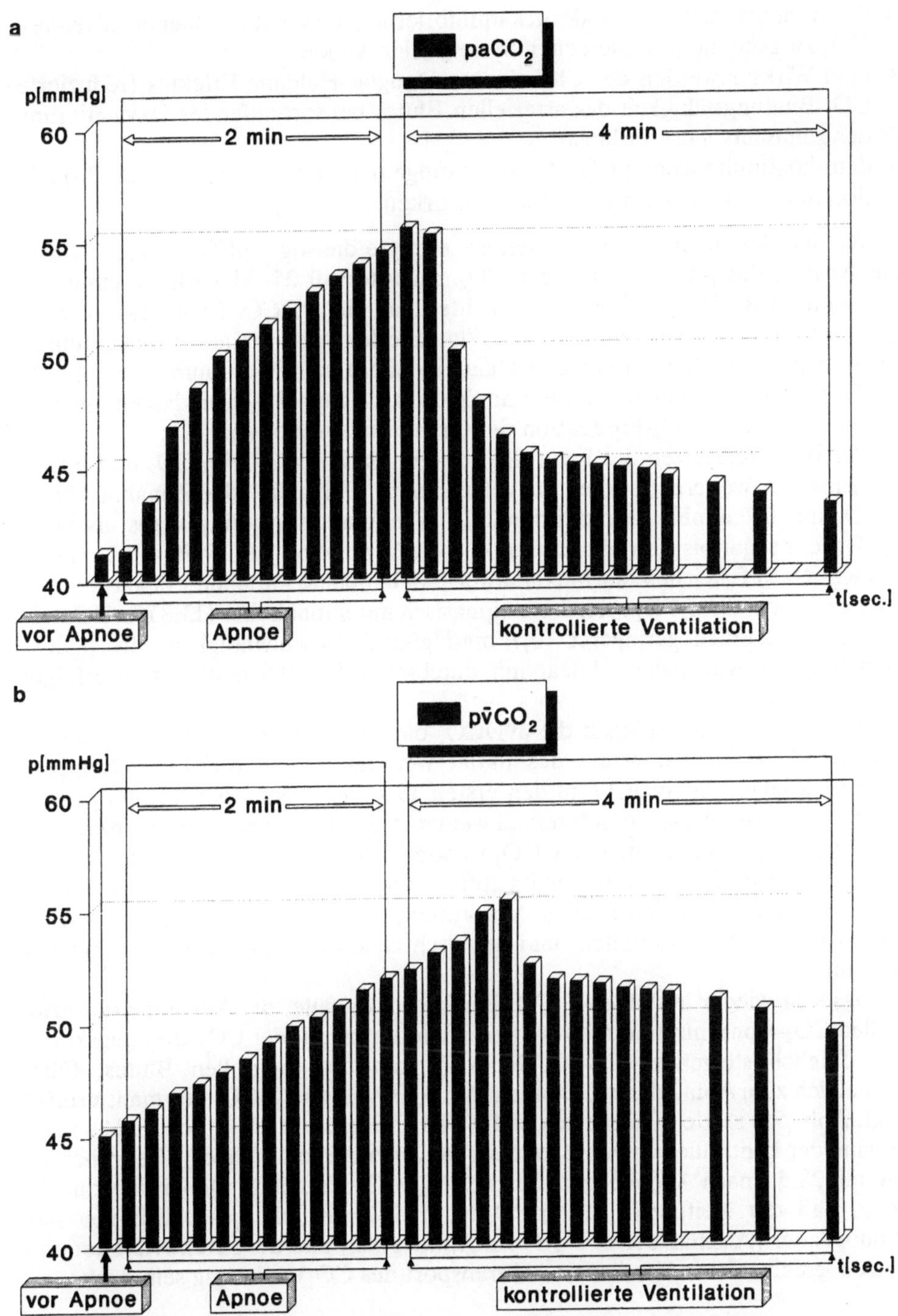


**Abb. 2.** Verlauf *a* des arteriellen ($p_aCO_2$) und *b* des gemischtvenösen $pCO_2$ ($p_{\bar{v}}CO_2$) unter den in Abb. 1 geschilderten Bedingungen

(6,9 mmHg). Dabei war der Anstieg des $p_aCO_2$ im Gegensatz zu dem des $p_{\bar{v}}CO_2$ (durchschnittlich 3,45 mmHg/min) nicht linear, sondern biphasisch: In den ersten 35 s der Apnoe erfolgte dieser mit durchschnittlich 14,5 mmHg/min und im weiteren Verlauf ebenfalls fast linear mit 3,85 mmHg/min.

Die im Vergleich zum $p_{\bar{v}}CO_2$ initial deutlich stärker ausgeprägte Zunahme des $p_aCO_2$ beruht auf folgenden, eingangs bereits erwähnten, additiv wirkenden Mechanismen:

- der venoarteriellen Partialdruckäquilibrierung durch die fehlende alveoläre $CO_2$-Abgabe im „geschlossenen System“ der Apnoe,
- dem Wirksamwerden des Christiansen-Douglas-Haldane-Effektes (reduzierte $CO_2$-Bindungsfähigkeit des arteriellen Blutes bei fortlaufender Oxygenierung des gemischtvenösen Blutes),
- dem kontinuierlichen $pCO_2$-Anstieg infolge der weiterlaufenden $CO_2$-Produktion in metabolisch aktiven Gewebebezirken.

Wie aus Abbildung 5a zu ersehen ist, erfolgte die sog. „$pCO_2$-Umkehr“, d.h. ein Anstieg des $p_aCO_2$ über den $p_{\bar{v}}CO_2$, im Intervall 25–35 s (durchschnittlich 28,5 s) nach Beginn der Apnoe. Betrachtet man die $a\bar{v}DCO_2$ (Abb. 4a), so zeigt sich nach ca. 45 s Apnoe ein gewisser „Plateaueffekt“, der darauf zurückzuführen ist, daß der Christiansen-Douglas-Haldane-Effekt sein Maximum erreicht hat: $p_aCO_2$ und $p_{\bar{v}}CO_2$ steigen dann mit annähernd gleicher Geschwindigkeit entsprechend der basalen $CO_2$-Produktion des Organismus weiter an.

Mit Wiedereinsetzen der kontrollierten Ventilation war bei $p_aCO_2$ und $p_{\bar{v}}CO_2$ zunächst ein weiterer Anstieg zu verzeichnen. Dabei fiel die Zunahme beim $p_aCO_2$ mit 0,7 mmHg (Meßzeitpunkt „5 s-Ventilation“) geringer aus als beim $p_{\bar{v}}CO_2$, der sogar bis zum Meßzeitpunkt „45 s-Ventilation“ um weitere 1,7 mmHg anstieg. Nach Erreichen der Maximalwerte fielen beide Parameter erwartungsgemäß ab, wobei die $p_aCO_2$-Abnahme biphasisch mit initial hoher (13,8 mmHg/min) und dann deutlich geringerer (0,7 mmHg/min) Geschwindigkeit, die $p_{\bar{v}}CO_2$-Abnahme dagegen nahezu linear mit durchschnittlich 0,8 mmHG/min erfolgte (Abb. 2a und 2b).

Wie unter Apnoe, spiegelt die $a\bar{v}DCO_2$ die zeitliche Entwicklung von $p_aCO_2$ und $p_{\bar{v}}CO_2$ wider: Aufgrund des initial weiterlaufenden $p_aCO_2$- und $p_{\bar{v}}CO_2$-Anstieges bleibt die $a\bar{v}DCO_2$ in den ersten 15 s nach Ventilationsbeginn positiv, um dann im darauffolgenden Intervall wieder in den negativen Bereich abzufallen (vgl. Abb. 4a). Die negative $a\bar{v}DCO_2$ ist somit Ausdruck der wieder stattfindenden pulmonalen $CO_2$-Elimination im „offenen System“ der kontrollierten Ventilation, wobei sich die spezifischen Auswirkungen des Christiansen-Douglas-Haldane-Effektes im arteriellen und gemischtvenösen Blutgasstatus prinzipiell umkehren:

Das sich wieder ausbildende $CO_2$-Partialdruckgefälle, die Abnahme der arteriellen $CO_2$-Konzentration mit resultierendem Linksshift der $CO_2$-Bindungskurve und folglich steigender $CO_2$-Bindungsfähigkeit des arteriellen Blutes, führt schließlich zum Abfall des $p_aCO_2$ unter den $p_{\bar{v}}CO_2$. Diese „$pCO_2$-Normalisierung“ (vgl. Abb. 5a) setzte in vorliegender Untersuchung durchschnittlich 18,24 s nach Beginn der kontrollierten Ventilation ein und erfolgte somit um ca. 10 s früher als die mit 28,5 s nach Apnoebeginn bezifferte „$pCO_2$-Umkehr“. Dabei ist anzunehmen, daß der Zeitpunkt der „$pCO_2$-Normalisierung“ hauptsächlich von der Apnoedauer (Ausmaß der $a\bar{v}DCO_2$ am Apnoeende) und der Effektivität der einsetzenden alveolären Ventilation (Abtransport des $CO_2$) abhängig sein dürfte.

*pH-Werte*

Betrachtet man die Verläufe von $pH_a$ (vgl. Abb. 3a) und $pH_{\bar{v}}$ (vgl. Abb. 3b) während hyperoxischer Apnoe, so zeigt sich, daß sich diese reziprok zu den betreffenden Änderungen von $p_aCO_2$ und $p_{\bar{v}}CO_2$ verhalten. Die enge Korrelation zwischen $pCO_2$- und pH-Änderung erklärt die Hendersen-Hasselbalch-Gleichung ($pH = \log [HCO_3^-/[CO_2]]$), in die beide Parameter in umgekehrt proportionaler Weise eingehen [49, 58]. Dabei steht das Bicarbonatpuffersystem, das sich aus der Kohlensäure ($H_2CO_3 \Leftrightarrow CO_2 + H_2O$) und dem Bicarbonat ($HCO_3^-$) als korrespondie-

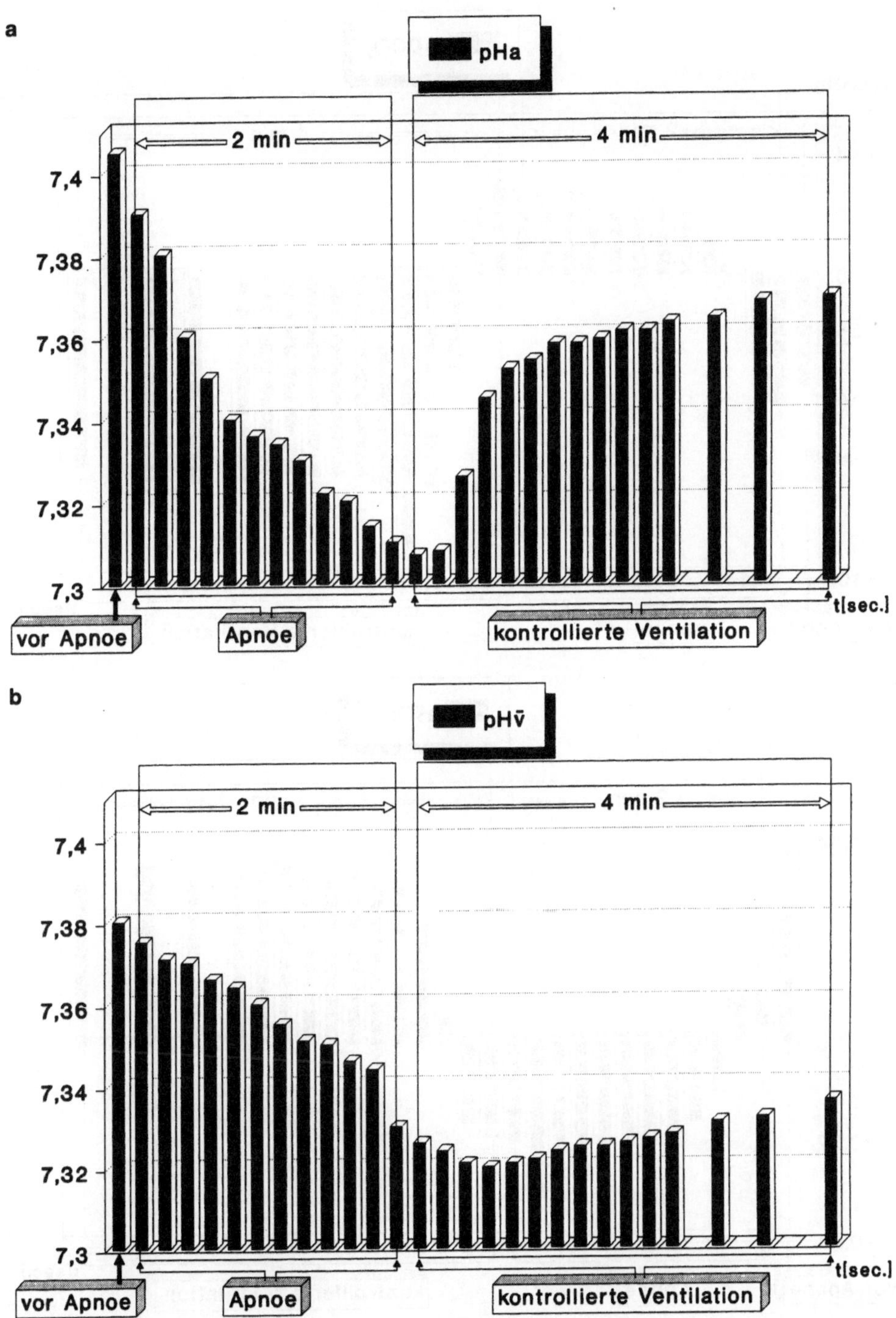


**Abb. 3.** Verlauf *a* des arteriellen ($pH_a$) und *b* des gemischtvenösen pH-Wertes ($pH_{\bar{v}}$) unter den in Abb. 1 geschilderten Bedingungen

render Base zusammensetzt, über das $CO_2$ in direkter Wechselwirkung mit der Atmung, d.h. das Konzentrationsverhältnis des Säure-Basen-Paares und folglich der pH-Wert wird über die alveoläre Ventilation reguliert bzw. beeinflußt [49, 58].

Entsprechend dem Anstieg von $p_aCO_2$ und $p_{\bar{v}}CO_2$ im „geschlossenen System" der Apnoe zeigten pHa und pHv̄ einen Abfall in dieser Phase des Meßzyklus. Wie die av̄DCO$_2$, so reflektiert auch die av̄DpH (Abb. 4b) in spiegelbildlicher Weise den zwar gleichsinnigen, aber mit unterschiedlicher Geschwindigkeit

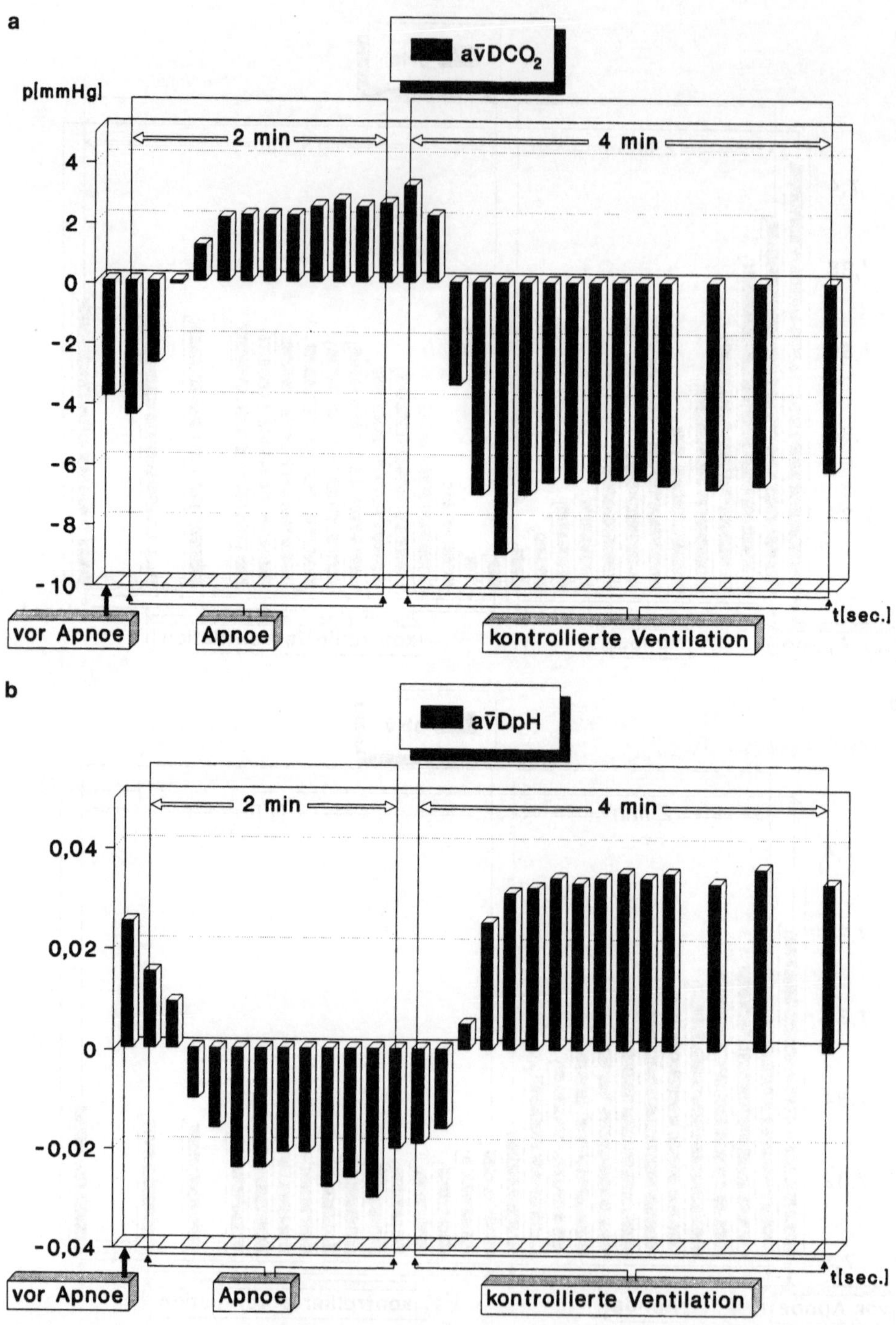


**Abb. 4.** Verlauf *a* der arteriogemischtvenösen $pCO_2$-(a$\bar{v}$DCO$_2$) und *b* pH-Differenz (a$\bar{v}$DpH) unter den in Abb. 1 geschilderten Bedingungen

einsetzenden Abfall von $pH_a$ und $pH_{\bar{v}}$, mit der Folge einer „pH-Umkehr" ($pH_a < pH_{\bar{v}}$) durchschnittlich 20,66 s nach Apnoebeginn (vgl. Abb. 5b) und Ausbildung einer negativen a$\bar{v}$DpH am Apnoeende (vgl. Abb. 4b).

Auch im „offenen System" zeigten $pH_a$ und $pH_{\bar{v}}$ ein zum $p_aCO_2$ und $p_{\bar{v}}CO_2$ inverses Verhalten. Beide Parameter fielen initial trotz Beginn der kontrollierten Ventilation ab, allerdings setzte beim $pH_a$ der Anstieg bereits zum Meßzeitpunkt „15 s", beim pH$\bar{v}$ dagegen deutlich verzögert zum Meßzeitpunkt „55 s" Ventila-

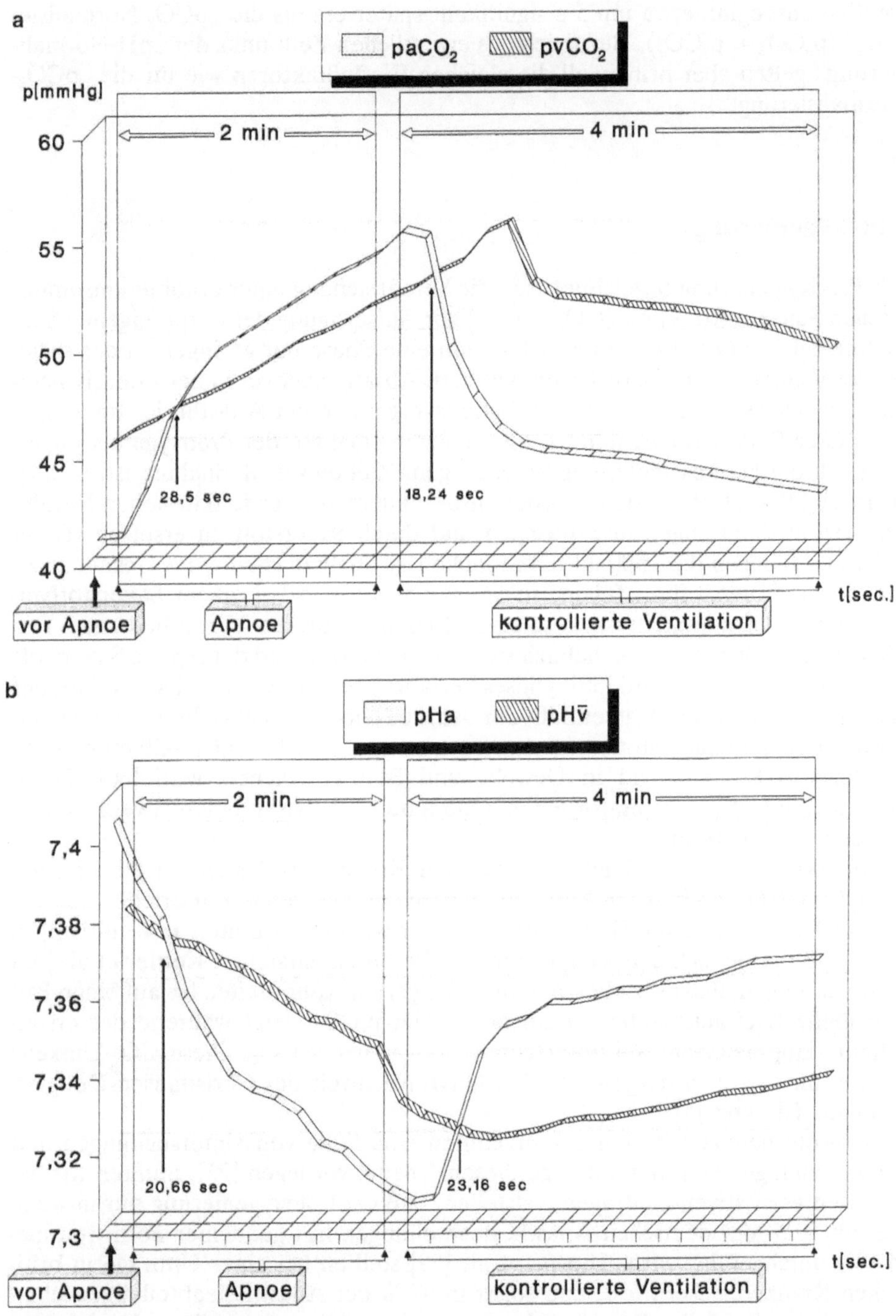


**Abb. 5.** Zeitliche Abfolge *a* der $pCO_2$- und pH-Umkehr bzw. *b* -Normalisierung unter den in Abb. 1 geschilderten Bedingungen

tion ein. Wie beim $p_aCO_2$, so erfolgte auch beim $pH_a$ der Anstieg biphasisch, mit zunächst hoher (0,088 pH-Einheiten/min) und anschließend niedriger (0,004 pH-Einheiten/min), dem kontinuierlichen $pH\bar{v}$-Anstieg gleichender, Geschwindigkeit. Bei der $a\bar{v}DpH$ war wiederum ein zur $a\bar{v}DCO_2$ spiegelbildlicher Verlauf festzustellen.

Auch die „pH-Normalisierung" ($pH_a > pH_{\bar{v}}$) (vgl. Abb. 5b) vollzog sich im Meßintervall „15–25 s" Ventilation, setzte aber mit durchschnittlich 23,16 s nach

Ventilationsbeginn etwa um 5 s signifikant später ein als die „$pCO_2$-Normalisierung" ($p_aCO_2 < p_{\bar{v}}CO_2$). Bezüglich des eigentlichen Zeitpunks der „pH-Normalisierung" gelten aber prinzipiell die gleichen Einflußfaktoren wie für die „$pCO_2$-Normalisierung".

## Präoxygenierung

Als Präoxygenierung bezeichnet man die Verabreichung einer erhöhten inspiratorischen Sauerstofffraktion ($F_IO_2 > 0{,}21$) zur Aufsättigung der körpereigenen Sauerstoffspeicher (v.a. Lunge und Blut), um eine Phase mit geringerer oder sistierender Ventilation zu überbrücken, wie z.B. Absaugmanöver in der Intensivmedizin, Bronchoskopien oder den Intubationsvorgang in der Anästhesie. Im letzten Teil dieses Beitrages möchten wir uns in erster Linie mit der Präoxygenierung im Rahmen der Narkoseeinleitung beschäftigen. Ziel dieser Maßnahme ist es möglichst viel Stickstoff aus dem Körper, insbesondere aus der funktionellen Residualkapazität der Lunge, auszuwaschen und durch Sauerstoff zu ersetzen. Denn würde es gelingen die 2500 ml funktionelle Residualkapazität eines Gesunden zu 100% mit Sauerstoff zu füllen, so könnte dieser sich bei einem Sauerstoffverbrauch von 250 ml/min in Narkose bis zu 10 min aus diesem Vorrat bedienen. Die Zeitspanne läßt sich noch erheblich steigern, wenn während der Apnoe Sauerstoff von außen angeboten wird [56]. Dieses Verfahren beruht, wie bereits erwähnt, auf dem aventilatorischen Massenfluß, der dadurch entsteht, daß während der Apnoe zwar 250 ml/min Sauerstoff aufgenommen werden, aber bis auf 10–20 ml/min das produzierte Kohlendioxid in Gewebe und Blut gespeichert wird [66]. Diese Verschiebung des „respiratorischen Quotienten" bewirkt einen alveolarwärtsgerichteten Gasstrom.

Dennoch kommt es gleichzeitig zu einer Kohlendioxidretention mit entsprechenden $p_aCO_2$- und $p_{\bar{v}}CO_2$-Anstiegen. Diese betragen auf der arteriellen Seite in den ersten 45 s 14,5 mmHg/min und in jeder weiteren Minute ca. 4 mmHg [5], ohne daß dies jedoch eine Gefahr für den Patienten darstellte. Kettler et al. [33] konnten zeigen, daß selbst bei extrem verlängerten Apnoezeiten bis auf einen Fall nur milde Kreislaufreaktionen auftraten. Der $p_{\bar{v}}CO_2$ steigt während der ersten Minute langsamer an und unterschreitet sogar den $p_aCO_2$. Diese $CO_2$-Umkehr gilt, wenn wie oben dargestellt, als In-vivo-Nachweis des Christiansen-Douglas-Haldane-Effektes [5].

Obwohl bereits seit über 3 Jahrzehnten eine Fülle von Untersuchungen und Beschreibungen von Methoden zu diesem Thema vorliegen [22], mußten wir bei nichtrepräsentativen Umfragen feststellen, daß die Präoxygenierung nur in weniger als 50% der deutschen Anästhesieabteilungen in irgendeiner Form routinemäßig durchgeführt wird. Thorpe et al. [59] stellten bei einer Umfrage in britischen Krankenhäusern fest, daß sogar in 87% der Anästhesieabteilungen überhaupt keine Form der Präoxygenierung routinemäßig erfolgt. Es stellt sich also die Frage, ob es sich bei der Präoxygenierung lediglich um eine nette physiologische Spielerei oder um einen essentiellen Bestandteil jeder Narkoseeinleitung handelt.

Beim Risikopatienten, wie Ileuspatienten, Schwangeren und Übergewichtigen, ist die Verabreichung von Sauerstoff vor der Narkoseeinleitung ein allgemein akzeptables und empfohlenes Vorgehen [1, 3, 11, 24, 31, 54]. Die Notwendigkeit dieser Maßnahme leuchtet bei diesem Patientengut besonders ein, weil sich hier wegen des erhöhten Aspirationsrisikos eine Zwischenbeatmung über die Maske verbietet und bei evtl. auftretenden Intubationsschwierigkeiten keine Beatmung möglich ist.

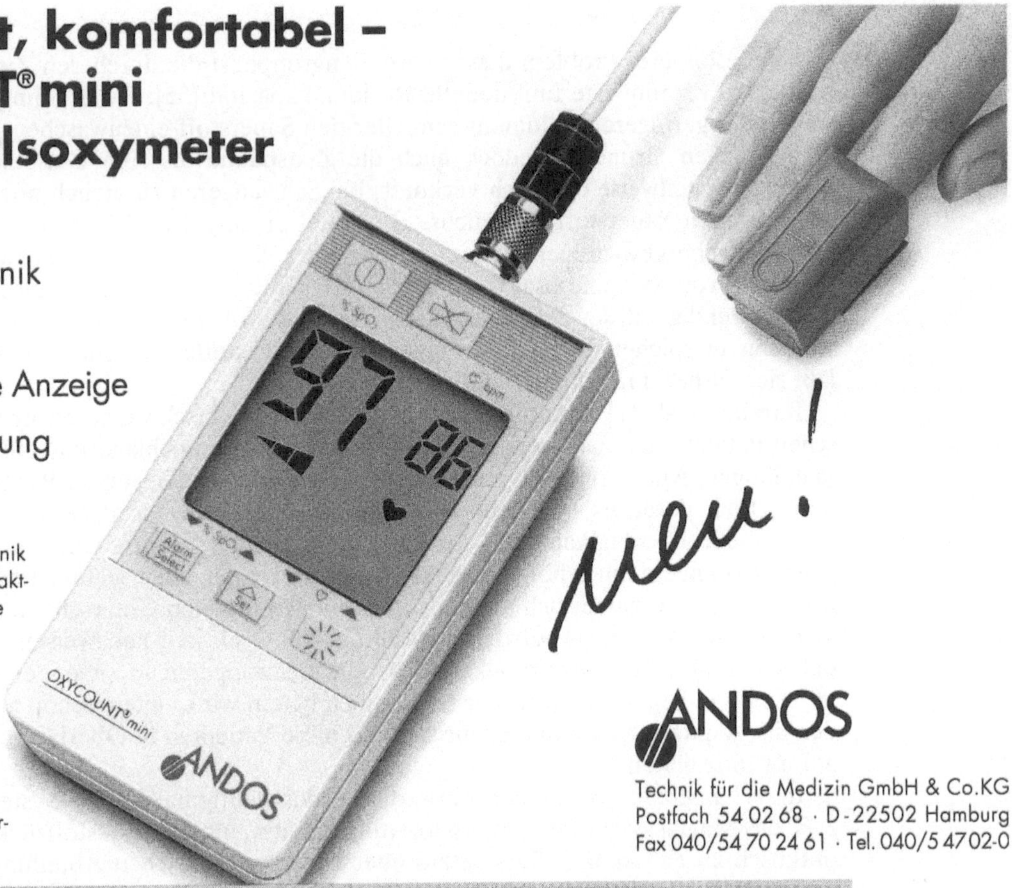

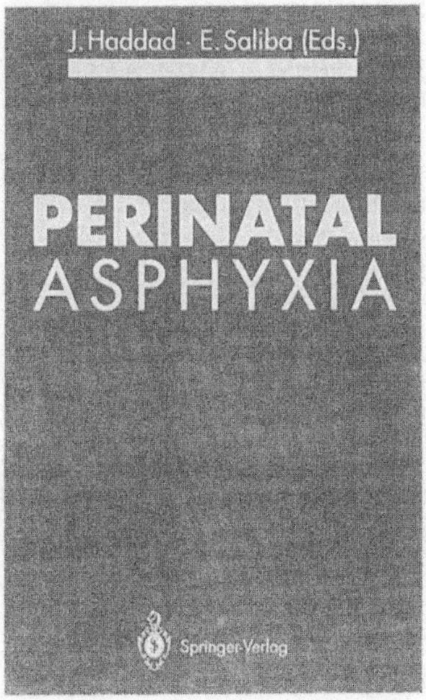

Ein besonderes Problem dieser Patientengruppe ist die durch den Zwerchfellhochstand verminderte funktionelle Residualkapazität [55]. Zwar gelingt es hier wegen des geringeren Volumens schneller den Sauerstoff einzuwaschen [54], aus dem gleichen Grund ist jedoch auch die Zeitspanne bis zum Einsetzen einer Hypoxämie teilweise drastisch verkürzt, bei Schwangeren zusätzlich noch wegen des erhöhten Sauerstoffverbrauchs. Berthoud et al. [3] berichteten von einem erheblich übergewichtigen Patienten, der trotz 90%iger Stickstoffauswaschung innerhalb von 55 s eine $psaO_2 < 90\%$ aufwies und belegten damit eindrucksvoll die Notwendigkeit der Präoxygenierung bei diesem Patientengut. Inwieweit Airtrapping in solchen Fällen eine falsch-hohe Stickstoffauswaschung vortäuscht, läßt sich bisher durch keine Studie belegen.

Baraka et al. [1] konnten pulsoximetrisch bei nichtschwangeren gynäkologischen Patientinnen nachweisen, daß in 45° Oberkörperhochlagerung eine signifikant längere Apnoe ohne Hypoxämie toleriert wird, als in liegender Position. Verantwortlich dafür ist wahrscheinlich die in Oberkörperhochlagerung größere funktionelle Residualkapazität. In der gleichen Untersuchung verglich man liegend Schwangere mit erhöhtem Oberkörper, die wegen einer Sectio eine Narkose benötigten. Es ergaben sich hier jedoch *keine* signifikanten Unterschiede, was die Toleranz der Apnoezeit betrifft, obwohl Russell et al. [55] nachweisen konnten, daß die funktionelle Residualkapazität von Schwangeren in sitzender Position größer als in liegender Position ist. Dennoch halten wir es allein schon aus Gründen der Aspirationsprophylaxe für sinnvoll diese Patienten in Oberkörperhochlagerung einzuleiten.

In der angloamerikanischen Literatur werden häufig halboffene Systeme, wie z. B. das Magillsystem zur Präoxygenierung benutzt, um die Stickstoffrückatmung praktisch zu eliminieren. Das setzte aber in vielen deutschen Abteilungen teilweise erhebliche Umbauarbeiten voraus, wenn diese Systeme überhaupt vorhanden sind. Berthoud et al. [3] und Jense et al. [31] konnten aber zeigen, daß auch mit einem normalen Narkosekreissystem und einem Sauerstofffluß zwischen 8 und 10 l/min innerhalb von 4 min eine 90–95%ige Stickstoffauswaschung bei dichtsitzender Maske möglich ist. Dennoch empfehlen die Autoren Übergewichtige bei zu erwartenden Intubationsproblemen, wegen der trotz Aufsättigung der Sauerstoffspeicher aus den oben genannten Gründen schlechten Apnoetoleranz, wach zu intubieren.

In Notfällen, wie beispielsweise der Notsectio, steht nicht immer genügend Zeit zur Verfügung, um 3 min lang zu präoxygenieren. Für diese Situation wird von einigen Autoren [8, 21, 23, 41, 60] empfohlen 4–8 tiefe Atemzüge aus dem Narkosekreisteil mit 5–10 l $O_2$/min zu verabreichen. Carmichael et al [8] berichten, daß es unter Ausnutzung sowohl des inspiratorischen als auch des exspiratorischen Reservevolumens, d.h. maximale Ex- und Inspiration, möglich ist, mit 8 Atemzügen und 10 l $O_2$/min, eine 99%ige Stickstoffauswaschung bei gesunden Nichtrauchern zu erreichen, so daß dieses Verfahren für spezielle Notfallsituationen geeignet erscheint.

Eine weitere Risikogruppe, der allgemein eine erhöhte Gefährdung durch Hypoxämie eingeräumt wird, sind, wegen der oft eingeschränkten Kompensationsmöglichkeiten, die kardialen Risikopatienten. Duda et al. [14] untersuchten 80 Patienten, die sich einer aortokoronaren Bypassoperation unterzogen, und variierten Frischgasfluß (6 oder 10 l $O_2$/min), Maskensitz (dicht oder fingerbreit vom Gesicht entfernt) und Dauer der Präoxygenation (3 oder 5 min). Dabei stellten sie fest, daß die Präoxygenierung um so effektiver ist, je höher der Frischgasfluß ist, je dichter die Maske sitzt und je länger sie dauert. Wichtig ist es nur, wegen der Möglichkeit der Auslösung von Koronarspasmen eine Hyperventilation zu vermeiden [18], so daß Verfahren wie sie zur Notsectio propagiert werden, für den kardialen Risikopatienten nicht als empfehlenswert erscheinen.

Reinhardt et al. [53] untersuchten 35 gefäßchirurgische Patienten und warnten vor den Nebenwirkungen der Hyperoxie, wie Erhöhung des peripheren Widerstandes und Zunahme der Myokardischämie durch vermutlich unphysiologische $pO_2$-Verteilungsmuster. Gleichzeitig betonten die Autoren aber, daß das Benefit, eine Hypoxie durch prophylaktische Sauerstoffzufuhr zu verhindern, in keinem Verhältnis zu den Nebenwirkungen einer kurzfristigen Hyperoxie steht.

Als letzter Risikogruppe wird Kindern, wegen ihres erhöhten Sauerstoffverbrauchs, noch allgemein zugestanden in den Genuß einer Präoxygenierung kommen zu dürfen. Videira et al. [62] untersuchten Kinder zwischen 2 und 7 Jahren, denen sie das 3fache des Atemminutenvolumens an Sauerstoff über 1 und 3 min verabreichten und konnten damit während 92 respektive 144 s eine $psaO_2 < 90\,\%$ verhindern.

Somit bleiben lediglich die Patienten der ASA-Gruppen I und II als angeblich nicht hypoxiegefährdete Narkosekandidaten übrig. Thorpe et al. [59] untersuchten 30 ASA I-Patienten, von denen sie 10 nicht präoxygenierten. Sechs von 10 dieser Patienten unterschritten dabei eine $psaO_2$ von 90 %, ohne daß es während der Einleitung zu besonderen Vorkommnissen gekommen wäre. Wäre es in dieser Phase jedoch zu einem Zwischenfall gekommen (Laryngospasmus, Intubationsschwierigkeiten etc.), wäre das Sicherheitspolster auf ein Minimum zusammengeschrumpft bzw. unterschritten worden, evtl. mit katastrophalen Folgen.

Da weder der Aufwand noch die Kosten gegen eine Präoxygenierung aller Patienten sprechen, steht lediglich noch der Wille des Patienten die schwarze Maske nicht ertragen zu wollen im Wege. Dies läßt sich jedoch unserer Erfahrung nach durch Erklärung der Bedeutung dieser Maßnahme schon beim Prämedikationsgespräch in den allermeisten Fällen korrigieren, und als Alternative stünde dann immer noch die Präoxygenierung über eine Einmalmaske (z. B. Hudson-Maske) zur Verfügung [40], wobei für eine größtmögliche Wirkung der Frischgasfluß hier deutlich höher sein muß, als der inspiratorische Spitzenfluß des Patienten (> 40 l/min) [50].

Weitere Methoden sind in Tabelle 4 aufgeführt. Eine Wertung ist wegen der unterschiedlichen Effektivitätskontrollen (Pulsoxymetrie, $N_2$-Auswaschung, $O_2$-Einwaschung, arterieller Blutgasstatus u. a. m.) nicht möglich.

Zusammenfassend sind wir der Ansicht, daß jeder Patient, der während der Narkoseeinleitung hypoxisch werden könnte – und damit jeder Patient der eine Intubationsnarkose bekommt –, ein Anrecht auf eine Präoxygenierung hat. Da es unseres Wissens kein Verfahren gibt, welches eine Hypoxie bei der Narkoseeinleitung sicher verhindert, müssen die Sauerstoffspeicher des Patienten vor der Narkoseeinleitung so gut wie möglich aufgefüllt sein, um die Auswirkungen einer Störung der Sauerstoffzufuhr so weit wie möglich hinauszuzögern. Für uns ist daher die Präoxygenierung ein einfaches und billiges Verfahren, welches mit einer hohen Effektivität erlaubt, das Auftreten hypoxischer Zustände auf ein Minimum zu reduzieren und welches daher essentieller Bestandteil jeder Narkoseeinleitung sein muß.

**Tabelle 4.** Auflistung in der jüngeren Literatur erwähnten Präoxygenierungsverfahren sowie deren Effektivitätskontrolle

| Autor | Patientengut | Methode | Effektivitätskontrolle |
|---|---|---|---|
| Baraka et al. [1] | gynäkologische Patienten<br>a) 45° Oberkörperhochlagerung<br>b) Flachlagerung<br>Schwangere<br>a) 45° Oberkörperhochlagerung<br>b) Flachlagerung | 8 l $O_2$/min über ein Narkosekreisteil mit dicht sitzender Maske für 3 min | Pulsoxymetrie |
| Berthoud et al. [3] | a) übergewichtige Patienten<br>b) normalgewichtige Patienten | 8 l $O_2$/min über ein halboffenes System mit dicht sitzender Maske für 3 min | Pulsoxymetrie und arterieller Blutgasstatus<br>Pulsoxymetrie |
| Braun u. Hudjetz [7] | a) IDI < 2,0<br>b) IDI = 2,0–2,6<br>c) IDI > 2,6 | Lungenfunktionslabor | $N_2$-Auswaschzeit |
| Carmichael et al. [8] | gesunde Freiwillige | 10 l $O_2$/min über Narkosekreisteil mit dicht sitzender Maske oder Nasenklammer und mit Lippen umschlossenem 9,5 mm ID-Tubus bei Bartträgern<br>a) normale Atemzüge<br>b) 8 Atemzüge mit inspiratorischer Kapazität<br>c) 8 Atemzüge mit Vitalkapazität | $N_2$-Auswaschzeit |
| Drummond u. Park [13] | ASA I/II-Patienten | Magill-System mit 10 l $O_2$/min<br>a) normale Atmung für 1 min mit dicht sitzender Maske<br>b) wie a) nur mit einem standardisierten Leck von 9,5 mm Durchmesser<br>c) 3 Vitalkapazitätsatemzüge mit dicht sitzender Maske<br>d) keine Präoxygenierung | Pulsoxymetrie |
| Duda et al. [14] | koronarchirurgische Patienten | Narkosekreisteil<br>a) 6 l $O_2$/min für 3 min mit fingerbreit entfernter Maske<br>b) 6 l $O_2$/min für 3 min mit dicht sitzender Maske<br>c) 6 l $O_2$/min für 5 min mit fingerbreit entfernter Maske<br>d) 6 l $O_2$/min für 5 min mit dicht sitzender Maske<br>e) 10 l $O_2$/min für 3 min mit fingerbreit entfernter Maske | arterieller Blutgasstatus |

**Tabelle 4.** Auflistung in der jüngeren Literatur erwähnten Präoxygenierungsverfahren sowie deren Effektivitätskontrolle (Fortsetzung)

| Autor | Patientengut | Methode | Effektivitätskontrolle |
|---|---|---|---|
| | | f) 10 l $O_2$/min für 3 min mit dicht sitzender Maske<br>g) 10 l $O_2$/min für 5 min mit fingerbreit entfernter Maske<br>h) 10 l $O_2$/min mit dicht sitzender Maske | |
| Gabrielsen u. Valentin [20] | a) < 60 Jahre<br>b) > 60 Jahre | 2 min 100 % $O_2$ über ein Nichtrückatmungs-system | arterieller Blutgasstatus |
| Gambee et al. [21] | ASA I-Patienten | 10 l $O_2$/min über Narkosekreisteil mit dicht sitzender Maske<br>a) 4 maximal tiefe Atemzüge<br>b) 3 min normale Atemzüge | Pulsoxymetrie |
| Gold [22] | ASA I/II-Patienten | 5 l $O_2$/min über Narkosekreisteil mit dicht sitzender Maske<br>a) 5 min normale Atemzüge<br>b) 4 maximal tiefe Atemzüge | intraarterielle $pO_2$-Messung |
| Goldberg et al. [24] | übergewichtige Patienten | 4 l $O_2$/min über Narkosekreisteil mit dicht sitzender Maske<br>a) normale Atemzugvolumina über 3 min<br>b) 4 Atemzüge mit Vitalkapazität | arterieller Blutgasstatus |
| Hamilton u. Eastwood [27] | „normale menschliche Freiwillige" | dicht sitzende Maske<br>a) halbgeschlossenes System, 3 l Beatmungsbeutel, 10 l $O_2$/min<br>b) halbgeschlossenes System, 5 l Beatmungsbeutel, 10 l $O_2$/min<br>c) Kreisteil mit 1, 2, 3, 4, 5 oder 10 l $O_2$/min<br>d) geschlossenes Kreisteil<br>e) Nichtrückatmungssystem | $N_2$-Auswaschzeit |
| Jense et al. [31] | ASA I/II-Patienten<br>a) innerhalb von 20 % über Idealgewicht<br>b) > 20 % über Idealgewicht, aber weniger als 45,5 kg über Idealgewicht<br>c) > 45,5 kg über Idealgewicht | 10 l $O_2$/min über Narkosekreisteil mit dicht sitzender Maske | Pulsoxymetrie, $N_2$-Auswaschzeit und arterieller Blutgasstatus |
| Khoo et al. [34] | ASA I-Patienten | 6 l/min Frischgasfluß über ein halbgeschlossenes Kreissystem mit dicht sitzender? Maske (der Maskenschluß wird in der Methodik nicht erwähnt)<br>a) 100 % $O_2$<br>b) 50 % $O_2$ und 50 % $N_2O$<br>c) 30 % $O_2$ und 70 % $N_2O$ | Pulsoxymetrie |

**Tabelle 4.** Auflistung in der jüngeren Literatur erwähnten Präoxygenierungsverfahren sowie deren Effektivitätskontrolle (Fortsetzung)

| Autor | Patientengut | Methode | Effektivitätskontrolle |
|---|---|---|---|
| Kung et al. [38] | gesunde Patienten | a) 3 minütige Präoxygenierung<br>b) keine Präoxygenierung | Pulsoxymetrie |
| Lowe u. McFadzean [39] | männliche ASA I-Patienten | dicht sitzende? Maske (der Maskenschluß wird in der Methodik nicht erwähnt) für 3 min<br>a) Drawover-Gerät mit 4 l $O_2$/min<br>b) Bain-System mit 4 l $O_2$/min | Pulsoxymetrie |
| Maurette et al. [40] | ASA I/II-Patienten | a) 8 l $O_2$/min über Hudson-Maske<br>b) keine Prämedikation | Pulsoxymetrie |
| McCrory u. Matthews [41] | gesunde Freiwillige | dicht sitzende Maske, Magillsystem mit zwei 2 l-Reservoirbeuteln, 10 l $O_2$/min ggf. $O_2$-Flush, 3 min respektive 4 Atemzüge<br>a) Aufsetzen der Maske ohne Rücksicht auf Atmungsphase, normale Atemzüge<br>b) Aufsetzen der Maske ohne Rücksicht auf Atmungsphase, Vitalkapazitätsatmung<br>c) Aufsetzen der Maske bei maximaler Exspiration, Vitalkapazitätsatmung<br>d) siehe c) + Ambu E-Ventil | $O_2$-Einwaschzeit |
| Norris u. Dewan [48] | Schwangere für elektive Sectio (ASA I-II) | 5–6 l $O_2$/min über Narkosekreisteil mit dicht sitzender Maske<br>a) 3 min normale Atmung<br>b) 4 maximal tiefe Atemzüge innerhalb 30 s | |
| Ooi et al. [50, 51] | Patienten ASA I-III | a) Hudson-Maske mit 48 l $O_2$/min<br>b) halboffenes System mit 100 ml $O_2$/kgKG*min und dicht sitzender Maske | Pulsoxymetrie |
| Ooi et al. [50, 51] | gesunde Freiwillige | a) Hudson-Maske mit 48 l $O_2$/min<br>b) halboffenes System mit 100 ml $O_2$/kgKG*min und dicht sitzender Maske | $N_2$-Auswaschzeit |
| Reinhart et al. [53] | gefäßchirurgische Patienten | 15 l $O_2$/min über Narkosekreisteil mit lose vorgehaltener Maske für 3–5 min | kontinuierliche $S_vO_2$-Messung, arterieller und gemischtvenöser Blutgasstatus, Hämodynamik |
| Russell u. Chambers [55] | Schwangere und nichtschwangere Freiwillige | Vitalkapazitätsatmung mit dicht sitzender Maske<br>a) halboffenes System mit 8 l $O_2$/min und 2 l-Reservoir-Beutel<br>b) halboffenes System mit 8 l $O_2$/min und 4 l-Reservoir-Beute<br>c) Demandsystem | $O_2$-Einwaschzeit |

**Tabelle 4.** Auflistung in der jüngeren Literatur erwähnten Präoxygenierungsverfahren sowie deren Effektivitätskontrolle (Fortsetzung)

| Autor | Patientengut | Methode | Effektivitätskontrolle |
|---|---|---|---|
| Teller et al. [56] | ASA I/II-Patienten | 6 l/min Frischgasfluß über ein halbgeschlossenes Kreissystem mit dicht sitzender? Maske (der Maskenschluß wird in der Methodik nicht erwähnt), anschließend pharyngeale Insufflation von 3 l $O_2$/min | Pulsoxymetrie |
| Thorpe u. Gauntlett [59] | ASA I-Patienten | a) keine Präoxygenierung<br>b) 4–5 Atemzüge mit 6 l $O_2$/min über ein Narkosekreisteil mit dicht sitzender Maske<br>c) nur passive Präoxygenierung mit 6 l $O_2$/min über ein Narkosekreisteil | Pulsoxymetrie |
| Valentine et al. [60] | Patienten > 65 Jahre | a) 10 l $O_2$/min über eine halboffenes System mit dicht sitzender Maske für 3 min mit normaler Ventilation<br>b) 35 l$O_2$/min über eine halboffenes System mit dicht sitzender Maske für vier maximale Atemzüge | Pulsoxymetrie |
| Veideira et al. [62] | ASA I-Kinder (2–7 Jahre) | halboffenes System, $O_2$-Fluß entsprechend dem 3fachen des Atemminutenvolumens, dicht sitzende Maske<br>a) für 1 min<br>b) für 3 min | Pulsoxymetrie |
| Wilson et al. [64] | 2 der Autoren (ASA I) | halboffenes System mit dicht sitzender Maske<br>a) 6 l $O_2$/min für 3 min<br>b) 6 l Luft und 4 l $O_2$/min mit 2 l Reservoirbeutel<br>c) 6 l Luft und 4 l $O_2$/min mit 20 l Reservoirbeutel | arterielle BGA |

## Literatur


1. Baraka AS, Hanna MT, Jabbour SI, Nawfal MF, Sibai AAN, Yazbeck VG, Khoury NI, Karam KS (1992) Preoxygenation of pregnant and nonpregnant women in the head-up versus supine position. Anesth Analg 74: 757–759
2. Bartlett RG, Brunbach HF, Specht H (19599 Demonstration of aventilatory mass flow during ventilation and apnea in man. J Appl Physiol 14:97
3. Berthoud MC, Peacock JE, Reilly CS (1991) Effectiveness of preoxygenation in morbidly obese patients. Br J Anaesth 67: 464–466
4. Brandt L (1990) The significance of the mixed venous $O_2$ status as a complement of the arterial $O_2$ status. In: Zander R, Mertzlufft F (eds) The oxygen status of arterial blood. Karger, Basel, pp 238–263
5. Brandt L, Metzlufft FO, Rudlof B, Dick W (1988) In-vivo-Nachweis de Christiansen-Douglas-Haldane-Effektes unter klinischen Bedingungen. Anaesthesist 37: 529–534
6. Brandt L, Mertzlufft F, Dick W (1989) Verhalten des arteriellen und gemischtvenösen Blutgasstatus in der Initialphase der Intubationsapnoe. Anaesthesist 38: 167–173

7. Braun U, Hudjetz W (1980) Dauer der Präoxygenation bei Patienten mit regelrechter und gestörter Lungenfunktion. Anaesthesist 29: 125–131
8. Carmichael FJ, Cruise CJE, Crago RR, Paluck S (1989) Preoxygenation: A study of denitrogenation. Anesth Analg 68: 406–409
9. Cherniack NS, Longobardo GS (1970) Oxygen and carbon dioxid gas stores of the body. Physiol Rev 50: 196–243
10. Christiansen J, Douglas CG, Haldane JS (1914) The absorption and dissociation of carbon dioxide by human blood. J Physiol 48: 244–271
11. Cormack RS, Lehane J (1984) Difficult tracheal intubation in obstetrics. Anaesthesia 39: 1105–1111
12. Draper WB, Whitehead RW (1944) Diffusion respiration in the dog anesthetized by pentothal sodium. Anesthesiology 5: 262–273
13. Drummond GB, Park GR (1984) Arterial oxygen saturation before intubation of the trachea. An assessment of oxygenation techniques. Br J Anaesth 56: 987–993
14. Duda D, Brandt L, Rudlof B, Mertzlufft F, Dick W (1988) Der Einfluß unterschiedlicher Präoxygenationsverfahren auf den arteriellen Sauerstoffstatus. Anaesthesist 37: 408–412
15. Dudel J (1990) Grundlagen der Zellphysiologie. In: Schmidt RF, Thews G (Hrsg) Physiology des Menschen. Springer, Berlin Heidelberg New York Tokyo, S 2–19
16. Falke KJ (1988) Therapiebedürftige Grenzwerte akuter Änderungen des arteriellen $O_2$-Partialdruckes. In: Zander R, Mertzlufft F (Hrsg) Der Sauerstoffstatus des arteriellen Blutes. Karger, Basel, S 65–73
17. Fraioli RL, Sheffer LA, Steffenson JL (1973) Pulmonary and cardiovascular effects of apneic oxygenation in man. Anesthesiology 39: 588–596
18. Freemann LJ, Nixon PGF (1984) Are coronary artery spasm and progressive damage to the heart associated with hyperventilation syndrome? Br Med J 291: 851–853
19. Frumin MJ, Epstein RM, Cohen G (1959) Apneic oxygenation in man. Anesthesiology 20: 789–798
20. Gabrielsen J, Valentin N (1982) Routine induction of anaesthesia with thiopental and suxamethonium: Apnoea without ventilation? Acta Anaesth Scand 26: 59–62
21. Gambee AM, Hertzka RE, Fisher DM (1987) Pre-oxygenation techniques: Comparison of three minutes and four breaths. Anesth Analg 66: 468–470
22. Gold MI (1989) Pre-oxygenation. Br J Anaesth 62: 241–242
23. Gold MI, Duarte I, Muravchick S (1981) Arterial oxygenation in conscious patients after 5 minutes and after 30 seconds of oxygen breathing. Anesth Analg 60: 313–315
24. Goldberg ME, Norris MC, Larijani GE, Marr AT, Seltzer JL (1989) Preoxygenation in the morbidly obese: A comparison of two techniques. Anesth Analg 68: 520–522
25. Guyton AC (1991) Textbook of medical physiology. Saunders, Philadelphia
26. Haab P, Piiper J, Rahn H (1960) Attempt to demonstrate the distribution component of the alveolar-arterial oxygen pressure difference. J Appl Physiol 15: 235–240
27. Hamilton WK, Eastwood DW (1955) A study of denitrogenation with some inhalation anesthetic systems. Anesthesiology 16: 861–867
28. Hedley-Whyte J, Laver MB, Bendixen HH (1964) Effect of changes in tidal ventilation on physiologic shunting. Am J Physiol 206: 891–897
29. Heller ML, Watson TR, Imredy DS (1964) Apneic oxygenation in man: Polarographic arterial oxygen tensin study. Anesthesiology 25: 25–30
30. Holmdahl MH (1956) Pulmonary uptake of oxygen, acid-base metabolism, and circulation during prolonged apnoea. Acta Chir Scand 212 [Suppl]: 1–128
31. Jense HG, Dubin SA, Silverstein PI, O'Leary-Escolas U (1991) Effect of obesity on safe duration of apnea in anesthetized humans. Anesth Analg 72: 89–93
32. Kelman GR, Nunn JF, Prys-Roberts C, Greenbaum R (1967) The influence of cardiac output on arterial oxygenation: A theoretical study. Br J Anaesth 39: 450–458
33. Kettler D, Sonntag H (1971) Apnoische Oxygenation unter Verwendung von Trispuffer. Anaesthesist 20: 94–98
34. Khoo ST, Woo M, Kumar A (1993) Preoxygenation techniques: the value of nitrous oxide. Acta Anaesth Scand 37: 23–25
35. Kreimeier U, Meßmer K (1988) Differentialdiagnose der arteriellen Hypoxämie. In: Zander R, Mertzlufft F (Hrsg) Der Sauerstoffstatus des arteriellen Blutes. Karger, Basel, S 194–200
36. Krogh A (1910) On the mechanism of the gas exchange in the lungs. Scand Arch Physiol 23: 248–278
37. Krogh A (1941) The comparative physiology of respiratory mechanisms. University of Pennsylvania Press, Philadelphia
38. Kung MG, Hung CT, Ng KP (1991) Arterial desaturation during induction in healthy adults: should preoxygenation be a routine? Anaesth Intensive Care 19: 192–196
39. Lowe DM, McFadzean W (1991) Drawover anaesthesia and preoxygenation. Br J Anaesth 66: 196–199

40. Maurette P, O'Flaherty D, Adams AP (1993) Pre-oxygenation: an easy method for all elective patients. Eur J Anaesth 10: 413–417
41. McCrory JW, Matthews JNS (1990) Comparison of four methods of preoxygenation. Br J Anaesth 64: 571–576
42. Merkelbach D, Brandt L, Metzlufft F (1993) Verhalten der arteriellen und gemischtvenösen Sauerstoff- und Kohlendioxidpartialdrücke sowie der pH-Werte während und nach einer Intubationsapnoe. Anaesthesist 42: 691–701
43. Mertzlufft F (1993) System zur Oxygenierung von Patienten durch Nutzung des intrapulmonalen Sauerstoffspeichers. Habilitationsschrift, Homburg-Saar
44. Michel CC (1968) The buffering behaviour of blood during hypoxaemia and respiratory exchange: Theory. Respiration Physiol 4: 283–291
45. Nahas GG (1956) Influence of acute hypoxia on pulmonary circulation of dogs during apnea. Fed Proc 15–134
46. Niemer, Nemes C (1979) Veno-Arterieller Shunt, Verschlußvolumen (Closing Volume)-Verschlußkapazität. Datenbuch Intensivmedizin. Gustav Fischer, Stuttgart New York, S 41–49
47. NN (1667) An account of an experiment made by M. Hook, of preserving animals alive by blowing through their lungs with bellows. Philosophical Transactions 2: 539–540
48. Norris MC, Dewan DM (1985) Preoxygenation for cesarean section: A comparison of two techniques. Anesthesiology 621: 827–829
49. Nunn JF (1993) Applied respiratory physiology. Butterworth, London
50. Ooi R, Pattison J, Joshi P, Chung R, Soni N (1992) Pre-oxygenation: the Hudson mask as an alternative technique. Anaesthesia 47: 974–976
51. Ooi R, Joshi P, Soni N (1992) A high flow semi-open system for preoxygenation: an evaluation. Br J Anaesth 68: 39–42
52. Rehder K, Marsh HM (1980) Gas exchange during anesthesia. In: West JB (ed) Pulmonary gas exchange. Vol II. Academic Press, New York, pp 149–185
53. Reinhardt K, Specht M, Föhring U, Mayr O, Eyrich K (1989) Einfluß der Präoxygenierung auf Hämodynamik und Sauerstoffverbrauch, Anaesthesist 38: 233–237
54. Russell GN, Smith CL, Snowdon SL, Bryson THL (1987) Pre-oxygenation and the parturient patient. Anaesthesia 42: 346–351
55. Russell IF, Chambers WA (1981) Closing volume in normal pregnancy. Br J Anaesth 53: 1043–1047
56. Teller LE, Alexander CM, Frumin MJ, Gross JB (1988) Pharyngeal insufflation of oxygen prevents arterial desaturation during apnea. Anesthesiology 69: 980–982
57. Thews G (1990) Lungenatmung. In: Schmidt RF, Thews G (Hrsg) Physiologie des Menschen. Springer, Berlin Heidelberg New York Tokyo, S 574–610
58. Thews G (1990) Atemgastransport und Säure-Basen-Status des Blutes. In: Schmidt RF, Thews G (Hrsg) Physiologie des Menschen. Springer, Berlin Heidelberg New York Tokyo, S 611–632
59. Thorpe CM, Gauntlett IS (1990) Arterial oxygen saturation during induction of anaesthesia. Anaesthesia 45: 1012–1015
60. Valentine SJ, Marjot R, Monk CR (1990) Preoxygenation in the elderly: A comparison of the four-maximal-breath and three-minute techniques. Anesth Analg 71: 516–519
61. Vesalius A (1542) De humani corporis fabrica libri septem; 7. Buch, Kap. XIX. Basel, Johannes Oporinus, S 658–663
62. Videira RLR, Neto PPR, Gomide DO (1992) Pre-oxygenation in children: for how long? Acta Anaesth Scand 36: 109–111
63. Volhard F (1908) Über künstliche Atmung durch Ventilation der Trachae und eine einfache Vorrichtung zur rhythmischen künstlichen Atmung. Münch Med Wochenschr 55: 209–211
64. Wilson IH, Van Heerden PV, Leigh J (1990) Domicilary Oxygen Concentrators in anaesthesia: Preoxygenation techniques and inspired oxygen concentrations. Br J Anaesth 65: 342–345
65. Zander R (1991) The oxygen status of arterial human blood. In: Zander R, Mertzlufft F (eds) The oxygenstatus of arterial blood. Karger, Basel, pp 1–13
66. Zander R, Mertzlufft F (1992) Clinical use of oxygen stores: Pre-oxygenation and apneic oxygenation. Adv Exp Med Biol 317: 413–420

# Perioperative Gerinnungsstörungen

H. RASCHE

Operative Eingriffe sind zwangsläufig mit Blutverlust verbunden. Jeder Operateur hat Erfahrungswerte über das „normale" Ausmaß dieser Form der Hämorrhagie bei adäquater chirurgischer Technik und intakter Blutstillung. Normale und unerwartet hohe Blutverluste mit Überschreitung kritischer Grenzwerte erfordern im Bedarfsfall die Substitution von Volumen und Erythrozyten nach heute allgemein akzeptierten Standards. Die ausreichende Perfusion der Mikrozirkulation und Oxygenierung von Geweben und Organen sind eine wichtige Voraussetzung zur Aufrechterhaltung bzw. Wiederherstellung der normalen Blutstillung.

Erhöhte intra- und postoperative Blutverluste können verschiedene Ursachen haben, die in Kooperation von Operateur und Anaesthesist/Intensivmediziner geklärt werden müssen. Ist die chirurgische Blutung, die ausschließlich chirurgisch erfolgreich behandelt werden kann, definitiv ausgeschlossen, kommen lokale oder generalisierte Störungen der körpereigenen Blutstillungsmechanismen in Betracht. Bei speziellen Fragestellungen in diesem Bereich kann die Einbeziehung eines Hämatologen/Hämostaseologen und Transfusionsmediziners in das Versorgungsteam sinnvoll sein.

**Ursachen erhöhter intra- und postoperativer Blutverluste**

1. Lokale Blutung im Operationsgebiet durch mangelhafte chirurgische Technik,
2. lokale Blutung im Operationsgebiet durch örtliche Blutstillungsstörungen (z. B. lokale Hyperfibrinolyse nach Prostatektomie, Manipulationen an parenchymatösen Organen),
3. lokale Blutung im Operationsgebiet und Zeichen der generalisierten Blutungsneigung (z. B. Hämaturie, Epistaxis, Nachblutungen nach Injektionen/Punktionen, Hautzeichen einer hämorrhagischen Diathese) bei präoperativ nicht diagnostizierten systemischen Blutstillungsstörungen,
4. lokale Blutung im Operationsgebiet und generalisierte Blutungsneigung durch intra- und postoperativ entstandene systemische Blutstillungsstörungen,
5. lokale Blutung außerhalb des Operationsgebiets ohne oder mit systemischen Blutstillungsstörungen (z. B. Magenblutung durch Streßulzera).

## Übersicht zur Physiologie und Pathophysiologie der Blutstillung

Die Pumpleistung von Herz/Kreislauf und das Hämostasesystem bilden eine funktionelle Einheit zur Aufrechterhaltung der Fließfähigkeit des Blutes und zur Vermeidung unphysiologischer Blutverluste. Störungen der Interaktion beteiligter Reaktionspartner manifestieren sich klinisch als Thrombosen oder als Blutungsneigung. Das Potential der normalen Blutstillung nach Verletzung der Gefäßintegrität ist auf mittlere und kleine Arterien bzw. Venen beschränkt.

**Physiologie der Blutstillung nach Verletzung kleiner und mittlerer Arterien/Venen**

1. Kontakt des Blutes mit „Fremdoberflächen" (zerstörte Endothelzellen, subendotheliales Kollagen), Freisetzung von Substanzen mit vasokonstriktiver Wirkung (u. a. Thromboxan $A_2$) aus Thrombozyten, Verkleinerung des Austrittslumens mit Reduktion des Blutverlusts; Dauer bis zum Eintritt der die Blutstillung fördernden Vasokonstriktion wenige Sekunden nach Gefäßverletzung.
2. Thrombozytenadhäsion an verletzten Gefäßstrukturen durch Vermittlung des plasmatischen Willebrand-Faktors (WF); Thrombozytenaggregation unter dem Einfluß von Thromboxan $A_2$, ADP und Kollagen, wobei Fibrinogen zur „Brückenbildung" mitwirkt; die fortschreitende Aggregation der Thrombozyten untereinander führt zur Ausbildung des vorläufig hämostatisch wirksamen „Plättchenpfropfs" ca. 5–10 min nach Gefäßverletzung.
3. Ausbildung eines unlöslichen Fibringerinnsels mit inkorporierten Blutzellen am Verletzungsort als Voraussetzung für die endgültige Blutstillung. Die Fibrinbildung beginnt – parallel zu den thrombozytären Reaktionen – kurz nach Eintritt der Gefäßverletzung und ist nach ca. 20–30 min definitiv abgeschlossen. Voraussetzung für die Umwandlung von Fibrinogen in Fibrin ist die Aktivierung plasmatischer Gerinnungsfaktoren durch Kontakt mit „Fremdoberflächen" (Intrinsic-System) unter Mitwirkung von thrombozytenspezifischen Phospholipiden, Plättchenfaktor 3, und/oder die Aktivierung über das Extrinsic-System außerhalb der Gefäßstrombahn durch gewebsspezifische Phospholipide (Gewebsthromboplastin, "tissue factor"). Nach Thrombin- bzw. nachfolgender Fibrinbildung ist die Fibrinverfestigung durch den Blutgerinnungsfaktor XIII (fibrinstabilisierender Faktor, Plasmatransglutaminase) der abschließende Schritt der Blutstillung. Es folgen über Tage und Wochen die Wundheilungsvorgänge.

Bei Verletzung größerer Gefäße ist im Bedarfsfall die chirurgische Intervention unumgänglich. Die Hämostase im Bereich der Uterusschleimhaut bei der normalen Menstruation ist ein Sonderfall, auf den an dieser Stelle nicht eingegangen wird.

Verletzungen der Gefäßwand intraoperativ werden durch Stich-, Schnitt- oder Rißöffnungen gesetzt. Der lokale Blutungstyp gibt Hinweise, ob es sich um eine arterielle, venöse oder kapillare (sog. parenchymatöse) Hämorrhagie handelt. Im Bereich der Kapillaren kann der Druck des ergossenen Blutes zu einer passiven Annäherung bzw. Verklebung der Gefäßendothelien führen und so die nachfolgenden Blutstillungsschritte einleiten. Bei Venen und Arterien ist als Erstfunktion die Reaktion der muskulären Strukturen mit Vasokonstriktion erforderlich. Arteriosklerotische Gefäßwände sind in ihrer Reaktivität behindert. Teilweise durchtrennte Gefäße kontrahieren sich schlechter als vollständig durchtrennte Gefäße. Da Venen erheblich weniger Muskelmasse enthalten als Arterien, ist ihre Fähigkeit zur Vasokonstriktion vergleichsweise herabgesetzt. Das erklärt, warum größere Venenverletzungen häufig stärker bluten als Arterienverletzungen ähnlicher Größenordnung, obwohl erhebliche Druckunterschiede in beiden Gefäßsystemen bestehen. Angeborene (z. B. M. Osler) oder erworbene (z. B. Purpura Schoenlein-Henoch) Vasopathien sind seltene Erkrankungen und ungewöhnlich als Ursache chirurgischer Blutungen.

Die Ausbildung des hämostatisch wirksamen Plättchenpfropfes als weiterer wesentlicher Teilschritt der Blutstillung unterliegt der Beeinflussung durch Thrombozytenzahl und -funktion. Angeborene Thrombozytopenien und Thrombozytopathien sind Raritäten, während erworbene Formen eine große praktische Bedeutung haben (Tabelle 1). Die thrombozytenabhängige Primärhämostase ist nicht von dauerhafter Wirksamkeit. Der Plättchenpfropf löst sich innerhalb von Stunden wieder auf, und es kommt zu Nachblutungen, wenn er innerhalb dieser Zeit nicht definitiv verfestigt wird.

**Tabelle 1.** Pathophysiologische Einteilung von Blutstillungsstörungen mit Hinweisen zur Substitution von hämostatisch wirksamen Blutprodukten

| Ursache | Klinische Beispiele | Therapiehinweise |
|---|---|---|
| Synthesestörung | – kongenitale Koagulopathie, z. B. Hämophilie<br>– kongenitale Thrombozytopathie<br>– Lebererkrankung<br>– Knochenmarkinsuffizienz<br>– orale Antikoagulanzien | Substitution im Bedarfsfall mehr oder weniger problemlos möglich |
| Verdünnung | – Massivtransfusion | |
| Umsatzstörung | – Immunthrombozytopenie<br>– Hypersplenismus<br>– Verbrauchskoagulopathie<br>– Plasminogenaktivatoren | Substitution im Bedarfsfall problematisch |
| Funktionshemmung | – Urämie<br>– Hemmkörper bei Paraproteinämie<br>– Heparin<br>– Acetylsalicylsäure | Substitution fragwürdig |

Für die endgültige Hämostase und die nachfolgenden Wundheilungsvorgänge ist die Ausbildung des Fibringerinnsels am Ort der Verletzung eine Conditio sine qua non. Hierzu werden die prokoagulatorischen plasmatischen Gerinnungsfaktoren I–XIII benötigt. Die Inhibitoren des Blutgerinnungssystems (z. B. Antithrombin III) verhindern eine exzessive Ausdehnung der lokalen thrombotischen Vorgänge, die zur Blutstillung führen. Überflüssiges Fibrin kann spontan unter Einwirkung des körpereigenen Fibrinolysesystems beseitigt werden. Die plasmatische Fibrinbildung ist ein komplexer biochemischer Prozeß, bei dem es zu einer kaskadenartigen Aktivierung zirkulierender Proenzyme (Serinproteasen, Transglutaminasen) und deren Einwirkung auf die Substrate Fibrinogen bzw. Fibrin kommt. Bei der Aktivierung von Gerinnungs- und Fibrinolysesystem entstehen Intermediärprodukte (z. B. Fibrinmonomere, Thrombin/-Antithrombin-Komplexe, TAT), Aktivierungsprodukte (z. B. Fibrinopeptide, Prothrombinfragmente) und Abbauprodukte (z. B. Fibrinspaltprodukte der Fibrinolyse), die als diagnostische Marker laboranalytisch eingesetzt werden können.

## Präoperative Diagnostik zum Nachweis/Ausschluß von Blutstillungsstörungen

Basis aller Maßnahmen in diesem Zusammenhang sind die Erhebung einer sorgfältigen Anamnese und die Durchführung der körperlichen Untersuchung. Der Wert der Blutungsvorgeschichte zur Diagnostik schwerer angeborener oder erworbener Blutstillungsstörungen steht außer Frage. Hämorrhagische Ereignisse bei blutsverwandten Familienmitgliedern, eigene Auffälligkeiten (Zahnfleischbluten, häufiges Nasenbluten, Nachblutungen nach operativen Eingriffen, Neigung zu hämorrhagischen Hautveränderungen in Form von Petechien, Sugillationen, Hämatomen, rezidivierende Gelenkschwellungen als Ausdruck von Hämarthrosen) sowie die etwaige Behandlung mit oralen Antikoagulanzien und Thrombozytenfunktionshemmern vom Typ der Acetylsalicylsäure (Schmerzmittel!) müssen beim Patienten konkret hinterfragt werden. Zu bedenken ist, daß Kleinkinder mit den allerdings seltenen angeborenen Thrombozytopathien und Koagulopathien noch keine positive Anamnese aufweisen müssen. Auszuschließen sind schwere Grundkrankheiten, die zu intra- und postoperativen Blutungskomplikationen prädisponieren wie Hepatopathien, chronische Niereninsuffizienz und hämatologische Systemerkrankungen.

Viele Anästhesisten und Chirurgen vernachlässigen die Informationen, die durch Anamnese und Klinik einfach erhältlich sind und bevorzugen aus Gewohnheit oder angeblichen haftungsrechtlichen Forderungen noch immer ein sog. primäres Laborscreening vor allen operativen Eingriffen. Aus sachlichen und wirtschaftlichen Gründen ist ein derartiges Vorgehen heute nicht mehr zeitgemäß. Angemessen ist eine Strategie, die sich an den Informationen aus der Blutungsanamnese, der Art des Eingriffs mit den zu erwartenden Blutverlusten und der Bedeutung auch kleinerer Blutverluste für die Patientengefährdung orientiert.

**Strategie zur Vermeidung überflüssiger Laboranalysen zum Nachweis/Ausschluß von Blutstillungsstörungen**

*Fallgruppe 1:* Kein primäres Laborscreening erforderlich, wenn
- nach Anamnese und Klinik kein Hinweis auf Blutungsneigung,
- komprimierende Maßnahmen im Operationsgebiet möglich,
- erwarteter Blutverlust < 500 ml.

*Fallgruppe 2:* Primäres Laborscreening erforderlich, wenn
- nach Anamnese und Klinik Hinweis auf Blutungsneigung,
- komprimierende Maßnahmen im Operationsgebiet unmöglich (z. B. Neurochirurgie!),
- erwartete Blutverluste > 500 ml,
- rückenmarksnahe Anästhesie.

Eine leichte Blutungsneigung, die auch auftreten kann, wenn Screeningteste im Normalbereich liegen, muß nicht bei allen chirurgischen Patienten nachgewiesen werden, wenn die Blutstillung durch Lokalmaßnahmen (z. B. Kompression) unterstützt werden kann und der durchschnittliche Blutverlust gering ist.

Falls die Durchführung von Screeninguntersuchungen erforderlich bzw. sinnvoll erscheint, reicht die Bestimmung von Thrombozytenzahl, Quick-Wert (Thromboplastinzeit *TPZ*, Funktionsparameter des Extrinsic system der plasmatischen Gerinnung) und der Partialthromboplastinzeit (aPTT; Funktionsparameter des Intrinsic system) aus. Die Bestimmung der Blutungszeit ist verzichtbar. Bei der Interpretation der Ergebnisse sind verschiedene Aspekte zu berücksichtigen (Tabelle 2). Ohne positive Anamnese oder Klinik sollte der Warnbereich Anlaß zur erhöhten Aufmerksamkeit sein, die Werte signalisieren jedoch keine verstärkte intra- oder postoperative Blutungsbereitschaft, die erst bei Quick-Wert unter ca. 30 %, aPTT über ca. 55–60 s und Thrombozytenzahlen unter ca. 50 000 × $10^9$/l mit hinreichender Sicherheit anzunehmen ist. Der Aktionsbereich, bei dem also noch keine akute Blutungsgefahr besteht bzw. bestehen muß, erfordert eine weiterführende präoperative Diagnostik. Die Ursachen der festgestellten pathologischen Werte sind zu klären. Hierzu gehört bei Erniedrigung der Throm-

**Tabelle 2.** Orientierende Hinweise zur Interpretation von Laborscreeningtests zum Nachweis/Ausschuß von Blutstillungsstörungen

| Screeningtest | Normalbereich | Warnbereich | Aktionsbereich |
|---|---|---|---|
| Quick-Wert | 100– 70 % | 69– 50 % | < 50 % |
| aPTT | 30– 40 s | 41– 50 s | > 50 s |
| Thrombozytenzahl mal $10^9$/l | 400–150 | 149–100<br>> 400 | < 100<br>> 750 |

**Tabelle 3.** Wichtige Basisinformationen zu den plasmatischen Blutgerinnungsfaktoren I–XIII, WF und AT III

| Plasmafaktor | Halbwertszeit | Erforderlicher Wert | Substitutionsmöglichkeit |
|---|---|---|---|
| I Fibrinogen | 3–4 Tage | 100 mg/100 ml | Frischplasma<br>Fibrinogenkonzentrat<br>Kryopräzipitat |
| II Prothrombin | 2–5 Tage | 20–40 % | Frischplasma<br>Prothrombinkomplex-konzentrat |
| V Proacelerin | 15–36 h | über 25 % | Frischplasma |
| VII Prokonvertin | 4– 7 h | 10–20 % | Frischplasma<br>Faktor-VII-Konzentrat<br>Prothrombinkomplex-konzentrat |
| VII antihämophiles Globulin A | 9–18 h | (20)–30–(50) % | Frischplasma<br>Faktor-VII-Konzentrat<br>Kryopräzipitat |
| IX antihämophiles Globulin B | 20–24 h | 25–30 % | Frischplasma<br>Prothrombinkomplex-konzentrat<br>Faktor-IX-Konzentrat |
| X Stuart-Prower-Faktor | 32–48 h | 10–20 % | Frischplasma<br>Prothrombinkomplex-konzentrat |
| XI Rosenthal-Faktor | 40–80 h | 15–25 % | Frischplasma |
| XII Hageman-Faktor | 48–52 h | Aktivität zur Blutstillung nicht erforderlich | kein Substitutionsbedarf |
| XIII fibrinstabilierender Faktor | 12 Tage | 20 % | Frischplasma<br>Faktor-XIII-Konzentrat<br>Kryopräzipitat |
| WFv. Willebrand-Faktor | Einige Stunden | 25–50 % | Frischplasma<br>Faktor-VIII-Konzentrate<br>Kryopräzipitate |
| Antithrombin III | 3–4 Tage | 60 % | Frischplasma<br>AT-III-Konzentrat |

bozytenzahlen die hämatologische Abklärung (Hypersplenismus, Immunthrombozytopenie, primäre Knochenmarkerkrankung) und bei pathologischen Befunden von Quick-Wert und aPTT – sofern die Ursache als Folge z. B. einer schweren Lebererkrankung nicht offensichtlich ist – die Analyse der an der Blutstillung beteiligten plasmastischen Gerinnungsfaktoren (Tabelle 3).

## Vorbereitung von Patienten mit präoperativ bekannten Blutstillungsstörungen

### *1. Hereditäre Koagulopathien und Thrombozytopathien*

Grundsätzlich kann festgestellt werden, daß jeder bis heute bekannte angeborene Hämostasedefekt durch eine Substitutionsbehandlung mit Blutprodukten so korrigiert werden kann, daß operative Eingriffe durchführbar sind. Dennoch ist die Häufigkeit schwerwiegender Blutungskomplikationen bei diesen Patienten erhöht und bei der Indikationsstellung für jede chirurgische Maßnahme deshalb große Zurückhaltung angebracht. Neben Thrombozytenkonzentraten stehen heute Einzel- und Mehrfaktorenkonzentrate der plasmatischen Blutgerinnungsfaktoren handelsüblich zur Verfügung. Die Anwendung dieser Produkte sowie auch der Einsatz etwaiger alternativer Maßnahmen (z. B. DDAVP bei v. Willebrand-Jürgens-Erkrankung) erfordert Spezialistenwissen, und die Hinweise in Tabelle 3 können lediglich eine orientierende Information vermitteln. Zu näheren Einzelheiten wird an dieser Stelle auf die weiterführende Literatur verwiesen.

## 2. *Blutstillungsstörungen bei Lebererkrankungen*

Schwere Hepatopathien sind häufig – neben zahlreichen anderen pathologischen Laborbefunden – durch eine Verminderung der Thrombozytenzahl (als Folge von Hypersplenismus und/oder toxischer Knochenmarkschädigung) sowie eine Erniedrigung des Quick-Wertes (als Folge der Lebersynthesestörung) gekennzeichnet. Nicht selten bestehen zusätzlich Hinweise auf eine akzelerierte intravasale Gerinnung bzw. Fibrinolyse. Systematische Untersuchungen und Patentrezepte über geeignete Behandlungsmaßnahmen zur Korrektur des Hämostasedefekts fehlen. Was zu tun ist, wird immer vom Einzelfall abhängen. Es ist häufig besser, nichts oder wenig zu tun, als eine ungezielte Polypragmasie zu betreiben.

Thrombozytentransfusionen bei Patienten mit Hepatopathie und Hypersplenismus sind wenig effektiv, da die zugeführten Zellen kurzfristig in der Milz sequestriert werden. Sie sollten deshalb mit Zurückhaltung eingesetzt werden. Die Anhebung des Quick-Wertes kann durch Gabe von Frischplasma erreicht werden, das alle Gerinnungsfaktoren und Inhibitoren in physiologischer Konzentration enthält. Benötigt werden allerdings große Mengen, was zur Volumenbelastung führt. Prothrombinkomplexkonzentrate enthalten die Vitamin-K-abhängigen Faktoren z. T. in aktivierter Form, was bei Leberpatienten mit dem Risiko thromboembolischer Komplikationen assoziiert ist. Antithrombin-III-Konzentrate wurden und werden in diesem Zusammenhang empfohlen, obwohl es bisher keinen konkreten Hinweis auf den klinischen Nutzen gibt.

## 3. *Blutstillungsstörungen bei chronischer Niereninsuffizienz*

Die toxische Einwirkung retinierter harnpflichtiger Substanzen auf Gefäßendothel (Steigerung der Prostazyklinsynthese) und Thrombozytenfunktionen, insbesondere die Adhäsion, steht im Vordergrund des urämischen Hämostasedefektes. Er wird durch Mechanismen, die in allen Einzelheiten noch ungeklärt sind, durch die renale Anämie verstärkt.

Die erhöhte Blutungsneigung, die bei chronischer Niereninsuffizienz labordiagnostisch mit hinlänglicher Aussagefähigkeit durch die Bestimmung der Blutungszeit eingeschätzt werden kann, wird durch den konsequenten Einsatz der Hämo- oder Peritonealdialyse am effektivsten beeinflußt. Gerade im Zusammenhang mit operativen Eingriffen kommt der Korrektur der Anämie eine große Bedeutung zu (angestrebter Hämatokrit über 30 %). Der Einsatz von rekombinantem Erythropoetin bei dieser Indikation soll zu vermehrten thromboembolischen Komplikationen führen.

DDAVP (Vasopressin) induziert die Freisetzung von Faktor VIII und v. Willebrand-Faktor aus Gefäßendothelien. In einer Dosierung von 0,3 ng/kg i. v. oder s. c. bzw. 2 ng/kg intranasal verkürzt die Substanz die Blutungszeit bei urämischen Patienten und kann einen Beitrag zur Beherrschung perioperativer Blutungskomplikationen leisten.

### *4. Blutstillungsstörungen durch antithrombotische Behandlung*

Zahlreiche Studien haben gezeigt, daß die medikamentöse Thromboembolieprophylaxe mit niedrig dosiertem Heparin nicht zu einer Zunahme relevanter Blutungskomplikationen in der operativen Medizin führt. Kleinere, nicht transfusionsbedürftige Hämorrhagien und Wundhämatome sind um ca. 2 % häufiger. Heparin in therapeutischer Dosierung dagegen bedingt relevante Blutstillungsstörungen. Muß ein Patient aus einer derartigen Behandlung heraus operiert werden, ist präoperativ die Gabe des Heparinantidots Protaminchlorid (1 mg Protamin pro 100 E Heparin, Höchstdosis 50 mg) erforderlich.

Orale Antikoagulanzien werden heute bei zahlreichen Patienten langfristig eingesetzt (z.B. Rezidivprophylaxe venöser Thromboembolien, Rezidivprophylaxe des Herzinfarktes, Embolieprophylaxe nach Herzklappenersatz). Es gilt als gesichert, daß bei Quick-Werten von oberhalb ca. 40–50 % (INR unter 2,5) auch bei größeren Operationen nicht mit einem gefährlichen Blutungsrisiko zu rechnen ist. Bei Wahleingriffen ist es sinnvoll, nach Absetzen der Medikation den Quick-Wert spontan in diesen sicheren Bereich ansteigen zu lassen und die Operation dann durchzuführen. Quick-Werte von ca. 40–50 % bieten intra- und unmittelbar postoperativ einen ausreichenden Schutz gegenüber Thromboembolien. Postoperativ wird zu entscheiden sein, ob Prophylaxe bzw. Behandlung mit oralen Antikoagulanzien oder Heparin fortzuführen sind.

Liegt der Quick-Wert unter 40 % und sind größere Akutoperationen erforderlich, ist die Behandlung mit oralen Antikoagulanzien vorübergehend zu unterbrechen und der hierdurch induzierte Hämostasedefekt zu beseitigen. Als Erstmaßnahme ist die Gabe von Vitamin K in einer Dosierung von 5 mg s.c./8stündlich über 2–3 Tage sinnvoll. Hierunter kommt es zu einem Quick-Wert-Anstieg innerhalb von 24 h. In Abhängigkeit von der jeweiligen Situation kann zusätzlich die Verabreichung von Prothrombinkomplexkonzentraten sinnvoll sein, die zu einer sofortigen Normalisierung der Hämostase führen.

Der Effekt einer Behandlung mit Acetylsalicylsäure (Aspirin) und nichtsteroidalen Antirheumatika auf intra- und postoperative Blutverluste bei Patienten mit ansonsten intaktem Hämostasesystem wird überschätzt. Relevant ist diese Medikation lediglich in Verbindung mit angeborenen oder erworbenen Blutstillungsstörungen. Die aspirininduzierte Verlängerung der Blutungszeit korreliert nicht mit dem Ausmaß etwaiger Blutverluste. Die Aspirinwirkung ist nicht antagonisierbar. Nach Absetzen des Medikaments liefert das Knochenmark täglich ca. 10 % der normalen Thrombozytenzahl an funktionsfähigen Plättchen, d.h. nach ca. 3 Tagen hat der Patient mehr als $50 \times 10^9$/l funktionsfähige Thrombozyten.

## Intraoperativ auftretende Blutstillungsstörungen

Bei verstärkten Blutverlusten im Operationsgebiet ist – soweit möglich – die lokale Kompression die sinnvolle Erstmaßnahme. Neben der sorgfältigen chirurgischen Blutstillung kommen der Einsatz resorbierbarer, thrombinhaltiger Materialien und sog. Fibrinkleber in Betracht. Besondere Bedeutung hat die Thermo-/Elektro-/Laserkautertechnik erlangt. An kleinen Blutgefäßen kann dieses Verfahren die vaskuläre und thrombozytäre Primärhämostase ersetzen, so daß bei Störung dieser Teilmechanismen die definitive Blutstillung durch die nachfolgende plasmatische Gerinnung erfolgen kann. Die Kauterisierung ist bei Koagulopathien zunächst auch wirksam; nach einiger Zeit können jedoch Nachblutungen auftreten, da die für die definitive Blutstillung erforderliche Fibrinbildung nicht oder nur verzögert abläuft.

Die Ursachen intraoperativ auftretender bzw. erstmals bemerkter Blutstillungsstörungen sind vielschichtig. Immer ist daran zu denken, daß präoperativ etwas nicht erkannt bzw. übersehen wurde. Laborscreeninguntersuchungen sind im Verdachtsfall sofort zu veranlassen und relevante Normabweichungen durch gezielte Untersuchungen weiter abzuklären. Folgende wichtige Möglichkeiten, die sich tatsächlich nach Beginn der Operation ergeben haben, stehen differentialdiagnostisch häufig im Vordergrund:

### 1. *Blutstillungsstörungen durch Anästhesie, Infusionsregime, Autotransfusionen, Hämodilution und spezifische Einflüsse von synthetischen Plasmaersatzstoffen*

Hierzu liegen in der Fachliteratur zahlreiche Mitteilungen vor, die sich mit labordiagnostischen Veränderungen beschäftigen. Zusammengefaßt ist feststellbar, daß die genannten Maßnahmen im Normalfall, d.h. ohne zusätzliche angeborene oder erworbene Hämostasestörung, mit der intra- und postoperativen Blutstillung nicht in relevanter Weise interferieren. Das gilt auch für den Einsatz von Dextran und Hydroxyäthylstärke (HAES) mit ihren negativen Auswirkungen auf Thrombozytenfunktionen, wenn die empfohlenen Maximaldosierungen von 1,5 g/kg KG/24 h (Dextran 60) bzw. 1,2 g/kg KG/24 h (HAES 6 % beim normalgewichtigen Erwachsenen nicht überschritten werden.

### 2. *Blutstillungsstörungen bei Massivtransfusionen*

Bei ca. 30 % der Patienten kommt es zu Hämostasedefekten als Folge einer Verdünnungskoagulopathie bzw. -thrombozytopenie. Hinzutreten können Phänomene der akzelerierten bzw. disseminierten intravasalen Gerinnung und Verbrauchskoagulopathie (z.B. bei Schock, massiver Einschwemmung von thrombogenem Material in die Zirkulation bei ausgedehnten Gewebsverletzungen, hämolytischen Transfusionsreaktionen). In der Literatur und im klinischen Alltag wird die Indikation zur Gabe von Frischplasma, Plasmafraktionen und Thrombozytenkonzentraten kontrovers diskutiert. Systematische Studien und Richtlinien für ein generelles Vorgehen fehlen. Nach eigenen Erfahrungen hat sich ein Protokoll bewährt, das als diskussionsfähiger Hinweis aufgefaßt werden soll:

**Vorschlag zur Substitution hämostatisch wirksamer Blutkomponenten bei Massivbluttransfusionen**

I. *Hämostaseologische Labordiagnostik verfügbar (Thrombozytenzahl, Quick-Wert, aPTT, AT III)*
   1. 1 Einheit (250 ml) Frischplasma nach dem jeweils 10., 15., 20., 25. etc. Erythrozytenkonzentrat routinemäßig;
   2. gezielter Einsatz von Thrombozytenkonzentraten, wenn Thrombozytenzahl < 30mal $10^9$/l;
   3. gezielter Einsatz von Gerinnungsfaktorenkonzentraten, wenn
      - Quick-Wert < 30 % der Norm → Prothrombinkomplexkonzentrat,
      - aPTT > 60 s → Kryopräzipitate (falls erhältlich!), alternativ, falls Volumenbelastung zumutbar, zusätzliches Frischplasma bzw. Faktor-VIII-Konzentrat in Ausnahmefällen,
      - AT III < 60 % → Anthrombin-III-Konzentrat;
   4. Heparin niedrig dosiert, wenn Quick-Wert und aPTT im Normal- oder Warnbereich.

*II. Hämostaseologische Labordiagnostik nicht verfügbar*

1. 1 Einheit (250 ml) Frischplasma nach dem jeweils 5., 8., 11., 14. etc. Erythrozytenkonzentrat routinemäßig;
2. keine ungezielte Gabe von Gerinnungsfaktorenkonzentraten;
3. Thrombozytenkonzentrate nur als Ultima ratio frühestens nach dem 15. Erythrozytenkonzentrat;
4. Heparin?

### *3. Blutstillungsstörungen bei extrakorporaler Zirkulation*

Hierbei kommt es zu Kontakt des Blutes mit Fremdoberflächen und entsprechenden Aktivierungsreaktionen. Eine Reduktion der Thrombozytenzahl, die nur selten kritische Grenzwerte erreicht, ist häufig. Der Einsatz der Herz-Lungen-Maschine führt zur vermehrten Freisetzung endogener Plasminogenaktivatoren und Zunahme der Fibrinolyse im Blut. Auf dieser Grundlage wurde der polyvalente Proteinaseninhibitor Aprotinin in der Kardiochirurgie erfolgreich zur Reduktion des Bedarfs an Blutprodukten eingesetzt. Er wird in einer Gesamtdosis von ca. 5–6 Mio. KIU während der Operation verabreicht, und der klinische Nutzen ist gut belegt.

### *4. Blutstillungsstörungen bei Organtransplantationen*

Spezifische Veränderungen von Hämostasemechanismen mit Hinweisen auf eine komplexe Störung des physiologischen Gleichgewichts von Gerinnung und Fibrinolyse sind insbesondere für die Lebertransplantation regelhaft beschrieben worden. Die Substitution mit Blutprodukten einschließlich Plasmafraktionen hat sich im Bedarfsfall nach der klinischen Blutungsneigung in Verbindung mit Labortesten zu orientieren. Es gibt Hinweise, daß auch bei Lebertransplantationen – wie in der Herzchirurgie – die Behandlung mit Aprotinin den Verbrauch von Blutprodukten reduziert. Es ist bemerkenswert, daß in seltenen Fällen, nämlich bei angeborenen Koagulopathien, die Lebertransplantation bestehende Gerinnungsstörungen beheben kann.

## Postoperativ auftretende Blutstillungsstörungen

Wichtige Ursachen postoperativ erworbener Blutstillungsstörungen sind:

1. Iatrogene Blutstillungsstörungen:
   - Heparin-Flush-Syndrom,
   - Überdosierung medikamentöser Antithrombotika,
   - Heparin-induzierte Thrombozytopenie,
   - Thrombozytopathie und Hypoprothrombinämie durch Breitbandantibiotika;
2. akutes Leber- und Nierenversagen;
3. Sepsis bzw. Septikämie und Schock:
   - Thrombozytopenie,
   - dekompensierte Verbrauchskoagulopathie und disseminierte intravasale Gerinnung;
4. primäre Hyperfibrinolysen (lokal oder systemisch).

Unübersehbar ist, daß iatrogene Blutstillungsstörungen zahlenmäßig eine erhebliche Bedeutung haben. Auf die Möglichkeit der Überdosierung medikamentöser

Antithrombotika im Rahmen der Thromboembolieprophylaxe muß nicht näher eingegangen werden. Das sog. „Heparin-Flush-Syndrom“ wird dagegen häufig nicht berücksichtigt. Man versteht hierunter Blutstillungsstörungen als Folge des gewohnheitsmäßigen Zusatzes von Heparin zu Infusionslösungen und das Durchspülen von venösen Zugängen mit Heparin zur Vermeidung lokaler Thrombosierungen. Bei diesen Maßnahmen können Heparinkonzentrationen in der Zirkulation erreicht werden, die größenordnungsmäßig im therapeutischen Bereich liegen.

Schwere heparininduzierte Thrombozytopenien mit Blutungsneigung und/oder massiven arteriellen bzw. venösen Thrombosen sind glücklicherweise selten, stellen jedoch im Einzelfall eine schwerwiegende Komplikation dar. Diese Akutform ist immunologisch bedingt und entwickelt sich unter der Einwirkung eines Heparinantikörpers ("white clot syndrome"). Es ist selbstverständlich, daß in dieser Situation die Weiterbehandlung mit Heparinpräparaten kontraindiziert ist. Alternative medikamentöse Antithrombotika können – falls erforderlich – eingesetzt werden. Weitaus ungefährlicher ist die 2. Form der heparininduzierten Thrombozytopenie, die sich i. allg. langsam entwickelt und zwischen dem 6.–10. Tag nach Behandlungsbeginn registrieren läßt. Sie ist häufiger bei intravenöser als bei subkutaner Applikation.

Breitbandantibiotika und insbesondere die β-Laktam-Antibiotika können klinisch relevante Blutstillungsstörungen auslösen. Ursachen sind die signifikante Hemmung der Plättchenaggregation und die Interferenz mit der hepatischen Aktivierung Vitamin-K-abhängiger Gerinnungsfaktoren, die durch den prophylaktischen oder therapeutischen Einsatz von Vitamin-K-Präparaten beeinflußbar ist.

Postoperative Blutstillungsstörungen, die sich als Folge von Sepsis oder Schock entwickeln, lassen sich regelmäßig auf gemeinsame pathogenetische Mechanismen zurückführen. Isolierte Thrombozytopenien sind selten. Meistens besteht eine Verbrauchskoagulopathie. Hierbei ist zwischen überkompensierten/kompensierten Formen (akzelerierte intravasale Gerinnung) und dekompensierten Formen nach labordiagnostischen Kriterien zu unterscheiden (Tabelle 4). Die beste und sicherste Behandlungsform ist die Ausschaltung des Triggers, der den Pathomechanismus in Gang setzt und unterhält. Die akzelerierte intravasale Gerinnung wird durch eine unter strenger Laborüberwachung gesteuerte Heparinapplikation mit dem Ziel der Beseitigung der Hyperkoagulabilität meistens erfolgreich behandelt. Problematisch ist das Vorgehen bei manifesten Blutungen und dekompensierter Verbrauchskoagulopathie. Auch hierzu wird – bei fehlenden systematischen Studien – ein Behandlungsvorschlag im Sinne einer Orientierungshilfe vorgelegt:

**Substitution hämostatisch wirksamer Blutkomponenten bei dekompensierter Verbrauchskoagulopathie bzw. disseminierter intravasaler Gerinnung (DIG) mit klinisch relevanter Blutungsneigung. Der Einsatz von Blutkomponenten soll sich nicht ausschließlich auf die Labordiagnostik stützen („Kosmetik von Laborwerten“!)**

*I. Hämostaseologische Labordiagnostik verfügbar:*

1. Ausschaltung des Triggers der DIG,
2. kontrollierte Heparinbehandlung (Richtdosis: 240 E/kg KG/Tag i. v.),
3. Gabe von 2–5 E (500–1250 ml) Frischplasma/24 h,
4. gezielter Einsatz von Thrombozytenkonzentraten, wenn Thrombozytenzahl $< 30 \times 10^9/l$,
5. gezielter Einsatz von Fibrinogenkonzentrat, wenn Fibrinogen < 100 mg %,
6. **Cave:** Prothrombinkomplexkonzentrate,
7. evtl. Antithrombin-III-Konzentrat, wenn AT III < 60 %.

*II. Hämostaseologische Labordiagnostik nicht verfügbar:*

1. Ausschaltung des Triggers der DIG,
2. Heparin (?),
3. Frischplasmasubstitution in höchstmöglicher Menge,
4. **Cave:** Thrombozyten- und Gerinnungsfaktorenkonzentrate,
5. evtl. Antithrombin-III-Konzentrat.

Der septische Schock ist besonders häufig durch Verbrauchskoagulopathie und disseminierte intravasale Gerinnung mit Multiorganversagen gekennzeichnet. Tierexperimentelle Untersuchungen haben gezeigt, daß die Endotoxinwirkung durch prophylaktische bzw. therapeutische Gabe von Antithrombin-III-Konzentraten abgemildert und die Prognose verbessert werden kann. Diese Beobachtungen haben zu entsprechenden Empfehlungen für die Humanmedizin geführt. Tatsächlich wurde gezeigt, daß auch bei Menschen die Behandlung mit diesen Blutprodukten zu einer günstigen Beeinflussung der Laborparameter einer Verbrauchskoagulopathie führt. Der erwünschte klinische Erfolg der Antithrombin-III-Substitution routinemäßig bei septischem Schock, d.h. eine erhöhte Überlebenschance bei dieser bedrohlichen Komplikation, ist nach den bisher vorliegenden Studienergebnissen allerdings nicht gesichert.

Bei Verbrauchskoagulopathien kommt es regelmäßig zu labordiagnostischen Phänomenen der leichten, nur selten der ausgeprägten reaktiven Hyperfibrinolyse. Hiervon abzugrenzen sind die extrem seltenen Fälle mit primärer Hyperfibrinolyse, also ohne vorangegangene oder gleichzeitig ablaufende akzelerierte

**Tabelle 4.** Hinweise zur Interpretation der Ergebnisse von Laboranalysen. *pTT* Partialthromboplastinzeit, *FDP* Fibrinogen/Fibrinspaltprodukte der Fibrinolyse, *FM* lösliche Fibrinmonomerkomplexe, *TAT* Thrombin-AT III-Komplexe

| Labortest | Verbrauchskoagulopathie kompensiert | dekompensiert | Verdünnungseffekte ohne Verbrauchskoagulopathie |
|---|---|---|---|
| Thrombozytenzahl | normal | < 100mal $10^9$/l bzw. kontinuierlicher Abfall | erniedrigt |
| Quick-Wert | normal bis leicht erniedrigt | deutlich erniedrigt | anfangs leicht, später mäßig bis deutlich erniedrigt |
| aPTT | normal, häufig sogar verkürzt | normal bis grenzwertig oder deutlich verlängert | häufig normal, meistens erst später verlängert |
| Thrombinzeit | normal | bei reaktiver Hyperfibrinolyse verlängert **Cave:** Heparineffekte | normal |
| Fibrinogen | normal oder sogar erhöht | < 100 mg/100 ml bzw. kontinuierlicher Abfall | meistens erst spät erniedrigt |
| FDP | normal bis leicht erhöht | normal bis stark erhöht | normal |
| FM-Test | häufig positiv | häufig positiv | negativ |
| TAT | häufig erhöht | häufig erhöht | normal |
| Antithrombin III | normal bis leicht erniedrigt | mäßig bis deutlich erniedrigt | meistens erst spät deutlich erniedrigt |
| Prothrombinfragmente F1 + F2 | erhöht | erhöht | normal |

oder disseminierte intravasale Gerinnung („primäre fibrinolytische Purpura"). Neben diesen systemischen Formen kann eine lokal begrenzte Aktivierung der Fibrinolyse im Operationsgebiet Ursache postoperativer Blutungen sein. Behandlungsmöglichkeiten bestehen in der Gabe synthetischer Antifibrinolytika wie ε-Aminocapronsäure, Paraaminobenzoesäure oder Tranexamsäure. Indiziert sind die Substanzen bei eindeutig gesicherten primären Hyperfibrinolysen. Bei systemischen reaktiven Hyperfibrinolysen ist große Zurückhaltung angebracht, da eine teleologisch sinnvolle Antwort des Organismus – Versuch der Spontanauflösung von Makro- und/oder Mikrothromben – pharmakologisch unterdrückt und etwaige reversible Schäden dauerhaft konsolidiert werden. Antifibrinolytika sollten in dieser Situation nur bei lebensbedrohlicher Blutungsneigung appliziert werden. Bei lokaler Fibrinolyse bestehen die skizzierten Risiken weniger ausgeprägt und Antifibrinolytika können – z. B. nach Prostatektomien – zu einer verbesserten Blutstillung beitragen. Auch hier bestehen allerdings bei routinemäßigem Einsatz beachtliche Gefahren (Blasentamponade!).

## Zusammenfassung

Die vermehrte Einsicht in die Pathophysiologie des Hämostasesystems, verbesserte diagnostische Möglichkeiten und Fortschritte auf dem Gebiet hämostatisch wirksamer Blutprodukte und Pharmaka haben die Ansätze zur Korrektur perioperativer Blutstillungsstörungen in den zurückliegenden Jahren vervielfacht. Einfacher ist die Situation damit für Anästhesisten und Chirurgen nicht geworden. Immer noch müssen sie sich häufig für Maßnahmen entscheiden, deren klinischer Stellenwert nicht durch kontrollierte klinische Studien abgesichert ist. Das verleitet nicht selten zu kritikloser Polypragmasie. **Dennoch:** Der informierte Arzt kann heute zur Prophylaxe und Therapie von intra- und postoperativen Blutverlusten mehr und auch Sinnvolleres tun, als ihm das vor 20 Jahren möglich war.

## Literatur

1. Beeser H (1991) Substitutionstherapie. In: Ostendorf PC (Hrsg) Hämatologie. Urban & Schwarzenberg, München Wien Baltimore, S 194 (Innere Medizin der Gegenwart, Bd 8)
2. Bidistrup BP, Royston D, Sapsford RN, Taylor KM (1989) Reduction in blood loss and blood use after cardiopulmonary bypass with high-dose aprotinin. J Thorac Cardiovasc Surg 97: 364
3. Chon BH, Berndt C (1989) Heparin-induced thrombocytopenia. Blut 58: 53
4. Colman RW, Hirsh J, Marder VJ, Salzman EW (eds) (1994) Hemostasis and thrombosis. Basic principles and clinical practice. Lippincott, Philadelphia
5. Cook JD et al. for the Canadian Critical Care Trials Group (1994) Risk factors for gastrointestinal bleeding in critically ill patients. N Engl J Med 330: 377
6. Fourrier F, Chopin C, Huart J, Runge J, Caron C, Goudemand J (1993) Double-blind, placebo-controlled trial of antithrombin III concentrates in septic shock with disseminated intravascular coagulation. Chest 104: 882
7. Groeben H, Heyll A, Peters J (1992) Pathophysiologische und anaesthesiologische Besonderheiten bei Patienten mit Leukämie. Anaesthesist 41: 438
8. Henschel WF (Hrsg) (1991) Blut, Blutkomponenten und Blutersatzstoffe in der Intensivmedizin. Zuckschwerdt, München
9. Hiller E, Heim M (1989) Indikationen für die Therapie mit frischgefrorenem Plasma. Dtsch Med Wochenschr 114: 1371
10. Hoyer LW (1994) Medical progress: Hemophilia A. N Engl J Med 330: 38
11. Irving GA (1992) Perioperative blood and blood component therapy. Can J Anesth 39: 1105
12. Kirchhoff B (1990) Gerinnungsstörungen – Ein Leitfaden für die Intensivmedizin. Wissenschaftliche Verlagsgesellschaft, Stuttgart

13. Lind SE (1991) The bleeding time does not predict surgical bleedings. Blood 77: 2547
14. Martin E, Fleischer F (Hrsg) (1993) Perioperative Gerinnungsstörungen. Diagnostik und Therapie. Springer, Berlin Heidelberg New York Tokyo
15. Müller-Berghaus G, Madlener K, Blombäck M, ten Cate JW (eds) (1993) DIC – Pathogenesis, diagnosis and therapy of disseminated intravascular fibrin formation. Excerpta Medica, Amsterdam London New York Tokyo
16. Salzman EW (1990) Desmopressin and surgical hemostasis. N Engl J Med 322: 1985
17. Sattler ER (1988) Impaired hemostasis caused by beta-lactam antibiotics. Am J Surg 155: 30
18. Tilsner V, Matthias FR (Hrsg) (1992) Blutgerinnung und Intensivmedizin (einschließlich Anaesthesie). Roche, Basel
19. Velanovich V (1991) The value of routine preoperative laboratory testing in predicting postoperative complications: A multivariate analysis. Surgery 109: 236
20. Weaver DW (1993) Differential diagnosis and management of unexplained bleeding. Surg Clin North Am 73: 353

# Sedation für diagnostische Eingriffe im Kindesalter

T. BEUSHAUSEN

Eine ganze Reihe diagnostischer und therapeutischer Verfahren der modernen Pädiatrie erfordern zur Erzielung eines optimalen Ergebnisses einen ruhigen, kooperativen Patienten, z.B. NMR (Nuclear-Magnet-Resonanzspektrographie), CT (Computertomographie), Strahlentherapie. Andere Verfahren sind schmerzhaft und beängstigend für Kinder, z.B. Knochenmark- oder Muskelbiopsien, Arteriographien, Herzkatheteruntersuchungen, Endoskopien u.a. Da bei vielen pädiatrischen Patienten, Säuglingen, Kleinkindern oder auch Behinderten, nur limitierte Möglichkeiten zu einer psychologisch-einfühlsamen Patientenführung bestehen, ist in der Regel zur Ergebnisoptimierung eine Sedation, oft in Kombination mit einer Analgesie erforderlich. Dies konfrontiert die behandelnden Ärzte, Anästhesisten, Pädiater, Radiologen häufiger mit ungewohnten Problemen, da die betroffenen Arbeitsbereiche nur in den seltensten Fällen für diese Patientengruppe optimal eingerichtet sind.

Im Rahmen dieses Refresherkurses sollen Patientenauswahl, personelle Voraussetzungen, erforderliches Monitoring und Medikamentenauswahl für die verschiedenen Verfahren dargestellt werden.

In der Vergangenheit geforderte standardisierte Sedationsprotokolle existieren bisher nicht [1], die Verfahren sind unterschiedlich von Klinik zu Klinik und häufig sogar von Arzt zu Arzt innerhalb derselben Institution [15].

Im deutschen Schrifttum wird bisher leider nicht zwischen verschiedenen Sedationstiefen unterschieden, eine Abgrenzung zur Anästhesie wird fälschlicherweise in der Intubation gesehen [1, 2, 14, 16, 17]. Die American Academy of Pediatrics hat in ihren neuesten Richtlinien zur Sedation in der Pädiatrie [5] für die Praxis hilfreiche Definitionen gegeben, die im weiteren benutzt werden.

*Leichte Sedation ("conscious sedation"):* Medikamentös induzierte Bewußtseinsstörung, bei der die protektiven Reflexe erhalten sind, der Patient volle Luftwegskontrolle hat und prompt durch physische und akustische Reize zu zielgerichtetem Handeln erweckbar ist.

*Tiefe Sedation ("deep sedation"):* Der Patient ist durch kontrollierte Medikation stark eingeschränkt in seiner Vigilanz bis zur Bewußtlosigkeit, aus der er nicht ohne weiteres erweckbar ist. Sie geht einher mit teilweisem oder komplettem Verlust der protektiven Reflexe sowie der Atemwegskontrolle, und der Patient ist nicht in der Lage, zielgerichtet auf physische oder verbale Aufforderungen zu reagieren.

*Anästhesie ("general anesthesia"):* Bewußtlosigkeit mit Verlust der protektiven Reflexe einschließlich der Atemwegskontrolle und die Unfähigkeit zielgerichtet auf physische Stimulation oder verbale Aufforderungen zu reagieren.

Selbstverständlich sind die Übergänge fließend. In der Praxis kommt es bei fast allen üblichen Substanzen immer wieder vor, daß Patienten unabhängig von der Art der gewählten Medikamentenapplikation und der beabsichtigten Sedationstiefe kontinuierlich von einem leichten in ein tiefes Sedationsstadium gleiten. Eine tiefe Sedation wiederum ist oft von einer Anästhesie kaum trennbar.

## Patientenauswahl

Patienten, die zu einem diagnostischen Eingriff sediert werden müssen, sollten die übliche Prämedikationsvisite mit einem aufklärenden Gespräch und einer orientierenden Untersuchung erhalten [6, 11]. Der verantwortliche Anästhesist sollte sich selbst vergewissern, daß die beabsichtigte Untersuchung bei dem gegebenen Patienten unter Berücksichtigung von Alter, körperlichem Zustand etc. tatsächlich in Sedation durchführbar ist. Wenn daran Zweifel bestehen, das notwendige Verfahren jedoch dringend ist, sollte der Patient wie zu einer Allgemeinnarkose (z. B. erweiterte Voruntersuchungen, Nüchternzeit etc.) vorbereitet werden, damit diese dann zeitgerecht durchgeführt werden kann.

Die üblichen Sedationsverfahren können durch Berücksichtigung der speziellen Patientenbedingungen oft verbessert werden. Zum Beispiel ertragen Säuglinge, wenn sie satt sind, auch lange, nicht schmerzhafte Untersuchungen in leichter Sedation. Bei Kleinkindern kann man den Sedationseffekt in der Regel deutlich steigern, wenn Untersuchungen zur Mittagschlafzeit oder in den Abendstunden durchgeführt werden. Ältere Kinder, die primär kooperativ sind, profitieren bei längerem Verfahren wie z. B. dem NMR trotzdem oft von einer Anxiolyse und evtl. auch von der Anwesenheit eines verständigen Elternteils.

## Personelle Voraussetzungen

Selbstverständlich erfordert nicht jede Sedation einen Anästhesisten; eine Vielzahl von auch tiefen Sedationen wird von Pädiatern [2, 19, 21, 22] oder auch Radiologen [15] durchgeführt, ohne daß gehäuft über schwere Komplikationen berichtet wird [2, 15].

Bei pädiatrischen Patienten der ASA-Klassen I und II kann von jedem Arzt eine *leichte Sedation* durchgeführt werden, wenn die Grundzüge der Stabilisierung der Vitalfunktionen und der Wiederbelebung beherrscht werden [5].

Für die ASA-Klassen ≥ III sowie für die *tiefe Sedation* muß der durchführende Arzt über solide Erfahrungen in der Stabilisierung der Vitalfunktion und der Reanimation von Kindern verfügen und in der Lage sein, diese am Untersuchungsort durchzuführen. Es ist zu bedenken, daß schon durch eine einmalige Medikamentensupplementation bei unzureichendem Initialeffekt eine leichte in eine tiefe Sedation überführt werden kann.

Bei einer tiefen Sedation sollte unbedingt eine geschulte Person vorhanden sein, die außer der Patientenüberwachung keine anderen Aufgaben hat. Dies kann z. B. durch das häufig an Anästhesieabteilungen herangetragene "Stand-by" geschehen, oder durch besonders ausgebildete Schwestern respektive Pfleger.

Während Patienten bei leichter Sedation vor- und hinterher durch Eltern oder Pflegepersonal überwacht werden können, muß bei tiefer Sedation die Überwachung genauso erfolgen wie bei Allgemeinanästhesien, etwa durch einen Aufwachraum mit entsprechendem Monitoring.

Daß tiefe Sedationen für Endoskopien auch des oberen Gastrointestinaltraktes, also potentiell luftwegsgefährdend, mit hochwirksamen Substanzen von Nichtanästhesisten durchgeführt werden, weil Anästhesieabteilungen nicht in der Lage sind einen adäquaten Service bereitzustellen [2], sollte zu denken geben. Als Anästhesisten sollten wir jedoch auf jeden Fall dafür Sorge tragen, daß die bewährten, von uns für richtig und notwendig erachteten Sicherheitsstandards auch von Ärzten anderer Fachrichtungen eingehalten werden.

## Apparative Voraussetzungen

An jedem Untersuchungsplatz, an dem Kinder sediert werden, müssen ausreichende Monitoringmöglichkeiten vorhanden sein. Für Patienten ASA I und II reicht bei *leichter Sedation* die kontinuierliche Inspektion. Das oft benutzte EKG liefert keine zusätzlichen Informationen, eine serielle Blutdruckmessung erweckt die Kinder häufig, ohne zur Sicherheit wesentlich beizutragen [10]. Ein vor der Untersuchung angebrachtes präkordiales Stethoskop ist weniger störend und liefert ausreichend Informationen. Auf einen venösen Zugang kann verzichtet werden.

Wenn der Patient jedoch dem Blick des Untersuchers entzogen ist, z.B. im NMR, sollte auch bei leichter Sedation eine kontinuierliche Pulsoximeterüberwachung erfolgen [5, 6, 11].

Für Kinder ASA ≥ III muß das Monitoring individuell angepaßt werden.

Bei Durchführung einer *tiefen Sedation* muß das Monitoring genauso umfassend sein, wie zu einer Allgemeinnarkose: serielle Blutdruck-, Puls- und Atemfrequenzmessung mit Dokumentation, kontinuierliche Überwachung der $O_2$-Sättigung, kontinuierliche Kontrolle der Atemwegsfunktion.

Das Pulsoximeter ist trotz seiner Fehlermöglichkeiten sicherlich das hilfreichste Monitoring im Kindesalter [6]. Da inzwischen auch NMR-kompatible Geräte zur Verfügung stehen, darf darauf auch bei dieser Untersuchung nicht mehr verzichtet werden.

Zur Basisausstattung eines jeden Untersuchungsplatzes für sedierte Kinder gehört eine leistungsfähige Absaugung sowie eine Möglichkeit Sauerstoff in Konzentrationen $F_IO_2 > 0{,}9$ sowohl unter Spontanatmung als auch mit Überdruck, z.B. durch manuelle Maskenbeatmung, zu verabreichen. Es müssen außerdem die üblichen Medikamente und Infusionslösungen zur Reanimation zur Verfügung stehen. Die American Academy of Pediatrics empfiehlt vernünftigerweise, daß die Vorräte an Medikamenten, Sauerstoff etc. ausreichend sein müssen, um 60 min effektiver Reanimation eigenständig durchführen zu können. Dazu ist dann auch ein Defibrillator erforderlich.

Die hier zusammengestellten Empfehlungen sind vielerorts noch nicht realisiert und mögen manchem auch überzogen anmuten. Zu bedenken sei aber, daß noch vor wenigen Jahren die Forderung nach einem Anästhesisten pro Operationstisch auch nicht allgemein akzeptiert war und bis heute nicht überall in Deutschland realisiert ist.

An apparativer Ausstattung wird oft dann „gespart", wenn Kinder nur gelegentlich behandelt werden. Das bedeutet meist auch, daß nur wenig kontinuierliche, praktische Erfahrung mit dieser Patientengruppe vorliegt. Die Kombination von wenig erfahrenem Personal mit unzureichender Ausrüstung hinsichtlich Monitoring und Therapie unerwarteter Situationen ist aber erfahrungsgemäß extrem komplikationsträchtig. Im ambulanten Bereich sollte diesem Aspekt besondere Aufmerksamkeit geschenkt werden.

Wenn eine Kinderklinik regelmäßig ihre Patienten in Bereichen untersuchen lassen muß, die nicht hinreichend ausgestattet sind, empfiehlt es sich, einen Notfallkoffer zusammenzustellen sowie ein transportables, NMR-kompatibles Pulsoximeter anzuschaffen, damit der Patient sowohl auf dem Transport als auch während der Untersuchung angemessen überwacht und ggf. therapiert werden kann.

## Medikamentenauswahl

Relativ großer Beliebtheit erfreuen sich besonders für Säuglinge immer noch Promethazin [14] und Chloralhydrat [4, 15] bei wenig invasiven Untersuchungen wie etwa kranielles CT und BERA ("brainstem evoked response audiometry"). Die Sicherheit von Chloralhydrat hinsichtlich Atmung und Teratogenität wurde angezweifelt, für die kurzfristige Sedation bestehen jedoch z. Z. keine Bedenken [1, 3, 20]. Chloralhydrat ist wenig toxisch, hat jedoch oral oder rektal verabreicht (30–100 mg/kg KG) eine relativ hohe Versagerquote.

Promethazin (1 mg/kg KG) in Kombination mit einer der Untersuchung vorangehenden Mahlzeit wird von uns für CCT und BERA bei Säuglingen erfolgreich eingesetzt. Beide Substanzen führen in der angegebenen Dosierung nur zu einer leichten Sedierung, die für das NMR allerdings meist nicht ausreichend ist.

Die Barbiturate Methohexital und Thiopental können sowohl rektal als auch intravenös appliziert werden [18]. Methohexital wirkt in einer Dosis 25–30 mg/kg KG der 10%igen Lösung rektal zuverlässig für mittellange Untersuchungen. Thiopental wird bevorzugt i. v. verabreicht. Mit sukzessiven Dosen von 1–2 mg/kg KG kann ein stabiler Sedationszustand erreicht werden. Das hier beschriebene Vorgehen führt bei beiden Medikamenten zu einer tiefen Sedation.

Die bekannten Eigenschaften des Ketamins, stabile Kreislauffunktion, geringe Atemdepression und gute Analgesie bei überschaubarer Wirkdauer machen es auch für den Gebrauch bei Kindern attraktiv. Ketamin kann oral, rektal, i. v. oder i. m. appliziert werden [13, 21].

Dosierung: 1–2 mg/kg KG i. v. oder 10 mg/kg KG oral bzw. rektal. In Kombination mit einem Benzodiazepin ist es wegen seiner ausgezeichneten analgetischen Wirkung besonders für Punktionen und andere leicht schmerzhafte Eingriffe gut geeignet. Bei Herzkatheteruntersuchungen wird die hämodynamische Stabilität der Patienten geschätzt. Wegen relativ häufig auftretender unwillkürlicher Bewegungen ist es für CCT, NMR sowie Strahlentherapie nicht optimal. Ketamin führt zu einer tiefen Sedation.

Etomidate wird in Kombination mit Midazolam in der pädiatrischen Gastroenterologie bei Endoskopien verwendet [2]. Gegenüber den Barbituraten hat es im Kindesalter keine nachgewiesenen Vorteile. Als potentes Hypnotikum führt es auch bei vorsichtiger Titration zu einer tiefen Sedierung.

Propofol zeichnet sich bei i. v.-Applikation (1–2 mg/kg KG) durch gute Steuerbarkeit, geringe Atemdepression und eine schnelle Aufwachphase aus [12, 18]. Seine Hauptindikationen als Sedativum sind z. Z. NMR [24], CCT [23] und Strahlentherapie [7]. In Kombination mit Lokal- und Regionalanästhesie ist es auch bei Biopsien und anderen kurzen Eingriffen gut einsetzbar. Die Substanz ist bisher für Kinder < 3 Jahre nicht zugelassen, obwohl es eine Reihe Berichte über die erfolgreiche Anwendung in dieser Altersgruppe gibt. Auch unsere eigenen Erfahrungen mit Neu- und Frühgeborenen sind positiv. Propofol führt meist zu einer tiefen Sedation.

Benzodiazepine, besonders Diazepam und Midazolam, sind als Sedativa für Kinder weit verbreitet. Sie sind für fast alle Untersuchungen im Kindesalter schon eingesetzt worden ([1, 8, 13, 16, 17, 19] u. a.) Beide Substanzen können i. v., oral und rektal (Midazolamdosierung 0,3–0,5 mg/kg KG rektal, maximal 15 mg, oral 0,75 mg/kg KG, maximal 15 mg) verabreicht werden, Midazolam auch noch transnasal. Transmukös verabreicht führen beide zu einer leichten bis tiefen Sedation je nach Resorption. Die therapeutische Breite bei gesunden Kindern ist groß, Atem- und Kreislaufstabilität sind fast immer gegeben. Die transnasale Gabe von Midazolam (0,2 mg/kg KG) führt zu einem sehr schnellen Wirkungseintritt und einer kurzen Wirkdauer, so daß sie nur für sehr kurze Verfahren geeignet ist. Bei vorsichtiger i. v.-Titration (0,05–0,2 mg/kg KG als Einzeldosis) eignet sich Midazolam sehr gut für CCT- und NMR-Untersuchungen. Von beiden Substanzen gibt es vereinzelte Berichte über Krampfanfälle im Neugeborenenalter nach intravenöser Gabe, was den Gebrauch in dieser Altersgruppe gelegentlich einschränkt. Mangels echter Alternativen benutzen wir bei jungen Säuglingen Diazepam i. v. (~ 0,3 mg/kg KG) trotzdem regelmäßig zur Sedation vor Spinalanästhesien und Midazolam i. v. für NMR und CCT, wenn die Untersuchung dringlich ist. Wird Midazolam oral gegeben, muß es zur besseren Akzeptanz wegen seines schlechten Geschmacks mit Saft o. ä. gemischt werden.

Opiate sollten trotz ihrer vorhandenen sedativen Effekte nicht als Sedativa eingesetzt werden. In Kombination mit echten Sedativa können sie als Analgetika hilfreich sein. Man nähert sich dann jedoch eher der Anästhesie, und sowohl intra- als auch postoperatives Monitoring müssen dem Rechnung tragen. Die Kombination von Midazolam und Fentanyl zur Sedation hat schon zu schweren Komplikationen geführt [25].

Trotz früherer gegenteiliger Berichte in der Literatur gilt heute, daß außer Ketamin keines der oben angeführten Sedativa einen gesicherten analgetischen Effekt hat. Bei schmerzhaften Eingriffen sollten sie daher mit einem geeigneten lokal- oder regionalanästhesiologischen Verfahren kombiniert werden, wenn keine Allgemeinanästhesie angestrebt wird.

Eine besondere Risikogruppe bilden zerebral geschädigte Kinder, die häufig primär in einem instabilen Zustand sind oder auch chronisch antiepileptische Medikamente einnehmen.

Dadurch kann die Wirkung der Sedativa unerwartet verstärkt oder vermindert sein.

Die Medikamentenauswahl muß natürlich die speziellen Kontraindikationen, z. B. durch angeborene Stoffwechselerkrankungen, berücksichtigen. Außerdem können die Substanzen selbst das Untersuchungsergebnis beeinflussen: Bei der BERA unterdrückt Propofol die adäquate Reizantwort im Hirnstamm-EEG, so daß das unkritisch interpretierte Untersuchungsergebnis einen Patienten fälschlich als taub ausweist (Beobachtung im eigenen Haus).

## Medikamentenapplikation

Viele der genannten Substanzen können oral oder rektal verabreicht werden. Dies ist insbesondere im ambulanten Bereich, und wenn technische Schwierigkeiten zur Venenpunktion bestehen, attraktiv. Eine Fehlermöglichkeit der rektalen Gabe ist die zu tiefe Einführung der Substanz, d. h. proximal der optimalen Resorptionsschleimhaut. Ein Auspressen des Medikaments muß ebenfalls verhindert werden. Nachteilig ist auch der nicht immer zuverlässige Wirkungseintritt der Initialdosis. Bei notwendigen Ergänzungen ist nicht bekannt, wieviel von der ursprünglichen Menge tatsächlich resorbiert wurde. Die i. m.-Gabe sollte heute nicht mehr durchgeführt werden. Der Injektionsschmerz ist auch durch EMLA-Creme nicht zu unterdrücken, und der Wirkungseintritt sowie der Verlauf sind deutlich unzuverlässiger als bei i. v.-Gabe. Die intravenöse Applikation ist hinsichtlich Wirkungseintritt und Effekt am zuverlässigsten. Für alle Substanzen kann durch vorsichtige Titration unter Erhalt von Spontanatmung und Kreislaufstabilität eine ausreichende Wirkung erzielt werden. Soll eine tiefe Sedation erzeugt werden, ist ein i. v.-Zugang in jedem Fall anzustreben, um ggf. rasch Notfallmedikamente geben zu können.

Wenn eine Untersuchung oder ein Eingriff zu einem bestimmten Zeitpunkt durchgeführt werden muß, bietet nur die i. v.-Gabe eine hinreichende Sicherheit, daß das gewünschte Sedationsstadium erreicht wird. Für elektive Maßnahmen, die ggf. wiederholt werden können, kann zunächst der rektale oder orale Weg gewählt werden. Wichtig ist, daß man für einen gegebenen Patienten einen Plan hat, wie man weiter vorgehen will, wenn das Initialverfahren nicht den gewünschten Effekt hat. Man sollte sich eine Grenze setzen, an der man die „sedativen" Maßnahmen beendet und zur Allgemeinanästhesie übergeht. Es ist unbedingt zu vermeiden, daß der Patient durch konsekutive, letztlich unzureichende Sedationsversuche in einen instabilen Zustand gebracht wird.

Rational eingesetzt sind die heute zur Verfügung stehenden Sedativa hilfreich, um die kleinen Patienten vor übermäßigem Streß abzuschirmen und gleichzeitig die Ergebnisse der modernen diagnostischen und therapeutischen Verfahren für diese Altersgruppe zu optimieren. Technisch unzulängliche Untersuchungsergebnisse sind inakzeptabel. Sie führen zu Fehlinterpretationen mit u. U. fatalen Folgen für den Patienten hinsichtlich Diagnose und Therapie.

## Literatur


1. Abel M, Friedburg H (1987) Medikation und Überwachung junger pädiatrischer Patienten bei NMR (nuclear magnetic resonance)-Untersuchungen. Anaesthesist 36: 137–139
2. Behrens R et al. (1993) Sedierung versus Allgemeinnarkose in der pädiatrischen Endoskopie. Klin Pädiatr 205: 158–161
3. Biban P et al. (1993) Adverse effect of chloral hydrate in two young children with obstructive sleep apnea. Pediatrics 92: 461–463
4. Byrne P et al. (1990) Serial magnetic resonance imaging in neonatal hypoxic-ischemic encephalopathy. J Pediatr 117: 694–700
5. Committee on Drugs, the American Academy of Pediatrics (1992) Guidelines for monitoring and management of pediatric patients during and after sedation for diagnostic and therapeutic procedures. Pediatrics 89: 1110–1115
6. Coté CJ (1993) Anesthesia outside the operating room. In Coté CJ, Ryan JF, Todres ID, Goudsouzian NG (eds) A practice of anesthesia for infants and children, 2nd edn. Saunders, Philadelphia, pp 401–416
7. Deer TR, Rich GF (1992) Propofol tolerance in a pediatric patient. Anesthesiology 77: 828–829
8. Diamant MJ, Stanley P (1988) The use of Midazolam for sedation of infants and children. AJR 150: 377–378
9. Feld LH et al. (1990) Oral Midazolam preanesthetic medication in pediatric outpatients. Anesthesiology 73: 831–834
10. Fisher DM (1990): Sedation of pediatric patients. An anesthesiologist's perspective. Radiology 175: 613–615
11. Hall SC (1993) Pediatric anasthesia outside the operating room. ASA Refresher Courses 21
12. Hannallah RS et al.(1991) Propofol: Effective dose and induction characteristics in unpremedicated children. Anesthesiology 74: 217–219
13. Holm-Knudsen R et al. (1990) Midazolam und Ketamin zur rektalen Prämedikation und Narkoseeinleitung bei Kindern. Anaesthesist 39: 255–257
14. Jakobi G (1993) Empfehlungen zur medikamentösen Sedierung von Kindern bei der (kranialen) CT-und MRT-Untersuchung. pädiat prax 45: 612–613
15. Keeter S et al. (1990) Sedation in pediatric CT: National Survey of Current Practice. Radiology 175: 745–752
16. Mühlendahl KE von (1987/88) Midazolam-Amnesie bei kleinen kurzdauernden Eingriffen bei Kindern. pädiat prax 36: 435–437
17. Otte J et al. (1987) Midazolam (Dormicum) zur Sedierung bei schmerzhaften Eingriffen. Monatsschr Kinderheilkd 135: 487–491
18. Piotrowski R, Petrow N (1990): Narkoseeinleitung bei Kindern: Propofol im Vergleich zu Thiopental nach der Prämedikation mit Midazolam. Anaesthesist 39: 398–405
19. Sievers TD (1991) Midazolam for conscious sedation during pediatric oncology procedures: Safety and recovery parameters. Pediatrics 88: 1172–1179
20. Steinberg AD (1993) Should chloral hydrate be banned? Pediatrics 92: 442–446
21. Tobias JD et al. (1992) Oral ketamine premedication to alleviate the distress of invasive procedures in pediatric oncology patients. Pediatrics 90: 537–541
22. Tolia V et al. (1991) Pharmacokinetic and pharmacodynamic study of midazolam in children during esophagogastroduodenoscopy. J Pediatr 119: 467–471

23. Valtonen M (1989) Anaesthesia for computerised tomography of the brain in children: a comparison of propofol and thiopentone. Acta Anaesthesiol Scand 33: 170–173
24. Vangerven M et al. (1992) Light anaesthesia with propofol for paediatric MRI. Anaesthesia 47: 706–707
25. Yaster M et al. (1990) Midazolam-fentanyl intravenous sedation in children: case report of respiratory arrest. Pediatrics 86: 463–467

# Lachgas – eine inerte Substanz?

H.-D. KAMP

Lachgas ($N_2O$, Stickoxydul) nimmt unter den Anästhetika eine Sonderstellung ein. Es ist das älteste und das auch heute noch am weitesten verbreitete Anästhetikum. Dies verdankte es in der Vergangenheit v. a. seiner analgetischen Wirkung und seiner Nichtentflammbarkeit. Heute werden als Vorteile in erster Linie seine günstigen physikalischen Eigenschaften mit der daraus resultierenden guten Steuerbarkeit sowie die vermeintlich fehlende Toxizität und fehlende Kreislaufbeeinträchtigung genannt. Gerade die letzten 3 Aspekte führten dabei zu der weitverbreiteten Ansicht, Lachgas entspräche – bis auf seine Schwäche bzgl. der hypnotischen Wirksamkeit – am ehesten den Vorstellungen von einem idealen Anästhetikum.

Viele klinische Beobachtungen und eine für eine solch alte Substanz erstaunliche Zahl von neueren wissenschaftlichen Untersuchungen haben in den letzten Jahren jedoch Nebenwirkungen aufgedeckt, die eine differenzierte Neubewertung angezeigt scheinen lassen [6]. Diese Nebenwirkungen lassen sich in 3 Gruppen einteilen:

- toxische Effekte,
- physikalisch erklärbare Nebenwirkungen,
- unerwünschte Reaktionen des kardiovaskulären Systems.

## Toxische Effekte

Der Glaube, Lachgas sei ein atoxisches Gas, wurde zum ersten Mal Ende der 50er Jahre in Frage gestellt, als man erkannte, daß die langdauernde Anwendung, z. B. bei der Dauersedierung tetanuskranker Patienten, zu einer schweren Knochenmarkdepression führt, teilweise mit tödlichen Folgen [19]. Die Ursache hierfür blieb lange Zeit unklar. Amess et al. [1] wiesen dann nach, daß eine langanhaltende Lachgasexposition über eine Kobaltoxidation zur Inaktivierung des Vitamins $B_{12}$ führt, das als Koenzym der Methioninsynthetase dient [17]. Daraus resultiert wiederum ein Mangel an der essentiellen Aminosäure Methionin und an Tetrahydrofolsäure, die für die Transmethylierung von Desoxyuridin zu Desoxythymidin benötigt wird. Der dabei entstehende Thymidinmangel behindert die Synthese der Desoxyribonukleinsäure, was sich v. a. bei Zellen mit einem aktiven Kernstoffwechsel bemerkbar macht. Im Knochenmark kommt es so zu den typischen megaloblastischen Veränderungen mit folgender Anämie, Leukopenie und Thrombozytopenie im peripheren Blut [5].

Dabei existieren erhebliche Speziesunterschiede, so daß tierexperimentelle Befunde nicht ohne weiteres auf den Menschen zu übertragen sind. Beim Menschen kommt es wegen eines hohen $B_{12}$-Vorrats normalerweise erst dann zu einer relevanten Verminderung der Methioninsynthetaseaktivität, wenn die Lachgasexposition mindestens 6 h dauert [5]. Neuere Befunde weisen darauf hin, daß Lachgas bei gesunden Patienten jedoch länger angewendet werden kann, ohne daß negative Folgen befürchtet werden müssen [8]. Allerdings führen vorbestehende $B_{12}$-Mangelzustände, z. B. bei schwerkranken Intensivpatienten oder wiederholten Lachgasanwendungen – wegen der kumulativen Effekte – zu einer Einengung der Toleranzbreite, ohne daß hierbei jedoch z. Z. exakte Empfehlungen gegeben werden können. Will man bei solchen Patienten im Rahmen einer Narkose nicht auf Lachgas verzichten, sollte eine gleichzeitige Behandlung mit Folsäure durchgeführt werden [25].

Eine chronische Exposition des Operationspersonals mit niedrigen Konzentrationen von $N_2O$, die allerdings durch eine Narkosegasabsauganlage weitgehend vermieden wird, kann über den $B_{12}$-Antagonismus auch zu Myeloneuropathien bzw. zu teratogenen Auswirkungen führen [4, 20].

## Physikalische Effekte

Die unerwünschten Folgen physikalischer Effekte resultieren aus der geringen Löslichkeit von Lachgas in Blut und Geweben. Um deutliche anästhetische Effekte hervorzurufen, muß Lachgas in hohen Konzentrationen, d. h. mit hohen Partialdrücken angeboten werden. Hohe Partialdruckdifferenzen und die relativ geringe Löslichkeit führen bei Inhalation zu einer raschen Aufnahme bzw. auch Abgabe von Lachgas. Dabei wird Lachgas jeweils an den entsprechenden Grenzflächen gegen Stickstoff ausgetauscht. Weil die Löslichkeit von Lachgas im Blut allerdings ca. 35mal größer ist als die von Stickstoff, wird es sehr viel schneller aufgenommen bzw. abgegeben als dieser. Zu Beginn einer Narkose führt dies über den sog. Konzentrationseffekt und den sog. „second gas effect" zur schnelleren Aufnahme der Inhalationsanästhetika [33].

Auch an anderen Grenzflächen zu luftgefüllten Hohlräumen im Körper können die gleichen Effekte auftreten – hier jedoch mit nachteiligen Folgen –, weil Lachgas so lange in diese Hohlräume diffundiert, bis es den gleichen Partialdruck erreicht hat wie im Blut bzw. in der Lunge. Wegen der sehr viel geringeren Löslichkeit kann der in diesen Hohlräumen enthaltene Stickstoff nur sehr langsam entweichen, und es muß in diesen Hohlräumen, je nach ihrer Dehnbarkeit, entweder zur Volumenvermehrung oder zur Druckerhöhung kommen (bzw. zu beidem).

In dehnbaren Hohlräumen erfolgt die Expansion exponentiell mit steigender Lachgaskonzentration. Dabei kann sich bei der Inhalation eines Lachgasgemisches mit einem Lachgasanteil von 50 % das Volumen theoretisch verdoppeln, bei Inhalation eines Gemisches mit 75 Vol. % Lachgas kann es sich maximal vervierfachen. Je nach den vorhandenen Durchblutungsverhältnissen sind die tatsächlich resultierenden klinischen Effekte in der Regel jedoch geringer ausgeprägt und zeitabhängig. Dementsprechend unterschiedlich sind die Volumenzunahmen in den verschiedenen Hohlräumen, darüber hinaus hängt ihre klinische Relevanz noch von der jeweiligen Lokalisation ab. Dehnbare luftgefüllte Hohlräume sind Darmschlingen, ein Pneumothorax bzw. eine Lungenzyste sowie die Gasblasen bei einer Luftembolie [5, 7, 23, 33]. Für luftgefüllte Darmteile konnte Eger [5, 7] beispielsweise experimentell bei einer 2stündigen Narkose mit einem Lachgasanteil von 75 Vol. % eine Verdoppelung des Volumens nachweisen. Solche Veränderungen können das chirurgische Vorgehen bei einem Ileus oder der plastischen Deckung einer Gastroschisis beim Neugeborenen erheblich erschweren. Eine Gefährdung des Patienten tritt bei einem vorbestehenden Pneumothorax auf, wobei hier wegen der besseren lokalen Durchblutung die Volumenzunahme auch sehr viel schneller erfolgt. Am gefährlichsten ist die Volumenexpansion bei einer Luftembolie, wie sie v. a. bei neurochirurgischen Eingriffen im Sitzen vorkommen kann. Die hierbei im Operationsgebiet ins Blut eintretenden Luftblasen expandieren in Sekundenschnelle bei Anwesenheit von Lachgas im Blut. Während die kardialen Effekte einer Luftembolie meist nach rechtzeitiger Erkennung noch durch adäquate Reanimationsmaßnahmen erfolgreich behandelt werden können, sind die Folgen einer zerebralen Luftembolie bei dem relativ häufig (ca. 20 %) offenen Foramen ovale schwerwiegend und oft irreversibel. Wenn auch einige Autoren Lachgas bei Eingriffen in sitzender Lagerung sogar als vorteilhaft erachten, weil dadurch die Diagnose einer Luftembolie erleichtert werden soll, stellt unter dem Aspekt der Vermeidung einer relevanten Luftembolie die sitzende Operationslagerung für die meisten eine Kontraindikation für die Lachgasanwendung dar.

Sind die luftgefüllten Hohlräume schlecht oder nicht dehnbar, so kommt es in ihnen durch den Lachgaseinstrom zu einer Druckzunahme, die theoretisch linear ist, da sich zu dem in diesen Hohlräumen vorbestehenden atmosphärischen Druck der Lachgaspartialdruck addiert. Zu diesen Räumen gehört das Mittelohr, in dem eine Lachgasdiffusion so lange zu einem Druckanstieg führt, bis die Tuba Eustachii geöffnet wird. Funktioniert dieser Druckausgleich nicht oder nur verzögert, so können bei einer Tympanoplastik Schwierigkeiten hinsichtlich des operativen Vorgehens auftreten, die allerdings bei einem erfahrenen Operateur keine wesentliche Rolle spielen. Beim geschlossenen Trommelfell kann die Druckerhöhung im Mittelohr, ggf. über eine Luxation der Gehörknöchelchen, zu einer Schalleitungsschwerhörigkeit führen. Im Rahmen der Glaskörperchirurgie am Auge führt eine lachgasinduzierte Druckerhöhung in einer intravitreal eingebrachten Gasblase (beispielsweise $C_3F_8$) u. U. zu einer Einschränkung der Retinadurchblutung. Bei intrakraniellen Luftansammlungen kann es in gleicher Weise zu einem Spannungspneumozephalus kommen [5, 16, 33].

Während die meisten der genannten Druckerhöhungen eher Raritäten darstellen, weil sie an besondere Vorbedingungen geknüpft sind, ist immer damit zu rechnen, daß Lachgas in den luftgefüllten Hohlraum der Blockermanschette des endotrachealen Tubus diffundiert. Die daraus resultierende Druckzunahme führt zur Durchblutungsstörung der Trachealschleimhaut. In der Folge können tracheale Läsionen, von der einfachen Behinderung der mukoziliaren Clearance bis zu Trachealstenosen auftreten. Ein entsprechender Druckausgleich, entweder über die Verwendung spezieller Tuben oder mittels einer sorgfältigen Druckkontrolle, verhindert diese Veränderungen und sollte deswegen selbstverständlich sein [3].

Alle genannten Volumen- bzw. Drucksteigerungen sind am Ende einer Narkose reversibel, da die jetzt umgekehrten Partialdruckgradienten zu einer raschen Lachgaselimination über die Lunge führen. Weil nun bei Einatmung stickstoffhaltiger atmosphärischer Luft Lachgas schneller zurück in die Lunge diffundiert, als Stickstoff in das Blut aufgenommen wird, kommt es zu einer Konzentrationsabnahme des Sauerstoffs in den Alveolen mit der zum ersten Mal 1955 von Fink [12] beschriebenen sog. Diffusionshypoxie oder Dilutionsphypoxie. Diese kann auch ein Neugeborenes bei der Geburt in Narkose gefährden und mit Senkungen des Apgar-Wertes einhergehen. Die genannten hypoxischen Phasen sind leicht durch eine entsprechende Sauerstoffgabe während der Narkoseausleitung bzw. während der Minuten vor der Abnabelung zu vermeiden.

## Unerwünschte kardiovaskuläre Nebenwirkungen

Im Gegensatz zu den v. a. in den 60er und 70er Jahren bekannt gewordenen physikalisch erklärbaren Gaseffekten scheinen auf den ersten Blick die neueren Erkenntnisse zu den Lachgaswirkungen am Kreislaufsystem verwirrend und widersprüchlich. Dabei ist eines sicher: Stickoxydul verhält sich nicht, wie jahrzehntelang angenommen, kreislaufneutral. Es werden in der Literatur jedoch sowohl deprimierende als auch stimulierende Auswirkungen berichtet.

### *Gesamtkreislauf*

Experimentell ist in vitro nachgewiesen, daß Lachgas die Kontraktionskraft des Herzmuskels herabsetzt, d. h. negativ-inotrop wirkt [27]. Nach neuerer Erkenntnis resultiert dies aus einer reversiblen Hemmung der Zytochrom-C-Oxidase des Herzmuskels [9]. In der Klinik kann dieser Effekt jedoch durch eine indirekt positiv-inotrope Wirkung einer $N_2O$-initiierten Sympathikusaktivierung überspielt werden [10, 11, 29, 32]. Das Ausmaß der Sympathikusaktivierung (und die resultierende Lachgasgesamtwirkung) hängt somit ganz wesentlich auch von den begleitend eingesetzten Anästhetika, von der Intensität des chirurgischen Eingriffs und von den kardiovaskulären Kompensationsmöglichkeiten des Patienten ab.

Wird Lachgas allein inhaliert, bleibt trotz eines deutlichen Abfalls des „cardiac output" der Blutdruck wegen einer peripheren Gefäßwiderstandserhöhung unverändert, wobei diese im Sinne der Sympathikusaktivierung mit einer Erhöhung des Noradrenalinspiegels im Blut einhergeht. Wird Lachgas bei einer Inhalationsanästhesie zusammen mit einem anderen volatilen Anästhetikum verabreicht, das für sich allein eine starke negativ-inotrope Wirkung hat, so kann Lachgas zunächst über eine MAC-Reduktion dieses Inhalationsanästhetikums zu einer insgesamt geringeren negativen Inotropie führen als die Anwendung des Inhalationsanästhetikums allein. Darüber hinaus hemmen die pharmakologischen Effekte des volatilen Anästhetikums die lachgasinduzierte Sympathikusaktivierung nicht vollständig, die ihrerseits dann über eine Kreislaufstimulation zu einer weiteren Abschwächung der negativen Effekte der volatilen Inhalationsanästhetika auf das Herz-Kreislauf-System beiträgt. Dabei scheint es so zu sein, daß diese Stimulation am stärksten erhalten bleibt bei gleichzeitiger Inhalation von Halothan, weniger stark bei Isofluran und noch weniger bei Enfluran [8, 28, 31]. Diese lachgasvermittelte Sympathikusaktivierung bei Inhalationsanästhesien wird offenbar durch eine gleichzeitig einwirkende schmerzhafte Stimulation gesteigert, da die relativ schwache analgetische Wirkung von Lachgas eine noxische Reaktion anscheinend nicht ganz unterdrücken kann [28].

Anders stellt sich die Situation dar, wenn Lachgas zusammen mit einer hochdosierten Opiatanästhesie zum Einsatz kommt [2, 18, 21, 36]. Überraschenderweise zeigen sich nämlich gerade bei solchen Narkoseformen, die selbst nur sehr geringe kardiovaskuläre Nebenwirkungen haben, die stärksten negativ-inotropen Wirkungen einer zusätzlichen Lachgasapplikation. Offensichtlich werden bei Narkosen mit den starkwirkenden Analgetika durch deren antinozizeptive, sympathikolytische und parasympathikomimetische Effekte die negativ-inotropen Lachgaswirkungen erst demaskiert. Auch hier spielen für den Gesamteffekt die Vorerkrankungen eine wesentliche Rolle, denn die lachgasbedingten kreislaufdeprimierenden Wirkungen sind hier um so stärker, je ausgeprägter die kardiale Vorschädigung des Patienten ist. Klinische Bedeutung sollen sie oberhalb eines linksventrikulären enddiastolischen Drucks von 15 mm Hg bzw. unterhalb einer Auswurffraktion von 50 % bekommen [2, 21].

Lachgasinduzierte Veränderungen können jedoch nicht nur am Gesamtkreislauf, sondern auch an den Teilkreisläufen – teilweise noch deutlicher – auftreten. Am stärksten interessieren hier der Koronarkreislauf, der Pulmonalkreislauf und die zerebrale Zirkulation.

### *Koronarkreislauf*

Kontrovers wird bis heute der Lachgaseffekt am koronarinsuffizienten Herzen beurteilt. Die meisten Befunde sprechen wohl dafür, daß beobachtete Lachgaseffekte im Sinne einer $O_2$-Mangelversorgung indirekt über hämodynamische Veränderungen im Gesamtkreislauf zustande kommen. Allerdings liegen auch experimentelle Befunde vor, die auf eine koronarkonstringierende Wirkung über einen Endothelfaktor hinweisen [24, 26]. Eine abschließende Stellungnahme scheint hier noch nicht möglich, allerdings deuten neuere klinische Befunde darauf hin, daß auch Patienten mit einer schweren koronaren Herzkrankheit keine nachteiligen Folgen bei einer Lachgasexposition erleiden müssen [15, 22].

### *Lungenkreislauf*

Insbesondere bei primär erhöhtem pulmonalvaskulären Widerstand kommt es zu einer α-adrenerg vermittelten Konstriktion der pulmonalen Gefäßstrombahn, die bei primärer rechtsventrikulärer Dysfunktion oder bei vorbestehenden rechtsventrikulären Koronargefäßstenosen bedeutsam werden kann [35]. Offensichtlich besteht aber auch hier ein großer Einfluß begleitend eingesetzter Anästhetika, da neuere Untersuchungen zeigen konnten, daß eine solche Wirkung unter einer hochdosierten Fentanylanästhesie ausbleibt [14].

### *Zerebrale Zirkulation*

Die eindeutigsten Wirkungen zeigt die Lachgasinhalation am zerebralen Gefäßbett. Hier kommt es konzentrationsabhängig zu einer deutlichen Vasodilation und zur Erhöhung des zerebralen Blutflusses. Bei eingeschränkter intrakranieller Compliance resultiert hieraus eine Erhöhung des intrakraniellen Drucks mit einer Minderung des zerebralen Perfusionsdrucks, evtl. noch verstärkt durch einen Abfall des systemischen Drucks [13, 34]. Als Ursache hierfür wird eine Erhöhung des kortikalen Sauerstoffverbrauchs mit reaktiver Durchblutungszunahme, v. a. in den frontalen Hirnabschnitten, diskutiert [30]. Vorausgehende Maßnahmen zur Senkung des intrakraniellen Drucks, wie Entwässerung, Hyperventilation und Verabreichung von Anästhetika mit hirndrucksenkenden Eigenschaften, können diese unerwünschten Nebenwirkungen teilweise kompensieren. Allerdings sind die Wirkungen von Lachgas am zerebralen Gefäßbett offenbar ausgeprägter, als bisher vermutet. Neue Untersuchungen belegen, daß die zerebral vasodilatierende Wirkung von Lachgas stärker ist als die potenter volatiler Anästhetika, da die Kombination mit diesen zu einer größeren Durchblutungszunahme führt als deren alleinige Anwendung [13]. Demnach ist Lachgas bei Patienten mit erhöhtem Hirndruck zu vermeiden.

## Schlußfolgerungen

Die dargestellten Befunde zeigen, daß Lachgas, ein mehr als 100 Jahre als nebenwirkungsfrei geltendes Anästhetikum, keine inerte Substanz ist. Von seinen anfangs genannten Vorzügen gegenüber anderen Anästhetika bleibt im wesentlichen seine gute und bisher unübertroffene Steuerbarkeit unbestritten. Wie bei allen Anästhetika kann jedoch eine unreflektierte Anwendung gefährlich sein, und ebenso wie bei allen anderen im Rahmen einer Narkose verwendeten Medikamenten muß bei seinem Einsatz individuell Nutzen gegen Risiko abgewogen werden. Dabei scheint durchaus auch eine Neubewertung seines Nutzens angezeigt. Während gemeinhin, ausgehend von den MAC-Studien, dem Lachgas eine relativ große Bedeutung im Rahmen der Narkose beigemessen wird, zeigt sich im klinischen Gebrauch, daß der Verzicht auf Lachgas oft nur mit einem relativ geringen zusätzlichen Verbrauch anderer Anästhetika einhergeht [8, 28]. Wenn auch somit der Verzicht auf Lachgas im Einzelfall meist relativ leicht fällt, so sollte dabei jedoch nicht übersehen werden, daß andere, dann alternativ einzusetzende Anästhetika häufig schwerwiegendere Risiken und Nebenwirkungen in sich bergen als Lachgas. So gesehen stellt Lachgas – bis auf einige (oben genannte) Ausnahmesituationen – immer noch ein sehr gut verträgliches Anästhetikum dar. Dementsprechend hat eine Vielzahl von neueren Untersuchungen auch dazu beigetragen, daß die Vorteile von Lachgas auch von denen gesehen werden, die vor einigen Jahren sogar den totalen Lachgasverzicht diskutierten [6, 8]. Vermutlich wird somit Lachgas auch in absehbarer Zukunft wesentlicher Bestandteil der Routinenarkose bleiben, da nach neueren Erkenntnissen Lachgas (aus der Narkose) zudem nur eine marginale Rolle beim Ozonabbau spielt, und das bisherige Hauptrisiko der Lachgasanwendung, die ungenügende Einspeisung ausreichender Sauerstoffmengen in das Narkosesystem, durch neue technologische Möglichkeiten immer besser kontrolliert werden kann.

## Literatur


1. Amess JAL, Burman JF, Rees GM, Nacekievill DG, Mollin DL (1978) Megaloblastic hemopoiesis in patients receiving nitrous oxide. Lancet II: 339
2. Balasaraswathi K, Kumar P, Rao TLK, El-Etr AA (1981) Left ventricular enddiastolic pressure (LVEDP) as an index for nitrous oxide use during coronary artery surgery. Anesthesiology 55: 708
3. Brandt L, Pokar H (1983) Das Rediffusionssystem. Anaesthesist 32: 459
4. Cohen EN, Brown BW, Wu ML et al. (1980) Occupational disease in dentistry and chronic exposure to trace anesthetic gases. J Am Dent Assoc 101: 21
5. Eger II EI (1985) Nitrous oxide/$N_2O$. Elsevier, New York
6. Eger II EI (1985) Should we not continue to use nitrous oxide? In: Eger II EI (ed) Nitrous oxide/$N_2O$. Elsevier, New York
7. Eger II EI, Saidman LJ (1965) Hazards of nitrous oxide anesthesia in bowel obstruction and pneumothorax. Anesthesiology 26: 61
8. Eger II EI, Lampe GH, Wank LZ, Whithendale P, Cahalan MK, Donegan JH (1990) Clinical pharmacology of nitrous oxide: An argument of its continued use. Anesth Analg 71: 575
9. Einarsdottir O, Canughey WS (1988) Interactions of the anesthetic nitrous oxide with bovine heart cytochrome c oxidase. J Biol Chem 263: 9199
10. Eisele JH, Smith NT (1972) Cardiovascular effects of 40 percent nitrous oxide in man. Anesth Analg 51: 956
11. Eisele JH, Trenchard D, Stubbs J, Guz A (1969) The immediate cardiac depression by anesthetics in conscious dogs. Br J Anesth 41: 86
12. Fink BR (1955) Diffusion anoxia. Anesthesiology 16: 511
13. Hansen TD, Warner DS, Todd MM (1988) Nitrous oxide is a more potent cerebral vasodilator than either halothane or isoflurane. Anesthesiology 69: A 537
14. Konstadt SN, Reich DL, Thys DM (1990) Nitrous oxide does not exacerbate pulmonary hypertension or ventricular dysfunction in patients with mitral valvular disease. Can J Anaesth 37: 613
15. Kozmary SV, Lampe GH, Benefiel D et al. (1990) No finding of increased myocardial ischemia during or after carotid endarterectomy under anesthesia with nitrous oxide. Anesth Analg 71: 591
16. Kuschmir H, Rust M, Eisler K (1981) Druckmessungen im Mittelohr bei unterschiedlichen Narkoseverfahren. Laryngol Rhinol 60: 418
17. Landon MJ, Toothill VJ (1986) Effect of nitrous oxide on placental methionine synthase activity. Br J Anesth 58: 524
18. Lappas DG, Buckley MJ, Laver MB, Daggett WM, Lowenstein E (1975) Left ventricular performance and pulmonary circulation following addition of nitrous oxide to morphine during coronary-artery surgery. Anesthesiology 43: 61
19. Lassen HCA, Henriksen E, Neukirch F, Kristensen HS (1956) Treatment of tetanus: Severe bone-marrow depressions after prolonged nitrous oxide anaesthesia. Lancet I: 527
20. Layzer RB (1978) Myeloneuropathy after prolonged exposure to nitrous oxide. Lancet II: 1227

21 Meretoja OA, Takkunen O, Heikkilä H, Wegelius U (1985) Haemodynamic response to nitrous oxide during high-dose fentanyl pancuronium anaesthesia. Acta Anesthesiol Scand 29: 137
22 Mitchell MM, Prakash O, Rulf ENR, Daele MERM van, Cahalan MK, Roelandt JRTC (1989) Nitrous oxide does not induce myocardial ischemia in patients with ischemic heart disease and poor ventricular function. Anesthesiology 71: 526
23 Munson ES, Merrick HC (1966) Effect of nitrous oxide on venous air embolism. Anesthesiology 27: 783
24 Nathan HJ (1988) Nitrous oxide worsens myocardial ischemia in isoflurane anesthetized dogs. Anesthesiology 68: 407
25 Nunn JF, Chanarin I, Tanner AG, Owen ERTC (1986) Megaloblastic bone marrow changes after repeated nitrous oxide anaesthesia. Reversal with folinic acid. Br J Anesth 58: 1469
26 Philbin DM, Foex P, Lowenstein E, Ryder WA, Jones LA (1983) Nitrous oxide causes myocardial dysfunction. Anesthesiology 59: A80
27 Price HL (1976) Myocadial depression by nitrous oxide and its reversal by $Ca^{++}$. Anesthesiology 44: 211
28 Rothammer A (1987) Lachgas in der Kombinationsnarkose. Anaesthesist 36: 333
29 Russell GB, Snider MT, Richard RB, Loomis JL (1990) Hyperbaric nitrous oxide as a sole anesthetic agent in humans. Anesth Analg 70: 289
30 Samra SK, Deutsch G, Arens JF (1988) Effect of nitrous oxide on global and regional cerebral blood flow in humans. Anesthesiology 69: A536
31 Smith NT, Calverley RK, Prys-Roberts C, Eger II EI, Jones CW (1978) Impact of nitrous oxide on the circulation during enflurane anesthesia in man. Anesthesiology 48: 345
32 Smith NT, Eger II EI, Stoelting RK, Whayne TF, Cullen D, Kadis LB (1970) The cardiovascular and sympathomimetic responses to the addition of nitrous oxide. Anesthesiology 32: 410
33 Schuh FT (1975) Nebenwirkungen von Lachgas. Anaesthesist 24: 392
34 Schulte am Esch J, Thiemig I, Pfeifer G, Entzian W (1979) Die Wirkung einiger Inhalationsanästhetika auf den intrakraniellen Druck unter besonderer Berücksichtigung des Stickoxidul. Anaesthesist 28: 136
35 Schulte-Sasse U, Hess W, Tarnow J (1982) Pulmonary vascular responses to nitrous oxide in patients with normal and high pulmonary vascular resistance. Anesthesiology 57: 9
36 Stoelting RK, Gibbs PS, Creasser CW, Peterson C (1973) Hemodynamic and ventilatory responses to fentanyl, fentanyl-droperidol, and nitrous oxide in patients with acquired valvular heart disease. Anesthesiology 42: 319

# Entwöhnung vom Respirator

R. KUHLEN, R. ROSSAINT, S. HAUSMANN, D. PAPPERT, K. FALKE

Die Entwöhnung von der Beatmung – im englischen Sprachgebrauch kurz „weaning" genannt – beschreibt den Übergang von der maschinellen Beatmung bis hin zur vollständigen Spontanatmung. Vor der Einführung von Beatmungsverfahren zur teilweisen Unterstützung der Atmung bestand dieser Übergang im Grunde aus der abrupten Beendigung der kontrollierten maschinellen Beatmung zugunsten der nicht unterstützten Spontanatmung, meist an einem T-Stücksystem. Seit Anfang der 70er Jahre bis heute wurden mehrere Beatmungsverfahren zur teilweisen Unterstützung der Atmung entwickelt und technisch realisiert, die es erlauben, den Anteil der maschinellen Ventilation an der Gesamtventilation schrittweise zu reduzieren. Hierdurch ist es heute möglich den Übergang zur Spontanatmung graduell, an die Bedürfnisse des jeweiligen Patienten angepaßt, zu vollziehen, und somit die Entwöhnung als schrittweise Reduktion der verschiedenen Komponenten der maschinellen Beatmung zu gestalten (Tab. 1, vgl. [3, 9, 10]).

Bei den Methoden zur teilweisen Unterstützung der Atmung handelt es sich v. a. um die synchronisierte intermittierende maschinelle Ventilation (SIMV) und um die Beatmung mit inspiratorischer Druckunterstützung (IPS) sowie deren kombinierte Anwendung. Diese Beatmungsverfahren sind in den letzten Jahren in einer Vielzahl von Arbeiten untersucht worden, in denen ihre Vorteile während der Entwöhnung von der Beatmung gezeigt wurden. Auch die breite klinische Anwendung dieser Methoden stützt die Annahme, daß die allmähliche Entwöhnung von der Beatmung vorteilhaft gegenüber der älteren „On-off-Methode" ist, und zu einer Verbesserung von Verlauf und Erfolg der Entwöhnungsperiode geführt hat. Dennoch kann nicht außer acht gelassen werden, daß ein eindeutig besseres Entwöhnungsergebnis nicht wirklich bewiesen ist und daß es somit auch heute problematisch bleibt, konkrete, wissenschaftlich fundierte Richtlinien für

**Tabelle 1.** Schrittweise Reduktion der verschiedenen Komponenten maschineller Ventilation während des weaning. (Mod. nach Benzer et al. [3], Falke [9])

1. Reduktion der $F_IO_2$ wenn möglich < 0,5,
2. Verkürzung des I:E-Verhältnisses bis auf 1:2 (in Ausnahmefällen, v. a. bei COPD, bis auf 1:3),
3. Reduktion des PEEP bis auf 5 cm $H_2O$[1],
4. Förderung der Spontanatmung durch Reduktion der Analgosedierung und Beatmungsformen zur teilweisen Unterstützung der Spontanatmung,
5. graduelle Reduktion der maschinellen Ventilation:
   SIMV: Reduktion von $T_V$ und f,
   IPS: Reduktion der Druckunterstützung bis auf 4–6 cm $H_2O$ bei schwerem ARDS und COPD,
6. bei Anwendung eines kontinuierlichen High-flow-CPAP-Systems:
   Reduktion des CPAP,
7. nach Extubation Anwendung von intermittierendem Masken CPAP.

[1] 1 cm $H_2O$,= 98,07 Pa.

**Tabelle 2.** Häufigkeit der schwierigen Entwöhnungen (*n:* Anzahl der Patienten; %: Prozentsatz der schwierigen Entwöhnungen; Literaturangaben in Lemaire et al. 1991 [13], Benito et al. 1991 [2])

| Studie | *n* | % | Erkrankung |
|---|---|---|---|
| Sahn et al. 1973 | 100 | 17 | gemischt medizinisch-chirurgisch |
| Hilberman et al. 1976 | 124 | 18 | postoperativ kardiochirurgisch |
| Tahavanainen et al. 1983 | 47 | 19 | medizinisch |
| Tomlinson et al. 1989 | 165 | 18 | gemischt medizinisch-chirurgisch |
| Menzies et al. 1989 | 95 | 80 | COPD |
| Krieger et al. 1989 | 269 | 10 | Altersemphysem |
| Aubier et al. 1986 | 16 | 31 | COPD |
| Tobin et al. 1987 | 17 | 41 | COPD |
| Pourriat et al. 1987 | 37 | 51 | COPD |

die Entwöhnung eines Patienten zu formulieren. Dies liegt v. a. darin begründet, daß für den Verlauf und den Erfolg der Entwöhnung eine Vielzahl von Faktoren und therapeutischen Maßnahmen über das Beatmungsverfahren hinaus wichtig ist und daß sich die Entwöhnung von Patient zu Patient höchst unterschiedlich gestalten kann. Vor diesem Hintergrund überrascht es nicht, daß auch heute der Entwöhnungsprozeß oftmals einem Trial-and-error-Verfahren entspricht, was besonders für die schwierige Entwöhnung zutrifft [16].

Die Häufigkeit der schwierigen Entwöhnung wird in großen Studien mit ca. 20 % aller Beatmungspatienten angegeben, wobei bei den Patienten mit schweren Lungenschäden, v. a. bei chronisch obstruktiven Lungenerkrankungen (COPD), in 50–80 % der Fälle mit Entwöhnungsproblemen zu rechnen ist (Tabelle 2; vgl. [2, 13]).

Gerade beim schwierig zu entwöhnenden Patienten wird sich die Wahl des Vorgehens mehr am individuellen Verlauf als an einem festen Schema orientieren müssen. Bei der manchmal verwirrenden Vielzahl an heute zur Verfügung stehenden Atemhilfen und unterstützenden Maßnahmen ist es besonders für die schwierige Entwöhnung notwendig, die pathophysiologischen Veränderungen während der Entwöhnung genau zu kennen und beim individuellen Patienten zu berücksichtigen, um so zur richtigen Auswahl der geeigneten Maßnahmen zu gelangen.

## Pathophysiologie der Entwöhnung

### *Voraussetzungen für die erfolgreiche Entwöhnung*

Die Entwöhnung von der Beatmung kann nur dann erfolgreich sein, wenn ein Gleichgewicht zwischen der erforderlichen und der möglichen Atemarbeit besteht. Überschreitet die erforderliche Atemarbeit die Leistungsfähigkeit der „Atempumpe", wird sich der Patient durch seine eigene Atmung erschöpfen, was zu den klassischen klinischen Zeichen der inspiratorischen Muskelermüdung führt (Tab. 3, vgl. [7, 18, 19, 22]).

Deswegen ist die Stabilisierung dieses Gleichgewichts durch Reduktion der erforderlichen und Optimierung der möglichen Atemarbeit eine der Hauptvoraussetzungen für die erfolgreiche Entwöhnung. Es wäre wünschenswert, die Atemarbeit direkt messen zu können, was aber angesichts der aufwendigen und problematischen Technik für die klinische Routine nicht weit verbreitet ist.

**Tabelle 3.** Klinische und physiologische Zeichen der inspiratorischen Muskelermüdung (vgl. Cohen et al. 1982; Whitelaw et al. 1975; Sasson et al. 1987)

| Klinische Zeichen | Physiologische Zeichen |
|---|---|
| Tachypnoe, $T_V$ erniedrigt: „rapid shallow breathing"; Diskoordination der Atmung: „paradoxe Atmung", „respiratory alternans"; $CO_2$-Retention, Entwicklung einer respiratorischen Azidose. | p 0,1 zunächst erhöht, Verschiebung der H/L-Ratio in Zwerchfell-EMG, transdiaphragmaler Druck $P_{DI} > 40\%$ des maximalen $P_{DI}$. |

Atemarbeit („work of breathing", WOB) ist im physikalischen Sinne als das Produkt aus transpulmonalem Druck ($P_{TP}$ und Zugvolumen ($V_T$ für einen Atemzug definiert.

$$WOB = P_{TP} \cdot V_T \quad (1)$$

Der transpulmonale Druck unter Beatmung ergibt sich aus der Summe des applizierten Atemwegsdruckes ($p_{AW}$) und dem negativen Pleuradruck ($p_{PL}$). Deswegen ist zur WOB-Messung ein Ösophaguskatheter notwendig, mit dem der untere Ösophagusdruck ($p_{ESO}$) als Parameter zur $P_{PL}$-Messung erfaßt werden kann. Diese Technik ist jedoch aufwendig und mit relativ vielen Fehlerquellen behaftet.

Dennoch ist es wichtig das pathophysiologische Konzept der minimierten Atemarbeit zu befolgen, da hiermit viele therapeutische Überlegungen und Maßnahmen während der Entwöhnung verbunden sind.

### *Determinanten der erforderlichen Atemarbeit*

Die erforderliche Gesamtatemarbeit läßt sich unterteilen in die patientenabhängige Atemarbeit und die sog. zusätzliche Atemarbeit, die durch den Endotrachealtubus und das Beatmungssystem entsteht (added work of breathing). Die einzelnen wichtigen Faktoren für die Zusammensetzung der Atemarbeit sind in Tabelle 4 angegeben.

### *Patientenabhängige Faktoren*

Die zur Spontanatmung notwendige transpulmonale Druckdifferenz muß aufgebracht werden, um die elastischen und die resistiven Widerstände des respiratorischen Systems zu überwinden. Hieraus ergibt sich, daß die zu leistende Atemarbeit maßgeblich von der Compliance (C) und der Resistance (R) des respiratorischen Systems abhängt.

**Tabelle 4.** Determinanten der erforderlichen Atemarbeit

| Patientenabhängige Faktoren | „Added work of breathing" |
|---|---|
| Compliance Resistance | Größe des Endotrachealtubus |
| PEEPi | Triggerschwelle |
| $VO_2$ $VCO_2$ | Demand-flow-Systeme |
| | Höhe des Gasflusses |
| Grad der Analgosedierung Schmerzen, Streß | Grad der Synchronisation |

Die Compliance berechnet sich als Quotienten aus der Volumenänderung in der Lunge und der damit einhergehenden Änderung des transpulmonalen Drucks.

$$C = \Delta V / \Delta p_{TP} \quad (2)$$

Ist die Compliance aufgrund verschiedener Krankheitsbilder erniedrigt, muß für ein suffizientes $V_T$ ein deutlich erhöhter $P_{TP}$ aufgebaut werden, was zu einer gesteigerten Atemarbeit führt (vgl. [1]). Eine Verbesserung der Compliance des Patienten führt somit zu einer Erleichterung der Atemarbeit.

Da die Compliance in gewissen Grenzen mit zunehmendem Lungenvolumen steigt, kann die Applikation von PEEP über eine Rekrutierung bisher verschlossener Gasräume in der Lunge zu einer verbesserten Compliance führen. Dieser positive Effekt des PEEP ist allerdings nur dann zu erwarten, wenn die funktionelle Residualkapazität (FRC) tatsächlich steigerbar ist. Wird nämlich das PEEP-Niveau über diesem maximalen Wert eingestellt, führt das zu einer Überdehnung der Alveolen und einem Abfall der Compliance mit Anstieg der Atemarbeit.

Immer dann, wenn Gründe für eine erniedrigte Compliance vorliegen, wie etwa Pleuraergüsse, Pneumothoraces, Atelektasen, ein Lungenödem oder eine Pneumonie, wird das „weaning" oftmals erst nach erfolgreicher Behandlung dieser Krankheitsbilder gelingen. Besonderes Augenmerk sollte in diesem Zusammenhang auf die Flüssigkeitstherapie und -bilanz des Patienten gerichtet werden, da zentrale Wassereinlagerungen mit Ausbildung eines interstitiellen Lungenödems zu einer Abnahme der Compliance führen kann. Dies ist v. a. deshalb wichtig, da die Beatmung mit positivem Druck in aller Regel mit einer Wasser- und Natriumretention einhergeht. So wird die Gabe von Diuretika während der Entwöhnung und auch vor Extubation oftmals notwendig sein.

Die Resistance des respiratorischen Systems berechnet sich als Quotient aus dem transpulmonalen Druck und der Gasströmung (flow, f) in den Atemwegen:

$$R = p_{TP} / f \quad (3)$$

Bei erhöhter Resistance steigt ebenfalls die Atemarbeit an, da zum Aufbau einer ausreichenden Gasströmung ein erhöhter Druck aufgebracht werden muß. Dieses Problem gestaltet die Entwöhnung bei Patienten mit chronisch obstruktiven Lungenerkrankungen besonders schwierig, was zu dem hohen Prozentsatz an gescheiterten Entwöhnungsversuchen bei COPD führt (Tabelle 2).

Bei der Entwöhnung dieser Patienten steht zunächst die Verbesserung der Resistance durch medikamentöse Therapie des Bronchospasmus und die Sekretolyse durch Lagerungsmaßnahmen, Physiotherapie und die Gabe von Sekretolytika im Vordergrund. Aminophylline bewirken neben einer Bronchodilatation auch eine verbesserte Zwerchfellkontraktilität, und können somit der inspiratorischen Muskelermüdung entgegenwirken.

PEEP darf bei diesen Patienten nur mit äußerster Vorsicht angewendet werden, da beim COPD in aller Regel eine erhöhte FRC durch Verlegung der kleinen Atemwege vorliegt (Air trapping). Durch die Erhöhung v. a. des Ausatemwiderstands kommt es bei diesen Patienten häufig zu einer unvollständigen Exspiration, was zu einer dynamischen Überblähung der Lunge führt. Diese dynamische Überblähung bedingt einen sog. intrinsischen PEEP (PEEPi), dessen Ausmaß abgemessen werden kann, indem nach endexspiratorischem Verschluß des Exspirationsschenkels der vorgegebene PEEP vom tatsächlich vorliegenden endexspiratorischen $p_{AW}$ abgezogen wird. Bei diesen Patienten ist besonders darauf zu achten, daß die Exspirationszeit lang genug ist, um eine möglichst vollständige Exspiration zu erreichen. Hierzu ist es notwendig, die Inspirationszeit der maschinellen Atemzüge möglichst kurz zu gestalten, wie auch darauf zu achten, daß die Atemfrequenz nicht zu hoch ist, da auch eine hohe Atemfrequenz die Exspirationszeit verkürzt. Die Begrenzung des PEEPi ist insbesondere bei der einsetzenden Spontanatmung wichtig, da eine ausgeprägte dynamische Überblähung der Lunge zu einer ungünstigen Geometrie der Atemmuskelfasern mit Verschlechterung der Länge-Kraft-Relation führt. Hierdurch nimmt die Leistungsfähigkeit der Inspirationsmuskulatur ab, während auf der anderen Seite die zu leistende Atemarbeit zunimmt, da der Patient vor Beginn der eigentlichen Inspiration einen negativen Druck zur Überwindung des PEEPi aufbauen muß.

Bei der assistierten Spontanatmung hat sich die Applikation eines externen PEEP auch bei Patienten mit erhöhter Resistance als sinnvoll erwiesen, da der externe PEEP durch Offenhalten der kleinen Atemwege die Resistance und das Ausmaß des PEEPi senken kann. Hierdurch wird die erforderliche Atemarbeit minimiert und die Kontraktilität der Atemmuskulatur verbessert. Die Applikation von PEEP bei diesen Patienten sollte jedoch in kleinen Schritten unter genauer Kontrolle des Gasaustausches, der Hämodynamik und der Atemmechanik erfolgen (vgl. [13]).

Neben der Atemmechanik wird die erforderliche Atemarbeit durch den Sauerstoffverbrauch ($VO_2$) und die Kohlendioxidproduktion ($VCO_2$) bestimmt. Aus diesem Grund erweist sich die Entwöhnung bei Fieber und v. a. beim septischen Syndrom als schwierig. Deswegen sollte zunächst die Infektion durch antibiotische Therapie beherrscht werden, und die Temperatur auf subfebrile Werte gesenkt werden, was manchmal den Einsatz von Antipyretika und physikalischen Kühlungsmaßnahmen erfordert.

Im Rahmen der parenteralen Ernährung führt eine hohe Kalorienzufuhr auch zu einem Anstieg der $VCO_2$ mit konsekutiv notwendiger Erhöhung des Atemminutenvolumens, was beim schwierig zu entwöhnenden Patienten durchaus zu einer erheblichen Erhöhung der Atemarbeit beitragen kann. Daher sollte die Kalorienzufuhr wenn möglich unter 30 kcal/kg am Tag beschränkt sein, und die Zusammensetzung der Ernährung sollte bis zu 50 % Fettemulsionen zur Deckung des kalorischen Bedarfs beinhalten, da der Lipidmetabolismus zu einer relativ geringeren $VCO_2$ führt. Auf der anderen Seite sollte die Kalorienzufuhr nicht zu gering sein, da $CO_2$ einer der wichtigsten Stimulatoren des Atemzentrums ist. Eine zu niedrige $VCO_2$ kann im Extremfall zu einer unzureichenden stimulierten Spontanatmung führen, und so über den verminderten Atemantrieb die Entwöhnung schwierig gestalten. Auch muß die Kalorienzufuhr wie auch das Aminosäurenangebot ausreichend für die Erhaltung, bzw. den Aufbau der Atemmuskelmasse sein, da es sonst durch Atrophie zur Abnahme der Leistungsfähigkeit der Atemmuskulatur kommt (vgl. [13]).

### *Beatmungssystemabhängige Faktoren*

Der Endotrachealtubus und das Beatmungssystem bedeuten für den intubierten Patienten eine externe Erhöhung des Atemwegwiderstandes. Die Atemarbeit zur Überwindung dieser externen Widerstände wird als zusätzliche Atemarbeit („added work of breathing") bezeichnet.

Der Endotrachealtubus stellt notwendigerweise eine Querschnittsverengung der Atemwege dar, die zu einem Anstieg des Strömungswiderstands in den Atemwegen führt. Diese Widerstandserhöhung ist maßgeblich vom Innendurchmesser des Tubus und den verwendeten Gasströmungen abhängig. (Abb. 1 [11]). Da sich mit den klinisch verwendeten Tubendurchmessern und Gasströmungen in aller Regel eine turbulente Gasströmung in den Atemwegen einstellt, gilt es zu berücksichtigen, daß die Tubusresistance nichtlinear von Flow und Durchmesser abhängt, was v. a. für höhere Gasströmungen gilt, wie sie typischerweise der intubierte, suffizient spontanatmende Patient zeigt (vgl. [11]).

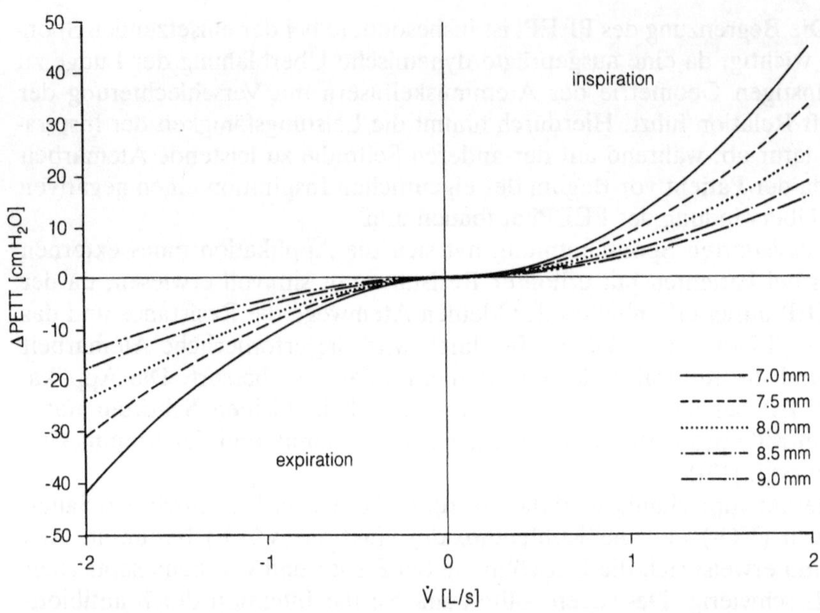


**Abb. 1.** Druckverlust *(ΔPETT)* über den Endotrachealtubus in Abhängigkeit von der Gasströmung *(V)*. Die einzelnen Kurven entsprechen handelsüblichen Endotrachealtuben mit den angegebenen Innendurchmessern. (Aus Guttmann et al. 1993 [11])

Hieraus wird verständlich, daß die Atemarbeit mit Abnahme des Tubusdurchmessers und Zunahme der generierten Gasströmung teilweise massiv ansteigen kann. Klinisch relevant wird dieser Befund immer dann, wenn ein Patient diese zusätzliche Atemarbeit nicht leisten kann, und sich deswegen erschöpft. Neben den zur Verfügung stehenden Beatmungsmethoden zur Kompensation dieser zusätzlichen Atemarbeit (s. unten) sollte in einer solchen Situation eine Umintubation zugunsten eines größeren Tubus in Erwägung gezogen werden. Dies gilt v. a., wenn Tuben mit einem Innendurchmesser kleiner als 8 mm verwendet worden sind. Außerdem sollte man während der Entwöhnung eines solchen Patienten evaluieren, ob nicht eine Extubation und die damit verbundene Reduktion der Atemarbeit eine inspiratorische Muskelermüdung verhindern kann. Diese Überlegung kann natürlich nur angestellt werden, wenn keine sonstigen Gründe gegen die Extubation sprechen.

Ein weiterer Grund für die Entstehung von zusätzlicher Atemarbeit ist das Beatmungssystem an sich. Für die getriggerten Beatmungsformen zur Unterstützung der Spontanatmung gilt, daß v. a. die Triggersensitivität und die Charakteristik der Demand-flow-Regler (Abb. 2) entscheidend das Ausmaß der zusätzlichen Atemarbeit bestimmen.

Je intensitiver die Triggerschwelle am Beatmungsgerät eingestellt ist, desto mehr Atemarbeit muß der Patient leisten. Da während der Triggerphase in aller Regel keine ausreichende Gasströmung vom Beatmungsgerät appliziert wird, handelt es sich hierbei um frustrane Atemarbeit („wasted work of breathing“). Hierdurch ergibt sich, daß die Triggerschwelle so sensibel wie möglich eingestellt werden sollte, ohne daß es zum Phänomen der Selbsttriggerung („auto trigger“) kommt. Wenn man ein offensichtliches Autotriggern beobachtet, sollte dies nicht automatisch zur Erhöhung der Triggerschwelle führen, sondern es sollten zunächst alle möglichen Gründe hierfür überprüft werden, wie etwa Wasser im System oder ähnliches. Ebenso sollte eine Tachypnoe des Patienten nicht sofort durch Verstellen des Triggers maskiert werden, sondern es sollten die Gründe hierfür gesucht und wenn möglich behandelt werden.

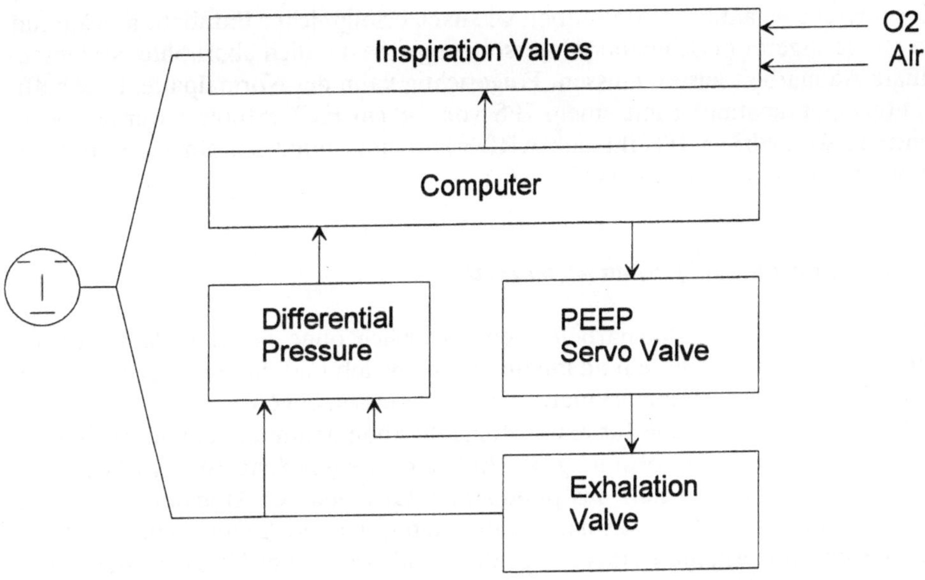


**Abb. 2.** Schematische Darstellung einer Demand-flow-Regulation, so wie sie in modernen, mikroprozessorgesteuerten Respiratoren verwendet wird

In modernen Beatmungsgeräten wird die inspiratorische Gasströmung bei der assistierten Spontanatmung durch einen Demand-flow-Regler kontrolliert (Abb. 2). Mit Hilfe dieser Regulation wird immer soviel Flow vom Beatmungsgerät appliziert, daß der vorgewählte Druck im Beatmungssystem aufrecht erhalten werden kann. Die Güte der Demand-flow-Regulation läßt sich also an der Differenz des tatsächlich vorherrschenden und des vorgewählten $p_{AW}$ ablesen, die bei guter Regulation praktisch nicht nachweisbar sein sollte. Kann durch das Demand-System keine Druckkonstanz geliefert werden, sinkt der inspiratorische $p_{AW}$ deutlich unter das gegebene PEEP-Niveau, was für den Patienten einen deutlichen Anstieg der inspiratorischen Atemarbeit bei fallender FRC und somit schlechter werdenden Gasaustausch nach sich zieht. Im Gegensatz hierzu ist bei der Verwendung von kontinuierlichen Flowsystemen („continous flow") annähernd vollständige Druckstabilität zu erwarten, unter der Voraussetzung, daß die kontinuierliche Gasströmung unter Zuhilfenahme eines ausreichend großen Reservoirs höher als die vom Patienten benötigte Gasströmung ist. Dies ist in aller Regel bei 25–40 l/min Gasfluß und einem Reservoir von 20–25 l Volumen gegeben. In einem solchen System ist die systembedingte Atemarbeit minimal, wobei man aber berücksichtigen muß, daß hierbei nur noch positiver $p_{AW}$ appliziert wird, und keine Unterstützung der Ventilation im eigentlichen Sinne geleistet wird. Im Vergleich mit kontinuierlichen Flow-Systemen, kann die systembedingte Atemarbeit mit älteren Demand-flow-Systemen um bis zu 22 % ansteigen [17]. Obwohl in den neueren Mikroprozessor-gesteuerten Beatmungsgeräten die Flowadaptierung verbessert ist, scheinen für Patienten mit hohen inspiratorischen Gasströmungen kontinuierliche Systeme besser geeignet. Steht ein solches System nicht zur Verfügung, so gilt auch für moderne Respiratoren, daß immer eine kleine inspiratorische Druckunterstützung zur Kompensation der systembedingten Atemarbeit eingestellt werden sollte. Die Höhe der hierzu notwendigen Druckunterstützung ist maßgeblich von der Grunderkrankung abhängig. Während bei unproblematischen Krankheitsbildern, etwa bei postoperativen Nachbeatmungen bei sonst lungengesunden Patienten, ein IPS von 4–8 cm $H_2O$ ausreicht, sind z. B. nach schwerem ARDS ca. 10 cm $H_2O$ notwendig, um die systembedingte Atemarbeit zu kompensieren. Diese Patienten leisten mit einem IPS von

10 cm $H_2O$ eine ähnliche Atemarbeit wie nach erfolgreicher Extubation, während sie mit geringerer maschineller Unterstützung eine deutlich überhöhte, systembedingte Atemarbeit leisten müssen. Folgerichtig kann der Normalpatient bei suffizienter Spontanatmung mit einem IPS von 4-8 cm $H_2O$ extubiert werden, während ein so niedriger IPS für den ARDS-Patienten praktisch einer erschwerten Spontanatmung gleichkäme (vgl. [4–6]).

### *Determinanten der möglichen Atemarbeit*

Um die erforderliche Atemarbeit wieder gänzlich ohne maschinelle Unterstützung zu bewältigen, sind ein adäquater Atemantrieb und die entsprechende Leistungsfähigkeit der Atemmuskulatur Grundvoraussetzungen.

Es ist verständlich, daß für eine suffiziente Spontanatmung ein ausreichender zentraler Atemantrieb notwendig ist. Auf der anderen Seite ist bei der akuten respiratorischen Insuffizienz aus pulmonalen Gründen der Atemantrieb in aller Regel deutlich stimuliert, was dazu führen kann, daß die Atemmuskulatur durch den permanent erhöhten „drive" ermüdet und somit zum Versagen der Atempumpe beiträgt [12]. Deswegen sollte der Atemantrieb während des Weanings weder kontinuierlich zu hoch, noch zu niedrig sein. Eine ganz wesentliche Rolle spielt in diesem Zusammenhang die Analgosedierung des Patienten, die auf der einen Seite während des Weanings so weit zurückgenommen sein sollte, daß sie nicht mehr atemdepressiv wirkt. Auf der anderen Seite sollte der Patient noch so weit analgosediert sein, daß er sich nicht gegen den Endotrachealtubus und die Beatmung wehrt, was dann zur Erschöpfung und damit zum Scheitern der Entwöhnung führen kann. Es wird kaum möglich sein, ein konkretes Sedierungsregime für die Entwöhnungsperiode anzugeben. Dennoch sollte man sich bei jedem zu entwöhnenden Patienten immer wieder fragen, ob die Sedierung der jeweiligen Situation angemessen ist. Die klinische Erfahrung zeigt, daß weder der völlig ruhig im Bett liegende, noch der agierte, gegen die Beatmung „ankämpfende" Patient leicht zu entwöhnen sind.

Neben dem Grad der Sedierung wird der zentrale Atemantrieb noch durch eine Vielzahl von Einflüssen, wie dem Säure-Basen-Haushalt, Elektrolytstörungen, zentralnervösen Erkrankungen, v.a. mit erhöhtem Hirndruck, oder auch neuromuskulärer Blockade, z.B. durch Relaxanzien oder bestimmte Antibiotika mitbestimmt. Auch hier gilt, daß jede dieser Störungen wenn möglich therapiert werden sollte, bevor mit der definitiven Entwöhnung von der Beatmung begonnen wird.

Voraussetzung für eine leistungsfähige Atemmuskulatur ist eine ausreichende $O_2$-Versorgung. Während unter Ruhebedingungen der $O_2$-Verbrauch der Atemmuskulatur 1–3 % der gesamten $VO_2$ beträgt, kann dieser Prozentsatz während des Weaning bis zu 50 % betragen. Da die $O_2$-Extraktion des Zwerchfells schon in Ruhe recht hoch ist, kann der deutlich erhöhte $O_2$-Verbrauch der Atemmuskulatur nur durch einen gesteigerten Blutfluß gedeckt werden. Da der Blutfluß zum Zwerchfell wiederum eng mit dem Herzminutenvolumen (HZV) korreliert, kann eine entsprechende $O_2$-Versorgung der Atemmuskulatur nur mit einer HZV-Steigerung erreicht werden. Der notwendige HZV-Anstieg bei der Entwöhnung wurde tatsächlich von mehreren Arbeitsgruppen bestätigt und sogar als Prediktor für die Entwöhnbarkeit angegeben, da schwierig zu entwöhnende Patienten keinen entsprechenden HZV-Anstieg zeigten. Aus diesem Grund sollte die kardiale Leistungsfähigkeit während der Entwöhnung soweit wie möglich optimiert werden. Hieraus erklärlich wird der Grundsatz, nie einen Patienten im Schock zu entwöhnen. Wenn nötig muß eine evtl. Hyper- oder Hypovolämie vor dem Weaning korrigiert werden. Außerdem kann aus diesen Gründen während des Weanings der Einsatz von positiv-inotropen Substanzen notwendig werden.

Ein weiterer Grund für die engmaschige Kontrolle der kardialen Funktion ist die Reduktion des intrathorakalen Drucks durch die Reduktion des $p_{AW}$ während der Entwöhnung von der Beatmung. Hiermit wird zwar der venöse Rückstrom zum rechten Herzen verbessert, doch auf der anderen Seite steigt das „afterload" des linken Ventrikels, was zu einer Reduktion der Auswurfleistung des linken Ventrikels führen kann. So kann eine latente linksventrikuläre Herzinsuffizienz durch abrupte Änderung der intrathorakalen Drücke während der Entwöhnung demaskiert werden, was sowohl die Leistungsfähigkeit der Atemmuskulatur wegen eines insuffizienten HZV-Anstiegs vermindert, als auch über die Ausbildung eines bronchialen Ödems die erforderliche Atemarbeit steigert. Aus diesen Gründen ist bei Patienten mit kardialer Anamnese ein invasives Kreislaufmonitoring während des Weaning manchmal unumgänglich (vgl. [13]).

## Strategie der Entwöhnung

Zur Entwicklung einer erfolgreichen Entwöhnungsstrategie müssen v. a. 3 Fragen beantwortet werden:

- Wann kann mit der Entwöhnung begonnen werden?
- Anhand welcher Kriterien können Verlauf und Erfolg der Entwöhnung beurteilt werden?
- Welche Form der teilweisen Unterstützung der Atmung sollte gewählt werden?

### *Zeitpunkt der Entwöhnung*

Generell gilt, daß mit der Entwöhnung dann begonnen werden sollte, wenn die Gründe, die zur Intubation und maschinellen Beatmung geführt haben, überwunden sind. Während dieser Zeitpunkt bei akuten Krankheitsbildern, oder etwa bei postoperativer Nachbeatmung einfach festzulegen ist, gestaltet sich die Entscheidung bei prolongierten Krankheitsverläufen mit langdauernder Beatmungstherapie oft schwierig. Darüber hinaus bedeutet der Beginn der Entwöhnung mit den heute zur Verfügung stehenden Beatmungsformen zur teilweisen Unterstützung der Spontanatmung nicht mehr notwendigerweise die Beendigung der maschinellen Beatmung. Deswegen kann man den Beginn der Entwöhnung heute in einem etwas dynamischeren Sinne als den Zeitpunkt definieren, wo es möglich ist, die Invasivität der maschinellen Beatmung zu reduzieren. In diesem Sinne beginnt die Entwöhnung z. B. mit der Reduktion der $F_IO_2$, oder des I:E-Verhältnisses, wenn es der Gasaustausch des Patienten erlaubt. Hierzu ist es nicht unbedingt notwendig, daß der Grund der respiratorischen Insuffizienz schon vollständig überwunden ist. Auch die weiteren Schritte, wie Reduktion des PEEP und der maschinellen Ventilation, werden in dem Maße möglich sein, wie sich die respiratorische Leistungsfähigkeit des Patienten bessert (vgl. Tab. 1, [3]). Wie oben ausgeführt, ist hierbei grundsätzlich zu beachten, daß die erforderliche Atemarbeit mit der möglichen Atemarbeit im Gleichgewicht stehen sollte, was den Einsatz von maschineller Unterstützung der Atmung so lange erforderlich macht, bis der Patient dieses Gleichgewicht selbständig einhalten kann.

### *Kriterien für die erfolgreiche Entwöhnung*

Um den Verlauf und den Erfolg der Entwöhnung beurteilen zu können, ist es wünschenswert objektive Kriterien zu formulieren. Anhand solcher Kriterien sollte es möglich sein, die Patienten zu identifizieren, die noch nicht zu entwöhnen sind, um ihnen so gescheiterte Entwöhnungsversuche zu ersparen, die nicht nur schwere kardiorespiratorische Nebenwirkungen haben können, sondern auch psychisch sehr belastend sind. Bei diesen Patienten sollte anhand der Entwöhnungskriterien auch die mögliche Ursache der weiteren Ventilatorabhängigkeit beurteilbar sein, um so evtl. Änderungen des therapeutischen Managements objektivieren zu können. Auf der anderen Seite sollten die Patienten identifiziert werden können, die einfach und schnell zu entwöhnen sind, damit die Beatmungstherapie nicht unnötig prolongiert wird [20].

### *Klassische Entwöhnungskriterien*

Die klassischen Kriterien für die erfolgreiche Entwöhnung sind in Tabelle 5 angegeben (vgl. [13]). Diese Kriterien wurden v. a. für den direkten Übergang von der kontrollierten Beatmung zur Spontanatmung an einem T-Stück-System formuliert. So erfolgt der Übergang zur völligen Spontanatmung in der Regel problemlos, wenn ein Patient in Ruhe weniger als 10 l/min mit einer Atemfrequenz kleiner als 35/min und einem $T_V$ größer als 5 ml/kg KG atmet. Zur Beurteilung der möglichen Leistungsfähigkeit der Spontanatmung sollte der Patient sein Atemminutenvolumen ($V_E$) auf das Doppelte steigern können, und bei verschlossener Inspiration einen negativen Druck von 25–30 cm $H_2O$ durch seine Atemmuskulatur aufbauen können. Diese Kriterien sind allerdings in Zweifel gezogen worden, da sie einerseits nur für Kurzzeitbeatmungen evaluiert wurden und für prolongierte Beatmungsverläufe einen nur geringen Vorhersagewert besitzen. Andererseits ist deutlich belegt, daß die nicht unterstützte Spontanatmung an einem T-Stück-System mehr Atemarbeit als die Spontanatmung nach Extubation erfordert. Deswegen könnte man die angegebenen Kriterien heute eher als Kriterien für die Extubation und nicht für die Entwöhnung benutzen.

Alle Kriterien für die Entwöhnung, die sich auf die Oxygenierung beziehen, sind deswegen problematisch, weil sie stark von der eingestellten $F_IO_2$ und dem PEEP/CPAP-Niveau abhängen. Dem $pCO_2$-Anstieg kommt wegen seiner Abhängigkeit von der alveolären Ventilation zwar mehr Bedeutung als Weaning-Kriterium zu, doch gehen dem erfaßbare Veränderungen der Atemmechanik als sensitivere Parameter voraus (s. unten). Außerdem ist die Einschätzung des absoluten $pCO_2$ etwa bei COPD-Patienten stark von den „Normalwerten" für diesen Patienten abhängig, die nicht immer bekannt sind. Ein $pCO_2$-Anstieg von < 8 mm Hg bei Spontanatmung scheint ein guter Parameter für die erfolgreiche Entwöhnung zu sein.

In den letzten Jahren sind eine Reihe neuerer Parameter bzgl. ihres Vorhersagewertes für eine erfolgreiche Entwöhnung untersucht worden, die im folgenden vorgestellt werden sollen.

**Tabelle 5.** Klassische Kriterien für die erfolgreiche Entwöhnung. (Mod. nach Lemaire u. Meakins 1991 [13])

| Kriterium | Wert |
|---|---|
| Atemzugvolumen ($T_V$) | > 5 ml/kg |
| Vitalkapazität (VC) | > 10–15 ml/kg |
| Atemfrequenz (f) | < 35/min |
| Atemminutenvolumen ($V_E$) | < 10 l/min |
| Maximales $V_E$ | 2 X $V_E$ in Ruhe |
| Maximale Inspirationskraft ($p_{imax}$) | > 25–30 cm $H_2O$ |
| Atemwegsokklusionsdruck (p 0,1) | < 7 cm $H_2O$ |
| $p_aO_2$ ($F_IO_2$ < 0,4) | > 60 mm HG |
| $p_aCO_2$-Anstieg | < 8 mm HG |
| pH | > 7,30 |

*Muster der Atmung*

Wie schon erwähnt, stellt die inspiratorische Muskelerschöpfung einen der Hauptgründe für die gescheiterte Entwöhnung dar. Die von Cohen et al. [7] beschriebene Sequenz, die letztlich zur Muskelermüdung führt, beginnt mit elektromyographischen Zeichen: die niederfrequenten EMG-Aktivitäten nehmen zu, während die hochfrequenten Aktivitäten abnehmen, was als H/L-Ratio („high-to-low ratio") ausgedrückt wird. Hiernach folgen ein Anstieg der Atemfrequenz mit kleineren Atemzugvolumina, und schließlich die Entwicklung der paradoxen Atmung mit Einwärtsbewegung des Abdomens während der Inspiration, die sowohl klinisch zu beobachten ist, als auch mit Hilfe der induktiven Plethysmographie genauer quantifiziert werden kann. Parallel hierzu entwickelt sich ein $CO_2$-Anstieg, der letztlich zur respiratorischen Azidose führen kann. Auch wenn das Vollbild der inspiratorischen Muskelerschöpfung den Mißerfolg der Entwöhnung anzeigt, konnte mehrfach gezeigt werden, daß das Auftreten von paradoxer Atmung allein kein valides Entwöhnungskriterium ist, da vielfach trotz der diskoordinierten Atembewegungen ein Weaning möglich ist. Ein sehr valider und einfach zu bestimmender Parameter für die erfolgreiche Entwöhnung kann aber der Quotient aus Atemfrequenz und Atemzugvolumen ($f/T_V$, „rapid shallow breathing") sein. Liegt dieser Quotient über 100 /min/l, wird die erfolgreiche Entwöhnung sehr unwahrscheinlich, während die allermeisten Patienten mit einem $f/T_V$-Quotienten < 100 gut zu entwöhnen sind [23].

*Atemarbeit und $O_2$-Verbrauch der Atmung*

Von mehreren Arbeitsgruppen wurde ein Zusammenhang zwischen der Höhe der Atemarbeit und dem Weaning-Erfolg beschrieben, wie es auch dem vorgestellten pathophysiologischen Konzept der Entwöhnung entspricht. Da die Atemarbeit nur schwierig zu messen ist (s. oben), wurde als indirektes Maß hierfür der gesteigerte $O_2$-Verbrauch bei einsetzender Spontanatmung benutzt. Die $VO_2$-Differenz („oxygen cost of breathing") zwischen vollständiger Beatmung und Spontanatmung sollte demnach der Zunahme des $O_2$-Verbrauchs der Atemmuskulatur bei Spontanatmung entsprechen, und mit der Höhe der inspiratorischen Atemarbeit korrelieren. Diese $VO_2$-Differenz ist nicht invasiv mit Hilfe der indirekten Kalorimetrie zu bestimmen. Die Werte des $O_2$-Verbrauchs der Atmung liegen normalerweise bei unter 5 % des gesamten $O_2$-Verbrauchs, können aber während des Weanings auf bis zu 50 % ansteigen. Auch wenn es bzgl. der Grenzwerte für die $VO_2$-Differenz während des Weanings unterschiedliche, z. T. widersprüchliche Ergebnisse gibt, gilt generell, daß ein exzessiver $VO_2$-Anstieg bei Spontanatmung eine erfolgreiche Entwöhnung unwahrscheinlich macht (vgl. [20]).

*Atemwegsokklusionsdruck (p0,1)*

Als weiterer weaning-Parameter ist der sogenannte Atemwegsokklusionsdruck (p0,1) untersucht worden. p0,1 ist der negative Druck, der in den ersten 100 ms einer Inspiration gegen ein geschlossenes System generiert wird. Da hierbei kein Gas im respiratorischen System fließt, ist dieser Wert von dynamischen Größen wie der Compliance oder der Resistance weitgehend unabhängig. Bei gegebener Muskelkraft ist der generierte negative $p_{AW}$ direkt proportional zum Atemantrieb, weswegen der p0,1 mit gewissen Einschränkungen als direkter Parameter des zentralen Atemantriebs gelten kann [22]. Während die Normalwerte beim Gesunden bei 1–2 cm $H_2O$ liegen, ist der p0,1 während der akuten respiratorischen Insuffizienz deutlich erhöht, und sinkt wieder mit Besserung der respiratorischen Leistungsfähigkeit [12]. Dementsprechend wurde ein niedriger p0,1 als guter prädiktiver Wert für die erfolgreiche Entwöhnung angegeben. Auch hier besteht aber hinsichtlich des Grenzwerts für eine erfolgreiche Entwöhnung keine Klarheit, da je nach Studie Grenzwerte zwischen 3–6 cm $H_2O$ angegeben werden. Desweiteren gilt zu berücksichtigen, daß ein hoher Atemantrieb sowohl auf eine noch unzureichende respiratorische Funktion hinweisen kann, als auch durch das Ankämpfen eines Patienten gegen die Beatmung oder den Endotrachealtubus, durch Schmerzen, oder psychische Agitiertheit begründet sein kann. Deswegen ist wahrscheinlich weniger der Absolutwert, als mehr der Trend des p0,1 für den Weaning-Erfolg von Bedeutung. Der Vorhersagewert des absoluten p0,1 für den Erfolg der Entwöhnung kann zusätzlich gesteigert werden, wenn der p0,1 auf die maximale inspiratorische Kraft bezogen wird, was als $p0{,}1/_{Pimax}$ ausgedrückt werden kann. Hiermit werden zusätzlich die Patienten identifiziert, die aufgrund einer unzureichenden Muskelkraft keinen hohen p0,1 generieren können, obwohl ihr Atemantrieb hoch ist. Eine weitere Möglichkeit den Aussagewert zu erhöhen, besteht darin, den p0,1 bei normaler und $CO_2$-stimulierter Atmung zu bestimmen: erfolgreich zu entwöhnende Patienten können ihren p0,1 während $CO_2$-Stimulation um mindestens das 1,5fache steigern, während nicht erfolgreich entwöhnbare Patienten hierzu nicht in der Lage sind (vgl. [18, 20]). Der p0,1 ist heute v. a. deswegen interessant, da seine Messung in neueren Standardrespiratoren (Dräger-Evita) als mögliche Option für die klinische Anwendung zur Verfügung steht.

All diese verschiedenen Ansätze belegen, daß es auch heute nicht möglich ist, die Entwöhnung anhand eines objektiv erfaßbaren Kriteriums beurteilen zu können. Vielmehr sollten im konkreten Fall hierfür alle zur Verfügung stehenden klinischen und physiologischen Parameter kombiniert werden, um so zu einer besseren Einschätzung zu gelangen. Von großer Wichtigkeit ist jedoch immer die Frage nach der individuellen Toleranz des Patienten, weswegen generell gilt, daß mit dem nächsten Entwöhnungsschritt immer erst dann begonnen werden sollte, wenn der Patient die bisherigen Schritte gut toleriert hat.

### *Partielle Unterstützung der Ventilation*

Während der Übergang von der maschinellen Beatmung zur Spontanatmung früher aus der abrupten Beendigung der Beatmung zugunsten der nicht-assistierten Spontanatmung an einem T-Stück-System bestand, werden heute bevorzugt Beatmungsmethoden für die Entwöhnung verwendet, die eine Kombination aus Spontanatmung und maschineller Beatmung erlauben. Der Hauptvorteil liegt darin, daß mit einer solchen assistierten Spontanatmung der inspiratorischen Muskelerschöpfung vorgebeugt werden kann, da ein variabler Anteil der Gesamtatemarbeit weiterhin vom Respirator geleistet wird [5]. Heute erscheint es wahrscheinlich, daß die Verfahren zur unterstützten Spontanatmung die Invasivität der maschinellen Ventilation herabsetzen, indem sie die negativen Rückwirkungen der Beatmung auf die Hämodynamik, die Nierenfunktion oder auch die Funktion des Gastrointestinaltrakts verringern. Außerdem entfällt bei diesen Beatmungsformen die Notwendigkeit zur tiefen Sedierung oder Muskelrelaxation. Deswegen wird die unterstützte Spontanatmung heute nicht mehr nur für die schwierige Entwöhnung, sondern schon relativ früh im Verlauf eines respiratorischen Versagens angestrebt (vgl. [21]).

Grundsätzlich bestehen 2 Möglichkeiten die Spontanatmung eines Patienten maschinell zu unterstützen: Die maschinellen Atemhübe können intermittierend zwischen den Spontanatemzügen verabreicht werden („intermittend mechanical ventilation“, IMV) oder jeder einzelne Spontanatemzug kann maschinell unterstützt werden, was als „inspiratory assist“ (IA) bezeichnet wird.

*Intermittierende maschinelle Ventilation (IMV)*

Die intermittierende maschinelle Ventilation wurde erstmals 1973 in die Klinik eingeführt. An ein Gerät zur kontrollierten Beatmung wurde dabei ein zusätzliches kontinuierliches Flow-System an das Inspirationsventil angeschlossen, so daß der Patient zwischen den maschinellen Atemübungen ohne Abfall des vorgegebenen PEEP einatmen konnte [8]. Durch Reduktion der maschinellen Atemfrequenz konnte der Patient so schrittweise von der Beatmung entwöhnt werden. Während anfangs die maschinellen Atemhübe asynchron erfolgten, werden diese heute über einen Triggermechanismus an die Spontanatmung synchronisiert (SIMV). Aus technischen Gründen wird in den heute zur Verfügung stehenden Respiratoren der Gasfluß für die Spontanatmung nicht mehr kontinuierlich, sondern durch ein Demand-Ventil-System zur Verfügung gestellt. Hierdurch wird die zusätzliche Atemarbeit für die Spontanatemzüge bei SIMV höher als mit kontinuierlichen Flow-Systemen. Außerdem bleibt die Atemmuskulatur auch bei den maschinell applizierten Atemhüben aktiv, weswegen auch während dieser maschinellen Atemzüge Atemarbeit vom Patienten zu erbringen ist. Das Ausmaß dieser Atemarbeit kann bei ungünstiger Einstellung der Frequenz, des $T_V$ oder der Flowcharakteristik sogar deutlich erhöht sein [14, 15]. Mit SIMV ist also eine graduelle Reduktion der maschinellen Ventilation während der Entwöhnung möglich, wobei aber nicht immer die gewünschte Entlastung des Patienten aufgrund der gesteigerten zusätzlichen Atemarbeit erreicht wird. Aus diesem Grund wird SIMV heute mit der Anwendung von IPS kombiniert, um so die zusätzliche Atemarbeit zu kompensieren.

*Inspiratorische Druckunterstützung (IPS)*

Die inspiratorische Druckunterstützung wurde erstmals 1981 in die Klinik eingeführt. Hierbei handelt es sich um eine Form der druckgesteuerten Beatmung, bei der jeder Spontanatemzug nach Überwindung der Triggerschwelle vom Respirator mit einer Gasströmung unterstützt wird, bis der vorgewählte $p_{AW}$ erreicht ist (vgl. [4]). Sobald diese Gasströmung um einen bestimmten Wert unterschritten wird oder der $p_{AW}$ über eine bestimmte Grenze ansteigt, wird die Inspiration beendet, und die Exspiration vom Gerät freigegeben. Bei ausreichendem inspiratorischen Hilfsdruck wird hiermit immer eine Reduktion der Atemarbeit erreicht, während der Patient die Kontrolle über das Atemmuster vollständig behält. Da mit IPS die zusätzliche Atemarbeit nahezu vollständig kompensiert werden kann, sollten die Spontanatemzüge bei SIMV heute immer mit IPS unterstützt werden. Die Höhe der Druckunterstützung zur Überwindung der zusätzlichen Atemarbeit liegt bei 4–6 cm $H_2O$ für den Normalpatienten, kann aber bis zu 10–12 cm $H_2O$ bei Patienten mit COPD oder nach schweren ARDS betragen (vgl. [4, 5]). Die alleinige Anwendung von IPS erfordert einen ausreichenden Atemantrieb des Patienten, da im Gegensatz zu SIMV keine festen maschinellen Atemhübe erfolgen. Bei der alleinigen Anwendung von IPS ist die beste Entlastung des Patienten und auch eine weitestgehende Adaptation zwischen Patient und Ventilator zu erreichen. Hier stellt sich jedoch die Frage, welche Höhe der Druckunterstützung optimalerweise eingestellt werden sollte. Theoretisch wird die Spontanatmung dann optimal unterstützt, wenn die Aktivität der Inspirationsmuskulatur nicht zur Erschöpfung führt. Als einfacher klinischer Anhalt kann hierfür die Aktivierung der Atemhilfsmuskulatur dienen, die bei ausreichender Druckunterstützung möglichst gering sein sollte. Eine einfache Möglichkeit der Beurteilung hierfür bietet die Palpation des M. sternocleidomastoideus bei Reduktion der IPS bis zu dem Wert, an dem die Muskelaktivität anzusteigen scheint [6]. Außerdem sollte sich die Höhe der Druckunterstützung an der Atemfrequenz, dem $T_V$, oder auch dem Ausmaß paradoxer Atmung orientieren. Eine weitere Möglichkeit zur Abschätzung der optimalen Druckunterstützung könnte der zentrale Atemantrieb, gemessen als p0,1 bieten, wobei hierzu weitere Untersuchungen abzuwarten bleiben. Die graduelle Reduktion der maschinellen Ventilation kann bei alleiniger IPS-Anwendung über die Reduktion des inspiratorischen Hilfsdrucks gesteuert werden. Ist bei zufriedenstellendem Atemmuster das IPS-Niveau erreicht, wo lediglich die zusätzliche Atemarbeit kompensiert wird, kann der Patient in aller Regel erfolgreich extubiert werden.

*Neuere Ansätze der partiellen Unterstützung der Spontanatmung*

Neben SIMV und IPS wurden in den letzten Jahren mehrere Formen der assistierten Spontanatmung entwickelt und teilweise auch in modernen Respiratoren technisch umgesetzt. Da diese Formen der Beatmung noch nicht so ausführlich bzgl. ihres Stellenwerts für die Entwöhnung untersucht worden sind, sollen sie hier nur kurz dargestellt werden.

*Biphasic positive airway pressure (BIPAP)*

Die zugrundeliegende Idee des BIPAP ist es, ein System zu schaffen, mit dem die Ventilation maschinell unterstützt werden kann, aber in jeder Phase des Respiratorzyklus eine völlig freie Durchatembarkeit für den Patienten gewährleistet bleibt. Am ehesten läßt sich BIPAP als die Kombination einer drucklimitierten, zeitgesteuerten Beatmung mit erhaltener Spontanatmung beschreiben. In einem solchen System werden 2 verschiedene Druckniveaus vorgewählt, zwischen denen nach einer einstellbaren Zeitspanne umgestellt wird. Auf beiden Druckniveaus hat der Patient über ein Demand-System die Möglichkeit spontan zu atmen. Der Anteil der maschinellen Ventilation ergibt sich aus den Volumenverschiebungen beim Umschalten zwischen dem unteren und dem oberen Druckniveau, die v. a. von den Dehnungseigenschaften der Lunge abhängig sind. Atmet der Patient gar nicht spontan, gleicht BIPAP der druckkontrollierten Beatmung. Bei einsetzender Spontanatmung wird der Patient zunächst auf dem unteren Druckniveau atmen, woraus sich ein ähnliches Bild wie bei druckkontrollierter SIMV-Beatmung ergibt. Originäres BIPAP ist erst dann erreicht, wenn der Patient auf beiden Druckniveaus spontan atmet. Der Anteil der maschinellen Ventilation kann über eine Verringerung der Druckamplitude zwischen oberem und unterem BIPAP-Druck und über eine Verkürzung der Zeit für das obere Druckniveau erreicht werden. Hieraus ergibt sich, daß BIPAP einen fließenden Übergang von kontrollierter Beatmung zur Spontanatmung ermöglicht, ohne den Beatmungsmodus verändern zu müssen. Inwieweit sich die Anwendung von BIPAP als Beatmungsform während des Weanings positiv erweist, wird zu beurteilen sein, wenn hiermit größere klinische Erfahrungen vorliegen (vgl. [1]).

*Proportional assist ventilation (PAV)*

Bei allen klassischen Beatmungsverfahren kommt es zu einer Diskrepanz zwischen der Inspirationsbemühung des Patienten und der tatsächlich erreichten Ventilation. So kann ein Patient, der mit IPS beatmet wird zwar mit einem höheren inspiratorischen Kraftaufwand ($p_{PL}$) ein größeres Atemzugvolumen generieren, ohne jedoch vom Respirator eine entsprechende größere inspiratorische Unterstützung zu erhalten. Die notwendige Mehrarbeit muß also vollständig vom Patienten selber aufgebracht werden. Die Grundidee von PAV ist es, diese Diskrepanz dahingehend zu vermeiden, daß die Druckunterstützung proportional zur Inspirationsbemühung verabreicht wird. In einem solchen System kann ein definierter Anteil der Atemarbeit gegen elastische Widerstände als volumenproportionale Druckunterstützung, ebenso wie ein definierter Anteil der Atemarbeit gegen resistive Widerstände als flowproportionale Druckunterstützung vom Respirator übernommen werden. Bei gesteigerter Inspirationsbemühung wird dem vom Patienten generierten Volumen oder Flow eine proportional höhere Druckunterstützung vom Respirator verabreicht. Mit Hilfe dieser Methode soll eine nahezu optimale Adaptation zwischen Patient und Respirator ermöglicht werden, und die Beatmung soll dem tatsächlichen Bedarf des Patienten besser entsprechen. Hierzu liegen allerdings noch kaum Untersuchungen vor, so daß auch der Stellenwert dieses Ansatzes noch nicht beurteilt werden kann (vgl. [24]).

## Zusammenfassung

Bei ca. 20 % aller Beatmungspatienten gestaltet sich die Entwöhnung von der Beatmung schwierig. Bei langdauernder Beatmungstherapie und v. a. bei COPD-Patienten kann der Anteil der schwierigen Entwöhnung bis auf 50–80 % der Patienten ansteigen. Die genaue Kenntnis der pathophysiologischen Zusammenhänge der Entwöhnung von der Beatmung erleichtert v. a. bei der schwierigen Entwöhnung die Auswahl der geeigneten Weaning-Strategie für den individuellen Patienten.

Im Verlauf der Entwöhnung spielen v. a. 2 physiologische Änderungen eine wichtige Rolle:

- Die Atemmuskulatur wird aktiviert.
- Es kommt zur Abnahme des intrathorakalen Drucks.

Die für die Spontanatmung notwendige Aktivierung der Atemmuskulatur ist ein $O_2$-verbrauchender Prozeß. Während bei ruhiger Normalatmung der $O_2$-Verbrauch der Atmung $< 5$ % der gesamten $VO_2$ beträgt, kann beim Weaning bis zu 50 % der gesamten $VO_2$ durch die Atmung verbraucht werden. Die notwendige Steigerung des $O_2$-Angebots an die Atemmuskulatur ist nur über eine HZV-Steigerung möglich, die ein erfolgreich zu entwöhnender Patient aufbringen muß. Deswegen sollten keine Entwöhnungsversuche im hämodynamischen Schock unternommen werden. Eine latente Linksherzinsuffizienz kann so bei der Entwöhnung manifest werden (s. unten).

Damit sich die Atemmuskulatur nicht an der eigenen Atmung erschöpft, müssen die erforderliche und die mögliche Atemarbeit im Gleichgewicht stehen. Hieraus ergibt sich der Grundsatz, bei der Entwöhnung die erforderliche Atemarbeit weitgehend zu minimieren und die Leistungsfähigkeit der „Atempumpe" zu optimieren.

Die zweite wichtige Veränderung während der Entwöhnung ist die Abnahme des intrathorakalen Drucks, einmal durch Senken des $p_{AW}$, aber auch durch den negativen Pleuradruck, den der Patient mit seiner Spontanatmung generiert. Auf der einen Seite führt dies zwar zu einem verstärkten venösen Rückstrom zum rechten Herzen, andererseits nimmt aber die Nachlast des linken Herzens zu. Hierdurch kann eine latente Linksherzinsuffizienz demaskiert werden. Da durch das insuffiziente linke Herz der nötige HZV-Anstieg für die erfolgreiche Entwöhnung nicht zu leisten ist, kann dies zum Scheitern der Entwöhnung führen. Deswegen ist ein detailliertes Kreislaufmonitoring bei diesen Patienten auch während der Entwöhnung notwendig.

Es wäre wünschenswert, möglichst objektive Parameter für den Verlauf und den Erfolg der Entwöhnung zur Verfügung zu haben. Obwohl in den letzten Jahren sehr viele mögliche Weaning-Kriterien untersucht worden sind, gibt es auch heute keinen einzelnen Parameter anhand dessen man das Weaning gut beurteilen kann. Es gilt vielmehr das klinische Bild und die zur Verfügung stehenden physiologischen Parameter zu kombinieren, und anhand des Gesamtbilds die Entwöhnung zu beurteilen. Hieraus wird klar, daß auch heute der Entwöhnungsprozeß häufig noch einem Trial-and-error-Vorgehen entspricht. Generell sollte ein Patient die bisherigen Schritte der Entwöhnung gut toleriert haben, bevor man mit den weiteren Schritten der Entwöhnung fortfährt.

Mit den heute zur Verfügung stehenden Methoden der teilweisen Unterstützung der Spontanatmung, ist es möglich, den Anteil der maschinellen Ventilation an der Gesamtventilation graduell zu reduzieren. Hierdurch kann das Weaning als schrittweiser Prozeß gestaltet werden, und bedeutet nicht mehr die im Grunde abrupte Beendigung der maschinellen Beatmung zugunsten der nicht assistierten Spontanatmung an einem T-Stück-System, wie es früher der Fall war. Auch wenn IPS und SIMV eine weit verbreitete klinische Anwendung gefunden haben, und in vielen Untersuchungen die Vorteile der assistierten Beatmung während der Entwöhnung gezeigt sind, ist nicht wirklich bewiesen, ob diese schrittweise Entwöhnung tatsächlich besser ist als die frühere On-off-Methode.

Neben IPS und SIMV wurden in den letzten Jahren neuere Ansätze der assistierten Spontanatmung entwickelt und teilweise auch schon technisch realisiert, wie z. B. PAV oder BIPAP. Der Stellenwert dieser Verfahren für die Entwöhnung von der Beatmung wird erst nach größerer klinischer Erfahrung hiermit abzuschätzen sein.

## Literatur


1. Baum M, Benzer H, Putensen C, Koller W, Putz G (1989) Biphasic positive airway pressure (BIPAP) a new form of augmented ventilation. Anaesthesist 38: 452–458
2. Benito S, Vallverdu I, Mancebo I (1991) Which patient needs a weaning technique? In: Marini JJ, Roussos C (eds) Ventilatory failure. Springer 419. (Update in intensive care and emergency medicine; Bd. 15)
3. Benzer H (1991) Entwöhnung vom Respirator. In: Kilian J, Benzer H, Ahnefeld FW (Hrsg) Grundzüge der Beatmung. Springer Berlin Heidelberg New York Tokyo, S. 269 (Klinische Anästhesiologie und Intensivmedizin; Bd. 39)
4. Brochard L (1991) Pressure support ventilation. In: Martini JJ, Roussos C (eds) Ventilatory failure. Springer, Berlin Heidelberg New York Tokyo, p 381. (Update in intensive care and mergency medicine; Bd. 15)
5. Brochard L, Harf A, Lorino H, Lemaire F (1989) Inspiratory pressure support prevents diaphragmatic fatigue during weaning from mechanical ventilation. Am Rev Respir Dis 139: 513–521
6. Brochard L, Harf A, Lorino , Lemaire F (1987) Optimum level of pressure support (PS) in patients with unsucessfull weaning from mechanical ventilation (MV). Am Rev Respir Dis 135: A51
7. Cohen CA, Zagelbaum G, Gross D, Roussos C, Macklem PT (1982) Clinical manifestations of inspiratory muscle fatigue. Am J Med 73: 308–316
8. Downs JB, Klein EF, Desautels D, Modell JH, Kirby RR (1973) Intermittent mandatory ventilation: a new approach to weaning patients from mechanical ventilators. Chest 64: 331–335
9. Falke KJ (1988) Die Entwöhnung von der Beatmung. Beitr Anaesth Intensivmed 25: 284
10. Falke K (1990) Die Entwöhnung von der Beatmung. Refresher Cours Aktuelles Wissen für Anästhesisten. Bd 16. Springer. Berlin Heidelberg New York Tokyo, S. 34–42
11. Guttmann J, Eberhard L, Fabry B, Bertschmann W, Wolff G (1993) Continuous calculation of intratracheal pressure in tracheally intubated patients. Anesthesiology 79: 503
12. Herrera M, Blasco J, Venegas J, Barba R, Doblas A, Marquez E (1985) Mouth occlusion pressure in acute resipiratory failure. Intensive Care Med 11: 134

13. Lemaire F, Meakins JL (1991) Weaning. In: Lemaire F (ed) Mechanical ventilation. Springer, Berlin Heidelberg New York Tokyo, p 171
14. Marini JJ, Capps JS, Culver BH (1985) The inspiratory work of breathing during assisted mechanical ventilation. Chest 87: 612–618
15. Marini JM, Smith TC, Lamp VJ (1988) External work output and force generation during synchronized intermittend mechanical ventilation. Am Rev Respir Dis 138: 1169–1170
16. Milic-Emili J (1986) Is weaning an art or a science? Am Rev Respir Dis 134: 1107
17. Samodelov LF, Falke KJ (1988) Total inspiratory work with modern demand valve devices compared to continuous flow CPAP. Intensive Care Med 14: 632
18. Sasson CSH, Mahutte CK (1993) Airway occlusion pressure and breathing pattern as predictors of weaning outcome. Am Rev Respir Dis 148: 860–866
19. Sassoon C, Te T, Mahutte C, Light R (1987) Airway occlusion pressure. An important indicator for successful weaning in patients with chronic obstructive pulmonary disease. Am Rev Respir Dis 135: 107–113
20. Tobin MJ (1993) Predicting ventilator independence. Semin Respir Physiol 14: 275
21. Weiler N, Heinrichs W (1993) Moderne Beatmungsformen. Anaesthesist 42: 813
22. Whitelaw WS, Derenne JP, Milic-Emili J (1975) Occlusion pressure as a measure of respiratory center output in conscious man. Respir Physiol 23: 181
23. Yang KL, Tobin MJ (1991) A prospective study of indexes predicting the outcome of trials of weaning from mechanical ventilation. N Engl J Med 324: 1445
24. Younes M (1991) Proportional assist ventilation and pressure support ventilation: similarities and differences. In: Marini JJ, Roussos C (eds) Ventilatory failure. Springer, Berlin Heidelberg New York Tokyo, p 361 (Update in intensive care and emergency medicine; Bd 15).

# Einfluß der Beatmung auf verschiedene Organfunktionen

D. OLTHOFF

Das Thema Nebenwirkungen der Beatmung ist in den Refresherkursen der DAAF fest etabliert [11, 14, 18], sowohl als Ausdruck der Bedeutung des Verfahrens in der Anästhesiologie und Intensivmedizin als auch der nach wie vor in vielen Details ungeklärten Auswirkungen bei seiner Anwendung. Es scheint nach dem Schrifttum leichter zu sein, neue Modifikationen der Beatmungsmuster für spezielle klinische Anforderungen zu entwickeln, als für die Anwendungsempfehlung ebenso wichtigen Angaben zu „Risiken und Nebenwirkungen" zur Verfügung zu stellen. Diese Diskrepanz ergibt sich allerdings zwangsläufig aus dem methodischen Dilemma klinischer Bedingungen, da die große Variabilität schon innerhalb einer zur Beatmung zwingenden Erkrankung (z. B. Pneumonie) die Ermittlung von Daten als Basis allgemein akzeptierter Regeln objektiv schwierig bzw. unmöglich macht. Es kann deshalb auch in diesen Ausführungen nur um eine kurze Darstellung prinzipieller Pathomechanismen der Beatmung gehen, deren Kenntnis für die Handhabung und Ausschaltung potentiell gefährlicher Störungen erforderlich ist. Als weitere Einschränkung muß vorab festgehalten werden, daß extrem invasive Beatmungsformen im Grenzbereich pulmonaler Oxygenierungsmöglichkeiten ausgeklammert bleiben, obwohl viele der in der folgenden Argumentation angeführten Befunde aus der IPPV- und PEEP-Anwendung stammen.

## Veränderungen in der Lungenfunktion

Primärer Angriffspunkt der Beatmung ist die Lunge selbst, die innerhalb physiologischer Belastungen durchaus auch für die beatmungstypischen Druckbelastungen ausgelegt ist (s. Hustenstoß, Pressen etc.). Auf diesem Konstruktionsmerkmal beruhen letztlich die Therapiemöglichkeiten jahrelanger Respiratortherapie z. B. bei primären Muskelerkrankungen und der großzügige Einsatz der Beatmung innerhalb der verschiedenen Anästhesieverfahren. Unter den Bedingungen einer primär gesunden Lunge sind bei angepaßter Technik (Schwerpunkte: Atemgasklimatisierung; niedrige Beatmungsdrücke und -frequenzen zur Vermeidung von Distributionsstörungen; ausreichende Oxygenierung mittels $F_IO_2 < 0{,}4$ zur Prävention epithelialer Läsionen und vaskulärer Reaktionen) Nebeneffekte zu vernachlässigen. Führen pulmonale Veränderungen (oder auch unzureichende Überlegungen und Kontrollen) zur Überschreitung der „adaptierten Invasivität" (so wenig wie möglich, so viel wie nötig), so werden Reaktionsketten mit der Beeinträchtigung von Organfunktionen ausgelöst. Die begleitende Therapie zum Ausgleich der Nebenwirkungen ist deshalb heute integraler Bestandteil der Beatmung:

Als Grenzwerte für die Schadensverhinderung an der Lunge gelten:

- Atemzugvolumina < 5 ml und > 15 ml/kg, da in beiden Extremvarianten das Surfactantsystem und damit die alveoläre Stabilität gestört wird;

- Atemgasklimatisierung auf 80% relativer Feuchte bei 35 °C, gemessen am Tubuseingang; eine Unterschreitung beeinträchtigt die mukoziliäre Reinigungsfunktion;
- Atemwegsdrücke > 60 cm $H_2O$, da bei Verteilungsstörungen des Inspirationsvolumens und insbesondere bei entzündlichen Vorschädigungen das Barotrauma programmiert ist [9];
- hohe $F_IO_2 > 0,5$ schädigen ebenfalls das bronchiale Epithel und beschleunigen in mangelbelüfteten Alveolen die Entstehung von Resorptionsatelektasen, die bei einer Belüftungs-Durchblutungs-Imbalance von $V/Q < 0,08$ unter Luft noch offenen Alveolarbereiche kollabieren bei $F_IO_2$ 1,0 alle, auch eine zusätzliche PEEP-Einschaltung führt dann nicht zur Wiedereröffnung von Alveolen [5].

Es waren v.a. die hier angedeuteten direkten Lungenschädigungen, die eine Beachtung der Grenzwerte und Einführung adjuvanter Ergänzungsverfahren (ECMO, $ECCO_2$; IVOX) bewirkt haben.

## Kardiozirkulatorische Auswirkungen

Die Auswirkungen beatmungsbedingter Druckveränderungen im Thorax auf die Kreislauftätigkeit sind das zentrale Problem der Beatmung und spielen kausal in jede Organbeeinträchtigung hinein. Schon vor 85 Jahren hat der Leipziger Chirurg Läwen bei den ersten Anwendungen einer Beatmungsmaschine Veränderungen der arteriellen Pulskurve registriert. Gründlichere Untersuchungen finden sich erst viel später [6]. Die Grundthesen sind in verfeinerter Form immer wieder bestätigt worden: jede intrathorakale Druckerhöhung führt zu einer Behinderung des venösen Rückstroms zum rechten Herzen mit einem durch das Füllungsdefizit bedingten Abfall des Herzzeitvolumens. Aus diesem Basisbefund resultiert die 1. Grundregel der Beatmungsrealisierung mit möglichst niedrigen Beatmungsdrücken. Die zeitweilig zur Rückstromsteigerung favorisierte Wechseldruckbeatmung (s. Abb. 1) ließ sich wegen der bronchoalveolären Instabilität in der Sogphase klinisch nicht dauerhaft einsetzen. Es erscheint sinnvoll, die Kreislaufwirkungen der Beatmung abschnittweise etwas detaillierter zu betrachten.

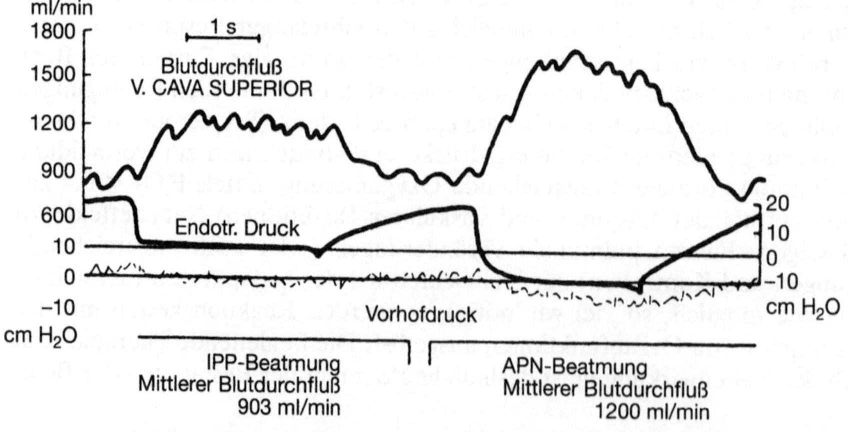


**Abb. 1.** Zusammenhang von intrathorakalen bzw. atrialen Druckverhältnissen und Blutfluß in der V. cava superior als hämodynamische Begründung für eine Wechseldruckbeatmung. (Nach [1])

*Venöser Rückstrom*

Die venöse Rückstrombehinderung ist bei der intrathorakalen Druckerhöhung sowohl durch die Verringerung des flußbedingenden Druckgradienten zwischen peripheren und intrathorakalen Venenabschnitten als auch Kompression der dünnwandigen intrathorakalen Gefäße bedingt. Allerdings handelt es sich nicht um eine lineare Beziehung wie von einigen Autoren zunächst dargestellt [21], sondern eine durch Baro- und Lungendehnungsreflexe modifizierte Verhaltensweise (s. Abb. 2) [15]. Zu Beatmungsbeginn ist die Auswirkung der Rückflußeinschränkung besonders deutlich, da eine zeitliche Latenz zum Wirksamwerden der reflektorischen Teilkompensation besteht. Aus dieser Konstellation ist die frühere Empfehlung des Beatmungsbeginns mit hohen Atemzugvolumina (also stärkerer Rückflußbehinderung) nicht mehr haltbar (deshalb nur ca. 7 ml und nicht 10–15 ml AZV/kg KM), zumal unter den klinischen Bedingungen Situationen mit zusätzlich eingeschränkter Regulation vorherrschen (s. Vorbehandlung der Patienten mit β-Blockern und $Ca^{++}$-Antagonisten; Einsatz vasodilatierender Narkotika oder Einsatz von kompletter regionaler Sympathikolyse in den Kombinationsverfahren Allgemeinanästhesie plus PDA). Insbesondere hypovolämische Patienten sind gefährdet. Die bekannten praktischen Ansätze wie Lagerungsmaß-

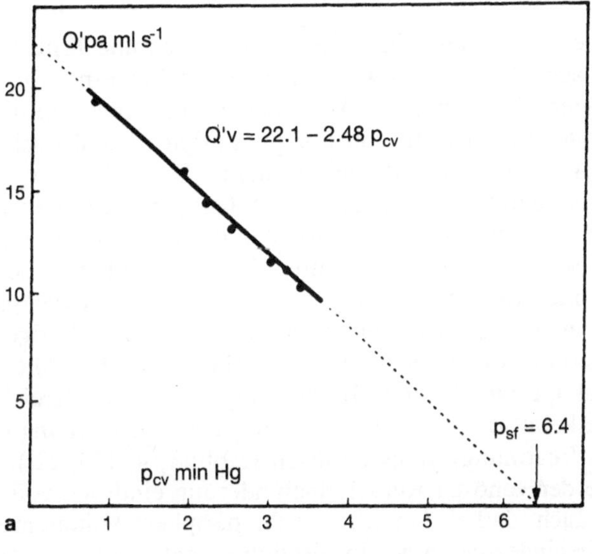


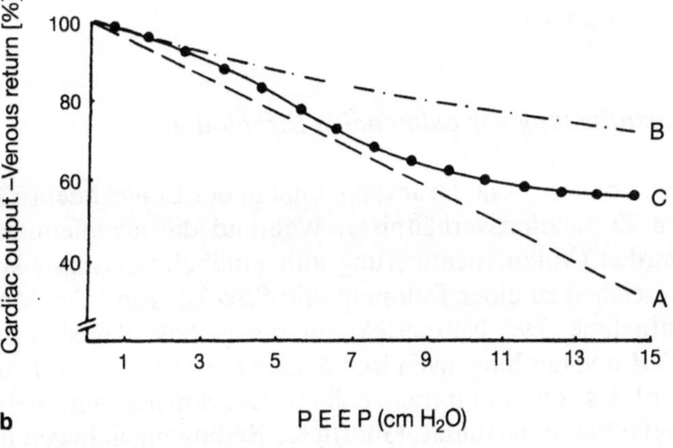


**Abb. 2, a.** Der venöse Rückfluß ($Q'_V$) ist eine Funktion des zentralen Venendruckes ($p_{cv}$). (Nach [21]). **b** Der hypothetisch zu fordernde analog lineare Abfall des HZV (Kurve A) wird durch Baroreflexe teilkompensiert (Kurve B) und schließlich durch pulmonale Dehnungsreflexe weiter modifiziert (Kurve C). (Nach [15])

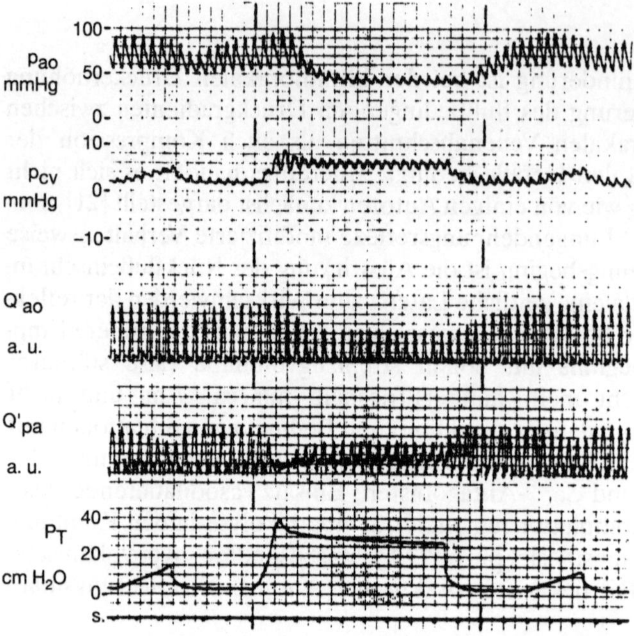


**Abb. 3.** Der intrathorakale Druckanstieg ($p_T$) führt im Beatmungszyklus zu einer primären Venendrucksteigerung ($p_{cv}$) und in zeitlicher Verzögerung zur Verminderung des pulmonalen ($Q'_{pa}$) und aortalen Blutflusses ($Q'_{ao}$) (Nach [22])

nahmen, Volumenzufuhr, $Ca^{++}$-Injektionen und Katecholamininfusionen sind in der Lage, deletäre Entwicklungen zu verhindern. Allerdings ist der Langzeiteffekt einer Beatmung mit Volumenverschiebungen in die venöse Peripherie und das Interstitium nicht voll kompensierbar (zumal noch andere pathophysiologische Abläufe involviert sind, s. unten). Die Volumenverschiebung in die Körperperipherie mit Ödementstehung ist dagegen nutzbar als ein Bestandteil der positiven Beatmungseffekte bei Patienten mit Herzinsuffizienz und Lungenödem, während bei allen anderen Patienten der negative Effekt der HZV-Abnahme im Vordergrund steht. Schon wegen der im folgenden darzustellenden Beatmungseffekte in anderen Kreislaufabschnitten muß die bisherige vereinfachende Betrachtungsweise von Summeneffekten verlassen werden. Mit modernen Meßmethoden (simultane Druck- und Flußmessungen in vielen Kreislaufabschnitten) ließ sich die zirkulatorische Beeinträchtigung aus der Beatmung in ihrer Sequenz während eines Beatmungszyklus auflösen (Abb. 3, 4, [20, 22]). Danach ist die primäre Rolle der venösen Rückflußbehinderung eindrucksvoll bestätigt. Interessant ist aber auch, daß als Ursache für die periphere Volumenretention nicht die venöse Flußbehinderung in der Inspiration verantwortlich ist. Sie erfolgt in der Exspiration, weil trotz der hier günstigeren venösen Abflußbedingungen die zu diesem Zeitpunkt maximale HZV-Depression den Nachschub aus dem arteriovenösen Fluß begrenzt.

### *Beeinflussung der pulmonalen Zirkulation*

Die Volumen- und Druckzunahme in der Lunge beeinträchtigt auch die pulmonalen Zirkulationsverhältnisse. Während die alveolennahen Gefäße komprimiert werden (Volumenentleerung und Flußbehinderung), kommt es in den anderen Bereichen zu einer Dehnung und Streckung mit der Möglichkeit einer Volumenaufnahme. Der Nettoeffekt für die globale Kreislauffunktion (Modulation der PVR und des lungenvenösen Rückstroms für eine suffiziente linksatriale Füllung) wird deshalb vom intraalveolären Druckniveau und der Füllung des pulmonalen Gefäßbettes bestimmt. Günstigste Bedingungen liegen im FRC-Bereich vor, wäh-

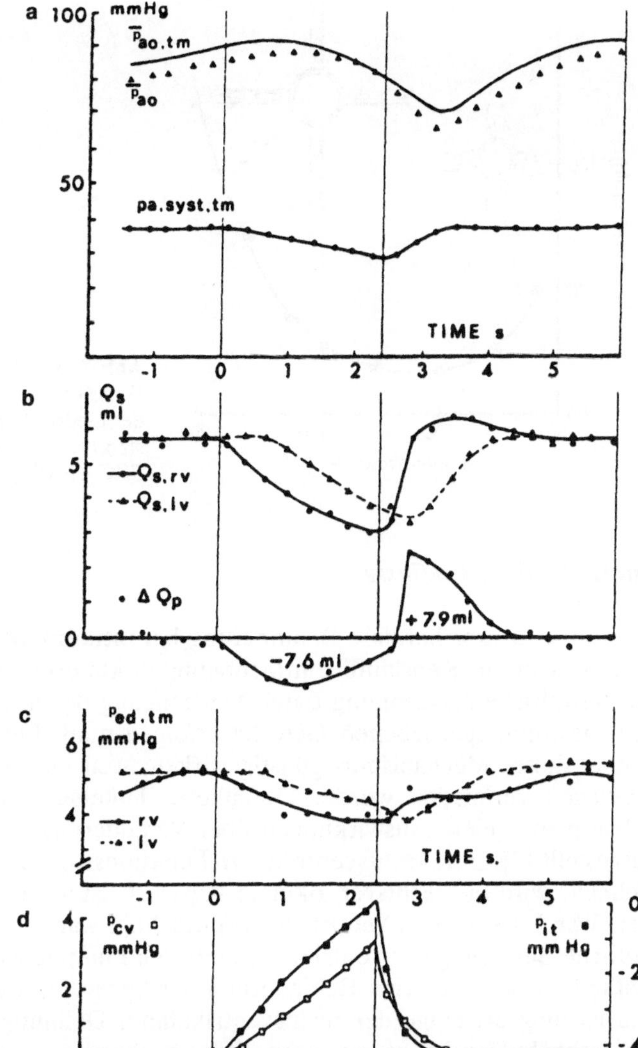


**Abb. 4.** Phasenverschiebungen von Druck- und Flußwerten innerhalb eines Beatmungszyklus mit der resultierenden Volumenverschiebung in der pulmonalen Strombahn (Δ Qp). Ähnliche Mechanismen sind für die Volumenverluste in der venösen Körperperipherie in der frühen Exspiration verantwortlich. (Nach [22])

rend die Hypo- oder Hyperinflation die PVR steigern (Abb. 5, [10]); offensichtlich sind aber die Zusammenhänge viel komplexer, da weder an der gesunden und noch weniger an der vorgeschädigten Lunge das Muster der Ventilations-Perfusions-Verhältnisse erfaßbar ist. Für eine stabile funktionelle Untereinheit der Lunge ließe sich der Zusammenhang zwischen Druck- und Flußbedingungen aus dem klassischen Zonenmodell von West et al. [23] ableiten:

Bei suffizienter rechtsventrikulärer Leistung, die in weiten Bereichen mit Ausnahme gravierender Myokardischämien gegeben zu sein scheint [8], sind die Flußbedingungen

- stark gestört, wenn $P_{alv.} > P_{A.pulm.}$ (= Zone I),
- vermindert bis normal, wenn $P_{A.pulm.} > P_{alv.} > P_{V.pulm.}$ (= Zone II),
- normal, wenn $\Delta\ P_{A.pulm.-V.pulm.} > P_{alv.}$ (= Zone II).

Aus diesen Druckdifferenzüberlegungen sind die jeweiligen Einflüsse von Veränderungen im Alveolardruck bzw. Füllungszustand des Gefäßbettes verständlich. Wie wenig damit aber letztlich für die Klinik ausgesagt ist, belegen die Zustände mit Abflußbehinderung im pulmonalvenösen Abschnitt (Füllungsbehinderung des linken Herzens bei Perikarditis, Mitralvitien oder ischämischer Linksinsuffizienz).

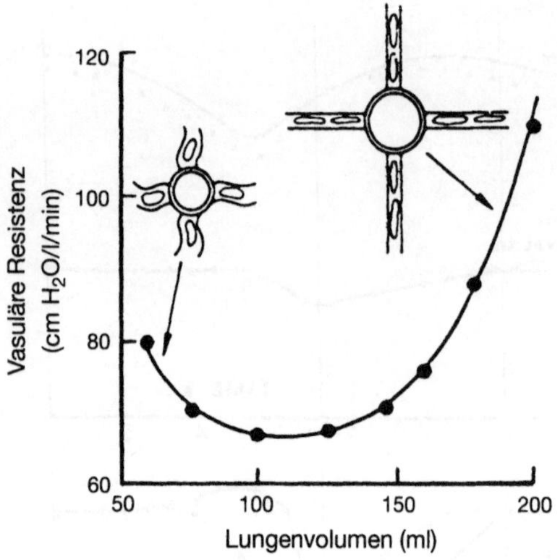


**Abb. 5.** Wegen dehnungsbedingter Gefäßkaliberschwankungen findet sich der niedrigste pulmonale Gefäßwiderstand (PVR) im Füllungsbereich der FRC. (Nach [10])

### *Direkte kardiale Einflüsse*

Auch eine direkte kardiale Behinderung bei intrathorakaler Druckerhöhung ist als Teilfaktor der Kreislaufbeeinträchtigung diskutiert worden, weil insbesondere die diastolische Ausdehnung durch Verdrängung der in der Systole nachrückenden, beatmungsgetriebenen Gewebe erfolgen muß. Für den rechten Ventrikel könnte dieser Mechanismus günstig wirken, weil eine Überdehnung bei PVR-Anstiegen vermieden würde. Detaillierte Untersuchungen der letzten Jahre haben ganz andere Auswirkungen über Veränderungen der Ventrikelgeometrie dargestellt [8]. Eine rechtsventrikuläre Funktionsstörung ließ sich nicht erfassen, vielmehr wird die rechtsventrikuläre Auswurfleistung konserviert. Während die freie Wand des rechten Ventrikels beeinträchtigt war, glich die paradoxe protosystolische Bewegung des Ventrikelseptums den Pumpdefekt wieder aus [8]. Regelmäßig ließ sich aber eine Behinderung der linksventrikulären Füllung und Auswurfleistung als Folge der rechtsventrikulären Dehnung und Verschiebung des interventrikulären Septums nach links nachweisen (ventrikuläre Interdependenz).

### *Beeinflussung des arteriellen Gefäßsystems*

Alle Erörterungen zu diesem Punkt gehen von der Vorstellung aus, daß auch in den arteriellen intrathorakalen Gefäßen die 50 %ige transmurale Druckübertragung wirksam wird. Dadurch wird eine Druckdifferenz zum extrathorakalen peripheren Gefäßgebiet vergrößert, mit anderen Worten eine Nachlastreduktion erzielt. Als einfache Beweise werden die HZV-Veränderungen bei kurzzeitigen Druckveränderungen im Thorax herangezogen [12]: beim Müller-Manöver (Inspiration beim Glottisschluß) kommt es zum HZV-Abfall, beim Valsalva-Manöver zum HZV-Anstieg. Es ist unwahrscheinlich, daß diese durch weitere experimentelle Modifikationen darstellbare Nachlastsenkung klinische Relevanz hat, zumal sie im negativen kardiozirkulatorischen Gesamteffekt der Beatmung durch die o.g. Mechanismen überlagert wird. Ebenso wird heute eine eigenständige direkte Beeinträchtigung der Koronarzirkulation durch die Beatmung für unwahrscheinlich gehalten [8, 12]. Allerdings können HZV-Abfälle als Folge der anderen kreislaufdepressiven Mechanismen bei kritisch Koronarkranken eine Myokardischämie auslösen.

### *Behandlung der kardiozirkulatorischen Nebenwirkungen*

Aus den dargestellten Nebeneffekten der Beatmung resultiert eine mit dem Invasivitätsgrad korrelierende Kreislaufdepression. Eine 30–40%ige Reduktion des HZV ist keine Seltenheit. Die potentielle Besserungsmöglichkeit des $O_2$-Transportes durch eine beatmungsbedingt verbesserte Oxygenierung kann also durch die zirkulatorischen Auswirkungen in Frage gestellt bzw. aufgehoben werden ($O_2$-Transportkapazität = arterieller $O_2$-Gehalt · HZV). Sogar Negativeffekte mit einer Verschlechterung des $O_2$-Angebots wurden vielfach beschrieben [2, 8, 12]. Die aus der Kenntnis der problematischen Zusammenhänge erhobene Forderung von Benzer „Beim Einsatz invasiver Beatmungsverfahren müssen Drücke und das Herzzeitvolumen mittels eines Swan-Ganz-Katheters monitiert werden" [2], erscheint aus Kosten- und Praktikabilitätsgründen noch unrealistisch. Andererseits reichen die klinischen Routinebeurteilungsmöglichkeiten der Beatmungseffekte (arterieller Blutdruck; arterielle $O_2$-Sättigung über Pulsoximeter, punktuelle arterielle und venöse Blutgasanalysen) sicher nur für die kurzen Narkosebeatmungszeiten und relativ gesunde Patienten aus. Es ist zu hoffen, daß die derzeit optimale Monitoringvariante mit Oxymetrie-Swan-Ganz-Katheter bald durch technische Neuentwicklungen mit weniger invasiver HZV-Messung abgelöst werden kann. Das wäre gerade für die Optimierung der Beatmungstherapie eine entscheidende Hilfe (Dokumentation des kardiorespiratorischen Nettoeffekts). In Ergänzung zu den bereits oben genannten gängigen Ausgleichsmöglichkeiten für die kardiozirkulatorischen Effekte der Beatmung sei darauf hingewiesen, daß eine Volumenzufuhr allein den HZV-Abfall nicht ausgleichen kann [8] und die Katecholaminzufuhr ebenfalls wegen Steigerung des intrapulmonalen Shuntvolumens und Zunahme des $O_2$-Gesamtbedarf therapeutische Grenzen hat.

## Beeinflussung anderer Organfunktionen

Eine unter der Beatmung veränderte bzw. eingeschränkte kardiorespiratorische Funktion beeinflußt logischerweise auch die Funktion aller angekoppelten Organsysteme. Das Ausmaß der jeweiligen Folgen wird neben der Qualität der Beatmung (Wahl des Beatmungsmusters mit den geringsten kardiozirkulatorisch deprimierenden Effekten bei kontrolliert normalisiertem Blutgas- und Säure-Basen-Status) durch die autoregulatorischen Mechanismen und den funktionellen Ausgangszustand der einzelnen Organe bestimmt. Aus der Vielschichtigkeit dieser Wechselbeziehungen wird leicht verständlich, warum trotz eines großen Interesses an der Aufklärung von organspezifischen Einflüssen der Beatmung nur wenige Probleme konsensfähig geklärt sind. Das betrifft auch die Einwirkungen auf die zerebrale Zirkulation bzw. Funktion einschließlich der therapeutischen Nutzung sekundärer Beatmungseffekte, die in diesem Rahmen erst vor kurzer Zeit dargestellt worden sind [18]. Deshalb soll dieser Abschnitt auf die Beeinflussung der Nieren- und Leberfunktion beschränkt bleiben.

### *Nierenfunktionsstörungen während Beatmung*

Vordergründige Symptome der beatmungsbedingten Nierenfunktionsstörung sind eine Wasser- und Natriumretention, die nicht nur bei Langzeitbeatmung, sondern bereits 30–50 min nach Beatmungsbeginn und fast noch eindrucksvoller nach dem umgekehrten Übergang von der Beatmung zur Spontanatmung sichtbar werden [13, 17]. Eine zunächst im Vordergrund der Kausalitätsüberlegungen stehende direkte Kreislaufwirkung (HZV- und arterieller Druckabfall bei Anstieg des Nierenvenendrucks) wird heute weniger betont. Zahlreiche experimentelle und klinische Beobachtungen haben die autoregulatorischen Kompensationsmöglichkeiten der renalen Zirkulation belegt. Deshalb sind andere humorale und nervale Regelkreise der Nierenfunktion intensiv untersucht worden, die – obwohl zu jeder Hypothese auch widersprüchliche Ergebnisse und Auffassungen existieren – Anteil an der Nierenfunktionsstörung haben:

- Vom physiologischen Regelkreis bietet sich zunächst das antidiuretische Hormon (ADH) an, dessen hypophysäre Ausschüttung in der Afferenz von parasympathischen Impulsen aus der unterschiedlichen Dehnung der Herzvorhöfe moduliert wird. Die Verkleinerung insbesondere des linken Vorhofs würde eine ADH-Ausschüttung erhöhen mit dem Effekt der $Na^{++}$- und $H_2O$-Retention. Viele klinische Beobachtungen sprechen für diesen Regelkreis, so z. B. die bei Perikardtamponade den Beatmungseffekten entsprechende Nierenfunktionsstörung. Andererseits ist die als Beweis geforderte erhöhte ADH-Ausschüttung nur in frühen Urinuntersuchungen gefunden worden [19], während dieser Befund sich mit dem Einsatz spezifischer ADH-Bestimmungsmethodik (RIA) im Blut nicht bestätigen ließ [13].
- Viele Befunde (v. a. auch die therapeutischen Wirkungen des Dopamin) sprechen für die sog. adrenerge Hypothese. Danach sind die Ausgangspunkte dieses Reflexbogens, wie in der ADH-Regulation kardiopulmonale Vagusafferenzen (reduzierte Vorhofdehnung) und zusätzlich wohl arterielle Barorezeptoren, deren Ausschaltung während IPPV die Retentionsphänomene verhindert [7]. In der Efferenz bewirkt dann ein gesteigerter Tonus des Nierensympathikus über $\alpha_1$- und $\beta_1$-Rezeptoren der Niere eine Umverteilung des renalen Gesamtflow mit Einschränkung des Perfusionsanteils der Nierenrinde zugunsten der Medulla. Die komplexen Zusammenhänge dieser Regulationsmechanismen lassen sich auch damit demonstrieren, daß von der Perfusionsumverteilung in der Niere eine Wirkungserhöhung des Renin-Angiotensin-Aldosteron-Systems (RAAS) gefolgt ist (Resultat: weitere Steigerung der $Na^{++}$-Retention). Im Gegensatz zum fehlenden positiven ADH-Nachweis ist die Reninfreisetzung aus der Niere unter Überdruckbeatmung wiederholt nachgewiesen worden [13].
- Zuletzt soll der Regelmechanismus mittels des ebenfalls von der Vorhofdehnung beeinflußten diuretischen Vorhofhormons (atrialer natriuretischer Faktor, ANF) angesprochen werden. Eine verringerte Dehnung würde mit niedrigem ANF-Spiegel die Antidiurese verstärken, entsprechende Befunde wurden kürzlich mitgeteilt [16].

### *Beatmung und Leberfunktion*

Intrathorakale Drucksteigerungen führen (z. T. durch sekundäre intraabdominale Druckanstiege) ebenfalls zu einer Beeinträchtigung der Leberdurchblutung [4, 13]. Die Größenordnung liegt jeweils parallel zum erfaßten HZV-Abfall und läßt sich durch Volumenzufuhr normalisieren. Offensichtlich ist die Beeinträchtigung durch autoregulatorische Mechanismen aber weniger ausgeprägt als in anderen Organsystemen, wie z. B. in den vergleichenden Gewebs-$pO_2$-Histogrammen von Leber und Skelettmuskulatur gezeigt wurde (Abb. 6, [4]). Diese recht einheitliche Literaturauffassung zu eher geringen Beatmungseinflüssen auf die Leberfunktion zeigt sich auch darin, daß im sehr umfangreichen aktuellen Schrifttum zu anästhesiologischen Problemen der Lebertransplantation die Beatmungsfrage keine Rolle spielt. In die ätiologische Betrachtung der unter Langzeitbeatmung

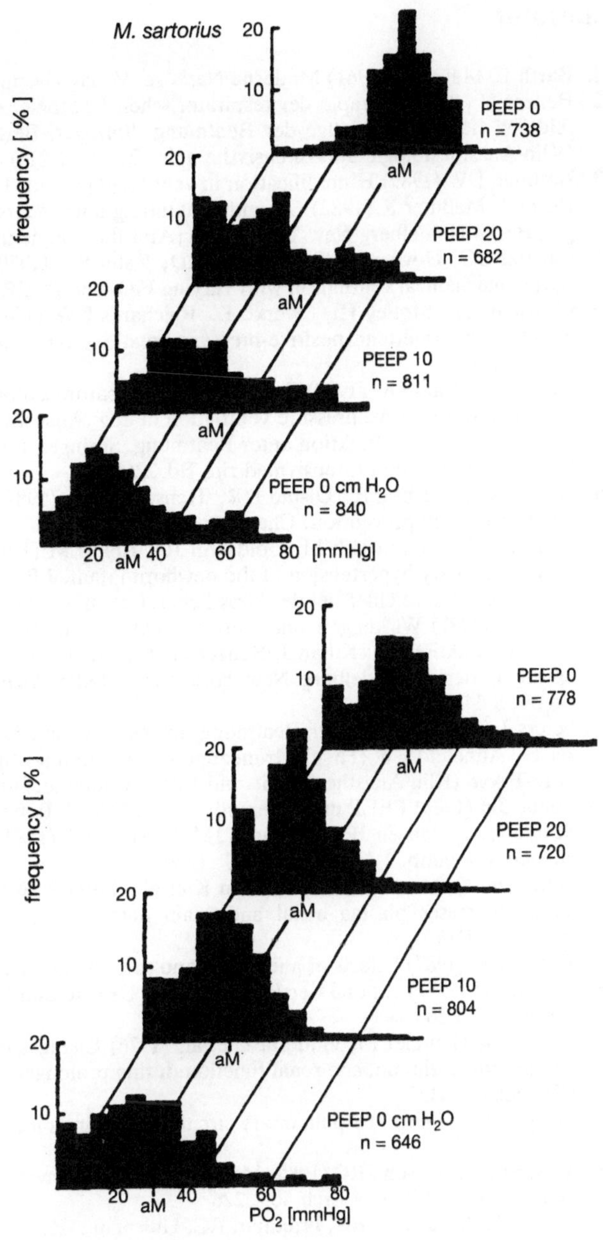


**Abb. 6.** $pO_2$-Histogramme der Skelettmuskulatur und der Leber (unten) unter verschiedenen Graden intrathorakaler Druckveränderungen. Die Verschiebung zu einem ungünstigeren Verteilungsprofil ist in der Leber geringer ausgeprägt. (Nach [4])

gelegentlich beobachteten Cholostase mit Ikterus ist neben den zirkulatorischen Effekten auch eine Kompression intrahepatischer Gallengänge und die Behinderung des Gallenflusses in das Duodenum einzubeziehen.

Die in Beispielen dargestellten pulmonalen, kardiozirkulatorischen und weiteren Organeffekte einer kontrollierten Beatmung machen deutlich, daß zirkulatorische Veränderungen, fortgeleitete Druckwirkungen und in unterschiedlicher Weise getriggerte humorale und nervale Mechanismen Bedingungen hervorrufen können, die u. U. den beabsichtigten Therapieeffekt der Beatmung in Frage stellen. Deshalb ist abschließend die bekannte Forderung zu wiederholen, eine Beatmung immer den individuellen Bedingungen eines Patienten anzupassen, sie in ihren Effekten genau zu kontrollieren und Nebeneffekten im therapeutischen Gesamtkonzept rechtzeitig zu begegnen.

## Literatur

1. Barth L, Meyer M (1961) Moderne Narkose. Verlag Gesundheit, Berlin
2. Benzer H (1991) Therapie der respiratorischen Insuffizienz. In: Kilian J, Benzer H, Ahnefeld FW (Hrsg) Grundzüge der Beatmung. Springer, Berlin Heidelberg New York Tokyo (Klin Anästhesiologie und Intensivtherapie, Bd 39, S. 215)
3. Bethune DW (1989) Humidification in ventilated patient. Intensive Crit Care Digest 8: 37
4. Beyer J, Meßmer K (1982) Organdurchblutung und Sauerstoffversorgung bei PEEP. Springer, Berlin Heidelberg New York Tokyo (Anästhesiologie und Intensivmedizin, Bd. 145)
5. Carlton GC, Howland WS, Turnbull AD, Kahn RC (1980) Pulmonary venous admixture during mechanical ventilation with varying $FiO_2$ and PEEP. Crit Care Med 8: 616
6. Cournand A, Motley HL, Werkö L, Raichards DW (1948) Physiological studies of the effects of intermettend positive-pressure breathing on cardiac output in man. Am J Physiol 152: 162
7. Fewell JE, Bond GC (1980) Role of sinoaortic baroreceptors in initiating the renal response to continuous positive pressure ventilation in dog. Anaesthesiology 52: 408
8. Forst H (1993) Herzfunktion unter Beatmung. Springer, Berlin Heidelberg New York Tokyo (Anästhesiologie und Intensivmedizin, Bd. 226)
9. Haake R, Schlichtig R, Ulstad DR, Henschen RR (1987) Barotrauma, pathophysiology, risk factors, and prevention. Chest 91: 608
10. Murphy JD, Rabinovitch M, Goldstein JD, Reid LM (1981) The structural basis of persistent pulmonary hypertension of the newborn infant. J Pediatr 98: 962
11. Otteni JC (1987) Fehler bei der künstlichen Beatmung. DAAF-Refresher Course 13: S 1
12. Peters J (1991) Wirkungen und Nebenwirkungen der Beatmung auf Lungen-, Herz- und Kreislauffunktion. In: Kilian J, Benzer H, Ahnefeld FW (Hrsg) Grundzüge der Beatmung. Springer, Berlin Heidelberg New York Tokyo (Klin Anästhesiologie u. Intensivtherapie, Bd 39, S 343)
13. Peters J (1991) Effekte der Beatmung auf Nieren- und Leberfunktion. In: Kilian J, Benzer H, Ahnefeld FW (Hrsg) Grundzüge der Beatmung. Springer, Heidelberg Berlin New York Tokyo (Klin Anästhesiologie und Intensivtherapie, Bd 39, S 364)
14. Priebe JH (1986) PEEP und Haemodynamik. DAAF-Refresher Course 12: S 39
15. Schreuder JJ, Jansen JRC, Bogaard JM, Versprille A (1982) Hemodynamic effects of PEEP applied as a ramp. J Appl Physiol 53: 1239
16. Shirakami G, Magoribuchi T, Shingu K et al. (1993) Positive and-expiratory pressure ventilation decreases plasma atrial and brain natriuretic peptide levels in humans. Anesth Analg 77: 1116
17. Sladen RN (1987) Effects of anesthesia and surgery on renal function. Crit Care Clin 3: 373
18. Stephan H (1991) Einfluß der Beatmung auf Organe und Organsysteme. DAAF-Refresher Course 17, S 26
19. Suter PM, Hemmer M, Viquerat C et al. (1976) Changes in blood volume, cardiac output, antidiuretic hormone, and renal function during prolonged artificial ventilation in man. Crit Care Med 4: 112
20. Versprille A (1990) The pulmonary circulation during mechanical ventilation. Acta Anaesth Scand 34: 94
21. Versprille A, Jansen JRC (1985) Mean systemic filliy pressure as a characteristic pressure for venous return. Pflügers Arch 405: 226
22. Versprille A, Jansen JRC, Frietman RC, Hulsman AR, van der Klauw MM (1990) Negative effect of insufflation on cardiac output and pulmonary bloot volume. Acta Anaesth Scand 34: 607
23. West JB, Dollery CT, Naimark A (1964) Distribution of blood flow in isolated lung; relation to vascular and alveolar pressures. J Appl Physiol 19: 713

# Empfehlungen zur Gehirnprotektion

E. PFENNINGER, S. HIMMELSEHER

Das lange Zeit gültige Konzept, daß eine Ischämie von 4–6 min die äußerste Grenze für ein intaktes Überleben des Gehirns darstellt, geht auf Untersuchungen aus den 40er und 50er Jahren zurück und wird heute nicht mehr als allgemein gültig angesehen [18, 36]. Experimentell konnte ein erheblich längeres Überleben von Gehirnzellen nachgewiesen werden [18], und eine Erholung einzelner biochemischer und neurophysiologischer Parameter wurde noch nach einer 60minütigen Anoxiedauer beobachtet [17]. Dem stehen klinische Beobachtungen gegenüber, daß bei mehr als 10 min andauernder zerebraler Ischämie die Prognose für eine neurologische Erholung sehr schlecht ist [22]. Außerdem bestehen grundlegende Unterschiede zwischen einer globalen zerebralen Ischämie gegenüber einer örtlich begrenzten fokalen Läsion [34].

„Wir sorgten für ein isoelektrisches EEG mithilfe des Anästhetikums X; auf diese Weise garantierten wir Schutz für das Gehirn des Patienten." Dieses Zitat aus einem Editorial einer der letzten Ausgaben der Zeitschrift *Anesthesiology* spiegelt nach Drummond [8] die Konzeption vieler Autoren zur Thematik der zerebralen Protektion wieder, obwohl das Ausmaß einer Suppression des zerebralen Metabolismus durch vielerlei Anästhetika nur in sehr begrenztem Umfang als relevant im Sinne einer Gehirnprotektion im Rahmen einer zerebralen Ischämie gewertet werden darf [8].

## Definition

Definitionsgemäß verstehen wir unter *Protektion* [6] Maßnahmen, die vor dem Eintritt einer zerebralen Ischämie ansetzen. Im Gegensatz dazu verstehen wir unter *Präservation* Maßnahmen, die während des ischämischen Geschehens wirksam werden, und letztendlich die Therapie, die nach der Wiederherstellung der adäquaten spontanen Zirkulation appliziert wird, als *Resuscitation* [6].

Ziel zerebraler Protektion ist die Verhinderung irreversibler Schäden des Gehirns. Insbesondere neuronale Zellstrukturen reagieren mit äußerster Vulnerabilität auf eine Verminderung der Substratzufuhr im Verhältnis zu ihrem Substratbedarf. Ätiologisch begründet sich die ausgeprägte Sensibilität des Gehirns auf die Kombination der funktionellen Realisierung der Neurotransmission, anatomisch auf die Lokalisation des Gehirns in der knöchernen Schädelkapsel und physiologisch auf die Trennung des Gehirns vom intravaskulären Kompartiment durch die Blut-Hirn-Schranke und die Regulation der Mikroperfusion nach lokal ablaufenden metabolischen Prozessen. Die Integrität der Funktion der Neurotransmission bedarf einiger Voraussetzungen: synaptische Transmission und Aktionspotentialausbreitung erfolgen durch die Regulation von Ionenflüssen, die durch membranale Ionengradienten propagiert werden. Zur Aufrechterhaltung dieser Ionengradienten ist ein bedeutender Anteil des relativ hohen Energiebedarfs des Gehirngewebes nötig. Neurotransmitter fungieren als chemische Botenstoffe am synaptischen Spalt und induzieren postsynaptische Veränderungen der Ionenkanäle oder sekundärer Übertragungssysteme. Ferner bedarf die Funktion der Neurotransmission der Balancierung exzitatorischer und inhibitorischer Prozesse, welche Zielgrößen der Regulation (Langzeitpotenzierung, Langzeitdeprimierung) und Mißregulation (zerebrale Anfälle, Enzephalopathien) unterworfen sind.

## Mechanismen und Pathophysiologie einer zerebralen Ischämie

Eine komplette zerebrale Ischämie führt innerhalb von Sekunden zu einer Unterbrechung des aeroben Glukoseabbaus [39]. Die nun kompensatorisch verstärkt ablaufende anaerobe Glykolyse reicht für die Energiegewinnung bei weitem nicht aus und führt zu einer Anhäufung von Laktat mit einem daraus folgenden Absinken des Gewebe-pH [39]. Die Höhe des Laktatanstiegs ist dabei allein vom vorhandenen Glukosegewebespiegel sowie den Glykogenspeichern im Gewebe abhängig [22]. Die Vorräte an ATP und anderen energiereichen Phosphaten sind im Gehirn bereits nach wenigen Minuten fast vollständig aufgebraucht. ATP-Mangel führt zum Versagen der energieabhängigen Ionenpumpen der Zellmembran mit nachfolgendem $Na^+$-Einstrom in die Zelle und $K^+$-Ausstrom. Nach Untersuchungen von Harris et al. [16a] nimmt nach Überschreiten der extrazellulären Kaliumkonzentration von 13 mmol/l die Kalziumkonzentration schlagartig ab, es kommt zum Kalziumeinstrom intrazellulär. Die erhöhte intrazelluläre Kalziumkonzentration wird wiederum für eine Reihe von metabolischen Kaskaden in der Zelle verantwortlich gemacht: Phospholipase A und C werden aktiviert, welche an den Abbauvorgängen der Phospholipide der Zellmembran beteiligt sind. Dies führt zu einer verstärkten Freisetzung und Ansammlung von freien Fettsäuren in der Zelle, v. a. der Arachidonsäure. Neben der Entkopplung der oxidativen Phosphorilysierung [17, 18] kommt es in der Reperfusionsphase in Verbindung mit Sauerstoff zum weiteren oxidativen Abbau der Arachidonsäure durch die Enzyme Zyklooxygenase und Lipoxygenase mit der Bildung von Prostaglandinen ($PGG_2$ und $PGH_2$), Prostazyklin, Thromboxan-$A_2$ und Leukotrienen [17a, 18, 36, 37, 39]. Thromboxan-$A_2$ hat stark vasokonstriktive und thrombozytenaggregationsfördernde Eigenschaften und wird z. T. für die in der Reperfusionsphase zu beobachtende Hypoperfusion [3, 9, 14, 32] verantwortlich gemacht.

## Prinzipien der zerebralen Protektion

### *Ventilation*

Respiratorische Störungen nach zerebralen Schäden sind häufig [11], und bestmögliche zerebrale Oxygenierung ist oberste Priorität zur Verbesserung der zerebralen Situation, da der Sauerstoffbedarf eines geschädigten Gehirns oftmals gesteigert ist. Neurogene Hyperventilation führt zu Hypokapnie und Hypoxie, eine respiratorische Alkalose zu einer Verschlechterung der Sauerstoffverfügbarkeit im Gewebe. Während der Hypoperfusion in der Reperfusionsphase reagieren die zerebralen Gefäße nicht mit einer Vasodilatation auf eine arterielle Hypoxie [38], im Gegensatz dazu ist jedoch der zerebrale Stoffwechsel oftmals über die Norm gesteigert. Um eine weitere ischämische Schädigung des zerebralen Gewebes zu vermeiden, sollte deshalb ein $p_aO_2$ über 100 mm/Hg angestrebt werden.

Vermehrte motorische Aktivität sowie das Auftreten eines generalisierten Krampfanfalls sollten unbedingt vermieden werden, da hierdurch der metabolische Bedarf bis zu 300 % ansteigen kann [30], in der Hypoperfusionsphase dieser erhöhte Bedarf jedoch durch den verminderten Blutfluß nicht gedeckt wird. Zur Therapie von Krampfanfällen sowie zur allgemeinen Sedierung eignen sich Pentobarbital oder Phenobarbital.

Die kontrollierte Beatmung gehört zu den Standardmaßnahmen nach einer globalen zerebralen Ischämie. Allerdings sind in der Literatur unterschiedliche Ansichten darüber zu finden, ob eine Normoventilation oder eine Hyperventilation anzustreben seien [7, 47]. Sicherlich ist als die wichtigste Aufgabe der kontrollierten Beatmung die Vermeidung einer Hyperkapnie anzusehen, ebenso läßt sich damit eine Hypoxie verhindern. Eine Hyperventilation mit $p_aCO_2$-Werten von 25–35 mm/Hg wird oftmals deshalb vorgeschlagen, da hiervon eine Reduzierung des intrakraniellen Drucks, eine Normalisierung der zerebralen azidotischen Stoffwechsellage sowie eine Umverteilung des Blutflusses in geschädigte Hirnareale erwartet wird [7]. Jedoch ist ein erhöhter intrakranieller Druck relativ selten nach einer globalen zerebralen Ischämie anzutreffen [24], und der zerebrale Blutfluß ist in den ersten Stunden nach Wiederherstellung der spontanen Zirkulation sowieso deutlich reduziert [3]. Hierbei bestehen zwar regionale Unterschiede, jedoch ist es sehr fraglich, ob eine Umverteilung zugunsten minderperfundierter Areale möglich ist, da die Autoregulation insgesamt gestört ist.

Wenn eine mechanische Beatmung nötig ist, sollte – nicht erhöhter intrakranieller Druck vorausgesetzt – die Einstellung des Beatmungsgerätes physiologische $p_aCO_2$- und $p_aO_2$-Werte fördern [16, 37]. Von einer überaus raschen Korrektur einer ausgeprägten Hyperkapnie sollte Abstand genommen werden, da eine überschießend schnelle Normalisierung der $p_aCO_2$-Werte schwere Hypotensionen zur Folge haben kann. Exzessive Hyperoxien sollten ebenso vermieden werden, da durch dic Produktion von Radikalen und Superoxiden zerebrale Schäden ausgelöst werden können [16]. Die Mehrzahl der Autoren und auch wir halten heute eine prophylaktische Hyperventilation in der Behandlung der globalen zerebralen Ischämie für nicht angebracht.

### *Zerebrale Perfusion*

Der zerebrale Perfusionsdruck ergibt sich aus der Differenz zwischen mittlerem arteriellen Druck und zentral-venösem Druck bzw. intrakraniellem Druck. Anzustreben wäre die Aufrechterhaltung eines zerebralen Perfusionsdrucks von 70–110 mmHg [11]. Im Falle einer zerebral-vasomotorischen Paralyse oder bei Beeinträchtigung der zerebralen Autoregulation, folgt der zerebrale Blutfluß passiv der Veränderung des zerebralen Perfusionsdrucks. Bei Vorliegen einer hypotensiven Hypoperfusion, müssen deshalb zur kardiovaskulären Stabilisierung nach entsprechender Schocktherapie und Volumensubstitution Vasopressoren (wie z.B. Dopamin) verabreicht werden [2, 25, 41]. Systolische Blutdrucksteigerungen über 30 % des Ausgangswertes sollten möglichst an den für den Patienten üblichen Blutdruck (**Cave:** Hypertoniker!) angepaßt therapiert werden, wobei systemische Vasodilatatoren (wie z.B. Natriumnitroprussid), die den zerebralen Blutfluß und den intrakraniellen Druck steigern, vermieden werden sollten [11]. Hyperkapnie und Schmerzen müssen als Ursachen der Hypertension ausgeschlossen werden. Die Induktion einer mäßiggradigen kurzfristigen Hypertension nach Entstehen einer fokalen Ischämie oder einem Herz-Kreislauf-Stillstand (systolischer Druck $< 200$ mm/Hg) mittels Noradrenalin oder Adrenalin, erwies sich in Kombination mit hämodiluierenden Maßnahmen und Heparinisierung für das zerebrale Outcome als vorteilhaft [37]. Das Prinzip einer kurzfristig induzierten

Hypertension gilt auch für sekundäre Ischämien als Folge von Subarachnoidalblutungen und zerebralem Vasospasmus [4]. Die früher oftmals in der Neurochirurgie eingesetzte induzierte Hypotension erwies sich als nachteilig für das Zerebrum und sollte nicht mehr zur Anwendung kommen [4].

***Intrakranieller Druck***

Muß von einer Erhöhung des intrakraniellen Drucks ausgegangen werden, so ist die Maßnahme der kontrollierten Hyperventilation, welche mit der Erzeugung einer Hypokapnie einhergeht, ein effektives kurzfristiges Mittel, um eine Verminderung des zerebralen Blutflusses und des zerebralen Blutvolumens zu erreichen [27]. Der Effekt auf den intrakraniellen Druck beginnt nach etwa 1 min und stabilisiert sich innerhalb von 5 min [11]. Die durch die Hyperventilation ausgelöste extrazelluläre Alkalose führt zur Kontraktion von zerebralen Widerstandsgefäßen, wobei die Grenze der maximal möglichen Vasokonstriktion bei einem $p_aCO_2$ von ca. 20 mm/Hg liegt (Blutflußreduktion erfolgt um ca. 3–4 % pro mmHg $p_aCO_2$ Erniedrigung). Jedoch sollte eine derartig ausgeprägte Vasokonstriktion, die bereits wieder eine starke Verminderung des zerebralen Blutflusses bedeutet und zur Induktion einer Ischämie führen kann, nicht herbeigeführt werden, denn überschießende und prophylaktische Hyperventilation verzögert die zerebrale Erholung [25]. Empfohlen werden kann heutzutage das Anstreben von $p_aCO_2$-Werten zwischen 28 und 30 mmHg, wobei es am besten wäre, die Ventilation gegen die Differenz des zerebralen Sauerstoffgehalts – bestimmt mithilfe der jugularvenösen Sauerstoffkonzentration – zu titrieren [11, 25]. Der zerebrale Blutfluß ist das Produkt der Differenz zwischen arteriellem und jugularvenösem Sauerstoffgehalt und der zerebral-metabolischen Rate des Sauerstoffverbrauchs. Physiologische Sauerstoffgehaltsdifferenzen betragen ca. 6–7 %, und bei Differenzen zwischen 10 % oder mehr muß mit dem Vorliegen einer deutlichen Blutflußreduktion gerechnet werden. Therapeutische Interventionen sollten sich dann auf eine Reduktion des intrakraniellen Drucks und Erhöhung des zerebralen Blutflusses konzentrieren, wobei sich die Maßnahme der Hyperventilation ausschließlich an der jugularvenösen Sauerstoffsättigung orientieren kann, wenn arterielle Sauerstoffsättigung und Hämoglobinwerte innerhalb physiologischer Referenzbereiche liegen. Darüber hinaus bleiben die Messungen der jugularvenösen Sauerstoffsättigung auch bei einer schweren respiratorischen Alkalose mit pH-Werten oberhalb 7,6 noch gültig. Ferner besitzt die induzierte Hyperventilation neben den drucksenkenden Effekten in der Schädelkapsel auch günstige Auswirkungen auf die Durchblutung des Gehirns direkt, indem die Vasokonstriktion in gesunden Gefäßarealen eine Umverteilung der Durchblutung in geschädigte Hirngebiete mit einer daraus resultierenden verbesserten nutritiven Perfusion herbeiführt (inverses Steal-Phänomen).

Einen weiteren wichtigen Part in der Therapie des erhöhten intrakraniellen Drucks nehmen die Osmodiuretika ein. Ihre Wirkung beruht auf einer kurzfristigen Steigerung der Serumosmolalität, wodurch aus intrazellulären und interstitiellen Kompartimenten in Gebieten mit intakter Blut-Hirn-Schranke Wasser gebunden wird. Mannit wird derzeitig als das Mittel der Wahl betrachtet, wobei es neben einer Verringerung des Gehirnwassergehalts bzw. -ödems, zu einer Verbesserung der Mikrozirkulation und zu einem Abfangen von freien Radikalen beitragen soll [4, 27]. Wird Mannit in hoher Dosierung verabreicht, so können jedoch akute signifikant werdende Veränderungen, wie Hypernatriämie, verminderter Hämatokrit, gesteigerte Serumosmolalität sowie Hypotension, Hyperkaliämie und Azidose induziert werden, die deletäre Effekte haben können [4]. Klinische Erfahrungen mit hypertonen Kochsalzlösungen liegen bisher nur in begrenztem

Umfang vor, können jedoch bei gegenüber Mannit refraktärer intrakranieller Drucksteigerung zum Einsatz kommen [4, 25].

### *Temperaturregulierung*

Milde (34–36 °C) und mäßiggradige (32–33 °C) Hypothermie können einen wichtigen Beitrag zur Verringerung der neuronalen Schädigung bei ischämischen oder hypoxischen Insulten leisten [15, 37], und die zerebroprotektiven Auswirkungen vielerlei Anästhetika sind aller Wahrscheinlichkeit nach nicht zuletzt auf ihre temperatursenkenden Effekte zurückzuführen [8]. Die bei extrakorporaler Zirkulation und zirkulatorischem Stillstand eingesetzte tiefe Hypothermie von 16–20 °C zeigte sich jedoch außerhalb der intraoperativen Phase als nicht günstig im Sinne einer Zerebroprotektion [4]. Mit Hilfe einer moderaten Hypothermie (2–5 °C unterhalb der Körpertemperatur) konnte nicht nur eine ischämische Schädigung des Zerebrums abgeschwächt werden, sondern bei Reversibilität des arteriellen Verschlusses sogar eine Verkleinerung der Infarktgröße erzielt werden [14]. Wird die Maßnahme einer Hypothermie insbesondere über einen längeren Zeitraum eingesetzt, so muß aber auch mit nachteiligen Effekten wie z.B. Dysrhythmien, Koagulopathien, erhöhtem Infektionsrisiko und Streßulzerationen gerechnet werden [2]. Als deletär für das Gehirn erwiesen sich andererseits die Folgen einer bereits nur mäßiggradigen zerebralen Hyperthermie [41], da diese unweigerlich zu einer Steigerung des zerebralen Stoffwechsels führen würde. Gerade in einer Phase, in der auf der einen Seite eine zerebrale Hypoperfusion besteht, würde sich andererseits ein Anstieg des Stoffwechsels sehr negativ auf diejenigen Zellen auswirken, die zwar vorgeschädigt sind, aber noch das Potential zu einer möglichen Regeneration haben. Da die Gehirntemperatur bei Schädel-Hirn-Trauma- und neurochirurgischen Patienten häufig um bis zu 3,1 °C höher als die Körpertemperatur beschrieben wurde, muß bei neurochirurgischen Patienten ein invasives Monitoring der Gehirntemperatur angestrebt werden [15].

Falls eine Senkung der Temperatur angestrebt wird, sollte nicht nur eine physikalische Kühlung angewendet werden, da sie oftmals zu erhöhter Muskelaktivität und damit zu erhöhtem Sauerstoffverbrauch führt, sondern durch kleinere Dosen von Chlorpromazine oder Pethidine [29] ist die zentrale Temperaturregulation auszuschalten.

### *Extrakranielle Homeostase*

Sowohl längeranhaltende Hypoglykämien (< 50 mg/dl) als auch Hyperglykämien sind schädlich für das Gehirn. Während zerebraler Hypoperfusionsstadien induzieren Hyperglykämien durch eine Steigerung der Laktazidose ein größeres Ausmaß der intrazellulären Azidose und sind mit schlechterem neurologischen Outcome assoziiert [2, 16]. Es sollte deshalb angestrebt werden, Blutglukosewerte zwischen 100 und 200 mg/dl zu halten [16, 37, 41] und Glukoseinfusionen mit einer mehr als 5 %-Glukosekonzentration während der ersten 2 Tage oder solange der Patient komatös ist, zu vermeiden [16, 41].

### *Sedativa*

Die Verwendung von Barbituraten zur Senkung des intrakraniellen Drucks wurde für lange Zeit sehr befürwortet. Barbiturate verringern dosisabhängig die synaptische Aktivität der Hirnzellen und vermindern so den zerebralen Sauerstoffbedarf, was mit einer entsprechenden Senkung der Hirndurchblutung und des intrakraniellen Drucks einhergeht [27]. Dennoch reduzieren sie nur den metabolischen Bedarf, der mit der neuronalen Zellfunktion assoziiert ist [8, 27], und es konnten keine vorteilhaften Effekte auf den neurologischen Outcome bei Patienten mit Ischämien und nach Barbituratgabe ermittelt werden [2]. Für Benzodiazepine vermutet man ähnliche Wirkungsprinzipien. Ketamin wird bei neurochirurgischen Patienten i. allg. nicht verwendet, da sowohl hirndrucksteigernde Effekte als auch keinerlei Auswirkungen auf den intrakraniellen Druck beschrieben wurden [25]. Neuerdings erfährt Ketamin wieder gesteigertes Interesse, da es NMDA-Rezeptoren blockiert, welche eine bedeutsame Rolle bei neuronalen Schäden und Zelltod spielen.

### *Kalziumantagonisten*

Kalziumantagonisten besitzen möglicherweise durch die Induktion einer zerebralen Vasodilatation, der Blockade weiteren Kalziumeinstroms in neuronalen Zellen durch den L-Kanal sowie der Suppression zellschädigender Abläufe nach Freisetzung von Mediatoren und Reduktion einer Azidose günstige Effekte für das postischämische Gehirngewebe [2, 4, 37]. Es lag daher nahe, Kalziumantagonisten in der Therapie der globalen zerebralen Ischämie einzusetzen. Sowohl mit Nimodipin [41] wie auch mit Lidoflazin [45, 48] wurde eine deutliche Verbesserung der neurologischen Symptomatik im Tierexperiment nachgewiesen. Allerdings waren die Ergebnisse nicht immer eindeutig, sondern je nach experimentellen Bedingungen auch kontrovers. Obwohl auch neueste Untersuchungen belegen, daß Kalziumantagonisten einzelne biochemische Prozesse durchaus positiv beeinflussen können [19, 35, 44], mehren sich doch die Anzeichen, daß sowohl bei globaler als auch regionaler Ischämie die neurologische Symptomatik nur sehr zweifelhaft verbesserbar ist. So zeigten Tateishi et al. [44] nach 14minütigem Herzkreislauf-Stillstand bei Katzen, daß Nimodipin (10 µ/kg Anfangsdosis gefolgt bei 2 µ/kg/min für 10 h) den neurologischen Endzustand nicht verbessern konnte [1]. Nachdem in einer klinischen Studie an 22 Patienten nach globaler zerebraler Ischämie mit Nimodipin sich eine höhere Überlebensrate und eine Minderung der neurologischen Defizite andeutete [21], wurden große Hoffnungen in eine multizentrische klinische Studie zu Lidoflazin nach kardiopulmonaler Reanimation gesetzt. Unglücklicherweise konnten die Autoren [5] gegenüber einer Kontrollgruppe keinen positiven Effekt nachweisen. Offensichtlich bestehen Unterschiede zwischen einzelnen Zielparametern wie zerebrales Ödem oder der Gehalt an energiereichen Phosphaten und dem funktionellen Zustand des Gehirns [35]. Vielleicht könnten auch neue Kalziumantagonisten [20] oder das bessere Verständnis der Subtypen von Kalziumantagonistenrezeptoren [40] die Indikationen für den Einsatz von Kalziumantagonisten präzisieren. Zum jetzigen Zeitpunkt jedenfalls scheint der Einsatz von Kalziumantagonisten bei einer globalen zerebralen Ischämie nicht gerechtfertigt zu sein.

### *Kortikosteroide*

Obwohl Kortikosteroide zur Reduktion eines zerebralen Ödems in der perioperativen Phase bei der Therapie von Gehirntumoren erwiesenermaßen therapeutische Effekte besitzen [27], gibt es keine schlüssigen Beweise zerebroprotektiver Funktionen bei zerebralen Ischämien [4]. Unerwünschte Nebeneffekte einer Kortikosteroidtherapie sind eine Erhöhung des Blutzuckerspiegels, das Risiko einer eingeschränkten Immunantwort sowie die Gefahr gastrointestinaler Blutungen

[16]. In Übereinstimmung mit anderen Studien, konnten wir keine vorteilhaften Effekte von Kortikosteroiden bei Schädel-Hirn-Traumapatienten zeigen [27].

### *Exzitatorische Aminosäuren*

In den letzten Jahren richtete sich das Interesse verschiedener Autoren mehr und mehr auf die Auswirkungen von exzitatorischen Aminosäuren während zerebraler Ischämie. Glutamat und Aspartat können unter gewissen Umständen als Neurotoxine wirken. Es ist bekannt, daß Glutamat und Aspartat im Säugetiergehirn die häufigsten Transmittersubstanzen darstellen. Es lassen sich dabei 3 Rezeptorsubtypen abtrennen, der N-Methyl-D-Aspartate- (NMDA), der Quisqualate- und der Kainate-Rezeptor (speziell NMDA-Antagonisten, wie die Substanz MK-801, die schnell durch die Blut-Hirn-Schranke ins Gehirn penetrieren kann, wurden nähergehend untersucht). So zeigte sich, daß MK-801 in der Lage ist, neurologische Degenerationen bei kompletter Frontalhirnischämie zu verhindern [12]. MK-801 wurde dabei in verschiedenen Dosierungen eine Stunde vor dem Insult verabreicht. Überraschenderweise konnte MK-801 ebenso hippokampale neuronale Schädigungen verhindern, wenn es 30 min nach dem ischämischen Insult verabreicht wurde, und eine zumindest partiale neuroprotektive Wirkung war sogar dann erzielbar, wenn die Substanz 15 oder 24 h nach Erzeugen der Ischämie angewendet wurde [13]. Ähnliche Resultate wurden zwar auch von Rod et al. [33] erzielt, jedoch war in diesem Modell MK-801 ineffektiv, wenn es mehr als 20 min nach dem ischämischen Insult verabreicht wurde. Unglücklicherweise war jedoch MK-801 in tierexperimentellen Studien, die die kardiopulmonale Reanimation simulierten, ineffektiv. Die Substanz konnte in verschiedenen tierexperimentellen Modellen an Katzen oder Hunden mit einer globalen zerebralen Ischämie von 10–17 min weder den neurologischen Endzustand verbessern, noch histologisch feststellbare Schäden verhindern [10, 26, 43]. Weitere Rezeptoren, wie z. B. der GABA-Rezeptor und seine Interaktionen während globaler Ischämie, wurden untersucht [31]. GABA-Agonisten wirken jedoch nur protektiv nicht resuszitativ. Mit Effekten auf den GABA-Rezeptor lassen sich die Wirkungen von Pentobarbital, Diazepam, Etomidate und weiterer sedierend wirkender Substanzen erklären [42].

Viele weitere Substanzen oder Therapieprinzipien, wie Superoxiddismutase, Katalase, Dimethylsulfoxid, Natriumbikarbonat, Allopurinol, Deferoximine, Oxipurinol, THAM und Dichlorazetat, wurden untersucht (Übersicht bei Bircher [6]), können bis jetzt jedoch allenfalls als interessante Forschungsperspektiven angesehen werden, und sind nicht als etablierte therapeutische Prinzipien anzusehen.

## Gesicherte Therapieprinzipien

Das Hauptziel der zerebralen Protektion ist die Gewährleistung einer ausreichenden zerebralen Perfusion. Der arterielle Blutdruck muß bei einem kritischen Abfall so schnell wie möglich normalisiert werden. Eine Hypotension führt entweder nach der Wiederherstellung der zerebralen Zirkulation zu einer Vielzahl von Reperfusionsschäden oder bei bestehender Zirkulation zu lokalen oder generalisierten Ischämien [23, 28]. Nötigenfalls ist der Kreislauf mit Katecholaminen zu stabilisieren und durch die periphere Vasokonstriktion eine ausreichende Umverteilung des Blutvolumens zugunsten des Gehirns herbeizuführen [6].

Nach einer erfolgreichen Wiederherstellung der zerebralen Perfusion müssen wir jedoch festhalten, daß es bis heute außer den etablierten intensivmedizinischen Behandlungsmethoden keine spezifisch-therapeutischen Maßnahmen gibt, die eine Verbesserung des zerebralen Outcomes gewährleisten würden.

Zusammenfassend lassen sich somit folgende gesicherte Maßnahmen zur zerebralen Protektion festhalten:

- Vermeidung von Hypoxie,
- Sedierung und Verhinderung von zerebraler Hyperaktivität,
- kontrollierte Beatmung,
- Hypo- bis Euthermie,
- Kontrolle des intrakraniellen Drucks,
- ausreichender zerebraler Perfusionsdruck.

## Literatur


1. Abramson NS, Safar P, Detre KM (1989) Lidoflazine administration to survivors of cardiac arrest (abstract). Ann Emerg Med 18: 478–478
2. Aitkenhead AR (1991) Cerebral protection after cardiac arrest. Resuscitation 22: 197–202
3. Ames A, Wright RL, Kowada M, Thurston JM, Majno G (1968) Cerebral ischaemia: The no-reflow-phenomenon. Am J Pathol 52: 437–447
4. Andrews RJ, Bringas JR (1993) A review of brain retraction and recommendations for minimizing intraoperative brain injury. Neurosurgery 33: 1052–1064
5. Berger L, Hakim AM (1989) Nimodipine prevents hyperglycemia – induced cerebral acidosis in middle cerebral artery occluded rats. J Cereb Blood Flow Metab 9: 58–64
6. Bircher NG (1989) Brain resuscitation. Resuscitation 18 [Suppl]: S 1–S 11
7. Brain Resuscitation Clinical Trial I Study Group (1986) Randomized clinical study of thiopental loading in comatose survivors of cardiac arrest. N Engl J Med 314: 397–403
8. Drummond JC (1993) Brain protection during anesthesia. Anesthesiology 79: 877–880
9. Fischer EG (1973) Impaired perfusion following cerebrovascular stasis. Arch Neurol 29: 361–366
10. Fleischer JE, Tateislin A, Drummond JC (1988) Effects of MK-801 upon neurological outcome following cardiac arrest in cats. Soc Neurosurg Anaesth Crit Care (abstract)
11. Frost EAM (1990) Anesthesia for neurosurgical emergencies. In: Annual Refresher Course of the American Society of Anesthesiologists 1990
12. Gill R, Foster AC, Woodruff GN (1987) Systemic administration of MK-801 protects against ischemia-induced hippocampal neurodegeneration in the gerbil. J Neurosci 7: 3343–3349
13. Gill R, Foster AC, Woodruff GN (1988) MK-801 is neuroprotective in gerbils when administered during the post-ischemic period. Neuroscience 25: 847–855
14. Ginsberg MD, Myers RE (1972) The topography of impaired microvascular perfusion in the primate brain following total circulatory arrest. Neurology 22: 998–1011
15. Ginsberg MD, Sternau LL, Globus MYT, Dietrich WD, Busto P (1992) Therapeutic modulation of brain temperature: Relevance to ischemic brain injury. Cerebrovasc Brain Metabol Rev 4: 189–225
16. Gustafson I, Edgren E, Hulting J (1992) Brain-oriented intensive care from cardiac arrest. Resuscitation 24: 245–261

16a. Harris RJ, Symon L (1984) Extracellular pH, potassium, and calcium activities in progressive ischaemia of rat cortex. J Cereb Blood Flow Metab 4: 178–186

17. Hossmann K-A, Kleihues P (1973) Reversibility of ischaemic brain damage. Arch Neurol 29: 375–384

17a. Kirsch JR, Traystman RJ (1992) Strategies to avoid secondary brain injury. JEURE 5: 112–114

18. Krause GS, White BC, Aust SD, Nayini NR, Kumar K (1988) Brain cell death following ischaemia and reperfusion: a proposed biochemical sequence. Crit Care Med 16: 714–726
19. Kucharczyk J, Chew W, Derugin N, Moseley M, Rollin C, Berry I, Norman D (1989) Nicardipine reduces ischemic brain injury. Magnetic resonance imagin/spectroscopy study in cats. Stroke 20: 268–274
20. Kuwaki T, Satoh H, Ono T, Shibayama F, Yamashita T, Nishimura T (1989) Nilvadipine attenuates ischemic degradation of gerbil brain cytoskeletal proteins. Stroke 20: 78–83
21. Lazarewicz JW, Pluta R, Salinska E, Puka M (1989) Beneficial effect of nimodipine on metabolic and functional disturbances in rabbit hippocampus following complete cerebral ischemia. Stroke 209: 70–77

22. Longstreth WT (1989) Prognostic significance of neurologic examination and glycemia after cardiac arrest. Resuscitation 17 [Suppl]: S175–S179
23. Loughhead MG (1988) Brain resuscitation and protection. Med J Aust 148: 458–466
24. Marshall LF, Smith RW, Shapiro HM (1979) The outcome with aggressive treatment in severe head injuries. Part II: Acute and chronic barbiturate administration in the management of head injury. J Neurosurg 50: 26–30
25. Mayberg TS, Lam AM (1993) Management of central nervous system trauma. Curr Op Anaesth 6: 764–771
26. Michenfelder JD, Lanier WL, Scheithaner BW, Perkins WJ, Shearman GT, Milde JH (1989) Evaluation of the glutamate antagonist dizocilpine maleate (MK-801) on neurologic outcome in a cranine model of complete cerebral ischemia: correlation with hippocampal histopathology. Brain Res 481: 228–234
27. Milde-Newberg L (1990) Cerebral protection. In: Cucchiara RF, Michenfelder JD (eds) Clinical neuroanesthesia. Livingstone, New York Edinburgh London Melbourne
28. Miller JD (1989) Intracranial pressure monitoring. In: Bihari D, Holaday JW (eds) Update in intensive care and emergency medicine. Springer, Berlin Heidelberg New York Tokyo, pp 223–238
29. Muizelaar JP, Lutz HA, Becker DP (1984) Effect of mannitol on ICP and CBF and correlation with pressure autoregulation in severly head-injured patients. J Neurosurg 61: 700–706
30. Narayan RK, Kishore PRS, Becker DP (1982) Intracranial pressure: to monitor or not to monitor? A review of our experience with severe head injury. J Neurosurg 56: 650–659
31. Pritchett DB, Lüddens H, Seeburg PH (1989) Type I and type II $GABA_A$-benzodiazepine receptors produced in transfected cells. Science 245: 1389–1392
32. Rehncrona S, Abdul-Rahman A, Siesjö BK (1979) Local cerebral blood flow in the postischaemic period. Acta Neurol Scand 60 [Suppl 72]: 294–295
33. Rod MR, Auer RN (1989) Pre- and post-ischemic administration of the NMDA receptor antagonist dizocilpine maleate (MK-801) reduces ischemic brain necrosis in the rat. Can J Neurol Sci 16: 340–344
34. Rogers MC, Kirch JR (1989) Current concepts in brain resuscitation. JAMA 261: 3143–3147
35. Roine RO, Kaste M, Kinnunen A, Nikki P (1987) Safety and efficacy of Nimodipine in resuscitation of patients outside hospital (abstract). Br Med J 294: 20
36. Safar P (1986) Cerebral resuscitation after cardiac arrest: a review. Circulation 74 [Suppl 4]: 138–153
37. Safar P (1993) Cerebral resuscitation after cardiac arrest: Research initiatives and future directions. Ann Emerg Med 22: 324–349
38. Saul TG, Ducker TB (1982) Effect of intracranial pressure monitoring and aggressive treatment on mortality in severe head injury. J Neurosurg 56: 498–503
39. Siesjö BK, Wieloch T (1985) Cerebral metabolism in ischaemia: neurochemical basis for therapy. Br J Anaesth 57: 47–62
40. Snyder SH (1989) Drug and neurotransmitter receptors. New perspectives with clinical relevance. JAMA 261: 3126–3129
41. Steen PA, Edgren E, Gustafson I, Fuentes CG (1992) Cerebral Protection and Post-Resuscitation Care. Resuscitation 24: 233–237
42. Sternau LL, Lust WD, Ricci AJ, Racheson R (1989) Role for gammaaminobutyric acid in selective vulnerability in gerbils. Stroke 20: 281–287
43. Sterz F, Leonov Y, Safar P, Radovsky A, Stezoski SW, Reich H, Shearman GT, Greber TF (1989) Effect of excitatory amino acid receptor blocker MK-801 on overall, neurologic and morphologic outcome after prolonged cardiac arrest in dogs. Anesthesiology 71: 907–918
44. Tateishi A, Fleisher JE, Drummond JC, Scheller MS, Zornow MH, Grafe MR, Shapiro HM (1989) Nimodipine does not improve neurologic outcome after 14 minutes of cardiac arrest in cats. Stroke 20: 1044–1050
45. Vaagenes P, Cantadore R, Safar P, Moossy J, Rao G, Diven W, Alexander H, Stezoski W (1984) Amelioration of brain damage by Lidoflazine after prolonged ventricular fibrillation cardiac arrest in dogs. Crit Care Med 12: 846–855
46. Ward JD, Becker DP, Miller JD, Choi SC, Marmarou A, Wood C, Newlon PG, Keenan R (1985) Failure of prophylactic barbiturate coma in the treatment of severe head injury. J Neurosurg 62: 383–388
47. Ward JD, Gadisseux P, Wood CO, Young HF (1987) Intensive care of the head-injured patient. In: Landolt AM (ed) Intensive care and monitoring of the neurosurgical patient. Karger, Basel, pp 15–52
48. Winegar CP, Henderson O, White BC, Jackson RE, O'Hara T, Krause GS, Vigor DN, Kontry R, Wilson W, Shelby-Lane C (1983) Early amelioration of neurologic deficit by Lidoflazine after fifteen minutes of cardiopulmonary arrest in dogs. Ann Emerg Med 12: 471–477

# Sinnvolle Arzneimittelkombinationen in der Schmerztherapie

B. FREITAG

Das biologische bzw. pathobiologische Phänomen Schmerz ist nicht gleichzusetzen mit einer isolierten neurophysiologischen Reaktion im Organismus auf einen peripheren Reiz.

Schmerz verkörpert vielmehr als aktive Antwort des Individuums auf unterschiedlichste Noxen eine hohe Integrationsleistung von Neuronenverbänden innerhalb des peripheren und v. a. des zentralen Nervensystems (ZNS).

Zur Behandlung dieses per definitionem „unangenehmen Sinnes- und Gefühlserlebnisses, das mit aktuellen oder potentiellen Gewebeschädigungen verknüpft ist oder mit Begriffen solcher Schädigungen beschrieben wird" [17], existieren heute ausreichend erprobte und effektive Methoden

- der systemischen Pharmakotherapie,
- der Lokal- bzw. Regionalanästhesie sowie
- der nichtmedikamentösen Behandlung.

Unterschiedliche Entstehungsursachen und die Vielfalt von Erscheinungsformen des Schmerzes mit sensorisch-diskriminativer, somatosensorischer und autonomer, kognitiver sowie affektiver Komponente erfordern in der Regel komplexe schmerztherapeutische Überlegungen.

Das auf vielen medizinischen Gebieten unverzichtbare Konzept der Kombination von Behandlungsformen gilt auch für die Therapie akuter und besonders von chronischen Schmerzen.

Eine wesentliche Bedeutung hat hierbei – im Sinne des pharmakologischen Koergismus – die Zufuhr von mehreren Pharmaka, die sich in ihrer Wirkung beeinflussen und möglicherweise an verschiedenen Regulationssystemen angreifen.

## Pharmakologie des Koergismus

Unter Koergismus werden alle Formen des Zusammenwirkens unterschiedlicher Pharmaka im biologischen System verstanden.

Die Wirkungsinterferenzen zweier oder mehrerer Substanzen bei gleichzeitiger oder aufeinanderfolgender Anwesenheit im Organismus (Kombination oder Sukzession) zeigen sich in der Regel an der Wirkungsintensität und weniger häufig in der Wirkungsqualität.

Im Rahmen der Koergismus kann sich ein zweites Pharmakon, der Koergist, zum Agonisten entweder als Antagonist, Synergist oder als Potentiator verhalten, je nachdem, ob die Wirkung des Agonisten (verglichen mit dem ursprünglichen Effekt bei seiner alleinigen Gabe) abgeschwächt, nicht verändert oder verstärkt wird ([19], Tabelle 1).

Vielfach wird unzulässig der additive Synergismus (Summation der Einzelwirkungen von A und B der Tabelle 1) mit der sehr selten erreichten Potenzierung (Gesamteffekt größer als theoretische Summation der Einzelwirkungen von A und B) verwechselt.

**Tabelle 1.** Konsequenzen des Arzneimittelkoergismus auf die Wirkungsintensität eines Pharmakons. (Nach [19])

| Die Wirkungsintensität des Pharmakons A (Agonist) ist bei Interferenz mit einem Pharmakon B (Koergist) im Vergleich zur Wirkungsstärke bei alleiniger Gabe | |
|---|---|
| abgeschwächt | B = Antagonist von A<br>Antagonismus |
| unverändert | B = Synergist zu A<br>(einfacher) Synergismus<br>additiver Synergismus<br>Addition, Summation |
| verstärkt | B = Potentiator für A<br>potenzierter Synergismus<br>überadditiver Synergismus<br>Potenzierung |

Begleit- oder Komedikationen zur Eliminierung unerwünschter Nebeneffekte eines Wirkstoffes sind streng genommen nicht Gegenstand des Koergismus, werden aber nachfolgend im Rahmen der Kombinationen berücksichtigt.

Wirkungsinterferenzen für verschiedene Arzneimittel können bei allen Schritten der Ereigniskette von der Applikation eines Pharmakons bis hin zur biologischen Reaktion im Organismus auftreten bzw. therapeutisch relevant werden ([8, 19], Tabelle 1):

1. Physikalische oder chemische Reaktionen zwischen Pharmaka in vitro und in vivo (pharmazeutische Phase),
2. Interaktionen bei Resorption, Verteilung, Biotransformation und Exkretion (pharmakokinetische Phase),
3. Koergismus an Rezeptorstrukturen,
4. Auswirkungen auf Effektuierungsmechanismen (z.B. Interferenz bei der chemischen und neuralen Transmission),
5. Beeinflussung von übergeordneten Regulations- sowie von Kooperationsprozessen auf organismischer Ebene (Punkte 3–5 pharmakodynamische Phase).

## Koergismus in der Analgesie

Bezogen auf die Nozizeption bzw. auf das anthropomorphe Korrelat Schmerz sind therapeutisch nutzbare Arzneimittelinteraktionen – sieht man an dieser Stelle von Aspekten der Galenik in der pharmazeutischen Phase mit Konsequenzen auf die Pharmakokinetik ab – im Bereich der Rezeptorstrukturen denkbar.

Von größerer Bedeutung sind jedoch der Koergismus bei der Effektuierung oder Interferenzen mit Regulationssystemen und im Zusammenwirken unterschiedlicher Funktionseinheiten.

In alle Prozesse, die an der Aufnahme, Leitung und Verarbeitung von Schmerzinformationen auf peripher-nervaler, spinaler oder supraspinaler Ebene beteiligt sind, können rein theoretisch sinnvoll kombinierte Medikamente mit identischen oder voneinander abweichenden Wirkungsmechanismen eingreifen und einen größeren Gesamteffekt erzielen, als es mit einem einzelnen Monopräparat möglich wäre.

Legt man die weitgehend bekannten nozizeptiven Abläufe im Nervensystem zugrunde, läßt sich eine Vervollkommnung der Analgesie über 2 auf den ersten Blick grundsätzlich andersartige pharmakologische Ansätze erreichen:

1. Hemmung von verschiedenen, jedoch gleichgerichteten funktionellen Abläufen im nozizeptiven System und
2. Hemmung des nozizeptiven Einstroms bei gleichzeitiger Aktivierung körpereigener inhibitorischer Mechanismen.

Dabei ist es nicht von Bedeutung, welcher Applikationsweg für die einzelnen Kombinationspartner gewählt wird. Entscheidend ist die spezifische oder auch unspezifische Aktion an den unterschiedlichen Zielstrukturen:

- Dämpfung der Erregung oder der Sensibilisierung von Nozizeptoren, z.B. Nichtopioidanalgetika, (Opioide);
- Blockade der Erregungsleitung am primären afferenten Neuron, Lokalanästhetika;
- Beeinflussung der synaptischen Transmission vom primären Neuron auf unterschiedlichste Folgeneurone im spinalen Hinterhorn, z.B. Opioide, Nichtanalgetika, (Nichtopioidanalgetika);
- Aktivierung (oder auch „Nachahmung") körpereigener inhibitorischer Schmerzkontrollsysteme auf einzelnen Ebenen des ZNS (segmentale spinale und aus dem Hirnstamm deszendierende Hemmungen), z.B. Opioide, Nichtanalgetika, (Nichtopioidanalgetika);
- Ausschaltung bzw. Beeinflussung der zentralen Schmerzregistrierung und -verarbeitung, z.B. Opioide, (Nichtopioidanalgetika), Anästhetika, Psychopharmaka.

Diese stark vereinfachte Systematik wird aus vielerlei Gründen nicht der Kompliziertheit in der therapeutischen Praxis mit einer Vielzahl von ganz unterschiedlichen Pharmakonkombinationen gerecht.

Einerseits bleiben mit dieser vorwiegend nozizeptiven Betrachtungsweise psychobiologische oder psychosoziale Aspekte im individuellen Schmerzgeschehen unberücksichtigt.

Zum anderen ermöglichen aktuelle Erkenntnisse über die Komplexizität von modulierend wirkenden Transmittern bei der synaptischen Übertragung von Schmerzinformationen auch neuartige Therapieformen.

Das betrifft beispielsweise den Einsatz von sog. Nichtanalgetika oder Adjuvanzien [13], von denen einzelne in bestimmten Situationen selbst schmerzdämpfend wirken, darüber hinaus aber den Effekt der Analgetika im engeren Sinne steigern (s. Tabelle 5). Für den $\alpha_2$-Adrenozeptoragonisten Clonidin ist die therapeutische Eignung hinreichend belegt.

Und letztlich schließt das obige Schema übliche Begleitmedikationen aus, mit denen erwartete und unerwartete Nebenwirkungen der Analgetika reduziert werden können.

## Kombination analgetisch wirkender Substanzen

Vielgestaltige Wirkstoffkombinationen bei Schmerzausschaltungsverfahren gehören zum selbstverständlichen Repertoire in der Anästhesie, Intensiv- und Notfallmedizin sowie in der Schmerztherapie.

Der Koergismus zwischen differenten analgetischen Wirkprinzipien und oftmals zusätzlich verabfolgten adjuvanten Nichtanalgetika [23] wird im weitesten Sinne zumindest über 3 pharmakologische Lösungswege praktiziert:

- Kombination von Verfahren (Methoden), in deren Zentrum schmerzdämpfende Medikamente unterschiedlichster Pharmakongruppen stehen (s. Tabelle 2).
- Kombinationsbehandlung mit analgetisch und nichtanalgetisch wirkenden Einzelkomponenten in variabler Auswahl und Dosierung (s. Tabelle 3, 5).
- *Fixe Analgetikakombinationen* d.h. festgelegte pharmazeutische Formulierungen als sog. **Mischanalgetika**, die vielfach zudem noch Nichtanalgetika enthalten (s. Tabelle 3, 5).

**Tabelle 2.** Kombination von medikamentösen Schmerzausschaltungsverfahren (Auswahl)

| Basisverfahren | Kombination (mit Pharmakongruppen) |
|---|---|
| Allgemeinanästhesie mit obligater systemischer analgetischer Komponente, einschließlich Stickoxydul oder Ketamin | – Lokal- und Regionalanästhesien neben Infiltrations-, Leitungs- und Plexusanästhesie hauptsächlich rückenmarksnahe Formen (Lokalanästhestika)<br>– kombinierte rückenmarksnahe Anästhesie/Analgesie (Lokalanästhetika-Opioide; dazu Nichtanalgetika wie Clonidin)<br>– topische (periphere) Analgesie (Opioide, vereinzelt Nichtopioidanalgetika) |
| Lokal- und Regionalanästhesie, alle Formen, einschließlich intravenöser Regionalanästhesie (IVRA) | – systemische Analgesie zur Wirkungssupplementierung (Opioide, auch Nichtopioidanalgetika)<br>– topische und rückenmarksnahe Analgesie (Opioide; Nichtanalgetika wie Clonidin) |

Aus dieser Verfahrensweise ergibt sich eine hohe Zahl von Kombinationen. Eine umfassende Beurteilung oder Nutzen-Risiko-Abwägung ist deshalb in diesem Rahmen unmöglich.

Analgetika gehören zu den am häufigsten konsumierten Arzneimitteln überhaupt. Das trifft speziell für die rezeptfrei erhältlichen fixen Analgetikakombinationen zu, die im Rahmen der Selbstmedikation vielfach mißbräuchlich, d.h. ohne medizinische Notwendigkeit und zu hoch dosiert eingenommen werden.

In der *Roten Liste* 1994 sind noch immer annähernd 400 analgetische Präparate (unter Berücksichtigung unterschiedlicher Wirkstoffe, Galenik, Verabreichungsformen, Dosierungen) aufgeführt.

Etwa zur Hälfte handelt es sich dabei um festgelegte pharmazeutische Formulierungen auf der Basis von Nichtopioidanalgetika, die vielfach die Anforderungen an eine rationale und rationelle Therapie nicht erfüllen.

Vorteilhafter ist aufgrund der freien Wahl der für den individuellen Fall günstigsten Wirkstoffe und Dosierungen die gezielte Kombinationsbehandlung mit Einzelkomponenten.

Insgesamt sollten jedoch Analgetika und adjuvante Pharmaka nur dann kombiniert werden, wenn im Vergleich zum Monopräparat gesicherte Vorteile zu erwarten sind oder bekannte analgetikumtypische Nebenwirkungen behandelt werden müssen.

Unter bewußter Ausklammerung der kombinierten Schmerzausschaltungsverfahren (Tabelle 2) werden nachfolgend Vor- und Nachteile der gleichzeitigen Verabfolgung ausgewählter Analgetika und Medikamente anderer Pharmakongruppen aus den Tabellen 3 und 5 detaillierter beschrieben.

## Vorteile und Nachteile ausgewählter Kombinationen

### *Kombinationen zwischen Nichtopioidanalgetika*

In erster Linie wird aus diesem Koergismus eine Wirkungssteigerung erwartet.

Bei keiner der handelsüblichen Kombinationen von Analgetika mit vergleichbarem Wirkungsprinzip konnten jedoch bisher im Gegensatz zum Tiermodell eindeutige überadditive (potenzierte) analgetische Effekte gesichert werden, so auch nicht bei der kombinierten Anwendung von Paracetamol und Acetylsalicylsäure bzw. Paracetamol mit Propyphenazon [3, 4].

**Tabelle 3.** Kombinationen der Nichtopioidanalgetika; Komponenten und Auswirkungen (Auswahl)

| Kombinationspartner | Qualitative und quantitative Auswirkungen |
|---|---|
| *weiteres Nichtopioidanalgetikum* | |
| – Mischanalgetika mit Paracetamol > Salicylsäurederivaten > > Propyphenazon > Phenazon (Häufigkeit der Nennungen) | – Wirkungsaddition (überadditiver Synergismus nur im Tierversuch)<br>– Ergänzung der Teilwirkungen (Analgesie, Antipyrese, Antiphlogese)<br>– Reduzierung toxischer Effekte durch verringerte Einzeldosen |
| *Opioidanalgetikum* | |
| – Codein, Dihydrocodein, Dextromethorphan | – bei geringer Affinität zu Opioidrezeptoren eigene analgetische Wirkung; evtl. überadditiver Synergismus mit Nichtopioidanalgetika<br>– antitussive Komponente |
| – Tramadol | – im „Würzburger Schmerztropf" mit Metamizol und Neuroleptikum: Ergänzung des Analgesiespektrums, evtl. überadditiver Synergismus |
| – Morphin u. a. potente Opioide | – Steigerung der Analgesie (und des Analgesiespektrums) im Stufenplan der Behandlung von Tumor- und chronischen Schmerzen |
| *Analeptikum* | |
| – Koffein | – Analgesieverstärkung von Acetylsalicylsäure, Paracetamol, Ibuprofen (?)<br>– Gefäßtonisierung im ZNS-Bereich (Migränetherapie)<br>– ZNS-Stimulierung (u. a. Ausgleich der Sedation durch kombinierte Antihistaminika)<br>– „Stimmungsaufhellung" (**Cave:** Mißbrauch!) |
| *Sympathomimetika* | |
| – Phenylephrin (Adrenozeptoragonist) | – Schleimhautabschwellung (s. „Grippemittel") |
| – Ephedrin (indirektes Sympathomimetikum) | – Schleimhautabschwellung, Bronchospasmolyse<br>– fragwürdige ZNS-Stimulierung und „Kreislauftonisierung" (s. „Grippemittel") |
| *Antihistaminikum* | |
| – $H_1$-Rezeptorenblocker, wie Doxylamin, Diphenhydramin, Brompheniramin u. a. | – Wirkungssteigerung (Hemmung der peripheren Sensibilisierung im Nozizeptorbereich?)<br>– lokalanästhetische Komponente<br>– Hemmung von $H_1$-Effekten (Codein u. a. mit Histaminliberation)<br>– Antiemesis, Sedierung (Doxylamin!) |
| *Vitamine* | |
| – Vitamin C | – Synergismus (Analgesie, Antiphlogese) mit unklarem Mechanismus |
| – B-Vitamine | – Dosisreduzierung bei Antiphlogistika möglich (Mechanismus?) |

Möglicherweise ergänzen sich jedoch die nicht ausschließlich – wie zunächst angenommen – peripher angreifenden Analgetika in qualitativer Hinsicht.

Die diskutierten Abweichungen im Wirkungsmechanismus lassen beispielsweise die Kombination des ausreichend analgetisch und gut antipyretisch wirksamen Paracetamols mit ausgeprägt antiphlogistisch effektiven Säureanalgetika (s. Tabelle 4) sinnvoll erscheinen [9].

Mit der Anzahl gleichzeitig verabfolgter Wirkstoffe steigt nach pharmakologischen Gesetzmäßigkeiten auch die Zahl potentieller Nebenwirkungen.

Es ist umstritten, inwieweit andererseits von der Wirkstoffmenge abhängige Begleiteffekte bei der durch Kombination von Einzelkomponenten realisierbaren

**Tabelle 4.** Nichtopioidanalgetika mit antipyretischer und/oder antiphlogistischer Wirkung

| Gruppe und Vertreter | Wirkungsspektrum | | |
|---|---|---|---|
| | analgetisch | antipyretisch | antiphlogistisch |
| Säureanalgetika | ++ | + | +++ |
| Derivate der Salicylsäure u. a. schwacher Karbonsäuren:<br>– Acetylsalicylsäure; Diclofenac, Indometacin, Flufenaminsäure; Ibuprofen, Naproxen, Ketoprofen u. a. | | | |
| Nichtsaure Analgetika | | | |
| Anilinderivat:<br>– Paracetamol | ++ | ++ | – |
| Pyrazolonderivate:<br>– Metamizol[1], Propyphenazon, Phenazon | ++ | ++ | (+) |

[1] Metamizol mit zusätzlicher spasmolytischer Komponente

Dosisreduzierung tatsächlich in geringerer Häufigkeit und Ausprägung auftreten [18]. Paracetamol wird beispielsweise unter den Nichtopioidanalgetika die höchste akute (und chronische) Toxizität angelastet. Seine kombinierte Anwendung mit weiteren Analgetika kann möglicherweise über eine Verringerung der zur Schmerzausschaltung benötigten Dosen Therapievorteile bringen [9].

Diese Überlegungen gelten jedoch generell nicht für dosisunabhängig auftretende allergische Reaktionen.

### *Kombination Nichtopioidanalgetikum/Opioid*

Interferenzen von Vertretern beider Analgetikumhauptgruppen können infolge ihrer gleichgerichteten Aktion, die sich aus der Summe von Beeinflussungen differenter Mediatoren und Rezeptorstrukturen ableitet, zum überadditiven Synergismus führen.

Kombinationen von Nichtopioiden mit (zunächst) schwachen Opioiden sind Grundlage des Stufenplans zur Behandlung von Tumorschmerzen [23] sowie auch chronischer Schmerzzustände.

Bei ausbleibendem Therapieerfolg oder mit Zunahme der Schmerzen werden in höheren Stufen des oben genannten Plans unter Beibehaltung des Nichtopioidanalgetikums schwache durch potentere Opioide ersetzt und im Bedarfsfall mit Adjuvanzien ergänzt.

Im Gegensatz dazu ist der Wert fixer Kombinationen zwischen Nichtopioiden und schwach wirkenden Opioiden (z. B. Codein) in Mischanalgetika zur Behandlung sog. banaler Schmerzen umstritten, da neben der Steigerung des analgetischen Effekts auch gleichzeitig die Einnahmehäufigkeit signifikant zunimmt [22].

Mit dem Einsatz von Codein und weiteren synthetischen Morphinabkömmlingen (Dihydrocodein, Dextromethorphan) in derartigen Präparationen wird darüber hinaus eine antitussive Wirkung angestrebt.

Nicht allein zur Behandlung postoperativer Schmerzen erwies sich der Koergismus Opioid/Nichtopioidanalgetikum in Form des „Würzburger Schmerztropfes“ als äußerst effektiv.

Die additiven analgetischen Wirkungen des schwach wirksamen Opioids Tramadol und des Nichtopioidanalgetikums Metamizol (mit den Butyrophenon-Neuroleptika Haloperidol oder Droperidol als zusätzliche Kombinationspartner) erlauben bei leicht verlängerter Wirkdauer eine Reduktion der zur Analgesie benötigten Dosis von Metamizol, dessen spasmolytische Eigenschaft einen zusätzlichen Vorteil bietet [20].

Ebenso sinnvoll ist es, bei Schmerzen mit eindeutig entzündlicher Komponente die systemische (z. B. intravenöse) Opioidanalgesie mit betont antiphlogistisch wirkenden Säureanalgetika (s. Tabelle 4) zu ergänzen.

### *Kombination Nichtopioidanalgetikum/Analeptikum*

Nichtopioidhaltige Mischpräparate, die 1990 unter den verordneten Analgetika einen Anteil von 30,7 % ausmachten, enthalten vielfach Koffein.

Neben einer fragwürdigen Analgesieverstärkung ergibt sich aus der Zugabe der psychotrop wirkenden Komponente die Gefahr der Mißbrauchs- und schließlich der Abhängigkeitsentwicklung [22].

Koffein soll darüber hinaus die sedierenden Effekte der in einzelnen Formulierungen enthaltenen Antihistaminika abschwächen und über eine Gefäßtonisierung im ZNS-Bereich Migräneschmerzen günstig beeinflussen.

Die Bedenken gegenüber dem Koffeinzusatz lassen sich ebenfalls auf Beimischungen anderer zentralstimulierend oder dämpfend wirkende Pharmaka zu Analgetika übertragen.

Kombinationsanalgetika, die Sedativa oder Hypnotika enthalten, fördern die Kumulation und mißbräuchliche Anwendung.

Vergleichbare Vorbehalte gelten auch gegenüber Antihistaminikazusätzen mit ausgeprägter sedierender Komponente. Der Nutzen von Kombinationen mit unterschiedlichen $H_1$-Rezeptorenblockern wird in einer unsicheren Wirkungsverstärkung, in der Antagonisierung opioidbedingter Histaminwirkungen (z. B. Codein) und analgesieergänzenden, schwachen lokalanästhetischen Effekten sowie in antiemetischen Wirkungen gesehen.

Gänzlich abzulehnen sind Kombinationen mit Chinin wegen potentieller kardialer Beeinflussungen und der – wenn auch selten beobachteten – Chininallergie.

### *Kombination zwischen Opioidanalgetika*

Aus der Palette der Opioidanalgetika kann für beinahe jedes konkrete Anwendungsziel bzw. für den individuellen Behandlungsfall ein geeignetes Medikament gewählt werden, das die angestrebten Eigenschaften im Hinblick auf allgemeine Auswahlkriterien erfüllt: analgetische Wirkungsstärke oder Potenz, Wirkungseintritt und -dauer, mögliche Verabreichungswege sowie Art oder Ausprägung der Nebenwirkungen.

Diese Tatsache limitiert – neben anderen Gründen (s. auch Betäubungsmittelverschreibungsordnung) – von vornherein die Zahl von Kombinationen der Opioide untereinander.

Das wesentlichste Gegenargument liefert jedoch die wahrscheinliche Potenzierung zentral-nervös dämpfender Effekte ohne zusätzlichen Analgesiegewinn. Die Erklärung liegt möglicherweise in der endlichen Zahl spezifischer Opioidrezeptoren, die nicht nur bei Agonist-Antagonisten, sondern in höherer Dosierung bei allen Opioiden einen „Sättigungseffekt“ zeigen [5].

Derartige Überlegungen treffen nicht für die besprochenen fixen oder variablen Kombinationen zwischen Opioiden und Nichtopioiden in Mischanalgetika (z. B. mit dem schwach wirksamen Codein) oder für das Stufenkonzept der Behandlung von Tumor- oder chronischen Schmerzen zu (s. Tabelle 3).

Ziel dieser Kombinationen ist es, unterschiedliche Mechanismen der Schmerzauslösung und Schmerzverarbeitung durch einzelne Analgetika zu beeinflussen.

**Tabelle 5.** Kombinationen der Opioidanalgetika; Komponenten und Auswirkungen (Auswahl)

| Kombinationspartner | Qualitative und quantitative Auswirkungen |
|---|---|
| *Nichtopioidanalgetikum* | (vgl. Tabelle 3) |
| *weiteres Opioidanalgetikum* | |
| – Agonist und Antagonist | – Valoron® N (mit Tilidin als Agonist und Naloxon als Antagonist): bei Überdosis (oder nicht vorgesehener Applikationsweise) Aufhebung der Agonistwirkung |
| – Agonist und Agonist-Antagonist | – μ-Agonist Fentanyl und ϰ-Agonist Nalbuphin: Reduzierung der Atemdepression bei erhaltener Analgesie |
| – Agonist und Agonist | – Fentanyl und Alfentanil: sukzessiver Koergismus zur „kontrollierten" Wirkungsverlängerung der Analgesie in zeitlicher Nähe des Narkoseendes („On-top-Verabfolgung") |
| *Nichtanalgetikum* | |
| – Antidepressivum | – eigene analgetische Effekte und Ergänzung bzw. additiver Synergismus zur Opioidwirkung<br>– Abschwächung psychischer Folgeerscheinungen chronischer somatogener Schmerzen oder von Schmerzerlebnissen bei endogenen und nichtendogenen Depressionen |
| – Neuroleptikum | – eigene analgetische Wirkung; über additiven Synergismus Dosisreduzierung für Opioide<br>– antiemetische Effekte<br>– „sedierende" Komponente (einzelne Vertreter) ohne wesentliches Abhängigkeitspotential |
| – Antikonvulsivum | – analgetische Eigenwirkung bei neuralgischen Schmerzen; additiver Synergismus mit verschiedene Analgetika (mögliche Dosisreduzierung) |
| – $\alpha_2$-Adrenozeptoragonist (Clonidin) | – analgetische Eigenwirkung nach unterschiedlicher Applikationsform (oral, i. v., i. m.; topisch; rückenmarksnah, dabei dosisabhängige Wirkdauer)<br>– überadditiver Synergismus mit Opioiden<br>– Verzögerung der Toleranzentwicklung bzw. Wirkung bei Morphintoleranz |
| – Antiemetikum (Neuroleptika vom Phenothiazin- oder Butyrophenontyp, Metoclopramid, evtl. 5-$HT_3$-Antagonist Ondansetron) | – Reduzierung opioidinduzierter Nausea und Emesis über verschiedene Mechanismen<br>– Metoclopramid mit fraglicher analgetischer Eigenwirkung und additiven Effekten gegenüber verschiedenen Analgetika |

Ein vergleichbarer Synergismus kann von der kombinierten Verabfolgung zweier oder mehrerer Opioide nicht erwartet werden, da diese Substanzen – wenn auch mit unterschiedlicher Konsequenz – mit prinzipiell identischen Wirkarealen, den oben erwähnten Opioidrezeptortypen, interagieren. Deshalb beschränken sich die Kombinationen auf einzelne Beispiele, in denen weniger der Wirkort oder Rezeptor, sondern vielmehr definierte pharmakologische Größen (Affinität, intrinsische Aktivität) der Liganden effektbestimmend sind.

Dazu gehört die Aufhebung von Teilwirkungen bzw. der Gesamtwirkung eines Agonisten durch Agonist-Antagonisten oder „reine" Antagonisten, die definitionsgemäß als Morphinanaloga auch den Opioiden zugerechnet werden [11].

So ist es beispielsweise möglich, eine fentanylbedingte, über μ-Opioidrezeptoren ($\mu_2$-Subtyp) vermittelte Atemdepression zumindest partiell durch Nalbuphin aufzuheben [6]. An diesen Bindungsstellen wirkt Nalbuphin antagonistisch (nach neuerer Auffassung als Partialagonist mit geringer intrinsischer Aktivität), wodurch atemdepressive Effekte von Fentanyl abgeschwächt werden. Die Anal-

**Tabelle 6.** Opioide und ihre Aktion an Opioidrezeptoren (nach Jaffe and Martin 1990; Calvey and Williams 1991); *Ag* Agonist, *pAg* Partialagonist, *Ant* Antagonist. (Nach [5, 11]

| Opioidtyp-Vertreter | Rezeptortypen | | | | |
|---|---|---|---|---|---|
| | $\mu_1$ | $\mu_2$ | $\kappa$ | $\sigma$ | $\delta$ |
| *„reine" Agonisten* | | | | | |
| Morphin, Piritramid | Ag | | (Ag)[a] | – | (Ag)[a] |
| Pethidin, Fentanyl, Alfentanil, Sufentanil u. a. | | Ag | (Ag)[a] | – | (Ag)[a] |
| *morphinartige Agonist-Antagonisten* | | | | | |
| Buprenorphin, Meptazinol | pAg | – | (Ant)[a] | – | ? |
| *nalorphinartige Agonist-Antagonisten* | | | | | |
| Nalbuphin | – | Ant[b] | Ag | ? | (Ag)[a] |
| Pentazocin | | Ant | Ag | Ag! | ? |
| *„reine" Antagonisten* | | | | | |
| Naloxon u. a. | Ant | – | Ant | Ant | Ant |

[a] Schwache relative Affinität.
[b] Evtl. pAg mit geringer intrinsischer Aktivität.

gesie geht dabei nicht verloren, da Nalbuphin als Agonist an $\kappa$-Rezeptoren zur (spinalen) Analgesie beiträgt.

Interferenzen dieser Form erfüllen zwar die Kriterien des pharmakologischen Koergismus, sind aber als Kombinationen zur Vervollkommnung der Schmerzbehandlung ohne größere klinische Relevanz. Ähnliches gilt für die sukzessive (On-top-)Verabreichung eines Opioidanalgetikums spezieller Pharmakokinetik zur „kontrollierten" Wirkungsverlängerung in zeitlicher Nähe des Narkoseendes (Tabelle 5).

In der einzigen fixen Opioidkombination, im Handelspräparat Valoron® N, ist dem Agonisten Tilidin der Antagonist Naloxon aus folgender Überlegung heraus zugegeben: Bei oraler Verabreichung im therapeutischen Dosisbereich und -intervall dominiert die Analgesie von Tilidin, da Naloxon wegen seines hohen First-pass-Effcktes unwirksam bleibt.

Erst bei nicht vorgesehener (mißbräuchlicher) parenteraler Applikation oder nach überhöhten Dosierungen antagonisiert Naloxon die Tilidinwirkung [18].

Derartige Kombinationen bleiben stets problematisch, da die Halbwertszeiten der Antagonisten prinzipiell kürzer sind als die von Agonisten (Naloxon/Tilidin: 2 h/4–6 h).

### *Kombination Opioidanalgetikum/Nichtanalgetikum*

Eine Vielzahl von Kombinationsmöglichkeiten für Opioide ergibt sich, wenn man in das gewählte Schema Medikamente einbezieht, die als Nichtanalgetika von vornherein nicht zur Schmerzbehandlung bestimmt sind. Als sog. Adjuvanzien [23] oder auch Koanalgetika können sie jedoch bei verschiedensten akuten oder speziell bei chronischen Schmerzen zum Therapieeffekt beitragen, auch unter der Voraussetzung, daß sie analgetikabedingte Nebenwirkungen reduzieren. Das betrifft v. a. Antidepressiva, Antikonvulsiva, Neuroleptika, Tranquillanzien, zentrale Muskelrelaxanzien und Clonidin [13], im Hinblick auf die Opioidnebenwirkungen ferner Antiemetika, Propulsiva, Antihistaminika u. a.

Trizyklische Antidepressiva, Antikonvulsiva, vermutlich Metoclopramid [14] sowie speziell der $\alpha_2$-Adrenozeptoragonist Clonidin wirken unter bestimmten Voraussetzungen selbst analgetisch.

### *Antidepressiva*

Antidepressiva werden seit Jahrzehnten zur Behandlung chronischer Schmerzen eingesetzt. Sie wurden ursprünglich nur als Therapieergänzung bei gleichzeitig vorliegenden depressiven Syndromen gesehen.

Trizyklische (und andere) Antidepressiva besitzen jedoch selbst analgetische Eigenschaften, wie die Linderung chronischer Schmerzsyndrome unabhängig von depressiven Erkrankungen belegt. Außerdem bildet sich der analgetische Effekt schneller und in bereits niedrigerer Dosierung aus als die antidepressive Wirkung.

Dieses „duale“ pharmakodynamische Spektrum ist möglicherweise damit zu erklären, daß chronischen Schmerzsyndromen und depressiven Störungen eine gemeinsame Pathogenese zugrunde liegt [15].

Unter den diskutierten Mechanismen sowohl für die von Präparat zu Präparat abweichenden antidepressiven Wirkungen als auch für den analgetischen Effekt wird die Aktivierung serotonerger bzw. noradrenerger neuronaler Systeme favorisiert, die Bestandteil der Antinozeption sind.

Über hemmende Einflüsse auf die Wiedereinspeicherung der inhibitorischen Transmitter 5-Hydroxytryptamin (Serotonin) und Noradrenalin in Neurone, die Zellkörpern im periaquäduktalen Grau und den Raphekernen entstammen und auf spinaler Ebene synaptische Verbindungen eingehen, wird die Übertragung nozizeptiver Informationen vom primären afferenten auf Folgeneurone moduliert bzw. gehemmt. Es ist darüber hinaus möglich, daß die analgetischen Effekte der Antidepressiva über körpereigene Opioidpeptide vermittelt werden [13].

In der klinischen Schmerzbehandlung empfiehlt es sich, trizyklische Antidepressiva kombiniert anzuwenden, d. h. unter Berücksichtigung nichtpsychogener Schmerzen die Wirkung von Opioidanalgetika und evtl. der Nichtopioidanalgetika synergistisch zu nutzen [7]. Eine Analyse des American College of Physicians [1] in Hinblick auf die medikamentöse Therapie schwerer chronischer Schmerzen besagt jedoch, daß „trizyklische Antidepressiva sowohl gegen die durch Schmerzen ausgelösten Depressionen als auch gegen den Schmerz selbst wirksam sein können“.

### *Neuroleptika*

Für verschiedene Neuroleptika sind analgetische Eigenschaften hinreichend belegt. Sie werden durch die dem Morphin ähnliche Grundstruktur einzelner Vertreter (z. B. Haloperidol) erklärt, die eine Interaktion mit Opioidrezeptoren ermöglicht.

Kombinationen zwischen Opioidanalgetika und Neuroleptika sind Domäne der Analgosedierung in der Intensivmedizin bzw. Grundlage der Neuroleptanästhesie. Neuroleptika werden zudem – vorwiegend mit Opioiden kombiniert – in der Schmerztherapie eingesetzt, um den von Schmerzen distanzierenden Effekt zu nutzen [10].

Vorteilhaft wirken sich antiemetische Effekte aus, die auf einer Hemmung der dopaminergen Transmission in der Area postrema am Boden des IV. Ventrikels beruhen.

Die stark sedierende Wirkung einzelner Neuroleptika ist in speziellen Behandlungssituationen, z. B. bei schmerzbedingten Schlafstörungen, durchaus erwünscht.

Haloperidol jedoch zeigt in bereits niedrigen Dosierungen (2 mg/Tag) eine analgetische und ausgeprägte antiemetische Aktivität, ohne daß es zu einer nachteiligen Beeinträchtigung der Vigilanz kommt.

Der additive Synergismus mit Opioidanalgetika, durch den Opioide eingespart bzw. deren Effekte gesteigert werden, bietet gegenüber der Kombination Opioidanalgetikum/Anxiolytikum den Vorzug eines geringeren Abhängigkeitspotentials.

### *Antikonvulsiva*

Bei Nervenschmerzen „einschießenden Charakters" (Trigeminusneuralgie und weitere Neuralgieformen) wirken Antikonvulsiva eigenanalgetisch. Da diese Schmerzen den Ausbrüchen von Krampfaktivitäten ähneln, kann die analgetische Eigenschaft der Antikonvulsiva mit ihrer Krampfhemmung verglichen werden [13].

Der zugrundeliegende Wirkungsmechanismus ist dabei so verschieden wie die Zuordnung der Antikonvulsiva zu differierenden Pharmakongruppen (von „Membranstabilisatoren" bis zu Benzodiazepinderivaten mit GABAerger Inhibition).

Für Phenytoin und das zur Behandlung von Trigeminusneuralgien und vergleichbaren Schmerzformen vorzuziehende Carbamazepin ist vermutlich die Aktivierung neuronaler Hemmungen analgetisches Prinzip.

### *$\alpha_2$-Adrenozeptoragonist Clonidin*

Der zunächst ausschließlich als Antihypertensivum bestimmte $\alpha_2$-Adrenozeptoragonist Clonidin zeigt im Tierexperiment antinozeptive und beim Menschen nach systemischer und rückenmarksnaher Anwendung analgetische Wirkungen.

Die Effektivität von Clonidin als Monotherapeutikum bei Deafferentierungs- und neuropathischen Schmerzen ist hinreichend belegt. Darüber hinaus besteht zwischen Clonidin und Opioidanalgetika sowie Lokalanästhetika ein additiver oder sogar überadditiver Synergismus.

Die Analgesie ist hauptsächlich auf die von opioidergen Mechanismen unabhängige Stimulation des medullospinalen Schmerzhemmsystems zurückzuführen, welches über die Freisetzung des inhibitorischen Transmitters Noradrenalin auf spinaler Ebene modulierend in die nozizeptive Signalübertragung eingreift. Als direkte Angriffsorte für Clonidin wurden neben den ursprünglich postulierten präsynaptischen ebenso postsynaptische $\alpha_2$-Adrenozeptoren gesichert.

Inwieweit es infolge der Rezeptorstimulation an spinalen und supraspinalen Strukturen auch zur Freisetzung endogener Opioide kommt, ist bis heute nicht eindeutig geklärt. Interaktionen zwischen opioidergen und monaminergen Systemen werden aber vermutet, da Naloxon die clonidininduzierte Nozizeption aufhebt [2].

Unter klinischen Bedingungen wird von Clonidin, das sowohl oral, parenteral als auch rückenmarknah und topisch angewendet werden kann, die analgetische Wirkung gleichzeitig verabfolgter Opioide in Abhängigkeit vom Applikationsweg und der Dosierung intensiviert und verlängert, die Toleranzentwicklung gegenüber Morphin verzögert und selbst bei bestehender Morphintoleranz eine vielen Ansprüchen genügende Analgesie erreicht. Von Bedeutung ist ferner, daß sich Clonidin und Morphin zwar hinsichtlich des analgetischen, nicht aber bezüglich des atemdepressiven Effekts synergistisch verhalten [21].

### *Antiemetika*

Häufige Nebenwirkungen der Opioidanalgetika in bereits niedrigen therapeutischen Dosierungen sind Übelkeit (40 % der Behandlungsfälle) und Erbrechen (15 %) [12].

Zur Prophylaxe und Behandlung der Emesis, die auf eine Erregung der chemorezeptiven Triggerzone der Area postrema der Medulla oblongata zurückzuführen ist, eignen sich u. a. $H_1$-Rezeptorenblocker und Neuroleptika vom Phenothiazin- oder Butyrophenontyp. Nach Haloperidol beispielsweise sind bei antiemetisch effektiven Dosen (0,5 mg alle 8–12 h) in Verbindung mit Opioiden keine allgemein zentraldämpfenden Nebenwirkungen zu erwarten.

Einzelne Autoren bevorzugen Metoclopramid als antiemetisches Prinzip, für das zudem schwache eigene analgetische Eigenschaften oder aber eine Verstärkung der opioidinduzierten Analgesie diskutiert werden [16].

In besonders schwerwiegenden Fällen wird außerdem der 5-$HT_3$-Antagonist Ondansetron eingesetzt.

Wenn man von einzelnen Arzneimittelkombinationen absieht, die wegen potentieller Gefährdung der Patienten grundsätzlich abzulehnen sind, ist die Bewertung der gleichzeitigen Verabfolgung unterschiedlichster Pharmaka im Rahmen der Schmerzbehandlung in „sinnvoll" oder „nicht sinnvoll" mitunter äußerst schwierig.

Schmerz in der Gesamtheit seiner Ausdrucksformen erfordert oftmals therapeutische Ansätze, die auf den ersten Blick nicht in ein rationales pharmakologisches Denkschema passen.

Sicherlich ist es einfach festzustellen, daß Kombinationen von Analgetika untereinander bzw. mit Nichtanalgetika nur dann eine Berechtigung haben, wenn sie gegenüber der Monotherapie mit einem einzigen Pharmakon eindeutige Vorteile erwarten lassen. Diese Forderung gilt zweifelsfrei und ohne Einschränkung bei kritischer Betrachtung der hohen Zahl von fixen analgetischen Präparationen im aktuellen Arzneimittelsortiment.

Die klinische Praxis zeigt jedoch, daß ein Großteil von Schmerzzuständen nur mit mehreren gleichzeitig verabfolgten Medikamenten effektiv behandelt werden kann.

In der Regel sollen dann aber diese Kombinationen mit individuell auszuwählenden Wirkstoffen und Dosierungen erfolgen, mit Medikamenten, deren Haupt- und Nebenwirkungen ebenso wie die Interaktionsmöglichkeiten allen an der Therapie Beteiligten bestens vertraut sind.

## Literatur


1. American College of Physicians (1983) Drug therapy for severe chronic pain in terminal illness. Ann Int Med 99: 870–873
2. Bischoff P, Kochs E (1993) Alpha$_2$-Agonisten in Anästhesie und Intensivmedizin. Anästhesiol Intensivmed Notfallmed Schmerzther 28: 2–12
3. Bromm B (1989) Phenazon/Paracetamol. Dtsch Ärztez 129: 353–353
4. Bromm B, Rundshagen I, Scharein E (1989) Kombinationsmittel auf dem Prüfstand: Paracetamol plus Acetylsalicylsäure. PZ 134: 26–34
5. Calvey TN, Williams NE (1991) Principles and practice of pharmacology for anaesthestists. 2nd edn. Blackwell Scientific, Oxford
6. Dudziak R (1987) Nalbuphin – ein neuer Weg zur sicheren Vermeidung opiatbedingter postoperativer Ateminsuffizienz. In: Henschel WF (Hrsg) Anästhesiologie – klinisches Fach auf drei Säulen. Zuckschwerdt, München Bern Wien San Francisco
7. Feinmann C (1991) Trizyklische Antidepressiva als Analgetika. In: Wörz R, Basler HD (Hrsg) Schmerz und Depressionen. Dtsch Ärzteverlag, Köln
8. Fichtl B, Fülgraff G, Neumann HG et al. (1992) Allgemeine Pharmakologie und Toxikologie. In: Forth W, Henschler D, Rummel W, Starke K (Hrsg) Allgemeine und spezielle Pharmakologie und Toxikologie. B.I. Wissenschaftsverlag, Mannheim Wien Zürich
9. Forth W (1993) Sinnvolle Medikamenten-Kombinationen. In: Zenz M, Jurna I (Hrsg) Lehrbuch der Schmerztherapie. B.I. Wissenschaftsverlag, Mannheim Wien Zürich
10. Gessler M (1991) Therapeutisches Spektrum in der Behandlung chronischer Schmerzsyndrome. In: Wörz R, Basler HD (Hrsg) Schmerz und Depressionen. Dtsch Ärzteverlag, Köln
11. Jaffe JH, Martin WR (1990) Opioid analgesics and antagonists. In: Goodman Gilman A, Rall TW, Nies AS, Taylor P (eds) The pharmacological basis of therapeutics. 8th edn. McGraw-Hill, New York, pp 485–521
12. Jurna I (1992) Analgetika. Schmerzbekämpfung. In: Forth W, Henschler D, Rummel W, Starke K (Hrsg) Allgemeine Pharmakologie und Toxikologie: B.I. Wissenschaftsverlag, Mannheim Wien Zürich

13. Jurna I, Motsch J (1993) Nichtanalgetika: Antidepressiva, Antikonvulsiva, Neuroleptika, Tranquillantien und zentrale Muskelrelaxantien, Clonidin, Cortison. In: Zenz M, Jurna I (Hrsg) Lehrbuch der Schmerztherapie. B.I. Wissenschaftsverlag, Mannheim Wien Zürich
14. Kandler D, Lisander B (1993) Analgetic action of metoclopramide in prothetic hip surgery. Acta Anaesth Scand 37: 49–53
15. Knorring L von (1992) Gemeinsame pathogenetische Mechanismen bei chronischen Schmerzsyndromen und depressiven Erkrankungen. In: Wörz R, Basler HD (Hrsg) Schmerz und Depressionen. Dtsch Ärzteverlag, Köln
16. Lisander B (1993) Evaluation of the analgesic effect of metoclopramide after opioid – free analgesia. Br J Anaesth 70: 613–633
17. Merskey H (1988) Classification of chronic pain: description of chronic pain syndromes and definition of pain terms. Pain [Suppl 3]: S1
18. Mutschler E (1986) Arzneimittelwirkungen. Lehrbuch der Pharmakologie und Toxikologie. 5. Aufl. Wissenschaftliche Verlagsgesellschaft, Stuttgart
19. Scheler W (1980) Grundlagen der Allgemeinen Pharmakologie. 2. Aufl. Fischer, Jena
20. Sprotte G (1990) Arzneimittelinteraktionen bei der Kombination von Analgetika. In: Lehmann KA (Hrsg) Der postoperative Schmerz. Bedeutung, Diagnose und Behandlung. Springer, Berlin Heidelberg New York Tokyo
21. Tryba M, Zenz M (1992) Wirksamkeit und Nebenwirkungen von Opioiden und Alpha$_2$-Adrenozeptoragonisten in der Therapie postoperativer Schmerzen. Schmerz 6: 182–191
22. Willweber-Strumpf A, Zenz M, Strumpf M (1992) Medikamentabhängigkeit bei der Therapie chronischer Schmerzen. Z Ges Inn Med 47: 312–317
23. World Health Organization (1986) Cancer Pain Relief. Genf

# Auskühlung während der Narkose

W. WEYLAND

Das Problem der Auskühlung während einer Anästhesie ist schon seit geraumer Zeit bekannt und veranlaßte Pickering 1958 zu der Äußerung: „The most effective means of cooling a man is to give him an anaesthetic." Dieser Aspekt der Anästhesie ist sicher nicht jedem Anästhesisten in der Ausübung seiner Tätigkeit bewußt. Die Übernahme der Verantwortung für die Regulation der vitalen Funktionen wie Atmung und Kreislauf erscheint selbstverständlich, der Verlust der Thermoregulation mit seinen Folgen dagegen wird größtenteils als unvermeidbare Nebenwirkung der Anästhesie in Kauf genommen. Ein Grund für diese „Verantwortungslosigkeit" des Anästhesisten mag darin liegen, daß er einen Abfall der Körpertemperatur physiologisch und medizinisch nicht für relevant hält oder die Inzidenz einer perioperativen Hypothermie unterschätzt. Ein zusätzlicher Grund mag auch ein Mangel an effektiven therapeutischen Mitteln gegen Wärmeverluste sein. Bislang wurden mit relativ hohem Aufwand verschiedene wenig effektive Methoden zur Protektion gegen Wärmeverluste kombiniert.

Betrachtet man die Angaben zur Inzidenz perioperativer Hypothermie (Körperkerntemperatur < 36 °C) mit einem Auftreten von 50–80 % aller Aufnahmen im Aufwachraum, so haben wir wenig Grund, dieses Problem zu negieren [22, 23].

Wie wird die Konstanz unserer Körpertemperatur erhalten? Im Zustand einer intakten Thermoregulation besteht ein Steady state zwischen Wärmeproduktion und Wärmeabgabe. Das heißt, es wird gerade soviel Wärme abgegeben, wie produziert wird. Zur Wärmeabgabe tragen 4 physikalische Mechanismen bei: Konduktion, Konvektion, Radiation und Evaporation. Die Option, durch unser Verhalten thermoregulatorisch tätig zu werden, gibt uns die Möglichkeit, diese Mechanismen auch bewußt auszunutzen. Eine autonome Steuerung der Wärmeverluste erfolgt über die Regulation der Vasokonstriktion. Die thermoregulatorische Beeinflussung der Durchblutung weist regionale Unterschiede auf, wobei zumindest 3 funktionell verschiedenartige Regionen unterschieden werden können: Akren, Rumpf und proximale Extremitäten, Kopf und Stirn. Die Vasokonstriktion der Arteriolen wird durch Zunahme noradrenerger sympathischer Aktivität gesteuert. Eine Abnahme dieser Aktivität führt zur Vasodilatation. Kutane arteriovenöse Shunts stellen ein bedeutenderes Stellglied in der Reduktion von Wärmeverlusten an eine kalte Umgebung dar. Bei gleichem Druckgradienten ist der Shuntfluß in den Akren im Mittel ca. 10 000fach höher als der nutritive kapilläre Blutfluß und stellt somit eine enorme Regulationskapazität zur Verfügung, die mit den gleichen Mechanismen wie die arterioläre Durchblutung gesteuert wird. Ausschaltung des Sympathikus führt in den Akren zu einer nahezu maximalen Vasodilatation. Da die bei Hitzebelastung auftretende maximale Durchblutungssteigerung an den proximalen Extremitäten und am Rumpf wesentlich größer ist als die nach Sympathikusblockade, wird hier die Existenz aktiv vasodilatatorisch wirkender Nervenfasern postuliert.

Die Vasokonstriktion vergrößert das kühlere periphere Kompartiment um den Körperkern herum, isoliert diesen durch Verringerung des inneren Wärmetransports zur Oberfläche und reduziert auch die Verluste an die Umgebung. Zu den Stellgrößen der Wärmeabgabe gehört neben der Gewebeisolation auch die Schweißsekretion, deren Bedeutung in einer Steigerung der Wärmeabgabe bei Hyperthermie liegt und auf die hier nicht gesondert eingegangen werden soll.

Um eine Homöostase innerhalb enger Grenzen aufrecht erhalten zu können, reicht jedoch eine Steuerung der Wärmeabgabe nicht aus. Diese setzt auch die Integration der Wärmeproduktion in das Regelsystem voraus. Zusätzlich zu der durch den Ruheenergieumsatz vorgegebenen obligaten Wärmeproduktion können wir einerseits aktiv durch Bewegung die Thermogenese erhöhen, andererseits kann die Thermogenese unwillkürlich durch Kältezittern gesteigert werden. Schon bevor ein sichtbares Zittern auftritt, kann elektromyographisch eine Zitteraktivität nachgewiesen werden, die sich auch von einer nichtthermoregulatorischen Muskelaktivität der Aufwachphase differenzieren läßt. Durch aktive Bewegung kann die Wärmeproduktion bis zum Zwanzigfachen des Basalumsatzes gesteigert werden, durch thermorgulatorisches Zittern um das Vier- bis Sechsfache [7, 17].

Einen Sonderfall stellt die Neonatalperiode dar, während der eine zitterfreie Thermogenese quantitativ von Bedeutung ist. Der Begriff der zitterfreien Thermogenese beschreibt ausschließlich eine katecholamininduzierte Wärmebildung im braunen Fettgewebe, die außerhalb der Neonatalperiode an Bedeutung verliert. Im Alter < 1 Jahr kann der Basalumsatz auf diese Weise um das 2- bis 3fache angehoben werden. Neben diesem spezifischen Effekt beim Neugeborenen besitzen die Katecholamine auch beim Erwachsenen eine unspezifische thermogenetische Wirkung.

Als zentraler Regler für den Wärmehaushalt fungiert im Hypothalamus vornehmlich die Area hypothalmica posterior, ohne selbst nennenswerte thermorezeptive Qualitäten zu besitzen. Im vorderen Hypothalamus besteht dagegen auch eine thermorezeptive Qualität. Auf seiten des Meßsystems handelt es sich um einen multiplen Input, wobei neben den kutanen Rezeptoren immer mehr zentrale thermosensitive Strukturen entdeckt wurden. Neben dem vorderen Hypothalamus zeigt der untere Hirnstamm, das Rückenmark, die Dorsalwand der Bauchhöhle, die Muskulatur und möglicherweise auch das Subkutangewebe Thermosensitivität. Dieses aufwendige System schafft ein komplexes Bild von dem thermischen Gesamtzustand des Körpers. Zur Vereinfachung des Modells kann man jedoch zentrale Thermorezeptoren und kutane Thermorezeptoren annehmen. Die Antwort des Reglers wird von beiden Rezeptorengruppen beeinflußt. Dies läßt sich am Einfluß der zentralen Temperatur und Hauttemperatur auf die Zitterschwelle und die Zitterintensität zeigen. Bei einer Hauttemperatur von 20 °C setzt Zittern abrupt schon bei einer zentralen Temperatur von 37,1°C ein und zeigt eine steile Antwortkurve mit einer Steigerung der Wärmeproduktion um 300 % bei einem weiteren zentralen Temperaturabfall von 0,5 °C. Bei einer Hauttemperatur von 31 °C dagegen ist die zentrale Schwelle auf 36,5 °C verschoben, und der Intensitätszuwachs ist geringer.

Wie kommt es nun intraoperativ zu einer Auskühlung? Indem wir den Patienten einer Allgemeinnarkose aussetzen, verändern wir die Bedingungen auf beiden Seiten der Wärmebilanz, sowohl auf der Seite der Wärmeabgabe als auch auf der Seite der Wärmeproduktion.

Wie sieht unser Einfluß auf der Seite der Wärmeabgabe aus? Je nach Art des Operationsraumes und der Operation erhöhen wir die Wärmeabgabe vor allem dadurch, daß wir den Patienten immobilisieren, in eine kalte Umgebung bringen, ihn seiner Isolation berauben, kalte Lösungen infundieren und große Körperhöhlen eröffnen.

Konduktive Wärmeübertragung ist der Temperaturdifferenz zwischen 2 kontaktierenden Oberflächen proportional. Die Durchblutung der angrenzenden

Hautfläche bestimmt den Wärmeaustausch bei diesem wenig effektiven Mechanismus mit. Radiative Wärmeübertragung ist der vierten Potenz der Temperaturdifferenz zwischen 2 durch Luft getrennte Körper proportional. Auch radiative Wärmeverluste werden durch die Hautdurchblutung und die exponierte Oberfläche mitbestimmt. Im Vergleich zu Erwachsenen, die ca. 20 % aller Wärmeverluste radiativ erleiden, verlieren Neugeborene ca. 50 % ihrer Wärme über Strahlung. Konvektive Wärmeverluste sind dem Temperaturgradienten zwischen Haut und umgebender Luft und der Quadratwurzel der Luftgeschwindigkeit proportional. Voraussetzung für einen konvektiven Verlust ist initial Konduktion über einen Kontakt und ein fließendes Medium. Eine Schicht stehender Luft reduziert konvektive Verluste, turbulente Luftströmungen erhöhen die Wärmeabgabe durch Konvektion.

**Mechanismen intraoperativer Wärmeverluste**

*Konduktion:*
- Operationstisch,
- Spüllösungen,
- Infusionslösungen;

*Radiation:*
- OP-Wände,
- Inkubatorwände;

*Konvektion:*
- Luftbewegung,
- Spüllösungen,
- Infusionslösungen;

*Evaporation:*
- Perspiratio insensibilis,
- Haut,
- Atemwege,
- Hautdesinfektion,
- offene Körperhöhlen.

Wärmeabgabe durch Evaporation erfolgt über die Abgabe energiereicher Moleküle von einer Flüssigkeitsoberfläche an ein Gas. Die Wärmeabgabe nimmt mit steigender Temperatur der Flüssigkeit, zunehmender Luftbewegung und abnehmbarer Gasfeuchte zu.

Das Ausmaß einiger Wärmeverluste läßt sich relativ gut abschätzen. So z.B. für den Einfluß von Infusionslösungen. Das bindende Glied für die Berechnung einer Wärmemengenänderung aus einer Temperaturänderung ist die spezifische Wärme, die für Wasser 1 kcal/kg/°C beträgt. Wird 1 l Infusionslösung bei einer Raumtemperatur von 20 °C infundiert, so muß diese im Körper auf 37 °C erwärmt werden, und es werden dem Körper 17 kcal entzogen. Da wir es nicht gewohnt sind, Änderungen der Körperwärmemenge zu beurteilen, gibt uns diese Berechnung in dieser Form relativ wenig Informationen. Bei Kenntnis der spezifischen Wärme des menschlichen Körpers (0,83 kcal/kg/°C) läßt sich jedoch aus einer analogen Rechnung auf die Änderung der mittleren Körpertemperatur schließen. So ergibt sich für einen Wärmeverlust von 60 kcal bei einem 70 kg schweren Individuum ein Temperaturverlust der mittleren Körpertemperatur von 1 °C. Es bedarf unter den oben genannten Bedingungen also einer Infusionsmenge von ca. 3500 ml, um die mittlere Körpertemperatur um 1 °C zu senken. Eine genaue Änderung der zentralen Körpertemperatur läßt sich nicht sicher vorhersagen, da der Einfluß von der derzeitigen Wärmeverteilung und dem Ort der Infusion abhängen wird.

Die Wärmeverluste lassen sich nicht nur für Infusionslösungen prädizieren, sondern auch für die Evaporation. Hier stellt die Verdunstungswärme für Wasser (580 kcal/l), das Bindeglied zur Berechnung der Temperaturverluste dar. Alleine die Perspiratio insensibilis führt so zu einem Wärmeverlust von 20 kcal/h. Auf die Verdunstung haben wir relativ wenig Einfluß, außer über die Beatmung. Beatmet man mit trockenen Atemgasen, so ergeben sich Wärmeverluste von 1,54 kcal/h/l

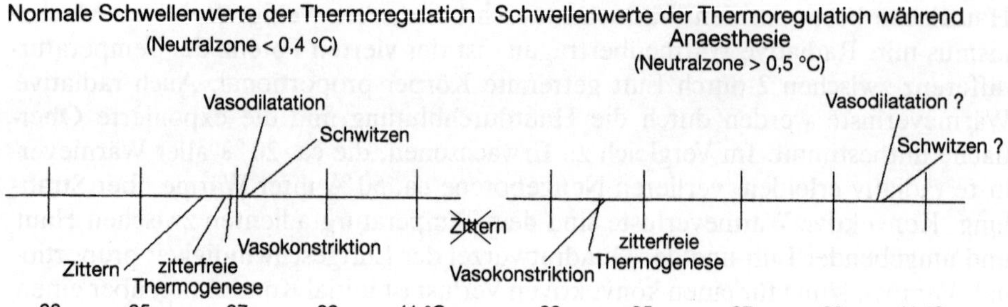


**Abb. 1.** Schwellenwerte der Thermoregulation ohne und mit Allgemeinnarkose. (Nach [18])

$V_E$ [8]. Beatmet man einen Patienten mit trockenen Atemgasen, so ergibt sich unter Annahme eines $V_E$ von 6000 ml/min innerhalb von 6–7 h eine Reduktion der mittleren Körpertemperatur von 1 °C. Durch eine Atemgaskonditionierung mittels Wärme- und Feuchtigkeitsaustauschern können diese Verluste auf ca. 20 % reduziert werden. Wesentlich höhere Verluste durch Evaporation entstehen durch die Eröffnung großer Körperhöhlen. Für unbedeckte Patienten ohne Eröffnung von Körperhöhlen liegen die Wärmeverluste in der Größe von 10 W/m$^2$ · °C. Bei einer Wärmeproduktion von 40 W/m$^2$ in Allgemeinanästhesie treten Verluste in der Größenordnung der Wärmeproduktion schon bei einer Temperaturdifferenz von 4 °C zur Umgebung auf [5].

Die aufgezählten Wärmeverluste allein würden noch nicht zu einem Absinken der Körpertemperatur führen, wenn kompensatorisch die Wärmeproduktion gesteigert werden könnte. Eine Allgemeinnarkose reduziert aber auch die Wärmeproduktion und zwar hauptsächlich über 2 Mechanismen.

Zum einen wird die Ruhewärmeproduktion um bis zu 30 % durch die Anästhesie gesenkt. Dies entspricht bei einer Ruhewärmeproduktion von 1500–1800 kcal/Tag einer Reduktion um 20–25 kcal/h. Zum anderen wird die Thermoregulation gedämpft. Genauer gesagt ändern sich die Schwellen für das Einsetzen der einzelnen thermoregulatorischen Effektoren des Systems.

Bei einer intakten Thermoregulation liegt die thermische Neutralzone innerhalb welcher keine spezifischen thermoregulatorischen Mechanismen zum Erhalt der Körpertemperatur eingesetzt werden müssen, in einem Bereich von < 0,4 °C. Durch Anästhetika wird dieser Bereich auf ca. 4 °C erweitert (Abb. 1). Das heißt, daß wir die Patienten innerhalb dieses Temperaturbereichs, aller thermoregulatorischen Eigenschaften der Warmblüter berauben und sie in einen poikilothermen Zustand bringen. Die Veränderung der Thermoregulationsschwellen, gemessen an dem Auftreten einer Vasokonstriktion erfolgt schon, wenn auch in geringem Ausmaß, durch eine Lachgaskonzentration von 30 %. Den stärksten Einfluß zeigt Isofluran, wohingegen sich die übrigen untersuchten Anästhetika nur wenig unterscheiden (Tabelle 1) [27].

**Tabelle 1.** Veränderung der Vasokonstriktionsschwellen durch verschiedene Anästhetika

| Anästhetikum | Verschiebung der Vasokonstriktionsschwelle [°C] |
|---|---|
| Enfluran | –2,0 |
| Halothan | –2,5 |
| Isofluran | –3/1% Isoflurankonzentration |
| $N_2O$/Fentanyl | –2,5 |
| $N_2O$ (30 %) | –0,4-1 |

Es bestehen Hinweise darauf, daß bei pädiatrischen Narkosen Enfluran eine ungleich stärkere Verschiebung der Thermoregulationsschwelle bewirkt als Isofluran. Auch das Alter hat eine Bedeutung für die quantitative Anästhetikawirkung. Während einer Isofluran/Lachgasanästhesie ist die Thermoregulation bei älteren Patienten um ca. 1,2 °C stärker verschoben als bei jüngeren Patienten. Ein operativer Schmerzreiz dagegen verringert die Veränderung der Thermoregulationsschwelle.

Wie sieht der typische zentrale Temperaturverlauf nach Einleitung einer Narkose aus? Der größte Abfall der zentralen Körpertemperatur findet gewöhnlich in der ersten Stunde nach Einleitung mit einer Geschwindigkeit von 0,5 bis 1,5 °C/h statt. Der initiale Temperaturverlust müßte um 70 W (1 W = 0,86 kcal/h) über eine Stunde zunehmen, um einen Abfall der mittleren Körpertemperatur von 1 °C zu bewirken. Obwohl während der Einleitung und Lagerung die Patienten häufig wenig isoliert sind, erscheint dieser zusätzliche Verlust vergleichsweise hoch. Tatsächlich nehmen die Wärmeverluste durch eine isofluraninduzierte Vasodilatation nur um ca. 7 W zu [19].

Zum zentralen Temperaturabfall trägt eine Durchmischung der peripher und zentral unterschiedlich großen Wärmemengen quantitativ mehr bei. Mit Vigilanzverlust bei der Einleitung erfolgt eine annähernde Ausschaltung der sympathischen Aktivität, die sich v. a. als Blutdruckabfall äußert (Abb. 2). Mit dieser steigt auch die Hauttemperatur mehr an den Akren als an Rumpf und Kopf an und erhöht die Wärmeverluste. Dieses Phänomen ist in der Kardiochirurgie nach Aufwärmung an der Herz-Lungen-Maschine als „Afterdrop" bekannt. Auch die Temperaturverluste durch die Hautdesinfektion tragen nur in geringem Maße zu dem initialen Temperaturverlust bei. Im Anschluß an den steilen Temperaturabfall schließt sich eine Plateauphase der zentralen Körpertemperatur an, während der die Auskühlung 0,2–0,5 °C/h beträgt. Dieser geringe zentrale Temperaturabfall täuscht darüber hinweg, daß während des zentralen Temperaturplateaus weiter bedeutend Wärme verloren wird. In dieser Phase baut sich der mit der Umverteilung verlorengegangene Temperaturgradient langsam wieder auf, wobei die Wärmeverluste vornehmlich in der Peripherie zu messen sind [11].

Eine rückenmarksnahe Regionalanästhesie scheint mit geringeren Temperaturverlusten einherzugehen, wobei diese Beobachtung nicht durchgehend bestätigt

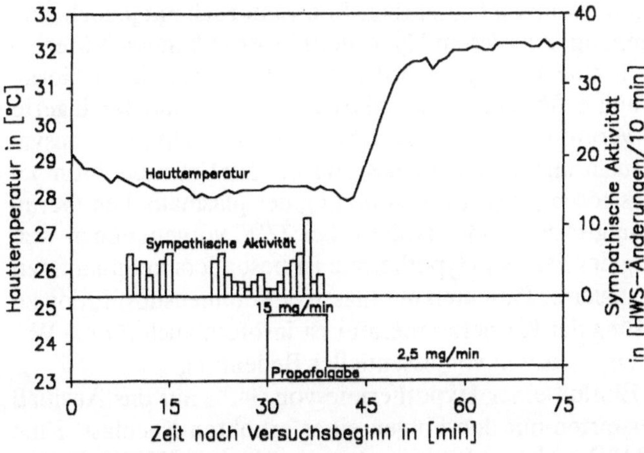


**Abb. 2.** Aufzeichnung der Hauttemperatur an der Fußsohle und phasischer Hautwiderstandsänderungen als indirektes Maß für die Sympathikusaktivität unter kontinuierlicher Bolusapplikation von Propofol bis zum Einschlafen. Erst mit Vigilanzverlust zeigte sich ein Ausbleiben phasischer Hautwiderstandsänderungen und kurz darauf eine Zunahme der Fußsohlentemperatur um 4 °C

werden konnte. Mit einer rückenmarksnahen Regionalanästhesie ist aber die Aufwärmphase verlängert, da ein Großteil der Effektoren für thermoregulatorisches Zittern ausgeschaltet sind [23]. Frank et al. [6] konnten neben der Allgemeinanästhesie eine niedrige OP-Temperatur und ein hohes Alter der Patienten als weitere Prädiktoren für einen großen Temperaturverlust ausmachen.

Bis zu diesem Punkt ist die Tatsache eines Temperaturverlustes offensichtlich. Es stellt sich nun die Frage nach der Bedeutung. Die Problematik einer perioperativen Hypothermie ist auf 3 Ebenen zu suchen: Auf der Ebene medizinisch relevanter Risiken, auf der Ebene des subjektiven Wohlbefindens des Patienten und auf der Ebene möglicher vermeidbarer Kosten.

Betrachten wir zunächst die intraoperative Phase. Birgt eine Hypothermie intraoperative Risiken? Intraoperative Folgen sind zunächst wenig auffällig und leicht zu übersehen. Sie manifestieren sich v. a. in einer Interaktion mit Pharmaka, auf der hämatologischen Ebene, und am kardiovaskulären System. Zu anästhesierelevanten pharmakologischen Interaktionen bestehen bisher noch wenig Studien. Eine relative Zunahme kardiodepressiver Wirkung volatiler Anästhetika konnte für einen sehr niedrigen Temperaturbereich von 30 °C in vitro beschrieben werden [13]. Tierexperimentell konnte auch eine Verstärkung ventrikulärer Leitungstörungen durch Lokalanästhetika gefunden werden. Eine Hypothermie verringert allgemein den hepatischen und renalen Metabolismus und läßt eine reduzierte Clearance entsprechend eliminierter Pharmaka erwarten. Dies trifft hepatisch schon bei einer Auskühlung um 3–4 °C zu und ist für Morphin und Barbiturate nachgewiesen [13]. Die maximale renale Exkretionsrate eines Medikaments kann um 10 %/0,6 °C Temperaturreduktion abnehmen. Besonders im fortgeschrittenen Lebensalter addiert sich diese Einschränkung auf die ohnehin eingeschränkte renale Funktion. Unerwartet hoch erscheint auch die Verlängerung der Wirkzeit und der Plasmakonzentrationen von Vecuronium um das Doppelte bei einer Temperatur von 34 °C. Ein weniger ausgeprägter Effekt konnte auch für Pancuronium gefunden werden. Auch Atracurium zeigt eine verlängerte Wirkzeit, die jedoch erst bei 26 °C auf das Zweifache zunimmt. Leider fehlen bisher Daten zur Pharmakodynamik und -kinetik anderer Opioide und Sedativa in milder Hypothermie, v. a. in bezug auf deren Wirkung und Metabolismus in der Aufwachphase.

Auf hämatologischer Ebene macht sich eine erhöhte Blutviskosität und eine Linksverschiebung der Sauerstoffbindungskurve erst außerhalb der intraoperativ häufig erreichten Temperaturen klinisch bemerkbar. Relevanter scheint jedoch eine Beeinträchtigung der Gerinnung. An diesem Hypothermieeffekt können 3 Mechanismen beteiligt sein [14]: 1. eine Verringerung der Aktivität vorhandener Gerinnungsfaktoren, 2. eine erhöhte fibrinolytische Aktivität und 3. eine verringerte thrombozytäre Aktivität, vermittelt über eine eingeschränkte Thromboxansynthese. Ausführlicher untersucht und allgemein akzeptiert scheint nur die thrombozytäre Seite der Gerinnungsstörung. Die Einschränkung der plasmatischen Gerinnung wird nicht in Gerinnungstests erfaßt, da diese bei 37 °C vorgenommen werden. Eine kritische Wirkung des Faktors Hypothermie ist besonders in Situationen der Akutversorgung traumatisierter Patienten mit massiver Volumensubstitution zu vermuten. Die Normalisierung der Körpertemperatur ist insofern auch für die Wirkung substituierter Gerinnungsfaktoren von essentieller Bedeutung.

Kardiovaskulär ist ein Einfluß einer Hypothermie von 34 °C auf das Ausmaß der Vasokonstriktion zu erwarten mit den Folgen einer erhöhten Nachlast. Eine milde Hypothermie von 34 °C wirkt auch schon depressiv auf die Kontraktilität des linken Ventrikels. Pulmonal scheint es zu einer Verringerung der hypoxischen Vasokonstriktion zu kommen.

Möglicherweise lassen sich auch intraoperative Vorteile einer Hypothermie ausmachen! Diese sind auf seiten einer Organprotektion zu suchen und scheinen nach tierexperimentellen Studien im Modell der zerebralen Hypoxie schon bei einer geringen Hypothermie von 1–3 °C protektive Effekte zu zeigen [2]. Toleranz einer intraoperativen Hypothermie wegen des protektiven Effekts bei anästhesiologisch hypoxischen Zwischenfällen ist im Hinblick auf die übrigen Folgen aber sicher nicht gerechtfertigt. Die Diskussion des präventiven Einsatzes in besonderen Situationen der Gefährdung würde den Rahmen dieser Übersicht sprengen.

Mehr als die intraoperativen Risiken werden die postoperativen Auswirkungen sichtbar! Zunächst wird in dieser Phase die oben beschriebene veränderte Pharmakawirkung und -elimination klinisch bedeutsam. Augenfälliger ist das thermoregulatorische Zittern, das schon gleich nach der Extubation einsetzt. Der damit verbundene Anstieg der Sauerstoffaufnahme kann auf bis zu 600 % [7] der Ruheaufnahme anwachsen. Dies entspricht einem Brustschwimmtempo von 4 min auf 100 m und zieht eine entsprechende Erhöhung des Herzzeitvolumens nach sich. Können die sauerstofftransportierenden Systeme mit ihrem Angebot diesem Bedarf nicht nachkommen, erfolgt zunächst eine höhere Ausschöpfung des arteriellen Sauerstoffgehalts, und es kommt zu einem Abfall der gemischtvenösen Sauerstoffsättigung. Überschreitet dieses Angebot-Bedarfs-Mißverhältnis ein bestimmtes Maß, muß Energie anaerob gewonnen werden, und es kommt zu einer Laktatazidose.

In dieser Phase maximaler Wärmeproduktion ist gleichzeitig eine Vasokonstriktion als Mechanismus der Isolation vorhanden. Die Vasokonstriktion wird bis zum Erreichen der postoperativen Sollwerttemperatur erhalten. Erst bei Erreichen dieser Temperatur wird die Vasokonstriktion aufgegeben, und es kommt zu einer Umverteilung der Wärme. Diese Phase stellt hohe Anforderungen an die Vigilanz der Therapeuten, da mit Aufgabe der Vasokonstriktion eine relative Hypovolämie demaskiert wird und es zu erheblichen Blutdruckabfällen kommen kann, wenn keine schnelle und adäquate Volumensubstitution vorgenommen wird. Wie auch durch die Spitzenbelastungen der sauerstofftransportierenden Systeme werden auch durch die demaskierte Hypovolämie vornehmlich Patienten mit eingeschränkter respiratorischer und kardialer Kompensationsfähigkeit gefährdet.

Der postoperative Sollwert der Körpertemperatur liegt nur in wenigen Fällen beim präoperativen. Eine operativ bedingte Ausschüttung von Mediatoren führt abhängig vom Trauma zu einer Sollwertverstellung in einen hyperthermen Bereich. Die stärksten Verschiebungen sind nach Operationen an der Herz-Lungen-Maschine bekannt. Hier stellt sich nach spontaner Erwärmung ein Plateau der zentralen Temperatur bei 38–40 °C ein.

Neben der potentiellen Gefährdung auf medizinischer Ebene stellt das postoperative Frieren und willkürlich nicht kontrollierbare Muskelzittern v. a. eine ausgesprochene Beeinträchtigung des postoperativen Befindens für den Patienten dar. Dies Erlebnis nimmt in Prämedikationsgesprächen als Erinnerung an die letzte Operation mindestens den gleichen Rang wie der postoperative Schmerz ein.

Die bisher zusammengetragenen intra- und postoperativen Probleme einer Hypothermie stellen nur Daten zu Prozeßvariablen dar, die keine direkte Aussage zur eigentlich relevanten Größe einer Gefährdung, nämlich einer organbezogenen Morbidität oder der Mortalität, zulassen. Kontrollierte Studien zu diesem Thema liegen bisher kaum vor. Retrospektive und prospektive Untersuchungen zur Mortalität traumatisierter Patienten überwiegen und zeigen einen Zusammenhang mit einer Hypothermie, lassen jedoch eine Vielzahl von anderen Variablen mit einfließen. Es läßt sich v. a. schlecht differenzieren, ob eine Hypothermie oder das zugrundeliegende größere Trauma als kausaler Faktor der höheren Mortalität zu sehen ist. Die bisher am besten kontrollierte Studie zum Einfluß postoperativer Hypothermie an einem Risikokollektiv von Patienten mit einem hohen Prozentsatz an koronarer Herzkrankheit wurde von Frank et al. [6] durchgeführt. Mit einem Kollektiv von 100 Patienten konnte zwar noch keine Aussage zur Infarkthäufigkeit gewonnen werden, es fand sich jedoch eine signifikant größere Inzidenz von Angina pectoris sowie ST-Streckensenkungen und eine höhere Häufigkeit eines $paO_2 < 80$ mmHg in der Gruppe hypothermer Patienten nach peripheren Bypassoperationen der unteren Extremität. Interessanterweise traten die myokardialen Ischämien nicht gekoppelt mit den Phasen des Kältezitterns auf, wie vielleicht zu vermuten gewesen wäre.

Über die direkte postoperative Phase hinaus scheint auch eine länger andauernde Wirkung meßbar zu sein. Carli et al. [27] konnten bei älteren Patienten nach einer perioperativen Hypothermie über 7 Tage einen höheren Grad an Muskelabbau und Stickstoffverlust gegenüber normothermen Patienten nachweisen.

Was haben wir bisher gegen die Entwicklung einer Hypothermie unternommen? Der beste therapeutische Ansatz scheint natürlich in einer Vermeidung einer Auskühlung zu liegen. Das bedeutendste und einfachste Mittel im Kampf gegen eine Hypothermie ist intraoperativ sicher eine Erhöhung der Raumtemperatur [8]. Leider wird dieses Mittel von den Chirurgen äußerstenfalls für einen pädiatrischen Eingriff toleriert. Alternativ mußten bisher in mühsamer Detailarbeit möglichst viele Quellen von Wärmeverlusten minimiert werden. Als übliche Methoden galten Isolation mit Tüchern und Folien, Heizmatten als Operationstischunterlagen oder Heizdecken, eine Anfeuchtung und Anwärmung der Atemgase und eine Vorwärmung von Infusionslösungen in Wärmeschränken. Da auch in Allgemeinanästhesie eine körpereigene Heizleistung von ca. 50 W vorhanden ist, erscheint eine Isolation sinnvoll. Die größten Erfolge mit einer Isolation alleine sind bei einem kleinen Operationsgebiet und größtmöglicher Isolationsfläche zu erwarten. Meist reicht eine mehrschichtige Isolation mit Tüchern evtl. in Verbindung mit einer Heizdecke, um eine Auskühlung in der Augenchirurgie, der Neurochirurgie und Zahn-, Mund-, Kieferchirurgie zu vermeiden. Dies gilt auch für alle Operationen in der Körperperipherie. Spezielle Folien konnten keine höhere Effektivität zeigen.

Die Heizleistung von Wärmedecken liegt bei 50 bis 100 W. Wärmedecken über dem Patienten positioniert sind immer einer Heizunterlage vorzuziehen. Zum einen ist die Auflagefläche auf einer Unterlage nur gering, zusätzlich wird das aufliegende Gewebe durch das Körpergewicht komprimiert und geringer perfundiert. Dies verringert den internen Wärmetransport und erhöht auch die Verbrennungsgefahr. Die maximale Betriebstemperatur wird so noch weiter eingeschränkt und sollte 38 °C nicht überschreiten. Ein weiteres Argument, Wärmedekken über dem Patienten zu positionieren, ist die Tatsache, daß als Konduktion über die Unterlage nur wenig Wärme verlorengeht. Die größten Verluste erfolgen über die nicht aufliegenden Körperflächen als Strahlungs- und Konvektionsverluste und können folglich auch am besten dort vermieden werden.

Problematisch wird es, wenn wenig Körperfläche isoliert werden kann und zusätzlich größere Verluste durch Evaporation auftreten und ein hoher Infusionsbedarf besteht. In dieser Situation gelang eine Konservierung der vorhandenen Körperwärme mit den zur Verfügung stehenden Mitteln nur äußerst selten. Der Erfolg bei der Vermeidung von Wärmeverlusten über vorgewärmte Infusionen ist sehr variabel. Um den Effekt der Vorwärmung dem Patienten möglichst vollständig zugute kommen zu lassen, müßte die Infusion mit maximaler Geschwindigkeit infundiert werden. Die ansonsten zunehmende Abkühlung der infundierten Lösung wächst mit abnehmender Infusionsgeschwindigkeit und Raumtemperatur und mit zunehmender Länge des Infusionssystems.

In dieser Situation kann nur eine aktive Wärmezufuhr über die geringe nicht durch den Operateur eingenommene Oberfläche und eine Optimierung der Infusionswärmung einen Erfolg versprechen.

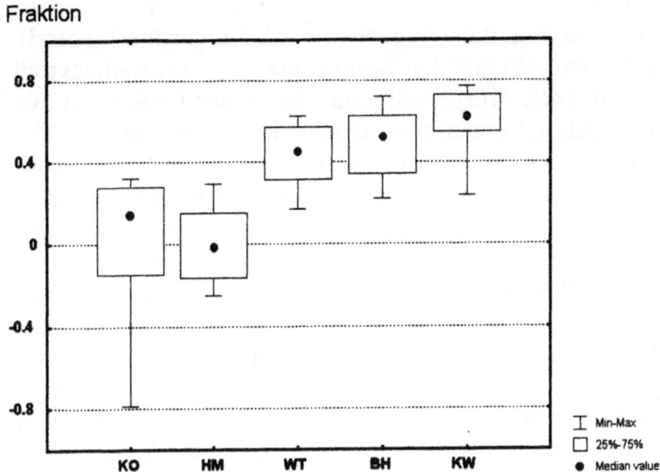


**Abb. 3.** Intraoperative Änderung der Körperwärmemenge in Relation zur körpereigenen Wärmeproduktion während 2 h Laparotomie ohne Berücksichtigung der Wärmeverluste durch Infusionen. *KO* Kontrollgruppe, *HM* Heizmatte, *WT* Warm Touch, *BH* Bair Hugger, *KW* kombinierte Wärmung mit Bair Hugger und Heizmatte

Welche neuen Methoden stehen uns dabei zur Verfügung? Mit der Absicht Wärme in einen gut durchbluteten Raum bringen zu können, wurde ein ösophagealer, wasserdurchströmter Wärmeaustauscher entwickelt (Granulab). Neben der relativen Invasivität und der begrenzten Anwendbarkeit auf Allgemeinanästhesien hat sich zum Zweck der intraoperativen Wärmekonservierung nur eine geringe Effektivität herausgestellt [11]. Mit Einführung der konvektiven Luftwärmung wurde eine vielseitiger verwendbare Methode verfügbar. Über ein Warmluftgebläse wird dem Patienten ein im Gerät auf 43 °C angewärmter Luftstrom von ca. 1600 l/min intraoperativ entweder über eine Ganzkörperdecke, eine Oberkörperdecke oder eine Unterkörperdecke zugeführt. In beiden letzteren Fällen werden ca. 30 und 40 % der Körperoberfläche von der Warmluft erreicht. Zur Effektivität dieses Systems liegen intraoperativ bisher noch wenig Daten vor. Wir führten eigene Untersuchungen zur Effektivität konvektiver Luftwärmung mit einer Oberkörperdecke an Patienten durch, die mindestens über einen Zeitraum von 2 h laparotomiert wurden. Die Luftwärmung wurde erst nach Lagerung im OP begonnen und nur die Phase der ersten 2 Stunden der Laparotomie ausgewertet. Da zusätzlich zur externen Wärmequelle auch die körpereigene Wärmeproduktion in der Beurteilung der Effektivität der Wärmung mit berücksichtigt werden muß, erfaßten wir auch die körpereigene Thermogenese über eine indirekte Kalorimetrie und berechneten die Änderung der Körperwärmemenge in Relation zur körpereigenen Wärmeproduktion für den 2stündigen Zeitraum der Untersuchung. Diese relative Wärmebilanz ist im thermischen Steady state gleich Null, da alle produzierte Wärme an die Umgebung abgegeben werden muß, um die Körpertemperatur konstant zu erhalten. Sie wird 1, wenn die gesamte körpereigene Wärmeproduktion konserviert werden kann und wächst über 1, wenn in der Nettobilanz zusätzlich Wärme von außen aufgenommen wird.

Da sich die Infusionsmengen individuell unterschieden und die Infusionen bei Raumtemperatur zugeführt wurden, konnten die durch Infusionen zugefügten Wärmeverluste aus der Bilanz herausgerechnet werden. Dies war möglich, da die Raumtemperatur und die Körpertemperatur bekannt waren (s. oben). Es zeigte sich während der Laparotomie für die Kontrollgruppe (n = 8), die nur mit Tüchern isoliert wurden und die mit einer Heizmatte (n = 8) (Astopad OPT 120, Stihler Elektr.) therapierten Patienten ein annähernd vollständiger Verlust aller körpereigen produzierten Wärme an die Umgebung (Abb. 3). In allen Gruppen konvektiver Wärmezufuhr durch den Bair Hugger (n = 8) (Augustine Medical), Bair Hugger plus Wärmematte (n = 8) und den Warm Touch (n = 8) (Mallinckrodt Medical) konnte eine Zunahme der Körperwärmemenge in der Größe von 50–65 % der eigenen Wärmeproduktion trotz offener Bauchhöhle verzeichnet werden.

Bisher liegt auch eine Untersuchung zur Effektivität einer Unterkörperdecke unter vergleichbaren Bedingungen vor, welche allerdings nicht die körpereigene Wärmeproduktion mit erfaßt hat. Camus et al. [3] konnten ebenfalls bei Laparotomien, die länger als 2 h dauerten zeigen, daß die zentrale Temperatur in der Therapiegruppe um 0,4 °C abnahm gegenüber der Kontrollgruppe ohne Wärmeprotektion, die 1,8 °C verlor. Die Luftwärmung wurde sofort mit Beginn der Anästhesie eingesetzt. Einen ähnlichen Effekt erreichten sie allerdings auch, indem sie den Unterkörper mit einer elektrischen Heizdecke, die auf eine Temperatur von 42 °C eingestellt war, wärmten. Sie konnten die Effektivität des Bair Hugger mit Unterkörperdecke weiter verbessern, indem sie die Unterkörperdecke mit 2 Lagen Baumwolltüchern bedeckten.

Kurz et al. [12] konnten für die konvektive Luftwärmung mit dem Bair Hugger im Vergleich zu einer auf dem Patienten plazierten Wassermatte sowohl mit der Unterkörperdecke, als auch mit der Oberkörperdecke eine höhere Effektivität nachweisen. Dies gelang auch für die Kinderdecke. Nach einem initialen zentralen Temperaturabfall nahm die zentrale Temperatur sowohl bei gesichtschirurgischen Operationen als auch bei Hüftoperationen teilweise über die Ausgangstemperatur hinaus zu. In dieser Studie wurden Infusionen bei 37 °C zugeführt.

Da in allen Studien zur Wärmung mit Oberkörper- oder Unterkörperdecken auch eine Erhöhung der Hauttemperatur in den jeweils nicht gewärmten Arealen zu verzeichnen war, ist eine Isolation der nicht gewärmten Areale sicher zusätzlich effektivitätssteigernd. Auch scheint die Angabe der Hersteller sinnvoll, die Dekken zur Luftverteilung mit Tüchern zu isolieren. Auch zahlt es sich aus, die Wärmung sofort mit Einleitung der Narkose oder mit Eintreffen des Patienten zu beginnen und die damit möglicherweise verbundene Behinderung während der Vorbereitungsphase in Kauf zu nehmen.

Die bisher verblüffende Effizienz trotz der geringen Fläche der Wärmung wird häufig durch das Argument der Chirurgen über eine mögliche Erhöhung der Kontaminationsrate eingeschränkt. Bisher liegt nur eine veröffentlichte Studie zu diesem Problem vor [28], die kein erhöhtes Kontaminationsrisiko im OP durch den Bair Hugger nachweisen konnte.

Die intraindividuell stark differierenden Infusionsmengen während der Laparotomien unserer Untersuchung deuten darauf hin, daß bei einer medianen OP-Temperatur von 22 °C im Untersuchungszeitraum allein durch derart induzierte Wärmeverluste Abnahmen der mittleren Körpertemperatur von bis zu 1,2 °C zu erklären sind. Besonders bei hohen Infusionsmengen ist daher die Anwendung einer effektiven Infusionswärmung über die Anwendung konvektiver Luftwärmung hinaus wichtig.

Zur Effektivität der Vorwärmung von Infusionen in Wärmeschränken auf eine Temperatur von 37 °C und den Einfluß der oben genannten Faktoren auf die Auskühlung der Lösung liegen bisher keine Untersuchungen vor.

Eine von der Ausgangstemperatur der Infusion unabhängigen konstante Wärmung auf 37 °C ist durch Systeme zur Wärmung während der Infusion (in-line) vorstellbar. Systeme dazu sind seit längerem bekannt, zeigen jedoch bisher nur begrenzte Effektivität. Technisch schwierig ist die konstante Wärmung über einen weiten Flowbereich bei unterschiedlichen Ausgangstemperaturen ohne z. B. Blutprodukte zu schädigen. Aus diesem Grund ist es sinnvoll verschiedene Techniken für unterschiedliche Flowbereiche zu wählen. Für den unteren Flowbereich scheint der effektivste Wärmer der Hotline (Level 1 Technologies, Fa. Hoyer) zu sein. Er wärmt über ein doppellumiges Infusionssystem wasserdurchströmt die Infusionslösung bis auf wenige Zentimeter vor Anschluß an den Patienten. Im Flußbereich zwischen 250–3500 ml/h wird für 22 °C warme Ausgangslösungen eine gesicherte Temperatur von 37 °C am Patienten erreicht. Reduziert man den Flußbereich bis auf 50 ml/h oder wird er bis auf 12 000 ml/h erhöht, wird immerhin in diesen Extremen eine Temperatur von 30 °C erreicht. Für kalte Blutpräparate (4–10 °C) wird eine patientennahe Temperatur von 37 °C innerhalb des Flußbereiches von 400 bis 2000 ml/h erreicht [16].

Höhere Flußraten sind z. B. in der Versorgung polytraumatisierter Patienten und bei Lebertransplantationen zu erwarten. Für die effektivste Wärmung im hohen Flußbereich ist eine andere Technologie erforderlich. Da Kunststoffsysteme nur eine relativ geringe Wärmeübertragung zulassen, ist für den hohen Flußbereich ein Aluminium-Wärmetauscher notwendig. Im Flußbereich bis zu 15 000 ml/h liefert das Wärmesystem H-250 (Level 1 Technologies, Fa. Hoyer) bei Ausgangstemperaturen um 20 °C normotherme Lösungen und das System H-500 (Level 1 Technologies, Fa. Hoyer) bis 30 000 ml/h. Eine effektive Wärmung bei hohen Flußraten ist v. a. für die notfallmäßige Transfusion von Blutprodukten interessant, da keine Vorwärmung erforderlich ist. Beide Wärmer H-250 und H-500 sind für verschiedene Leistungsbereiche jeweils mit 2 verschiedenen Wärmeaustauschern zu betreiben. Da keine Isolation oder Wärmung auf dem Weg vom Wärmeaustauscher zum Patienten stattfindet, sind beide Geräte nicht für den Niedrigflußbereich geeignet. Wird eine geringere mittlere Infusionsrate erforderlich, ist es sinnvoll in Intervallen mit einem hohen Fluß zu infundieren, um die Leistungsfähigkeit der Wärmer auszunutzen.

Mit der konvektiven Luftwärmung und In-line-Infusionwärmung stehen derzeit sehr effektive Methoden zur Protektion der Körperwärme zur Verfügung. Ohne Kombination derartiger Methoden gelingt es bei hohen Wärmeverlusten meist nicht, eine Auskühlung der Patienten zu vermeiden.

Als Kriterium für die postoperative Extubationsfähigkeit eines hypothermen Patienten dient uns die Körpertemperatur. Die Wahl des Meßortes hängt entscheidend von der Fragestellung ab und wird von der zwiebelschalenartigen Verteilung der Körperwärme und dem Ort und der Art eines operativen Eingriffs beeinflußt. Es gibt daher nicht den idealen Meßort. Unter dem Aspekt der Wirkung einer Hypothermie auf die Funktion interessieren uns besonders die Organtemperaturen. In diesem Fall suchen wir einen möglichst organnahen Meßort oder einen Meßort, der die Temperatur möglichst vieler vital wichtiger Organsysteme widerspiegelt. Diese Temperatur wird als zentrale Körpertemperatur oder Körperkerntemperatur bezeichnet.

Zur Bestimmung dieser Temperatur stehen uns 8 Alternativen zur Verfügung:

- Ösophagus,
- Pulmonalarterie,
- Tympanon,
- Harnblase,
- Rektum,
- Nasopharyngealraum,
- Gehörgang,
- Mundhöhle.

Als Standard der zentralen Temperaturmessung gilt die ösophageale Messung, solange nicht im thorakalen Kompartiment oder am Herzen operiert wird. Allerdings bestehen im Ösophagus bedeutende Temperaturgradienten. Um den Einfluß der Atemgastemperatur auf die Messung zu eliminieren, ist eine Positionierung im distalen Viertel des Ösophagus notwendig, die bisher nur röntgenologisch verifiziert werden konnte. Integrierte Temperatursonden mit einem Ösophagusstethoskop (Mallinckrodt Medical) ermöglichen jetzt die weniger invasive Kontrolle der Positionierung an den Ort lauter Herztöne mit dem Verschwinden des Atemgeräuschs. In dieser Position erfüllt das Ösophagusstethoskop dann nicht mehr vollständig seine Überwachungsfunktion. Die pulmonalarterielle Temperatur wird etwas weniger als die Temperatur im proximalen Ösophagus durch die Atemgastemperatur beeinflußt. Eine hohe Übereinstimmung mit der ösophagealen Temperatur zeigt die tympanale Temperatur. Sie reflektiert als organnah gemessene Temperatur am besten die des Gehirns und ist besonders aus diesem Grund für ein Monitoring der Hypothermie in der Kardiochirurgie von Bedeutung. Es ist zu erwarten, daß sie auch im Vergleich zu Ösophagus, Rektum, Harnblase am wenigsten durch einen Eingriff in verschiedenen Körperhöhlen beeinflußt wird [4]. Speziell zur tympanalen Messung entwickelte Sonden (Mallinckrodt Medical) werden in nächster Zeit zur Verfügung stehen. Als sehr seltene Komplikation kann es zu Läsionen des Trommelfells kommen, wenn die Sonden in Narkose eingeführt werden und das Ohr nicht geschützt wird. Aus diesem Grund ist eine Positionierung unter Mithilfe des Patienten dringend zu empfehlen sowie eine vorherige Frage zu tympanalen Vorschädigungen. Die logische Weiterentwicklung der tympanalen Messung ist die kontaktfreie Infrarotthermometrie des Trommelfells (Medimex Holfeld GmbH & Co, Sherwood Medical). Als diskontinuierliche Messung ist sie gefahrlos, hygienisch und mit einer Meßdauer von 1–2 s sehr schnell, bisherige Validierungen gaben positive Ergebnisse. Sie wird sicherlich das herkömmliche rektale oder nasopharyngeale Monitoring in der Anästhesie in vielen Fällen ablösen. Ein Meßort, der ebenfalls eine hohe Übereinstimmung mit der ösophagealen Temperatur am postoperativen Patienten aufweist, ist die Harnblase. Eine Beeinträchtigung der Meßgenauigkeit ist während Operationen im Unterbauch oder laparoskopischen Eingriffen zu erwarten. Während schneller Temperaturänderungen an der Herz-Lungen-Maschine wurde eine Abhängigkeit der Meßgenauigkeit vom Harnfluß beschrieben. Ein intraoperativer Einsatz erscheint besonders dann sinnvoll, wenn eine postoperative Intensivbehandlung geplant ist. Eine etwas geringe Genauigkeit, aber höhere Variabilität der Übereinstimmung mit der ösophagealen Messung zeigt die rektale. Auch rektal sind je nach Tiefe des Einführens Temperaturgradienten vorhanden, die zu der Meßvariabilität beitragen. Die nasopharyngeale wie auch die orale Messung unterliegen noch größeren Abweichungen. Orale Messungen liegen 0,5–1 °C unter rektalen Messungen. Temperaturen im Gehörgang, gemessen ohne Kontakt zum Trommelfell, entsprechen mehr der mittleren Körpertemperatur als der zentralen.

Will man Wärmemengenänderungen im Körper erfassen, ist die mittlere Körpertemperatur von Bedeutung. Die mittlere Körpertemperatur detektiert auch Änderungen im peripheren Kompartiment. Aus der mittleren Körpertemperatur, der spezifischen Wärme des Körpers und dem Körpergewicht kann unter der Annahme eines bestimmten Wärmeverteilungsmodells die Körperwärmemenge berechnet werden. Zur Berechnung sind mindestens 4 Hauttemperaturmessungen und eine zentrale Temperaturmessung notwendig. Nach Ramanathan [8] kann die mittlere Hauttemperatur wie folgt berechnet werden:

$$T_{Haut} = 0{,}3 \cdot (T_{Brust} + T_{Arm}) + 0{,}2 \cdot (T_{Oberschenkel} + T_{Wade}) \quad (1)$$

Und die mittlere Körpertemperatur nach Burton [8]:

$$T_{Körper} = (0{,}66 \cdot T_{zentral}) + (0{,}34 \cdot T_{Haut}) \quad (2)$$

Die Gesamtkörperwärmemenge (GKW) ergibt sich wie folgt:

$$GKW = T_{Körper} \cdot \text{Körpergewicht (kg)} \cdot 3{,}475\ (\text{kJ/°C} \cdot \text{kg}) \quad (3)$$

wobei 3,475 kJ/°C · kg (0,83 kcal/°C · kg) die spezifische Wärme des Körpers darstellt. Die Hauttemperatur an der Innenseite des mittleren Oberschenkels soll als 1-Punktmessung die beste Übereinstimmung mit der sonst berechneten mittleren Körpertemperatur zeigen. Periphere Temperaturmessungen können zur Abschätzung der Vasokonstriktion herangezogen werden. Vasokonstriktion kann thermoregulatorische oder auch kreislaufregulatorische Ursachen haben. Änderungen aufgrund beider Ursachen können über periphere Temperaturdifferenzen (z. B. Unterarm, Finger), zentral-periphere Temperaturdifferenzen oder nur mit peripheren Temperaturmessungen überwacht werden. Unterarm-Fingerendglied-Temperaturdifferenzen korrelieren eng mit dem Blutfluß in den Akren.

Wie sind wir bisher vorgegangen, wenn es uns nicht gelungen ist, die vorhandene Körperwärmemenge zu konservieren? Wir nutzten zunächst die körpereigene Wärmeproduktion. Falls die Patienten eine eingeschränkte kardiorespiratorische Funktion zeigten, versuchten wir die Wärmeproduktion so zu steuern, daß es nicht zu starken Belastungen der sauerstofftransportierenden Systeme kam. Die maximale Lösung, die mit Ausleitung abrupt einsetzende Thermoregulation zu unterdrücken, ist die Unterhaltung der Narkose in die postoperative Phase hinein. Dies ist kostenintensiv und nur mit einer Verlängerung der Ventilatorabhängigkeit und intensiven Überwachung möglich. Auch unter Nachbeatmung und Sedierung ist häufig noch eine Therapie auftretenden Zitterns nötig.

Auch am extubierten, wachen Patienten bleibt die Therapie des Zitterns, um Spitzenbelastungen der sauerstofftransportierenden Systeme zu vermeiden. Als Standard der Therapie gilt Pethidin in einer Dosierung von 25 mg, die bei Ausbleiben einer Wirkung wiederholt werden kann [15]. Die spezifische Wirkung von Pethidin wird auf eine Wirkung an den $\varkappa$-Rezeptoren zurückgeführt. Eine Wirksamkeit wird auch für andere Opioide beschrieben. Eine Möglichkeit auch präventiv die Inzidenz thermoregulatorischen Zitterns zu reduzieren, bietet sich mit einer intraoperativen Clonidingabe.

Neben der Therapie des Zitterns hat man versucht, die Patienten besser durch mehrere Bettdecken zu isolieren, oder zusätzlich mit einer Heizdecke zu versehen, um die Aufwärmung zu beschleunigen. Mit einer Baumwolldecke können Wärmeverluste um 33 % reduziert werden, mit einer weiteren Erhöhung der Dekkenzahl auf 3 kann der Wärmeverlust um weitere 18 % gesenkt werden [20]. Eine Heizdecke, die über eine Baumwolldecke gelegt wurde, konnte in eigenen Untersuchungen [26] keine Vorteile gegenüber einer Baumwolldecke allein aufweisen.

Werden die Patienten zum Zweck der Aufwärmung sediert und nachbeatmet, ist sicher eine effektivere postoperative Wärmung sinnvoll, um die Nachbeatmungszeit zu verkürzen. Zu diesem Zweck können Ganzkörperdecken der oben genannten Warmluftgebläse verwandt werden. Die Berechnung einer relativen Wärmebilanz an postoperativen, nachbeatmeten Patienten nach kardiochirurgischen Eingriffen zeigt, daß durch die konvektive Luftwärmung 100 % der körpereigenen Wärmeproduktion konserviert werden kann, gegenüber 40 % in der Kontrollgruppe, die unter einer Baumwolldecke behandelt wurde (Abb. 4) [23]. Dies resultiert in einer doppelt so hohen zentralen Erwärmungsgeschwindigkeit, ohne daß negative Auswirkungen auf das Kreislaufverhalten gefunden werden konnten.

Eine vergleichbare Effektivität ließ sich auch mit einem Niederfrequenzradiator Aragona Thermal Ceilings CTC X (Aragona Medical AB, Täby, Schweden, 7000–8000 nm) erreichen, der in Bettgröße, frei verstellbar über dem Patienten aufgehängt ist und in nächster Zeit auch in Deutschland erhältlich sein wird [9, 26].

Werden die Patienten mit einer relevanten Hypothermie extubiert, so ist auch in dieser Situation eine effektive Wärmung erwünscht. Die Idee einer effektiven externen Wärmezufuhr hat beim wachen Patienten eine zusätzliche Dimension, nämlich durch Wärmung der Haut die zentrale Zitterschwelle zu ändern, die Inzidenz und Stärke von Zittern zu verringern [21] und das Wohlbefinden der Patienten zu verbessern. In einer Untersuchung an 35 extubierten Patienten konnte eine gerin-

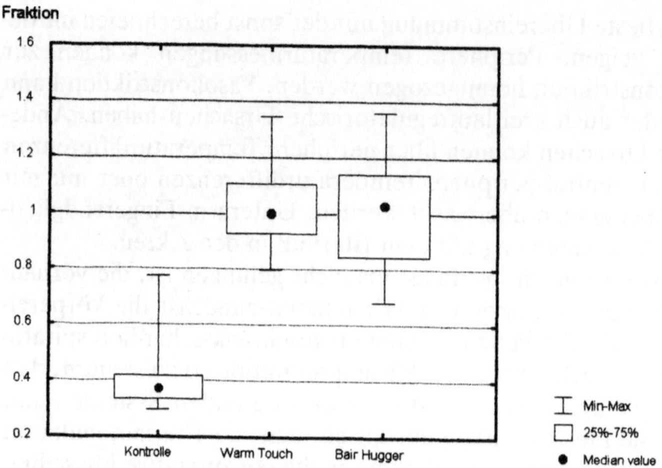


**Abb. 4.** Änderung der Körperwärmemenge in Relation zur körpereigenen Wärmeproduktion bei sedierten, nachbeatmeten Patienten nach kardiochirurgischen Eingriffen. Die Patienten wurden unter einer Baumwollsteppdecke oder mit konvektiver Luftwärmung unter einer Ganzkörperdecke behandelt.

gere Wärmekonservierung als an nachbeatmeten gefunden werden, die nicht zu einer signifikant schnelleren zentralen Erwärmung der mit konvektiver Luftwärmung oder dem Aragona Thermal Ceilings behandelten Gruppe führte. Durch die Wärmetherapie konnten jedoch die aufgetretenen Maxima der Sauerstoffaufnahme trotz Therapie auftretenden Zitterns in allen Gruppen signifikant reduziert werden. Als Grund für die geringere Auswirkung der Wärmezufuhr auf die zentrale Erwärmungsgeschwindigkeit beim wachen Patienten kann möglicherweise die thermoregulatorische Vasokonstriktion angenommen werden. Eine Beschleunigung der zentralen Erwärmung durch eine effektive Wärmezufuhr scheint also v. a. beim nachbeatmeten, sedierten Patienten möglich. Beim wachen, extubierten Patienten steht die Hemmung des Zitterns und die Verbesserung des Wohlbefindens im Vordergrund.

Neben den intraoperativen präventiven Maßnahmen und der postoperativen Therapie ist noch eine dritte Möglichkeit der Einflußnahme interessant [10]. Durch eine präoperative Wärmung kann vor Beginn der Einleitung eine Erhöhung der peripheren und zentralen Körpertemperatur erreicht werden. Die damit verbundene Vasodilatation kann den initialen zentralen Temperaturabfall durch Umverteilung der Wärmemengen aus sonst kalten peripheren Kompartimenten verhindern. Mit dieser Idee können auch Temperaturverluste, die schon nach Prämedikation auftreten, frühzeitig therapiert werden.

Im Konzept einer Optimierung der perioperativen Wärmeprotektion ist es wichtig die präoperative, intraoperative und im Falle einer ungenügenden Prävention die postoperative Phase mit einzubeziehen. Eine Vorwärmung kann schon nach Prämedikation auf der Normalstation oder in Warteräumen am OP mit Heizdecken, Luftwärmern oder Radiatoren betrieben werden. Eine effektive Protektion ist v. a. im Vorraum des OP vor und nach Beginn der Einleitung wichtig, da die Patienten zu diesem Zeitpunkt häufig am wenigsten geschützt sind. Um die Arbeit am Patienten zu erleichtern, würde sich hier eine radiative Wärmezufuhr von der Decke anbieten.

Intraoperativ sollte als Standard eine Atemgaskonditionierung erfolgen und Infusionen zumindest vorgewärmt werden. Besonders in dieser Situation kommt es zur Optimierung der Therapie auf eine Kombination von Methoden an. Vorhandene Systeme wie Heizmatten und Decken sollten weiter eingesetzt und durch andere Verfahren ergänzt werden. Als vielseitig einsetzbare Methode ist die konvektive Luftwärmung in dieser Situation am effektivsten. Ist ein hoher Infusionsbedarf zu erwarten, sollte zusätzlich eine In-line-Infusionswärmung erfolgen.

Zur postoperativen Wärmung sind der Aragona Thermal Ceilings CTC X und die konvektive Luftwärmung am effektivsten. Beide Systeme reduzieren die durch Zittern induzierten Maxima der Sauerstoffaufnahme beim wachen Patienten [21, 24].

Die Vermeidung einer Hypothermie ist sicherlich beim jungen, gesunden Patienten ähnlich wie die Optimierung der Analgesie zunächst unter einem Gesichtspunkt der Verbesserung des postoperativen Wohlbefindens zu sehen. Im Gegensatz zur Analgesie besteht aber auf der Seite der Wärmetherapie nur ein zu vernachlässigendes Therapierisiko. Das humanitäre Argument an sich sollte eigentlich für ein intensiveres Bemühen um Wärmeprotektion ausreichen.

Bisher erregen nur die extremen Fälle einer perioperativen Hypothermie unsere Aufmerksamkeit. Obwohl die angeführten Prozeßvariablen auf ein hypothermiebedingtes Risiko auch im Bereich über 34 °C hinweisen, wird wahrscheinlich erst der Nachweis einer Morbiditäts- oder Mortalitätsänderung zu einer Etablierung einer effektiveren Therapie führen. Da nicht das Therapierisiko oder der Aufwand, sondern die Kosten derzeit der begrenzende Faktor für eine Anwendung effektiver Methoden zu sein scheint, ist auch auf dieser Ebene eine Nutzenanalyse notwendig. Kosten sind auf der Seite der Hypothermie eng mit den Komplikationen und der herkömmlichen Therapie verbunden. Sie werden erst augenscheinlich, wenn dadurch ein intensivmedizinischer Therapietag vermieden wird, die Dosierung von Gerinnungsfaktoren und anderen Blutprodukten reduziert wird, oder auch der Krankenhausaufenthalt verkürzt wird. In Relation dazu erscheinen die Kosten einer effektiveren Therapie gering. Eine Reduktion der Nachbeatmungszeit oder der Aufenthaltszeit im Aufwachraum ist in unserer derzeitigen Kostenvorstellung noch nicht greifbar, wird es aber sicher bald werden. Natürlich sollten zur Reduktion der Kosten und Umweltbelastung wenn immer möglich Verfahren gewählt werden, bei denen auf die Verwendung von Einmalmaterial verzichtet werden kann.

Auch wenn uns vielleicht derzeit noch die schlagenden Argumente für eine intensivere Therapie fehlen, werden wir als Anästhesisten in Zukunft das Problem der Hypothermie nicht mehr mit dem Hinweis auf Hilflosigkeit vernachlässigen können.

## Literatur


1. Belani K, Sessler DI, Sessler AM, Schroeder M, McGuire J, Merrifield B, Washington DE, Moayeri A (1993) Leg heat content continues to decrease during the core temperature plateau in humans anesthetized with isoflurane. Anesthesiology 78: 856–863
2. Berntman I, Welsh FA, Harp JR (1981) Cerebral protective effect of low-grade hypothermia. Anesthesiology 55: 495–498
3. Camus Y, Delva E, Just B, Lienhart A (1993) Leg warming minimizes core hypothermia during abdominal surgery. Anesth Analg 77: 995–999
4. Cork RC, Vaughan RW, Humphrey LS (1983) Precision and accuracy of intraoperative temperature monitoring. Anesth Analg 62: 211–214
5. English MJM, Farmer C, Scott WAC (1990) Heat loss in exposed volunteers. J Trauma 30: 422–425
6. Frank SM, Beattie C, Christopherson R, Norris EJ, Perler BA, Williams M, Gottlieb SO (1993) Unintentional hypothermia is associated with postoperative myocardial ischemia. Anesthesiology 78: 468–476
7. Iampietro PF, Vaughan JA, Goldman RF, Kreider MB, Masucci F, Bass DE (1960) Heat production from shivering. J Appl Physiol 15: 632–634
8. Imrie MM, Hall GM (1990) Body temperature and anaesthesia. Br J Anaesth 64: 346–354

9. Joachimson PO, Nyström SO, Tyden H (1987) Postoperative ventilatory and circulatory effects of heating after aortocoronary bypass surgery. Postperative external heat supply. Acta Anaesthesiol Scand 31: 532–542
10. Just B, Trevien V, Delva E, Lienhart A (1993) Prevention of intraoperative hypothermia by preoperative skin-surface warming. Anesthesiology 79: 214–218
11. Kulkarni P, Matson A, Bright J, Pearson J, Carli F (1993) Clinical evaluation of the oesophageal heat exchanger in the prevention of perioperative hypothermia. Br J Anaesth 70: 216–218
12. Kurz A, Kurz M, Poeschl G, Faryniak B, Redl G, Hackl W (1993) Forced-air warming maintains intraoperative normothermia better than circulating-water mattresses. Anesth Analg 77: 89–95
13. Morley-Forster PK (1986) Unintentional hypothermia in the operating room. Can Anaesth Soc J 33: 516–527
14. Patt A, McCroskey BL, Moore EE (1988) Hypothermia-induced coagulopathies in Trauma. Surg Clin North Am 68: 775–785
15. Pauca AL, Savage RT, Simpson S, Roy RC (1984) Effect of pethidine, fentanyl and morphine on postoperative shivering in man. Acta Anaesthesiol Scand 28: 138–143
16. Presson RG, Bezruczko AP, Hillier SC, McNiece WL (1993) Evaluation of a new fluid warmer effective at low to moderate flow rates. Anesthesiology 78: 974–979
17. Ralley F, Wynands JE, Ramsey G, Carli F, MacSullivan R (1988) The effects of shivering on oxygen consumption and carbon dioxide production in patients rewarming from hypothermic cardiopulmonary bypass. Can Soc Anaesth J 35: 332–337
18. Sessler DI (1990) Temperature monitoring. In: Miller RD (ed) Anaesthesia. Churchill Livingstone, New York
19. Sessler DI, Moayeri A, Stoen R, Glosten B, Hynson J, McGuire J (1990) Thermorgulatory vasconstriction decreases cutaneous heat loss. Anesthesiology 73: 656–660
20. Sessler DI, Schroeder M (1993) Heat loss in humans covered with cotton hospital blankets. Anesth Analg 77: 67–72
21. Sharkey A, Gulden RH, Lipton JM, Giesecke AH (1993) Effect of radiant heat on the metabolic cost of postoperative shivering. Br J Anaesth 70: 449–450
22. Slotman GJ, Jed EH, Burchard KW (1985) Advers effects of hypothermia in postoperative patients. Am J Surg 149: 495–501
23. Vaughan MS, Vaughan RW, Cork RC (1981) Postoperative hypothermia in adults: relationship of age, anaesthesia and shivering to rewarming. Anest Analg 60: 746–751
24. Weyland W, Fritz U, Fabian S, Jaeger H, Crozier T, Kietzmann D, Braun U (im Druck) Postoperative Wärmetherapie im Aufwachraum: Ein Vergleich von radiativer und konvektiver Wärmezufuhr. Anaesthesist
25. Weyland W, Kazmaier S, Rathgeber J, Textor Z, Trostdorf U, Fritz U, Braun U (im Druck) Postoperative konvektive Luftwärmung kardiochirurgischer Patienten. Vorläufige Ergebnisse. Anaesthesist
26. Weyland W, Weyland A, Hellige G, Fritz U, Neumann H, Martens S, Crozier T, Braun U (im Druck) Efficiency of a new radiant heater for postoperative rewarming. Acta Anaesthesiol Scand
27. Wood MLB, Carli F (1991) Inadvertent hypothermia in operating theatre. Curr Anaesth Crit Care 2: 222–231
28. Zink RS, Iaizzo PA (1993) Convective warming therapy does not increase the risk of wound contamination in the operating room. Anesth Analg 76: 50–53

# Versorgung des Neugeborenen

F. J. Kretz

In den alten Ländern der Bundesrepublik Deutschland gibt es nach Auskunft des Statistischen Bundesamtes 1037 gynäkologisch-geburtshilfliche Abteilungen, aber nur 269 Kinderkliniken. Davon haben etwa 60 eine neonatologische oder pädiatrische Intensivstation, die diesen Namen verdient. In einer Vielzahl von geburtshilflichen Abteilungen wird deshalb der Anästhesist der erste Ansprechpartner des Geburtshelfers sein, wenn es dem Neugeborenen unerwartet schlecht geht.

Gerade aber in der Betreuung von Früh- und Neugeborenen verspürt der Anästhesist, sofern er überwiegend Erwachsene betreut, oft erhebliche Unsicherheiten. Wenn die Früh- und Neugeborenen darüber hinaus noch Fehlbildungen aufweisen, deren Erkennen und Erstbehandlung prognoselimitierend ist, so wird die Situation noch schwieriger.

In dem vorliegenden Beitrag wird zunächst kurz die Physiologie, dann die Pathophysiologie der postpartalen Adaptation dargestellt. Sodann folgt stichwortartig das Procedere in der Erstversorgung von Neonaten und zum Abschluß ein Überblick über die Erstversorgung, die anästhesiologischen und intensivmedizinischen Probleme von Neugeborenen mit Fehlbildungen.

## Physiologie der postpartalen Adaptation

### *Atmung*

Die Lunge ist zum Zeitpunkt der Geburt mit 90 ml Flüssigkeit gefüllt. Diese wird beim Durchtritt durch den Geburtskanal aus dem Thorax herausgepreßt. Schwerkraft, Kälte, Licht, v. a. aber Hypoxie und Hyperkapnie stimulieren zum 1. Atemzug, zu dem das Neugeborene einen intrathorakalen Druck von – 70 cm $H_2O$ aufbringen muß. Das beim ersten Atemzug inhalierte Gasvolumen beträgt 50–70 ml, zurück bleiben ca. 20 ml Residualvolumen.

Der Sauerstoffbedarf des Neugeborenen ist aufgrund seines auf Wachstum ausgerichteten Stoffwechsels etwa doppelt so groß (7 ml/kg/min) wie der des Erwachsenen (3,5 ml/kg/min). Bei Hypothermie nimmt der Sauerstoffbedarf erheblich zu. Der erhöhte Grundumsatz führt zu einer verstärkten $CO_2$-Produktion, was

**Tabelle 1.** pH-Werte, $pCO_2$, $pO_2$ und BE beim Neugeborenen

| | Nabelschnur-arterie | 10 min | 1 h | 1 Tag | 1 Woche |
|---|---|---|---|---|---|
| pH | 7,24 | 7,21 | 7,34 | 7,37 | 7,37 |
| $pCO_2$ | 49 | 46 | 35 | 33 | 36 |
| $pO_2$ | 16 | 50 | 76 | 73 | 73 |
| BE | –7 | –10 | –7 | –5 | –4 |

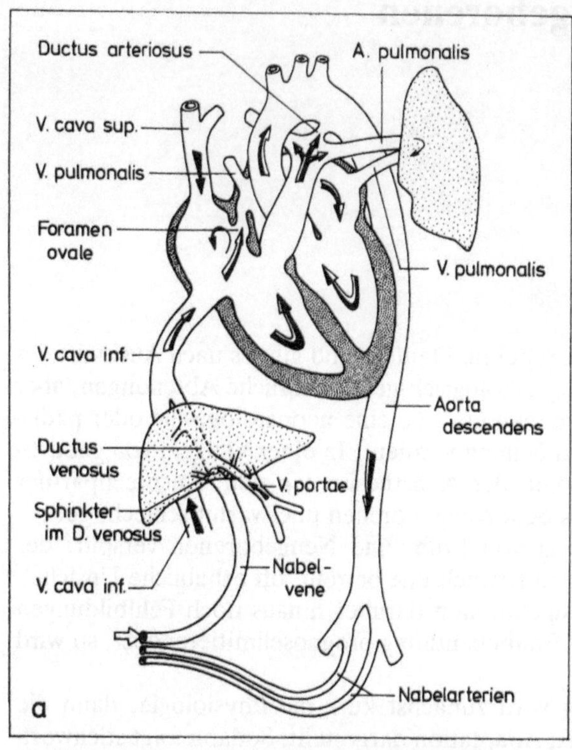


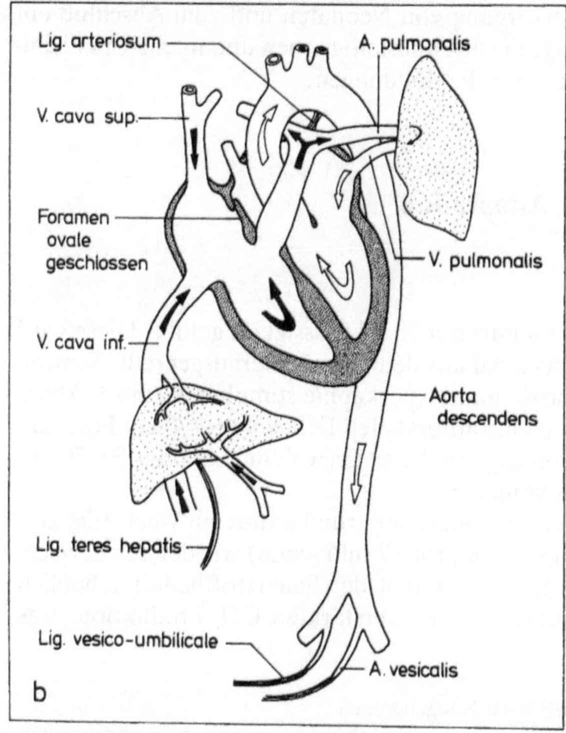


**Abb. 1. a.** Kreislauf des Fetus. **b** Kreislauf des Neugeborenen

eine gegenüber dem Erwachsenen erhöhte alveoläre Ventilation erforderlich macht (125 ml/kg/min statt 60 ml/kg/min).

Die arteriellen Blutgase als Ausdruck der respiratorischen Funktion adaptieren sich sehr schnell an jene Werte, die auch für den Erwachsenen üblich sind (Tabelle 1). Bestehen nach 10 min noch Werte wie bei einer leichten Hyperkapnie und

Hypoxie sowie einer gemischt respiratorisch-metabolischen Azidose, so differieren diese Werte nach einer Stunde nicht mehr erheblich von jenen des Erwachsenen.

### *Kreislauf*

Die fetale Kreislaufsituation ist bekanntermaßen gekennzeichnet dadurch, daß das in der Plazenta oxygenierte Blut über die Vv. umbilicalis die Leber erreicht und von dort in den rechten Vorhof und Ventrikel kommt. Vom rechten Ventrikel nimmt das Blut seinen Weg nicht über die A. pulmonalis, sondern geht über das Foramen ovale und den Ductus arteriosus Botalli in den großen Kreislauf über (Abb. 1a).

Der pränatal stark erhöhte pulmonalvaskuläre Widerstand nimmt unter dem Einfluß der sich entfaltenden Lunge, des postpartal höheren Sauerstoffangebots und des pH-Wert-Anstiegs rapide ab, gleichzeitig steigt der systemische Blutdruck an. $pO_2$-Erhöhung, $pCO_2$-Erniedrigung und pH-Normalisierung führen darüber hinaus zu einem funktionellen Verschluß des Ductus arteriosus Botalli. Der Shunt auf Vorhofebene wird durch den Verschluß das Foramen ovale unterbunden; Grund dafür ist der Anstieg des linken Vorhofdrucks (Abb. 1b).

## Pathophysiologie der postpartalen Adaptation

Postpartalen Adaptationsstörungen können mütterliche, geburtsmechanische und kindliche Faktoren zugrunde liegen.

Mütterliche Risikofaktoren sind (mod. nach [6]):
- Erstgebärende > 35 Jahre;
- Präeklampsie, Eklampsie;
- Diabetes mellitus;
- Rhesussensibilisierung;
- Anämie, Hypotension;
- präpartale Sedierung;
- Sucht (Alkohol, Drogen).

Kindliche Risikofaktoren sind:
- Frühgeburt (unter 37. SSW),
- Mehrlingsschwangerschaft,
- Übertragung (über 42. SSW),
- Hydramnion,
- intrauterine Dystrophie,
- mekoniumhaltiges Fruchtwasser,
- Fehlbildung des Kindes.

Geburtsmechanische und plazentare Risikofaktoren:
- Pathologische Lage,
- Plazentainsuffizienz,
- vorzeitige Plazentalösung,
- Nabelschnurvorfall,
- pathologisches CTG,
- protrahierte Geburt (über 12 h),
- Sectio caesarea,
- Placenta praevia,
- vorzeitiger Blasensprung.

In all diesen Situationen muß damit gerechnet werden, daß es postpartal zu einer Asphyxie kommt. Darunter versteht man eine unzureichende Atemfunktion, die mit Hypoxie und Hyperkapnie einhergeht und fatale Folgen für das Neugeborene hat: der Kreislauf schaltet nicht auf die postpartale Konstellation um, das Neugeborene zeigt weiterhin eine fetale Zirkulation, was die Hypoxie und Hyperkapnie im Sinne eines Circulus vitiosus verstärkt. Respiratorisch-metabolische Azidosen schweren Ausmaßes (pH < 7,0), schwere Kreislaufinsuffizienz mit Bradykardie sowie Myokardischämie und Gerinnungsstörungen sind die Folgen, wenn es nicht gelingt, für eine adäquate Oxygenierung, Ventilation und kardiozirkulatorische Funktion zu sorgen.

## Prinzipien der Erstversorgung von Neugeborenen

Formal liegt die Erstversorgung des Neugeborenen in der Verantwortlichkeit des Geburtshelfers. Er wird – eine entsprechende Ausbildung vorausgesetzt – die Erstversorgung des Neugeborenen durchführen. Sind postpartale Adaptationsstörungen zu erwarten, so sollte der Neonatologe rechtzeitig von ihm informiert werden, damit er – ausreichend vorbereitet – die Erstversorgung des Neugeborenen übernehmen kann. In akuten Notsituationen, in denen besonders in Häusern der Grundversorgung kein Neonatologe verfügbar ist, wird der Anästhesist der erste Ansprechpartner des Gynäkologen sein. Der Anästhesist muß versuchen, die respiratorische und kardiale Funktion des Kindes aufrechtzuhalten und die Temperatur konstant zu halten, bis der Neonatologe eintrifft, um die Weiterversorgung zu übernehmen.

Es hat sich bewährt, bei folgenden Indikationen ein Standby des Neonatologen bei der Geburt eines Kindes vorzusehen:

- Sectio;
- instrumentelle Entbindung (Forzeps, Vakuumextraktion);
- pathologische Lagen (z.B. Beckenendlage);
- Mehrlingsschwangerschaften;
- mekoniumhaltiges Fruchtwasser;
- Gestationsalter < 36. SSW;
- fetales Dystress;
- EPH-Gestose, Diabetes der Mutter;
- sonstige bekannte erhebliche Risiken bei Mutter bzw. Kind.

**Procedere bei der Erstversorgung von Neugeborenen** (Abb. 2)

- *Kind warmhalten:*
  - Kind unter Heizstrahler legen;
  - Kind abtrocknen, von Käseschmiere befreien;
  - Kind in Wärmetücher einwickeln.
- *Atemwege freimachen* (zeitgleich mit Maßnahmen zum warmhalten des Kindes):
  - Mund absaugen;
  - Hypopharynx über beide Nasenlöcher absaugen (Diagnostik: Choanalatresie? einseitig? beidseitig?);
  - Magen absaugen (Diagnostik: Ösophagusatresie?)
    Sog: 0,2–0,25 bar, Sauger: Ch 6–8;
- *bei fehlender Spontanatmung:*
  - Stimulation über taktile Reize;
  - Maskenbeatmung;
    Entfaltungsdrücke: bei FG < 30 cm $H_2O$, bei NG < 60 cm $H_2O$,
    für 4 Atemzüge;

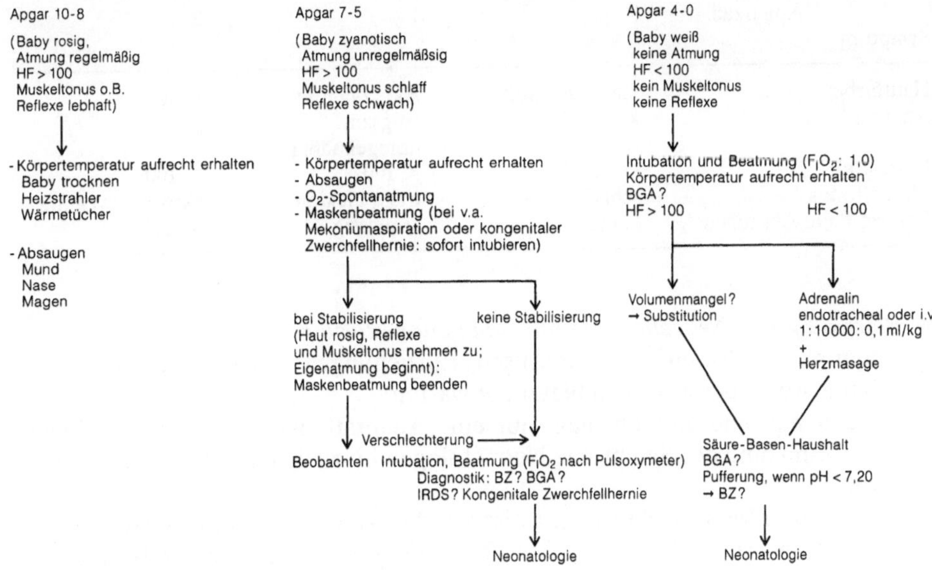


**Abb. 2.** Erstversorgung des Neugeborenen

- Kontraindikationen für Maskenbeatmung:
  - Mekoniumaspiration,
  - kongenitale Zwerchfellhernie,
  - Atresien im Gastrointestinaltrakt;
- *setzt nach adäquater Zeit keine Spontanatmung ein:*
  - Intubation
  - primäre Intubationsindikationen:
    Mekoniumaspiration (anschließend über Tubus absaugen),
    kongenitale Zwerchfellhernie,
    Frühgeborene < 32. SSW;
  - Intubation prinzipiell nasal (gelingt eine nasale Intubation nicht, so ist selbstverständlich in der Akutsituation eine orale Intubation möglich);
  - Tubuswahl: FG ID 2,5; NG ID 3,0;
  - Tubusfixierung; Faustregel: 6 + kg Körpergewicht ergibt den Abstand von der Tubusspitze Fixationsstelle am Nasenloch (z. B. FG 1,5 kg; Tubus soll bei Markierung 7,5 cm fixiert werden);
  - Bei Beatmung: PEEP von 4 cm $H_2O$ einstellen;
- *bei unzureichender Herzaktion trotz ausreichendem Gasaustausch:*
  - Adrenalin intratracheal,
    0,1 ml/kg KG Adrenalin 1:10000,
  - Adrenalin i. v.
    0,1 ml/kg KG;
- *Indikation zur Pufferung mit Natriumbicarbonat:*
  - pH < 7,15 bei rein metabolischer Azidose;
  - Na-Bicarbonat 1:1 verdünnt mit $H_2O$ ad injectabilia;
  - Dosierung 2 mval/kg, langsam injizieren;
- *Aufrechterhaltung der Glucosehomöostase:*
  - Glucose 5 %: 3 ml/kg/h;
  - Ziel: BZ > 30 mg/dl;
- *Atemdepression durch Opioide, die zur Geburtserleichterung der Mutter gegeben wurden:*
  - Narcanti: 0,01 mg/kg;

**Tabelle 2.** Apgar-Werte nach 1, 5 und 10 min

| Symptom / Apgarzahl | 0 | 1 | 2 |
|---|---|---|---|
| Hautfarbe | blau oder weiß | Akrozyanose | rosig |
| Atmung | keine | langsam, unregelmäßig | gut |
| Herzaktion | keine | < 100 | > 100 |
| Muskeltonus | schlaff | träge Flexion | aktive Bewegung |
| Reflexe beim Absaugen | keine | grimassig | Schreie |

- *Betreuung von Neugeborenen mit Adaptationsstörungen:*
  - Symptome: Nasenflügel, Knorksen, Einziehungen; leichte Zyanose;
  - Sauerstoff über Maske anbieten, abwarten;
  - die Symptome müßten, liegt nur eine Adaptationsstörung vor, abnehmen, bei Zunahme der Symptome Neonatologen hinzuziehen zur weiteren Abklärung;
  - bei akuter Verschlechterung: assistierte Maskenbeatmung; Intubation, dann allerdings ist mit Diazepam (0,1–0,3 mg/kg) und Relaxation (z. B. Succinylcholin 1 mg/kg oder Norcuron 0,1 mg/kg) zu intubieren;
- *beim hypovolämischen Schockzustand:*
  - Rheomacrodex 10 %;
  - Humanalbumin 5 %, 10 ml/kg;
  - CMV-freies Blut O rh neg je nach Verfügbarkeit, über periphere Vene;
- *Dokumentationspflicht:*

  Folgende Daten sind zu dokumentieren:
  - Pulsoxymeterwerte;
  - Blutdruckwerte;
  - wenn eine BGA durchgeführt wurde, dann auch diese Werte;
  - Körpertemperatur;
  - durchgeführte Maßnahmen.

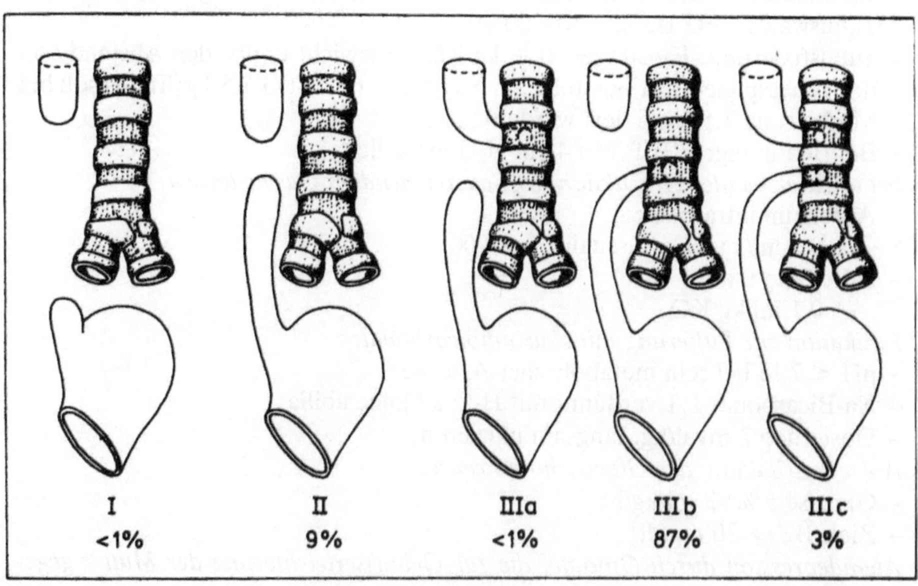


**Abb. 3.** Ösophagusatresien Typ I–III

## Erstversorgung, Anästhesie und chirurgisches Vorgehen bei Kindern mit Fehlbildungen

### *Ösophagusatresie*

#### *Ätiologie*

Die Ösophagusatresie hat eine Inzidenz von 1:3000 Geburten. Dieser Fehlbildung liegt eine Störung bei der embryologischen Differenzierung von Trachea und Ösophagus aus dem Vorderdarm zugrunde.

Die Ösophagusatresien werden klinisch nach Vogt in Typ I–III eingeteilt (s. Abb. 3). Typ III umfaßt dabei die Atresien mit Fistelbildung vom Ösophagus zur Trachea, wobei Typ IIIb mit einer Fistel zwischen unterem Ösophagusstumpf und Trachea bei oberem blindendendem Ösophagusstumpf die häufigste Variante darstellt (90 %).

#### *Symptomatologie*

Neugeborene mit Ösophagusatresie werden heute meist schon pränatal auffällig durch die Sonographie. Ein Hydramnion legt den Verdacht auf eine Atresie im Gastrointestinaltrakt, insbesondere im Ösophagusbereich, nahe. Postnatal geben die Kinder bereits bei der Erstversorgung im Kreißsaal Hinweise auf die Mißbildung: nach dem Absaugen des Mundes wird auch routinemäßig der Magen sondiert und abgesaugt. Gelingt die Sondierung des Magens nicht, so muß an eine Ösophagusatresie gedacht werden. Die Kinder mit Ösophagusatresie sind darüber hinaus nicht in der Lage, den Speichel zu schlucken; schaumiges Sekret tritt daher vor Mund und Nase.

Die Diagnose der Ösophagusatresie wird durch den röntgenologischen Nachweis einer in den oberen Blindsack eingeschobenen Sonde gesichert. Gastrografinapplikation über diese Sonde ist in den seltensten Fällen notwendig. Der Nachweis einer luftgefüllten Magenblase legt den Verdacht auf eine ösophagotracheale Fistel nahe.

Bleibt die Atresie undiagnostiziert, so kommt es zu asphyktischen Anfällen aus dem oberen Blindsack und – bei Vorliegen einer Fistel – zur Aspiration von Magensekret über die untere Fistel. Das Magensekret ist zwar in den ersten Lebenstagen noch nicht so azidotisch wie im späteren Leben (Fruchtwasser!), dennoch muß nach 48 h – wenn keine Behandlung stattfand – mit einer Aspirationspneumonie gerechnet werden.

Erschwerend sind bei Ösophagusatresien die häufigen Begleitmißbildungen. In 15 % liegen Herzfehler (Atrium- und Ventrikelseptumdefekte etc.) vor. Hinzu kommen Tracheal- und Skelettfehlbildungen. Zusätzliche *V*ertebraldefekte (z. B. Blockwirbel), *A*nalatresien, *t*racheo*e*sophageale Fistel und *R*adiusaplasien haben dem VATER-Syndrom seinen Namen gegeben.

#### *Erstversorgung und präoperative Maßnahmen*

Das Neugeborene mit Ösophagusatresie wird in eine halbsitzende Position gebracht, um eine Aspiration aus dem Magen heraus über die Fistel zu vermeiden. Es erhält eine Schlürfsonde in den oberen Ösophagusblindsack, über die diskontinuierlich oder kontinuierlich Sekret abgesaugt wird. Im Rahmen der Erstversorgung wird eine Intubation und Beatmung, soweit es der Gasaustausch in der Lunge zuläßt, vermieden, um eine Luftinsufflation in den Magen über die häufig vorhandene ösophagotracheale Fistel zu vermeiden. Diese Luftinsufflation läßt sich auch dann nicht sicher vermeiden, wenn man den Tubus distal von der Stelle der vermeintlichen ösophagotrachealen Fistel plaziert. Um die Speichelproduktion zu vermindern, wird von einigen Autoren die Gabe von Atropin empfohlen, andere warnen vor der dann zu erwartenden Atelektasenbildung.

Die Labordiagnostik umfaßt sinnvollerweise nur Blutbild, Elektrolyte, Blutzucker und kapilläre Blutgasanalyse. Eine Blutkonserve sollte gekreuzt werden, auch wenn nur selten die Indikation zu einer Transfusion zu stellen ist.

### *Chirurgisches Vorgehen*

Das Procedere ist abhängig vom Typ der Ösophagusatresie, von den Begleitmißbildungen und dem Zustand des Kindes. Der am häufigsten vorkommende Typ III macht eine Fistelligatur notwendig. Oft gelingt hier eine End-zu-End-Anastomose. In vielen Kliniken wird zum enteralen Nahrungsaufbau eine Gastrostomie angelegt. Typ I und II sind keine zwingenden Notfallindikationen. Eine Gastrostomie sichert auch hier eine enterale Nahrungszufuhr. Bei langstreckigen Atresien wird oft eine Magenhochzugsoperation zu einem späteren Zeitpunkt erforderlich.

### *Anästhesiologische Probleme*

Bei den Varianten IIIb und III c kommt es unter der Beatmung sehr schnell zu einer Luftinsufflation in den Magen – ob nun die Tubusspitze über der vermeintlichen Fistel liegt oder nicht. Dies kann ernste Folgen für den Gasaustausch haben: Luftinsufflation in den Magen, Aufblähung des Magens, hochstehendes Zwerchfell, eingeschränkter Gasaustausch. Deshalb sollten Intubation und Beatmung möglichst erst kurz vor Operationsbeginn erfolgen. Fistelligatur und End-zu-End-Anastomose erfolgen über eine rechtsseitige Thorakotomie. Intraoperativ ist häufig mit Gasaustauschstörungen bei komprimierter Lunge zu rechnen. Die permanente Gefahr von Hypoxie mit sekundärer gemischt respiratorisch-metabolischer Azidose machen eine kontinuierliche Überwachung von $O_2$-Sättigung und endexspiratorischer $CO_2$-Messung erforderlich. Dem letzten Wert kommt aufgrund der sich ständig wechselnden Ventilations-Perfusions-Verhältnisse nicht als Absolutwert Bedeutung zu. Vielmehr gibt die Kapnographie über wesentliche Veränderungen Hinweise (z. B. partielle Trachealkompression), bevor es zur Hypoxie und möglicherweise konsekutiv zum Herz-Kreislauf-Stillstand kommt.

Die Narkose wird angesichts der sich ständig wechselnden Ventilationsverhältnisse am günstigsten als intravenöse Anästhesie mit Fentanyl/Dormicum und einem Relaxans durchgeführt. Dies ist um so wichtiger, als intraoperativ oft ein hohes $F_IO_2$ zur Oxygenierung erforderlich ist, das wenig Spielraum für die Zufuhr der Analgesiekomponente Lachgas läßt. Wegen der zu erwartenden Fentanylüberhänge braucht man sich keine Sorgen zu machen, steht doch postoperativ eine mehr oder minder lange Nachbeatmungszeit auf der Intensivstation an.

Das Monitoring umfaßt, wie bereits dargestellt, obligat Pulsoxymetrie und Kapnographie, hinzu kommen EKG und Temperaturmessung. Eine direkt arterielle Blutdruckmessung ist nicht zwingend erforderlich, aber bei kardialen Begleiterkrankungen von Nutzen. Ein zentraler Venenkatheter ist hilfreich in der postoperativen Phase für die parenterale Ernährung. Er sollte bereits präoperativ gelegt werden, da postoperativ eine Halsüberstreckung, wie sie zum Legen eines Cavakatheters erwünscht ist, aus chirurgischer Sicht kontraindiziert ist.

*Komplikationsmöglichkeiten*

Präoperativ droht eine Aspiration. Intraoperativ steht die Gefahr der Luftinsufflation in den Magen mit konsekutiver Überblähung im Vordergrund. Blutungen in die Trachea sind eher selten, man sollte aber bei grobblasigen Rasselgeräuschen daran denken und dann das Blut absaugen. Hypoxisch bedingte Herzstillstände sollten heute unter dem exzellenten Monitoring eine Rarität sein. Über wiederholte Blutgasanalysen sollten sorgfältiger der pH-Wert kontrolliert und Veränderungen therapiert werden, um eine Erhöhung des pulmonalarteriellen Druckes (PAD) mit konsekutivem Eröffnen des Ductus arteriosus zu vermeiden.

Postoperativ stehen die Aspiration (der Speichel kann bei liegender Magensonde oft nicht geschluckt werden) sowie eine mögliche Atelektasenbildung im Vordergrund. Pleuraergüsse rechts entstehen nicht selten als Folge der Pleurareizung durch Operation und Drainage. Anastomoseninsuffizienzen können als Folge einer unter Spannung stehenden Anastomose auftreten. Tracheoösophageale Fisteln können zunächst übersehen worden sein oder nach primärer Naht wieder entstehen und zu Hustenattacken bei jeder Nahrungsaufnahme führen.

## ***Duodenalverschluß***

*Ätiologie und Symptomatik*

Meist liegt dieser intestinalen Obstruktion eine membranöse Atresie oder ein Pancreas anulare zugrunde. Ein Hydramnion und eine große Magenblase geben präpartal bzw. präoperativ bereits einen Hinweis. Ein postnatales farbloses bis galliges Erbrechen sollte radiologisch abgeklärt werden.

*Anästhesiologisches Vorgehen*

Die präoperative Phase dient der Korrektur von Elektrolytimbalanzen und der Korrektur von Entgleisungen des Säure-Basen-Haushalts. Eine Ileuseinleitung mit den vom Erwachsenen bekannten Einzelschritten (Oberkörperhochlagerung, Magensonde legen, Magensekret absaugen, Magensonde ziehen, i.v.-Einleitung nach Präoxygenierung, zügige Intubation nach Succinylcholingabe ist erforderlich. Ansonsten verlaufen die Narkosen zur Korrektur intestinaler Obstruktionen eher unproblematisch.

## ***Omphalozele und Gastroschisis***

*Ätiologie*

Bei der Omphalozele ist der Abdominalinhalt durch einen Defekt an der Nabelschnurbasis in die Nabelschnur herniert (Abb. 4). Die Omphalozele kann rupturieren und ist dann pathophysiologisch zu sehen wie eine Gastroschisis. Bei der letzteren liegt ein Defekt in der Bauchwand vor (Abb. 5). Der Abdominalinhalt liegt ohne peritonealen Schutz außerhalb des Abdomens. Diese Kinder haben pränatal bereits eine fetale Peritonitis durchgemacht: der Darm war chronisch stranguliert und ist wandverdickt – schlechte Voraussetzung dafür, daß die Darmtätigkeit schnell in Gang kommt. Die Häufigkeit der Omphalozelen liegt bei 1:5000 bis 1:10000; Begleitfehlbildungen sind häufig. Die Gastroschisis ist mit 1:30000 bedeutend seltener; Begleitfehlbildungen sind ebenfalls selten.

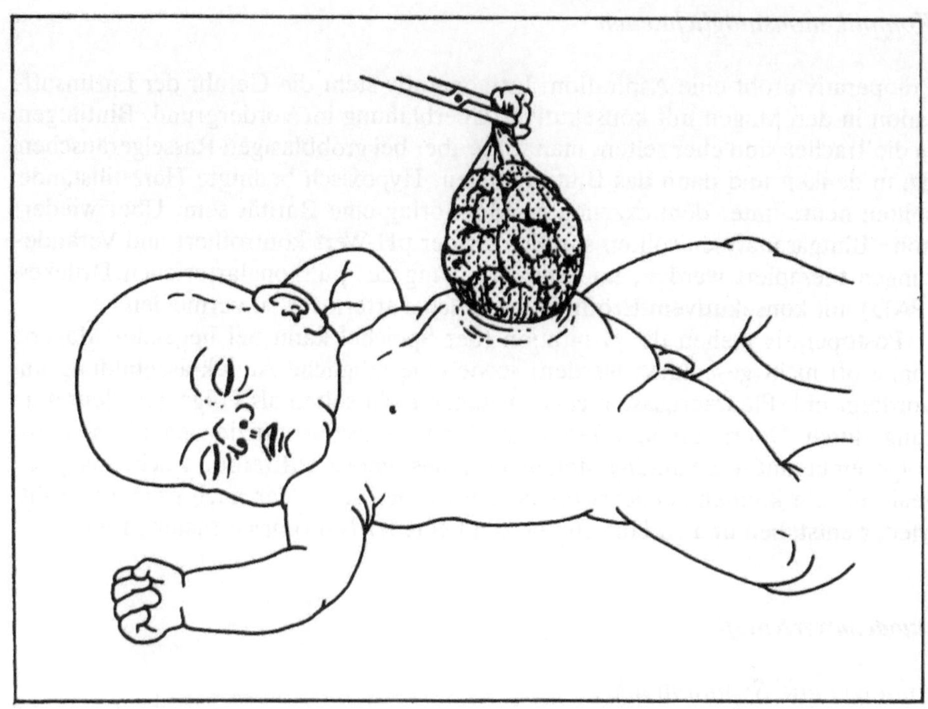

**Abb. 4.** Omphalozele

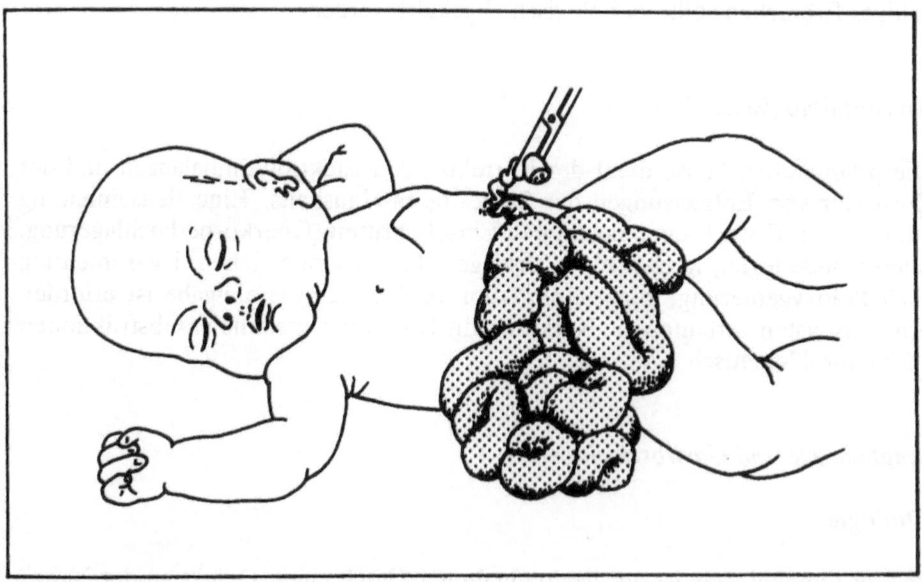

**Abb. 5.** Gastroschisis

*Präoperative Vorbereitung*

Die Omphalozele und der Darm bei der Gastroschisis sollten mit warmen, kochsalzgetränkten Kompressen abgedeckt werden. Der Flüssigkeits- und Wärmeverlust kann enorm sein! Entgleisungen des Wasser- und Elektrolythaushaltes sind ebenso wie Glukosestoffwechselentgleisungen möglich. Das Neugeborene mit dieser Mißbildung sollte in Seitenlage gebracht werden. Eine Magenablaufsonde wird gelegt. Eine Maskenbeatmung verbietet sich, weil bei einer Maskenbeatmung eine Luftinsufflation in den Magen-Darm-Trakt nicht sicher verhindert werden kann, was wiederum die operative Versorgung erschwert. Zur präoperativen Untersuchung zählen Röntgen – Thorax- und Abdomen-Übersichtsaufnahmen, Blutbild, Serumkalium- und -natriumwerte, sowie die arterielle Blutgasanalyse. Eine kardiologische Abklärung dient zum Ausschluß von kardialen Begleitfehlbildungen.

### *Anästhesiologische Aspekte*

Bei beiden Krankheitsbildern ist eine Ileuseinleitung geboten. Lachgas sollte möglichst vermieden werden, so daß sich eine Opioid/Benzodiazepin-Anästhesie, supplimentiert durch Muskelrelaxanzien, als die Narkose der Wahl anbietet.

Das Monitoring unterscheidet sich nicht von jenem, das auch bei der Ösophagusatresie zur Anwendung kommt. Ein zentralvenöser Katheter empfiehlt sich zur korrekten Flüssigkeitssubstitution und Kontrolle der Kreislaufparameter. Ebenso ist ein Blasenkatheter erforderlich.

Die Flüssigkeitszufuhr gestaltet sich insbesondere bei der Gastroschisis, aber auch bei der rupturierten Omphalozele als sehr schwierig. Eine Flüssigkeitszufuhr in Form einer Halbelektrolytlösung im Umfang von 15–20 ml/kg KG/h ist häufig notwendig, um die Verluste zu substituieren. Engmaschige Elektrolytkontrollen sind erforderlich. Die Körpertemperatur ist bei den massiven Flüssigkeitsverlusten oft nur mit viel Mühe im Neutralbereich zu halten.

### *Komplikationsmöglichkeiten*

Der Bauchverschluß führt oft zur Kompression des venösen Rückflusses und zu einer Beeinträchtigung der Atmung. Zum differenzierten Vorgehen – direkter Bauchverschluß oder Bauchdeckenplastik – sollte der Chirurg den intraabdominellen Druck messen.

## ***Kongenitale Zwerchfellhernie (CDH)***

Die kongenitale Zwerchfellhernie ist mit einer nach wie vor sehr hohen Letalität von 50 % die größte interdisziplinäre Herausforderung für Neonatologen, Kinderchirurgen und Anästhesisten. Der Grund dafür, daß sich die Letalität bei der kongenitalen Zwerchfellhernie in den letzten Jahrzehnten trotz intensiver Bemühung nicht senken ließ, liegt sicher auch daran, daß heutzutage postnatal die Diagnose häufiger gestellt und damit statistisch relevant wird.

Die Inzidenz der CDH beträgt 1:4000. Der Fehlbildung liegt ein unvollständiger Verschluß des Zwerchfells in der 8.–12. SSW oder primär eine Lungenhypoplasie auf der betroffenen Seite zugrunde, wobei man bei dieser Theorie davon ausgeht, daß die Lungenhypoplasie die kongenitale Zwerchfellhernie nach sich zieht. Welche der beiden Theorien zutrifft, ist bis heute nicht entschieden.

Abhängig von der Lokalisation der Lücke werden die Zwerchfellhernien in eine Bochdalek-Hernie (lumbosakral) und eine Morgagni-Lücke (sternokostal) differenziert (s. Abb. 6). Davon abzugrenzen sind eine pleuroperitoneale Lücke sowie eine Relaxatio diaphragmatica und eine meist geburtstraumatisch bedingte rechts lokalisierte Zwerchfellähmung. Neben dem Darm können aber auch Magen, Leber und Milz in den Thorax herniert sein.

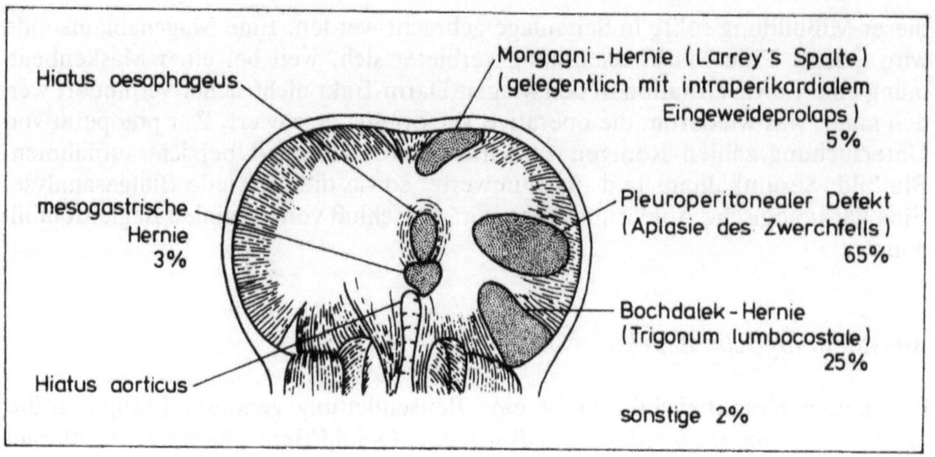


**Abb. 6.** Zwerchfell und Zwerchfellücken

Die pränatale Sonographie zeigt Darmschlingen im Thorax, entsprechend der Häufigkeitsverteilung der CDH meist links. Obwohl das sonographische Screening im Verlauf der Schwangerschaft weit verbreitet ist, kommen auch heute noch die meisten Kinder mit CDH undiagnostiziert zur Welt. In einer Serie von 45 Neugeborenen mit CDH, die in der Zeit von 1979 bis 1989 im Universitätsklinikum Berlin-Steglitz behandelt wurden, war nur bei 3 Kindern die Diagnose vorher bekannt. Bei den Kindern mit CDH, die von 1980 bis 1992 im Olgahospital Stuttgart betreut wurden, war die Situation ähnlich: Nur bei 5 von 48 Kindern war die Diagnose vorher bekannt[1]. Hier sind angesichts der Tatsache, daß die Unkenntnis der Diagnose die Prognose limitiert, Verbesserungen in der pränatalen Diagnostik dringend erforderlich.

### *Symptomatik*

Typischerweise sind die Neugeborenen mit CDH selbst bei großen Defekten unmittelbar nach der Geburt – sozusagen unmittelbar nach der extrakorporalen Oxygenierung über die Plazenta – noch rosig. In Abhängigkeit vom Befund verschlechtert sich der Gasaustausch jedoch meist dramatisch. Neben der Zyanose, dem Nasenflügeln und den interkostalen Einziehungen fällt auf, daß die Atemgeräusche nur einseitig auskultierbar sind, daß das Herz bei linksseitigen Hernien nach rechts verschoben ist und mit ihm das Mediastinum. Das Abdomen ist klein und kahnförmig eingesunken.

### *Erstversorgung und präoperative Stabilisierung*

Wie bei keiner anderen Fehlbildung hat sich bei der CDH das Procedere der Behandlung in den letzten 10 Jahren verändert. Da die Fehlbildung meist bereits seit der 8.–12. SSW besteht, kann das Neugeborene mit CDH von einer überstürzten Operation nicht profitieren. Deshalb hat die Korrektur der CDH heute ihren Charakter als Notfalleingriff verloren.

[1] Diese Daten verdanke ich Frau Oberärztin Dr. Bremer von der Abteilung Neonatologie der Kinderklinik des Olgahospitals (Ärztliche Direktorin: Frau Dr. G. Hieronimi).

Im Vordergrund steht nach Diagnosestellung die sofortige Intubation. Eine Maskenbeatmung verbietet sich, weil eine Luftinsufflation in den Magen und den Darm das intrathorakale Volumen vergrößern und eine weitere, dann meist hämodynamisch prekäre Mediastinalverlagerung hervorrufen würde. Nach der Intubation wird eine Magensonde gelegt, um möglicherweise bereits vorhandene Luft aus dem Magen abzusaugen. Die Magensonde läßt sich bisweilen schwer plazieren, wenn auch der Magen im Thorax liegt. Hier ist Feingefühl und Vorsicht beim Schieben der Magensonde notwendig.

Die Beatmung sollte mit hoher Frequenz und möglichst niedrigen Drücken eine Normoventilation anstreben, um über einen physiologischen $p_aCO_2$ eine pulmonalarterielle Druckerhöhung möglichst zu vermeiden. Dies ist insbesondere bei ausgeprägter Lungenhypoplasie nicht immer zu erreichen. Entsteht eine respiratorische Azidose infolge eines $pCO_2$-Anstiegs und eine metabolische Azidose infolge einer unzureichenden Oxygenierung des Kindes, so muß die Pufferung des pH-Wertes über Trispuffer erfolgen. Eine Pufferung der Azidose ist zwingend notwendig, um den pulmonalarteriellen Druck nicht ansteigen zu lassen. Dem gleichen Ziel gilt die Sedierung mit Morphin; man will damit nicht nur erreichen, daß sich das Kind besser beatmen läßt, darüber hinaus erhofft man sich auch über die morphinbedingte Histaminausschüttung eine Verminderung des pulmonalarteriellen Drucks. Im Regelfall ist bei den ausgeprägtesten Formen der CDH eine Relaxierung notwendig, um die Voraussetzung für eine optimale Beatmungssituation zu schaffen.

Die Stabilisierungsphase hat zum Ziel, Beatmungsmodi zu ermitteln, in denen das Kind optimal zu oxygenieren und unter denen eine optimale $CO_2$-Elimination möglich ist. Im Vordergrund stehen dabei v. a. die Bemühungen, alles zu vermeiden, was den pulmonalarteriellen Druck und damit die Gefahr einer fetalen Rezirkulation erhöht. Diese Gefahr ist besonders bei Hypoxie, Hyperkapnie und Azidose gegeben. Das Neugeborene öffnet dann die fetalen Shunts wie den Ductus arteriosus Botalli. Dies vermindert über das Shuntvolumen nochmals die Oxygenierung des Kindes und führt in einen Circulus vitiosus mit deletären Folgen (persistierende fetale Zirkulation [PFC-Syndrom]).

Der Grund für den hohen pulmonalarteriellen Widerstand bei Neugeborenen mit CDH liegt in einer verdickten Tunica media der Arteria pulmonalis (Abb. 7). Verschiedene Mediatoren und Medikamente, v. a. aber die Veränderung der Oxygenierung und des Säure-Basen-Haushalts beeinflussen den pumonalarteriellen Widerstand. Von den Medikamenten hat v. a. Tolazolin (Priscol) klinische Anwen-

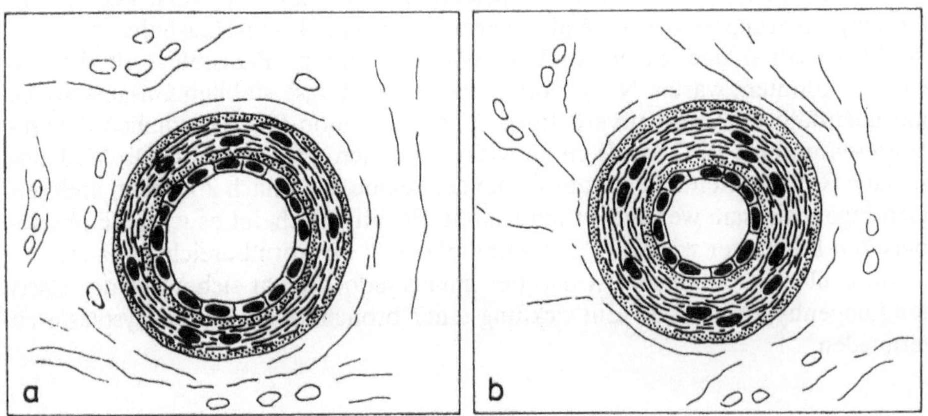


**Abb. 7.** Pathologisch-histologischer Befund der Pulmonalarterie bei Zwerchfellhernie. **a** Normalbefund. **b** Linke Lunge eines Neugeborenen mit linksseitiger Zwerchfellhernie: A. pulmonalis zeigt eine stark verdickte Tunica media

dung gefunden. Wegen der unzuverlässigen Wirkung ist jedoch die Euphorie der 70er und 80er Jahre der nüchternen Indikationsstellung gewichen; heute wird Tolazolin allenfalls probatorisch oder als Ultima ratio eingesetzt. Im Vordergrund steht die kontinuierliche Überwachung der Oxygenierung und die engmaschige Kontrolle des Säure-Basen-Haushaltes.

*Chirurgische Aspekte*

Die Operation wird heute erst dann durchgeführt, wenn sich das Kind unter definierten Beatmungsbedingungen stabilisiert hat. Geht es dem Kind zunehmend schlechter, so ist nicht der operative Eingriff, sondern der Anschluß an eine extrakorporale Membranoxygenierung (ECMO) angezeigt. Es ist möglich, die Kinder auch unter ECMO zu operieren. Allerdings ist wegen der gleichzeitig notwendigen Heparinisierung mit höheren Blutverlusten zu rechnen.

*Anästhesiologische Aspekte*

Die eigentliche Narkose zum operativen Eingriff setzt die bereits auf der Intensivstation begonnene Sedierung mit Morphin und die Relaxation fort. Auf jeden Fall sollte Lachgas vermieden werden, um eine Gasfüllung des Darms im Thorax und eine Steigerung des pulmonalarteriellen Drucks zu vermeiden.

Von großer Bedeutung ist die intraoperative Überwachung, da sich bei der Operation durch den Druck auf den Thorax und bei der Mobilisation des Darms aus dem Thorax Störungen des Gasaustauschs ergeben können, die unmittelbar in ein PFC-Syndrom einmünden können mit Exitus in tabula. Deshalb ist eine prä- und postduktale pulsoxymetrische Überwachung der Oxygenierung, eine arterielle und zentralvenöse Druckmessung und bei ausgeprägter Gasaustauschstörung eine pulmonalarterielle Druckmessung vonnöten.

*Komplikationsmöglichkeiten*

Die Überblähung des Magens bei Maskenbeatmung führt bei intrathorakaler Lage des Magens zu einer Mediastinalverlagerung mit den beschriebenen deletären Folgen. Bei zu hohem Beatmungsdruck ist ein Pneumothorax auf der „gesunden" Seite zu befürchten. Intra- wie postoperativ können eine Verschlechterung der Oxygenierung sowie Veränderungen des Säure-Basen-Haushalts zu einer Dekompensation und zu einem PFC-Syndrom führen. Plausible Gründe, die erklären könnten, warum Neugeborene nach einer Phase stabilen Gasaustauschs und unauffälligen Kreislaufverhältnissen (Honey-moon-Phase) plötzlich dekompensieren und ein PFC-Syndrom entwickeln können, gibt es nicht. Ob Mediatoren eine Rolle spielen und warum sie bei dem einen Kind nach 2 h, beim anderen nach Tagen wirksam werden, ist unbekannt. Wichtig erscheint es v. a., die physiologischen Parameter wie $S_aO_2$, $pCO_2$ und pH-Wert im Normbereich zu halten.

Trotz aller Bemühungen ist darüber hinaus jedoch nicht sicher auf der Basis der Lungenhypoplasie die Entwicklung einer bronchopulmonalen Dysplasie zu vermeiden.

***Spina bifida***

*Ätiologie*

Die Spina bifida hat mit ihren Ausprägungsgraden Meningozele und Meningomyelozele eine Häufigkeit von 1:2000. Diese Mißbildung betrifft v. a. den Lumbosakralbereich. Pathogenetisch liegt ein mangelhafter Verschluß der Neuralrinne vor.

*Erstversorgung und anästhesiologische Aspekte*

Bei der Erstversorgung ist darauf zu achten, daß die Meningozele steril abgedeckt wird, um eine Infektion und eine Meningitis zu vermeiden.

Bei großen Meningomyelozelen ist die Intubation oft nur in Seitenlage möglich.

Die Wahl des Narkoseverfahrens orientiert sich an einer möglichen intrakraniellen Drucksteigerung, die auch bei noch offenen Suturae klinisch manifest werden kann. Bei erhöhtem ICP verbietet sich wie beim Erwachsenen eine Inhalationsnarkose. Die Methode der Wahl ist eine Opioid/Benzodiazepin/Relaxations-Anästhesie. Die Operation erfolgt in Seiten- oder Rückenlage. Auf große Blutverluste sollte man vorbereitet sein.

## Literatur


1. Ahnefeld FW, Altemeyer KH, Fösel T, Kraus G, Rügheimer E (1989) Anästhesie bei Früh- und Neugeborenen. Springer, Berlin Heidelberg New York Tokyo
2. Braun TCK, Fisk GC (1985) Kinderanästhesie, 1. Aufl. Gustav Fischer, Stuttgart
3. Hatch DJ, Sumner LE (1986) Neonatal anesthesia and perioperative care. Arnold, Baltimore
4. Kretz FJ, Striebel HW (1991) Kinderanästhesie. Editiones Roche, Basel
5. Motoyama EK, Davis PJ (1990) „Smith's" Anesthesia for infants and children, 5. Ausgabe. Mosby, St. Louis Baltimore Philadelphia Toronto
6. Opladen M (1989) Neugeborenenintensivpflege. Springer, Berlin Heidelberg New York Tokyo
7. Stewart DJ (1992) Praktische Kinderanästhesie. Thieme, Stuttgart

# Intensivtherapie bei Gestose

L. FREY

## Nomenklatur

Unter dem Begriff Gestose wird ein aus Hypertonie, Proteinurie und Ödemen bestehender Symptomenkomplex zusammengefaßt, der in der zweiten Hälfte der Schwangerschaft (ab der 20. SSW) auftritt.

Die Nomenklatur ist uneinheitlich und wurde in den letzten Jahren zudem mehrfach geändert. Als Synonyma gelten im deutschsprachigen Schrifttum Gestose, EPH-Gestose, Spätgestose und – in Anlehnung an die im angloamerikanischen Sprachraum verbreitete Bezeichnung – Präeklampsie. In letzter Zeit wird auch häufig von schwangerschaftsinduzierter Hypertonie (SIH) gesprochen, wenn eine Hypertonie während der Schwangerschaft erstmals festgestellt wird. Treten zusätzlich Proteinurie oder pathologische Ödemneigung auf, so wird dies auch als Präeklampsie bezeichnet [29]. Eine Eklampsie liegt vor, wenn es zu tonisch-klonischen Krämpfen gekommen ist [18].

Die verschiedenen Bezeichnungen, die teilweise sogar noch in Schweregrade unterteilt sind, erschweren den kritischen Vergleich von klinischen Studien und behindern damit auch die Transformation neuer Erkenntnisse in die Klinik.

Im folgenden wird aus 2 Gründen an der Bezeichnung „Gestose" festgehalten:

1. um nicht beim Auftreten neuer Krankheitssymptome eine andere Krankheitsbezeichnung wählen zu müssen und
2. um zu vermeiden, daß mit der Krankheitsbezeichnung eine Abstufung der Gefährdung der Patientinnen impliziert wird, die sachlich nicht gerechtfertigt wäre.

## Inzidenz und Diagnose

Die Gestose tritt bei etwa 5–7% [26, 29] aller Schwangerschaften auf; bei Primigravidae wird eine hohe Inzidenz beschrieben, doch werden bei Multigravidae häufig schwere Krankheitsverläufe beobachtet. In allen im letzten Jahrzehnt publizierten Untersuchungen zur mütterlichen Sterblichkeit steht die Gestose an erster oder an zweiter Stelle der mütterlichen Todesursachen. Das kindliche Risiko ist bei einer durch Gestose komplizierten Schwangerschaft in Abhängigkeit vom Gestationsalter und von der Ausprägung der Gestosesymptomatik erhöht [1,4].

Das Leitsymptom der Gestose ist die Hypertonie. Ein Anstieg des systolischen Blutdrucks während der Schwangerschaft um 30 mm Hg oder ein absoluter systolischer Blutdruckwert von ≥ 140 mm Hg gelten als pathologisch. Für den diastolischen Blutdruck werden ein Anstieg um ≥ 15 mm Hg oder ein Absolutwert von ≥ 90 mm Hg als Grenzen angegeben.

Eine Proteinurie von mehr als 300 mg/Tag gilt als signifikant (bei Ausschluß eines Harnwegsinfekts).

Die ausgeprägten Ödeme sind schwer quantifizierbar, eine überproportionale Gewichtszunahme kann ein Hinweis sein. Häufig imponieren Gestosepatientinnen durch starke Lidödeme.

Die als Absolutwerte angegebenen pathologischen Grenzen müssen jedoch relativiert werden; beispielsweise sind die Meßbedingungen für die Blutdruckbestimmung nicht klar definiert, außerdem gibt es über die Relevanz der Ödeme im Rahmen des Krankheitsgeschehens konträre Ansichten [8, 29].

Die Einteilung der Gestose in Schweregrade ist nicht unumstritten und hat auch praktische Nachteile: Es gibt keine Crescendosymptomatik vom leichtgradig erhöhten Blutdruck bis zum zerebralen Krampfanfall, vielmehr wird eine Progredienz der Erkrankung häufig erst durch das plötzliche Auftreten neuer Symptome manifest. Es können jedoch einige „Alarmzeichen" definiert werden, die ein Fortschreiten der Erkrankung anzeigen (s. Übersicht). Es muß aber festgehalten werden, daß sich die Prognose der Patientinnen plötzlich und auch ohne vorheriges Auftreten von „Alarmzeichen" dramatisch verschlechtern kann.

**Alarmzeichen bei Gestose**

*Gestosezeichen*

- Systolischer Blutdruck (≥ 160 mmHg)
- diastolischer Blutdruck (≥ 110 mmHg),
- Proteinurie (≥ 5 g/24 h),
- Oligurie (< 400 ml/24 h).

*Zeichen des HELLP-Syndroms*

- Thrombozytopenie,
- Oberbauchschmerzen,
- Anstieg der Transaminasenaktivität.

*Zentrale Symptome*

- Hyperreflexie,
- Kopfschmerzen,
- Sehstörungen.

*Respiratorische Symptome*

- Atemnot,
- Zyanose.

## Ätiologie

Die Ätiologie der Erkrankung ist noch nicht geklärt; diskutiert werden im wesentlichen 3 mögliche Ursachen, eine immunologische Genese, eine verminderte Planzentarperfusion und/oder eine Störung in der Prostazyklin- bzw. Thromboxansynthese. Letztere These wird durch neue Untersuchungen gestützt, in denen gezeigt wurde, daß während der Schwangerschaft die Thromboxan $A_2$- und die Prostazyklinsynthese gesteigert sind [6, 15]. Bei Gestosepatientinnen steigt die Prostazyklinfreisetzung nicht ausreichend an, die Folge ist ein Ungleichgewicht zwischen vasokonstriktiv und vasodilatorisch wirkenden Arachidonsäuremetaboliten und konsekutiv erhöhtem Vasotonus, gesteigerter Thrombozytenadhäsivität und höherer Empfindlichkeit gegenüber Vasopressoren (Angiotensin II) [3]. Mittels niedrigdosierter Gabe von Acetylsalicylsäure (60–100 mg/Tag) kann die Thromboxansynthese vermindert werden ohne Beeinflussung der Prostazyklinbildung, was zur Normalisierung des Prostazyklin/Thromboxan-Quotienten führt. In mehreren kontrollierten Studien (Überblick bei [15]) konnte durch die Gabe (ab der 18.–20. SSW) von Acetylsalicylsäure bei Patientinnen mit hohem

Gestoserisiko die Inzidenz der Gestose gesenkt und das Morbiditätsrisiko des Neugeborenen vermindert werden [28]. Bei Patientinnen mit bereits bestehender „leichter Gestose" [28] hatte die prophylaktische Gabe von Acetylsalicylsäure dagegen keinen Effekt auf den Krankheitsverlauf oder den Outcome der Neugeborenen. In einer kontrollierten Studie an gesunden Schwangeren (60 mg Acetylsalicylsäure/Tag ab der 13. SSW) bewirkte die Prophylaxe zwar eine Reduktion der Gestoseinzidenz, das Risiko für eine Abruptio placentae war aber in der Verumgruppe erhöht [33].

## Pathophysiologie

Die wichtigsten pathophysiologischen Veränderungen bei Gestose sind ein generalisierter Vasospasmus mit Hypoperfusion des Uterus/Plazenta, der Nieren und der Leber und ein gegenüber normalen Schwangeren vermindertes Plasmavolumen mit Hämokonzentration [5, 8, 26]. Das Herzzeitvolumen kann normal, oder im fortgeschrittenen Stadium bzw. ohne adäquate Behandlung, vermindert sein, der periphere Widerstand ist erhöht.

Laborparameter, die zuverlässig den Schweregrad der Gestose charakterisieren, gibt es nicht. Obgleich häufig bei Patientinnen mit Gestose eine verminderte AT III-Aktivität [36], erhöhte Harnsäurewerte und eine stark verminderte Albuminkonzentration im Serum gefunden werden, haben diese keine klinisch verwertbare prognostische Bedeutung [11]. Ein Fortschreiten der Erkrankung ist auch anhand des klinischen Verlaufs nur schwer erkennbar.

Die Prognose von Patientinnen mit Gestose vermindert sich häufig erst durch das plötzliche Auftreten neuer Symptome oder Komplikationen, deshalb ist ein hoher Aufwand zur Überwachung notwendig, und bei Bedarf sind sofort die erforderlichen therapeutischen Interventionen einzuleiten [2, 23].

## HELLP-Syndrom

Schon vor einigen Jahrzehnten wurde bei schweren Verlaufsformen der Gestose das Auftreten einer intravasalen Hämolyse in Kombination mit Thrombozytopenie beschrieben. Später wurde zusätzlich über Funktionsstörungen der Leber bei diesen Patientinnen berichtet. Weinstein [37] hat diesen im Rahmen der Gestose auftretenden Symptomenkomplex als HELLP-Syndrom zusammengefaßt.

*H* steht für Hämolyse, *EL* für erhöhte Leberenzymwerte und *LP* für erniedrigte Thrombozytenzahl („low platelet count").

Die Häufigkeit des HELLP-Syndroms wird bei Gestose mit 4–12 % angegeben, es ist mit einem Erkrankungsfall pro 150 bis 300 Geburten zu rechnen [35]. Das Auftreten eines HELLP-Syndroms erhöht das Risiko für Mutter und Kind. Es wurde über eine maternale Mortalität von 0–24 % und über eine perinatale Mortalität von 7,7–60 % berichtet [7, 31]. Bei Patientinnen mit HELLP-Syndrom kann es zu kurzfristigen drastischen Veränderungen der Laborwerte, insbesondere der Thrombozytenzahlen kommen [29]. Die Beteiligung der Leber führt zur Organschwellung, subkapsuläre Hämatome bis hin zur spontanen Leberruptur sind beschrieben [34].

Beim Auftreten eines HELLP-Syndroms wird wegen des häufig perakuten Verlaufs die Entbindung sofort nach Diagnosestellung empfohlen [34].

## Indikation zur Intensivüberwachung und -therapie

Die Gestosesymptomatik alleine ermöglicht keine genaue Abschätzung der Gefährdung von Mutter und Kind. Komplikationen (z. B. Nierenversagen) oder schwerwiegende Symptome (z. B. zerebraler Krampfanfall) können plötzlich ohne Prodrome auftreten. Außerdem können die einzelnen Symptome unterschiedlich akzentuiert sein. Nach einer Auswertung der vor dem zerebralen Krampfanfall registrierten Gestosesymptome bei 254 Patientinnen mit Eklampsie war bei 23 % der Fälle der Blutdruck nur minimal bis leicht erhöht, bei 19 % der Patientinnen war keine Proteinurie nachgewiesen worden und bei 32 % wurde keine pathologische Ödemneigung festgestellt [30].

Die Indikation zur Intensivbehandlung einer Patientin mit Gestose ist aus diesen Gründen großzügig zu stellen, häufig steht auch die intensive Überwachung der Patientinnen im Vordergrund. Besteht ein oben genanntes „Alarmzeichen", so ist unverzüglich eine adäquate Therapie einzuleiten; besteht das „Alarmzeichen" trotz gezielter Therapie weiter, oder treten neue Gestosezeichen hinzu, so ist die Verlegung auf eine Intensivstation gerechtfertigt.

Die Intensivtherapie ist letztlich nur symptomatisch; die Entbindung des Kindes und die Entfernung der Plazenta stellen die einzig kausale Therapie der Gestose dar. Dies bedeutet aber nicht, daß unmittelbar nach der Geburt des Kindes die Gestosesymptomatik sofort verschwindet. Nach einer Auswertung der klinischen Gestosezeichen von 254 Patientinnen mit Eklampsie traten bei 73 Patientinnen (28,7 %) die zerebralen Krampfanfälle erstmals nach der Geburt des Kindes auf [30].

## Intensivüberwachung

Gestosepatientinnen sind soweit wie möglich von äußeren Reizen abzuschirmen; darauf müssen insbesondere die Monitorfunktionen abgestimmt werden. Die Patientin soll nicht durch akustische Alarme zusätzlichem Streß ausgesetzt werden.

Die Überwachung von Gestosepatientinnen auf der Intensivstation beinhaltet die allgemeine Kreislaufüberwachung mit Monitor-EKG und arterieller Druckmessung. Die Bestimmung des arteriellen Drucks sollte kontinuierlich mittels eines intravasalen Verweilkatheters erfolgen, da bei der Messung nach Riva-Rocci [17] und bei der oszillometrischen Messung der diastolische Blutdruckwert relativ ungenau bestimmt wird. Außerdem kann die automatisch ausgelöste Erhöhung des Manschettendrucks als äußerer Reiz für eine sympathikotone Reaktion ausreichen und damit den Blutdruck während der Meßphase erhöhen. Über einen zentral-venösen Venenkatheter wird der Venendruck kontrolliert. Ein erweitertes Kreislaufmonitoring mit einem Pulmonaliskatheter zur Bestimmung des pulmonalkapillären Verschlußdrucks und des Herzzeitvolumens bleibt speziellen Indikationen (z. B. Lungenödem) vorbehalten.

Zur Bestimmung der Funktion der Nieren wird die Urinausscheidung stündlich, die Kreatininclearance, die freie Wasserclearance und die fraktionelle Na-Exkretion täglich bestimmt [12]. Bei zerebralen Symptomen (s. Übersicht auf S. 172) wird der neurologische Status wiederholt bestimmt; bei Verdacht auf erhöhten intrazerebralen Druck ist die Indikation (CCT, NMR) einer intrazerebralen Druckmessung zu prüfen. Die Messung der Leberenzymaktivitäten im Serum erfolgt täglich, oder bei akuten Oberbauchschmerzen auch kurzfristiger. Der Gerinnungsstatus (inklusive Thrombozytenzahl) wird mindestens täglich einmal erhoben. In Abhängigkeit von der Symptomatik sollten die Serumkonzentrationen von Glukose bestimmt und arterielle Blutgasanalysen durchgeführt werden.

Die fetale Überwachung ist die Domäne des Geburtshelfers; die Überwachung erfolgt mittels Kardiotokographie (CTG) und bei speziellen Fragestellungen durch Ultraschalluntersuchungen.

## Hypertonie

Eine antihypertensive Therapie ist bei nahezu allen Patientinnen, die auf der Intensivstation behandelt werden, notwendig [12].

Die Strategien zur Behandlung der Hypertonie zielen auf zwei pathophysiologische Veränderungen: Die Beseitigung der Plasmarestriktion durch Volumenzufuhr und der Verabreichung von Vasodilatoren. Das Plasmavolumen ist bei Gestosepatientinnen im Vergleich zu gesunden Schwangeren vermindert [19]. Es wurde gezeigt, daß der diastolische Blutdruck alleine durch die Infusion von kolloidalen Infusionslösungen vermindert werden konnte [35].

Als Vasodilator wird am häufigsten Dihydralazin (5–15 mg/h) angewandt. Als nachteilig gelten der verzögerte Wirkungseintritt (Wirkmaximum bei i. v.-Gabe nach ca. 20 min) und das Auftreten einer Reflextachykardie. Bei hoher Dosierung verursacht Dihydralazin Kopfschmerzen, die von der Gestosesymptomatik nicht mehr zu unterscheiden sind. Die Nebenwirkungen sind dosisabhängig, weshalb bei Nebenwirkungen oder bei hohem Bedarf die Kombination mit β-Rezeptorenblockern, Clonidin oder mit Kalziumantagonisten empfohlen wird [25]. Bei schwerer therapierbarer Hypertonie kann Diazoxid verabreicht werden, allerdings sind besonders bei Kombination mit anderen Antihypertensiva gefährliche Hypotensionen beschrieben worden.

Kalziumantagonisten sind zur Blutdrucksenkung bei Gestose geeignet (auch bei sublingualer Verabreichung). In einer kontrollierten Studie wurde bei Gestosepatientinnen neben der blutdrucksenkenden Wirkung von Nifedipin auch eine Erhöhung der Urinausscheidung festgestellt [2]. In einer experimentellen Studie mit Nicardipine wurden jedoch erhebliche Nebenwirkungen auf den uteroplazentaren Blutfluß gefunden [20]. Die Indikation von Kalziumantagonisten vor der Geburt des Kindes sollte deshalb streng gestellt werden, und die Überwachung des Feten sollte unter Kalziumantagonistengabe intensiviert werden. In der Phase nach der Geburt ist bei der i. v.-Gabe von Nifedipin die Alkoholzufuhr zu beachten (stillende Mütter!). Bei mit Magnesium vorbehandelten Patientinnen kann es nach Gabe von Kalziumantagonisten zu einer starken hypotensiven Reaktion kommen.

ACE-Hemmer sind während der Schwangerschaft kontraindiziert (Embryotoxizität und tubuläres Nierenversagen bei Neugeborenen)! β-Rezeptorenblocker sind für die Kombination mit einem Vasodilator geeignet. Als antihypertensive Monotherapie bei Gestose ist die Wirkung bei mittlerer Dosierung selten ausreichend; bei hoher Dosis kann es zur Beeinträchtigung der Streßantwort (z. B. bei der Geburt) des Kindes kommen [17].

Die α-Sympatholytika Prazosin und Urapidil sind bei Gestosepatientinnen gut wirksam. Es liegen jedoch nur begrenzte Erfahrungen bzgl. ihrer Auswirkungen auf den Feten und ihrer Konzentration in der Muttermilch vor.

## Niereninsuffizienz

Bereits vom Beginn des zweiten Drittels der Schwangerschaft an wird die Kreatininclearance auf etwa 150 % des Normalwerts gesteigert; d. h. der erwartete Sollwert für Schwangere liegt bei etwa ≥ 150 ml/min. Bei etwa 50 % der Gestosepatientinnen ist die Kreatininclearance auf weniger als 50 % des Sollwertes vermindert. Bei einer Ursachenanalyse war die Gestose die häufigste Ursache der Dialysepflicht bei Frauen unter 28 Jahren.

Der renale Plasmafluß ist bei Patientinnen mit Gestose vermindert; neben den histologischen Veränderungen in den Glomerula (intrakapilläre Zellschwellung, Fibrinablagerungen) wird im wesentlichen ein renaler Vasospasmus angeschuldigt [24]. Eine niedrigdosierte Dopamininfusion zur Verbesserung der Nierenperfusion wurde empfohlen [13, 14]. Voraussetzung für die Wirksamkeit ist allerdings eine Restitution des bei Gestose verminderten Plasmavolumens durch großzügige Volumensubstitution. Die konsequente antihypertensive Therapie muß ebenfalls fortgeführt werden.

Diuretika sollten bei Gestosepatientinnen nicht verabreicht werden [17]. Nur in ausgewählten Situationen (z.B. Prälungenödem, Oligoanurie) können Diuretika indiziert sein.

Bei konsequenter Therapie verbessert sich die Nierenfunktion in der Regel innerhalb weniger Tage postpartum.

Bei terminalem Nierenversagen ist während der Akutphase die kontinuierliche Hämofiltration, wegen der Konstanz des Volumenstatus der Gestosepatientinnen, der intermittierenden Dialysebehandlung vorzuziehen.

## HELLP-Syndrom

Oberbauchschmerzen, häufig im rechten Oberbauch oder im Epigastrium lokalisiert und in die rechte Schulter ausstrahlend, sind das klinische Zeichen eines HELLP-Syndroms. Die Diagnose wird durch Laboruntersuchungen (freies Hb, Haptoglobin, Leberenzymaktivitäten, Thrombozytenzahl) gesichert. Nicht immer sind alle Zeichen des HELLP-Syndroms ausgeprägt. Die Patientin mit HELLP-Syndrom ist durch die drohende Leberruptur gefährdet, deshalb wird die frühestmögliche Entbindung des Kindes angestrebt. Auch nach der Entbindung muß die Patientin intensiv überwacht und konsequent therapiert (Antihypertensiva usw.) werden.

Die Oberbauchschmerzen werden als Zeichen der Leberbeteiligung angesehen. Die Leber ist vergrößert, es kommt zur Spannung der Leberkapsel. Leberhämatome bis hin zur spontanen Leberruptur sind beschrieben. Die Leberenzymaktivitäten korrelieren nicht mit dem Ausmaß der Leberbeteiligung; hohe Enzymaktivitäten im Serum werden bei intrahepatischen Hämatomen gefunden, während bei subkapsulären Hämatomen die gemessenen Enzymaktivitäten nur selten auf Werte über 700 U/l ansteigen. Bei erhöhten Leberenzymen sollten wiederholte Ultraschalluntersuchungen der Leber gemacht werden. Vor allem bei einem intrahepatischen Hämatom kann ein Oberbauch-CT oder eine NMR hilfreich für die Diagnosestellung sein.

Bei akuten Bauchschmerzen und/oder einer akuten Hypotension besteht der Verdacht auf eine spontane Leberruptur. Die Gefahr der Leberruptur besteht auch in der postpartalen Phase. Bei Verdacht auf Ruptur ist sofortiges Handeln notwendig: In Abbildung 1 ist ein Entscheidungsbaum dargestellt, in dem das diagnostische und therapeutische Procedere aufgezeigt wird.

Die Prognose der Patientinnen mit Leberruptur ist sehr ernst, als chirurgische Maßnahme wird die Drainage und das „packing" der Leber (Kompression der Leber mit Bauchtüchern) und Reoperation nach Besserung des klinischen Zustands empfohlen. Die Leberteilresektion, Lobektomie oder die Unterbindung der A. hepatica sollte therapierefraktären Fällen vorbehalten bleiben.

Eine Thrombozytopenie unter 30 G/l ist nicht selten; die Substitution von Thrombozyten ist bei einer Blutungskomplikation indiziert. Der Thrombozytope-

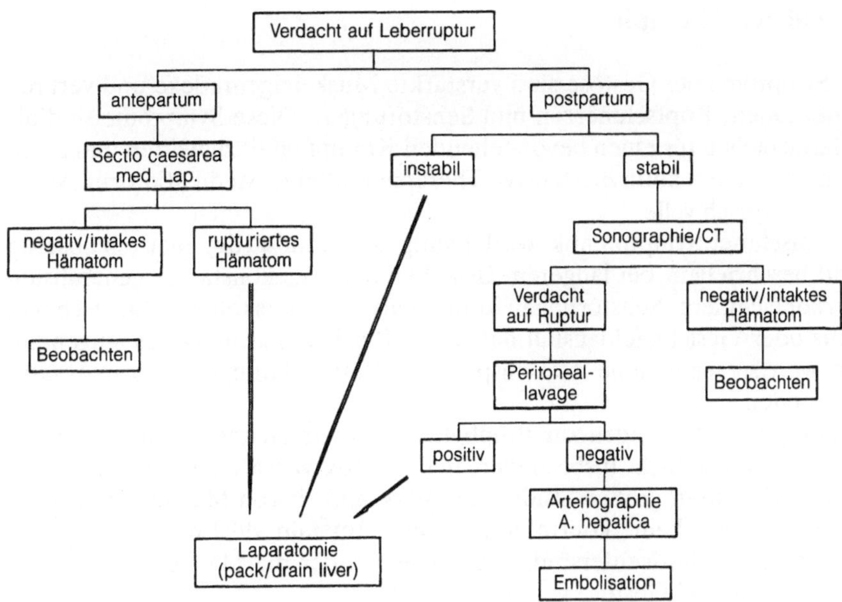


**Abb. 1.** Entscheidungsbaum für Diagnose und Therapie. (Mod. nach [34])

nie beim HELLP-Syndrom liegt ein erhöhter Thrombozytenverbrauch (z. B. durch Adhäsion von Thrombozyten an Endotheleinrissen, die durch segmentale Arteriolenspasmen entstehen sollen) in der Peripherie zugrunde; in Knochenmarkspunktaten von Patientinnen mit HELLP-Syndrom wurden vermehrt Megakaryozyten gefunden [37]. Bei Substitution von Thrombozyten besteht die Gefahr, daß auch die exogen zugeführten Thrombozyten rasch verbraucht werden. In der postpartalen Phase steigen die Thrombozytenzahlen rasch an und erreichen nicht selten ab dem 5. Tag bereits über der Norm liegende Werte. Dic tägliche Kontrolle der Thrombozytenzahl in der postpartalen Phase ist wichtig, da ein erneuter Abfall der Thrombozytenzahl eine drohende Komplikation (z. B. Sepsis, Leberhämatom) anzeigen kann.

Die Parameter der plasmatischen Gerinnung sind nicht immer pathologisch verändert. Meist ist entweder der Quick-Wert subnormal (z. B. 50–60 %) oder die partielle Protthrombinzeit (PTT) ist leicht verlängert (z. B. bis ca. 55 s). Dramatische Veränderungen der plasmatischen Gerinnung, wie man sie bei einer klassischen disseminierten Gerinnung (DIC) erwarten würde, sind beim HELLP-Syndrom die Ausnahme. Es liegt zwar ein gesteigerter Umsatz von Thrombozyten und plasmatischen Gerinnungsfaktoren vor, im Unterschied zu DIC (z. B. beim fulminanten septischen Schock) ist diese gesteigerte Gerinnung offenbar bestimmten Kontrollmechanismen unterworfen; man spricht deshalb auch vom „low grade DIC" [23]. Liegt eine massive DIC vor, so sind zusätzliche Komplikationen (z. B. Sepsis, Abruptio placentae) nicht selten. Die Substitution von Gerinnungsfaktoren mittels FFP ist bei Blutungskomplikationen indiziert. Bei Patientinnen mit HELLP-Syndrom ist die AT III-Aktivität im Blut vermindert. Es gibt bisher keine kontrollierte Studie, in welcher der Einfluß einer Substitution von AT III auf Krankheitsverlauf oder Outcome der Patientinnen untersucht wurde.

Bei einem komplikationslosen Verlauf des HELLP-Syndroms normalisieren sich die Hämolysezeichen, die erhöhten Leberenzymaktivitäten im Serum und die erniedrigten Thrombozytenzahlen meist innerhalb einer Woche postpartum.

## Antikonvulsive Therapie

Zentrale Symptome bei Gestose sind verstärkte Muskeleigenreflexe und verbreiterte Reflexzonen, Kopfschmerzen und Sehstörungen. Diese Symptome sind als ernste Alarmzeichen für einen bevorstehenden Krampfanfall zu werten und erfordern die konsequente antihypertensive Therapie und eine Medikation zur Anhebung der Krampfschwelle.

Die Kopfschmerzsymptomatik wird häufig als anfallsartig, meist halbseitig beginnend beschrieben, bei längerem Bestehen auch als konstanter generalisierter Dauerkopfschmerz. Sehstörungen können als Flimmerskotome, Lichtscheue, Nystagmus oder Gesichtsfeldausfall auftreten. Bei Untersuchung des Augenhintergrunds werden segmentale Aterienspasmen, Retinablutungen bis zur Ablatio retinae gefunden.

Die Therapieempfehlungen zur Prophylaxe und zur Therapie von Krampfanfällen sind nicht einheitlich. Insbesondere in den USA wird Magnesium parenteral verabreicht. Obwohl in großen Studien die Wirksamkeit von Magnesium gezeigt wurde, gibt es bisher keine kontrollierte Studie. Im Jahr 1992 hat eine von der WHO organisierte Multicenterstudie begonnen, in der die Magnesium-Behandlung mit Diazepam bei Gestose verglichen wird.

Nachteil der Magnesiumtherapie ist die geringe therapeutische Breite (Tabelle 1). Die Elimination von Magnesium erfolgt renal. Da bei der Mehrzahl der Gestosepatientinnen eine Beeinträchtigung der Nierenfunktion vorliegt, ergeben sich Schwierigkeiten bei der exakten Dosierung. Magnesium hat muskelrelaxierende Eigenschaften, die bereits unterhalb einer Serumkonzentration von 5 mmol/l meßbar ist. Kalziumantagonisten können die neuromuskuläre Blockade und die antihypertensive Wirkung von Magnesium akut verstärken. Diplopie ist ein häufig bei mittelgradiger neuromuskulärer Blockade auftretendes klinisches Zeichen. Die Muskeleigenreflexe sind bei Serumkonzentrationen > 5 mmol/l nicht mehr auslösbar. Ein Einfluß auf die Atemmuskulatur wurde bereits bei niedrigeren Serumkonzentrationen nachgewiesen. Eine Steigerung der Magnesiumkonzentration von 1,5 auf 3 mmol/l führte bei Gestosepatientinnen zu einer Reduktion der Vitalkapazität um 10 % [21]. Die Magnesiumbehandlung der Mutter (< 4 mmol/l) hat, im Gegensatz zur Diazepambehandlung, keine Auswirkungen auf die Apgar-Werte des Neugeborenen [32].

Die intramuskuläre Gabe von Magnesium ist sehr schmerzhaft und sollte – auch in der Kombination mit Lokalanästhetikum – bei Gestosepatientinnen unterbleiben (Gefahr der Hämatombildung bei Beeinträchtigung der Gerinnung).

Die Anwendung von Magnesium ist nicht risikofrei, und unter den Bedingungen der Intensivtherapie stehen heute Medikamente zur Verfügung, die besser steuerbar sind als Magnesium und deren Wirksamkeit zur Prophylaxe und zur Therapie von Krampfanfällen gut dokumentiert ist.

**Tabelle 1.** Effekte verschiedener Magnesiumkonzentrationen im Plasma

| Plasmaspiegel [mmol/l] | Effekt |
|---|---|
| 0,7–1,1 | Normal |
| 2–4 | Therapeutisch |
| 2,5–5 | EKG-Veränderungen |
| 5 | Verlust der tiefen Sehnenreflexe |
| 6 | Muskelrelaxation |
| 7,5 | SA/AV-Blockierung |
| 7,5–10 | Relaxation der Atemmuskulatur |
| 12,5 | Herzstillstand |

Diazepam ist bereits in niedrigen Dosen (z. B. 5–10 mg) zur Prophylaxe und zur Therapie bei einem Krampfanfall wirksam [10]. Bei höheren (kumulativen) Dosen ist mit einer stärkeren Sedierung der Patientin und mit Auswirkungen auf die Apgar-Werte des Neugeborenen zu rechnen.

Phenytoin wurde bereits häufig zur Krampfanfallsprophylaxe bei Gestosepatientinnen eingesetzt und ist gut wirksam [27], (s. auch [9, 10]). Phenytoin hat in therapeutischer Dosierung keine Auswirkungen auf die Vigilanz der Patientin oder auf das Neugeborene; allerdings ist zu beachten, daß die „loading dose" bei Gestosepatientinnen wegen der geringeren Proteinbindung auf 10 mg/kg reduziert werden sollte.

Barbiturate und Chlormethiazol sind ebenfalls wirksam; beide haben sedierende Wirkungen, die beim Kind ausgeprägt sein können [10]. Die Entscheidung, welches Medikament als Antikonvulsivum eingesetzt wird, hängt von mehreren Faktoren ab: Hat die Patientin bereits entbunden und ist eine Sedierung erwünscht, so ist Diazepam das Mittel der Wahl. Diazepam kann in niedriger Dosierung auch antepartum eingesetzt werden, wenn eine Sedierung erwünscht ist und eine kumulative Tagesdosis von ca. 20 mg nicht überschritten wird. Phenytoin ist der Vorzug zu geben, wenn keine Sedierung erwünscht ist.

Es ist aber zu betonen, daß die beste prophylaktische antikonvulsive Maßnahme die konsequente antihypertensive Therapie ist [10].

Zerebrale Komplikationen (fokales oder generalisiertes Hirnödem, intrazerebrale Blutungen, Vasospasmus) sind bei Gestosepatientinnen nach Krampfanfällen nicht selten. Vor allem bei zerebralen Komplikationen (herdneurologische Hinweise, Bewußtlosigkeit, Blindheit usw.) sollten Neurologen hinzugezogen werden und unverzüglich ein CCT mit Kontrastmitteldarstellung erfolgen. Unter Umständen sind Karotisangiographie oder NMR-Untersuchung des Gehirns notwendig. Bei 4 Patientinnen mit Eklampsie wurden bei der NMR-Untersuchung Veränderungen gefunden, die parieto-okzipital und in der subkortikalen weißen Substanz besonders ausgeprägt waren und mit einem lokalen Vasospasmus vereinbar sind [22].

Bei Patientinnen mit zerebraler Blutung oder mit generalisiertem Hirnödem ist häufig das Monitoring des intrakraniellen Drucks notwendig (ICP). Die Therapie des intrakraniellen Drucks wird anhand der aktuell gemessenen ICP-Werte optimiert. Es gelten die Prinzipien der Therapie des erhöhten Hirndrucks: 45-Grad-Oberkörperhochlagerung und Hyperventilation, Mannitinfusionen sind wegen der Frage der Intaktheit der Blut-Hirn-Schranke nicht unumstritten. Das selbe gilt auch für die Gabe von Kortikosteroiden.

## Zusammenfassung

Die Gestosepatientinnen sind durch plötzlich auftretende Komplikationen besonders gefährdet. Die Symptomatik ist vielgestaltig, und häufig ist rasches therapeutisches Handeln notwendig. Die Intensivtherapie ist symptomatisch und erfordert die enge Kooperation mit Gynäkologen und u. U. mit Neurologen oder Chirurgen. Die Entbindung des Kindes ist zwar die einzig kausale Behandlung der Gestose; doch kann die Symptomatik in den ersten postpartalen Tagen noch fortschreiten.

Die konsequente Intensivbehandlung (antihypertensive Therapie, Volumensubstitution, Prophylaxe und ggf. Therapie zerebraler Symptome) erfordert den Einsatz umfassender Überwachungsmaßnahmen und Kenntnisse sowohl der pathophysiologischen Veränderungen bei Gestose als auch der Auswirkungen einer Therapie auf Mutter und Kind.

Die Intensivbehandlung von Gestosepatientinnen mit unkompliziertem Verlauf dauert meist nur wenige Tage; aufgrund des hohen Risikos der Patientinnen und des Spektrums der möglichen Komplikationen kann die Intensivbehandlung einen entscheidenden Beitrag zur Verbesserung der Prognose der Patientinnen mit Gestose leisten.

## Literatur


1. Atrash HK, Koonin LM, Lawson HW, Franks AL, Smith JC (1990) Maternal mortality in the United States, 1979–1986. Obstet Gynecol 76: 1055–1060
2. Barton JR, Hiett AK, Conover WB (1990) The use of nifedipine during the postpartum period in patients with severe preeclampsia. Am J Obstet Gynecol 162: 788–792
3. Benigni A, Gregorini G, Frusca T et al. (1989) Effects of low dose Aspirin on fetal and maternal generation of thromboxane by platelets in women at risk for pregnancy induced hypertension. N Engl J Med 321: 357–362
4. Bergsjo P (1989) Acta commentary: Maternal mortality revisited. Acta Obstet Gynecol Scand 68: 579–580
5. Capeless EL, Clapp JF (1989) Cardiovascular changes in early phase of pregnancy. Am J Obstet Gynecol 161: 1449–1453
6. Cardin JP, Ross MG, Ervin MG, Schaffer AV, Douglas FL, Simke JP (1990) Fetal and maternal response to intravenous infusion of athromboxane synthetase inhibitor. Am J Obstet Gynecol 163: 1345–1349
7. Casper F, Zepp F, Seufert R (1990) das Hellp-Syndrom. Gynäkologe 23: 29–32
8. Cunningham FG, Lindheimer MD (1992) Hypertension in pregnancy. N Engl J Med 326: 927–932
9. Donaldson JO (1992) The case against magnesium sulfate for eclamptic convulsions. Int J Obstet Anesth 1: 159–166
10. Donaldson JO (1994) Eclampsia. Adv Neurol 64: 25–33
11. Freund G, Arvan DA (1990) Clinical biochemistry of preeclampsia and related liver diseases of pregnancy: A review. Clin Chim Acta 191: 123–152
12. Frey L, Lenhart FP, Jensen U (1988) Intensivbehandlung von Patienten mit Gestose. In: Peter K, Lawin P, Unertl K, Kellerman W (eds) Intensivmedizin 1988: 9. Internationales Symposium über aktuelle Probleme der Notfallmedizin und Intensivtherapie, München. Thieme, Stuttgart New York, pp 139–151
13. Gerstner G, Grunberger W (1980) Dopamine treatment for prevention of renal failure in patients with severe preeclamspia. Clin Exp Obstet Gynecol 7: 219–222
14. Katz VL, Dotters DJ, Droegemueller W (1990) Low dose dopamine in the treatment of persistent oliguria in pre-eclampsia. Int J Gynecol Obstet 31: 57–59
15. Keith JC jr, Spitz B, Van Assche FA (1993) Thromboxane synthetase inhibition as a new therapy for preeclampsia: Animal and human studies minireview. Prostaglandins 45: 3–13
16. Lindheimer MD (1993) Hypertension in pregnancy. Hypertension 22: 127–137
17. Lindheimer MD, Cunningham FG (1993) Hypertension and pregnancy: Impact of the Working Group Report. Am J Kidney Dis 21 [Suppl 2]: 29–36
18. Lindheimer MD, Katz AI (1989) Preeclampsia: pathophysiology, diagnosis and management. Ann Rev Med 40: 233-250
19. Mabie WC, Ratts TE, Sibai BM (1989) The central hemodynamics of severe preeclampsia. Am J Obstet Gynecol 161: 1443–1448
20. Parisi VM, Salinas J, Stockmar EJ (1989) Fetal vascular responses to maternal nicardipine administration in the hypertensive ewe. Am J Obstet Gynecol 161: 1035–1039
21. Ramanathan J, Sibai BM, Pillai R (1988) Neuromuscular transmission studies in preeclamptic women receiving magnesium sulfate. Am J Obstet Gynecol 158: 40–46
22. Raps EC, Galetta SL, Broderick M, Atlas SW (1993) Delayed peripartum vasculopathy: Cerebral eclampsia revisited. Ann Neurol 33: 222–225
23. Redman CWG (1989) Obstetrics. In: Turnbull A, Chamberlain G (eds) (1989) Obstetrics. Livingstone, Edinburgh, pp 515–545
24. Redman CWG (1991) Current topic: Preeclampsia and the placenta. Placenta 12: 301–308
25. Redman CWG, Roberts JM (1993) Management of pre-eclampsia. Lancet 341: 1451–1454
26. Roberts JM, Redman CWG (1993) Pre-eclampsia: More than pregnancy-induced hypertension. Lancet 341: 1447–1451
27. Robson SC, Redfern N, Seviour J, Campbell M, Walkinshaw S, Rodeck C, De Swiet M (1993) Phenytoin prophylaxis in severe pre-eclampsia and eclampsia. Br J Obstet Gynaecol 100: 623–628

28. Schiff E, Barkai G, Ben-Baruch G, Mashiach S (1990) Low-dose aspirin does not influence the clinical course of women with mild pregnancy-induced hypertension. Obstet Gynecol 76: 742–744
29. Scott JR, Worley RJ (1990) Hypertensive disorders of pregnancy. In: Scott JR, Disaia PJ, Hammond CB, Spellacy WN (eds) Danforth's obstetrics and gynecology. Lippincott, Philadelphia, pp 411–431
30. Sibai BM (1990) Eclampsia – VI. Maternal-perinatal outcome in 254 consecutive cases. Am J Obstet Gynecol 163: 1049–1055
31. Sibai BM (1990) The HELLP syndroms (hemolysis, elevated liver enzymes, and low platelets): Much ado about nothing? Am J Obstet Gynecol 162: 311–316
32. Sibai BM, Ramanathan J (1990) The case for mangnesium sulfate in preeclampsia-eclampsia. Int J Obstet Anesth 1: 167–175
33. Sibai BM, Caritis SN, Thom E et al (1993) NICHHD Ntwk Mater-Fetal Med Units: Prevention of preeclampsia with low-dose aspirin in healthy, nulliparous pregnant women. N Engl J Med 329: 1213–1218
34. Smith LG, Moise KJ, Dildy GA, Carpenter RJ (1991) Spontaneous rupture of liver during pregnancy: Current therapy. Obstet Gynecol 77: 171–175
35. Thiagarajah S, Bourgeois FJ, Harbert GM, Caudle MR (1984) Thrombocytopenia in preeclampsia: Associated abnormalities and management principles. Am J Obstet Gynecol 150: 1–7
36. Weiner CP, Kwaan HC, Xu C, Paul M, Burmeister L, Hauck W (1985) Antithrombin III activity in women with hypertension during pregnancy. Obstet Gynecol 65: 301–306
37. Weinstein L (1982) Syndrome of hemolysis, elevated liver enzymes and low platelet counts. A severe consequence of hypertension. Am J Obstet Gynecol 142: 159–167

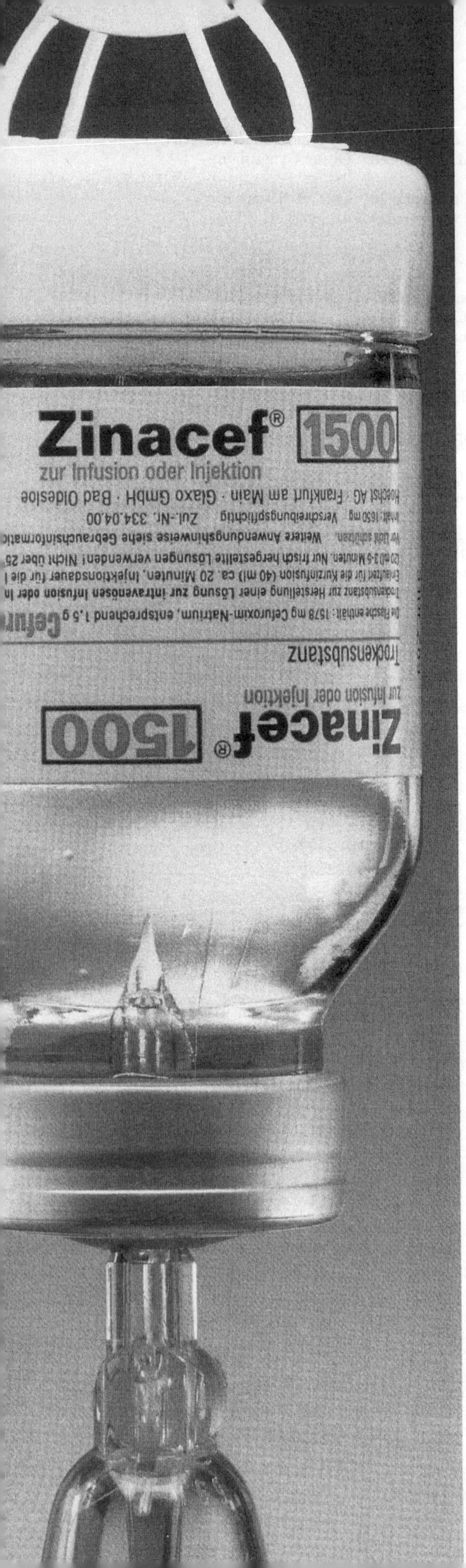

# Aktuelle Aspekte der kardiopulmonalen Reanimation

A.W. Prengel, K.H. Lindner

Auf der Grundlage der 1992 durch die American Heart Association (AHA) [4] und European Resuscitation Council (ERC) [6] veröffentlichten Richtlinien zur kardiopulmonalen Reanimation werden die aktuell gültigen Empfehlungen zur Wiederbelebung und deren wissenschaftliche Grundlagen dargelegt. Wichtige neue Reanimationstechniken und medikamentöse Maßnahmen, die noch keinen Eingang in die aktuellen Richtlinien gefunden haben, werden zusätzlich vorgestellt.

## Auffindungssituation und Alarmierung des Rettungsdienstes

Um die Zeitdauer bis zur Verfügbarkeit von Personal und Ausstattung zur Durchführung erweiterter Maßnahmen (Defibrillation und medikamentöse Reanimation) so kurz wie möglich zu halten, wird nichtprofessionellen Helfern empfohlen, bei Auffinden einer kollabierten bzw. nicht ansprechbaren, erwachsenen Person sofort den Rettungsdienst zu alarmieren und erst danach mit der Basisdiagnostik und gegebenenfalls den Basismaßnahmen der kardiopulmonalen Reanimation zu beginnen. Besonders in dieser Empfehlung kommt die Tatsache zum Ausdruck, daß bei Kammerflimmern die für den Reanimationserfolg entscheidendste Einzelmaßnahme die möglichst frühe Defibrillation ist.

Während die amerikanischen Empfehlungen das weitere Vorgehen streng an dem ABC-Schema (Atemwege, Beatmung, Kreislauf) ausrichten und nach der Feststellung eines Atemstillstands vor der Pulskontrolle zunächst das Freihalten der Atemwege und eine 2malige Atemspende empfehlen, beinhalten die europäischen Richtlinien einen diagnostischen Block. Hier wird zunächst eine Kontrolle von Bewußtsein, Atmung und Kreislauf durchgeführt und erst danach mit therapeutischen Basismaßnahmen begonnen.

## Künstliche Beatmung und Beatmungshilfsmittel

Um die Wahrscheinlichkeit einer unter hohen Beatmungsdrücken möglichen Magenblähung weiter zu verringern, wird die empfohlene Zeitdauer für die Beatmung auf 1,5–2 s (ERC: 2 s) verlängert. Die gesamte Beatmungszeitdauer sollte für die Inspiration genutzt werden, da die Exspiration ein passives Phänomen ist und während der Thoraxkompression von allein stattfindet. Die Beatmungsfrequenz beträgt 10–12 pro min und das Atemhubvolumen 800–1 200 ml.

Der Nutzen einer Anwendung von Hilfsmitteln wie Ösophagusobturator, Kombitubus oder Larynxmaske gilt als nicht gesichert. Im Vergleich hierzu ist die Verwendung des Endotrachealtubus ein anerkanntes, sicheres und effektives Verfahren und wird empfohlen. Der Sellick-Handgriff zur Verhinderung von Magenblähung und Regurgitation während Beatmung nichtintubierter Patienten bleibt ausschließlich professionellen Helfern vorbehalten.

Geeignete Transportrespiratoren können in der präklinischen Versorgung eingesetzt werden. Es wird darauf hingewiesen, daß die zur Kontrolle der richtigen Tubuslage verwendeten, üblicherweise auf den Tubus aufgesetzten Kohlendioxiddetektoren bei Patienten mit Herz-Kreislauf-Stillstand und sehr geringer Lungendurchblutung oder großem Totraum (z. B. Lungenembolie) nicht auf Kohlendioxid ansprechen [20].

## Technik und Grundlagen der konventionellen Herzdruckmassage

Die auch bisher gültigen Empfehlungen zur Methodik der externen Herzdruckmassage bleiben hinsichtlich Druckfrequenz (80–100/min), Druckpunkt (untere Sternumhälfte), Drucktiefe (3,8–5 cm) sowie des Verhältnisses von Druck- und Entlastungsphase (1:1) bestehen.

Seit Einführung der externen Herzdruckmassage im Jahre 1960 ist diese Technik unter Hinzunahme einiger Modifikationen die Methode der Wahl zur Herstellung eines künstlichen Kreislaufs bei Patienten mit Kreislaufstillstand. Die große Mehrzahl aller Patienten mit außerklinischem Kreislaufstillstand überlebt dieses Ereignis allerdings nicht, wofür ein wesentlicher Grund die zu späte Anwendung der Basismaßnahmen ist, da noch zu wenig Laien die Methode beherrschen.

Auch unter optimaler Anwendung der Standardtechnik der Herzdruckmassage, die auf aktiver Kompression und passiver Dekompression des Thorax beruht, läßt sich ein Herzzeitvolumen von nur maximal 25 % des normalen Herzzeitvolumens erzielen. Für das Zustandekommen eines künstlichen Kreislaufs unter externer Herzdruckmassage werden derzeit 2 Mechanismen angenommen, der Herzpumpen- und der Thoraxpumpenmechanismus [19].

Unter der Annahme eines Herzpumpenmechanismus wird davon ausgegangen, daß das Herz zwischen Brustbein und Wirbelsäule zusammengedrückt wird. Unter Voraussetzung eines funktionierenden Herzklappenschlusses wird entsprechend der Situation des spontan schlagenden Herzens Blut in Richtung Aorta und Lungenarterie gepumpt.

Frühere echokardiographische Untersuchungen während Reanimation haben jedoch Zweifel daran aufkommen lassen, daß es während externer Herzdruckmassage zu einem Schluß der Vorhöfe und Kammern verbindenden Segelklappen kommt. Es wurde daher ein weiterer Mechanismus für das Zustandekommen eines vorwärts gerichteten Blutstroms angenommen. Der Thoraxpumpenmechanismus beruht darauf, daß sowohl die Thoraxkompression als auch die Überdruckbeatmung oder beide Mechanismen zusammen zu einer Erhöhung des intrathorakalen Drucks führen. Diese Druckerhöhung überträgt sich auf alle intrathorakalen Strukturen wie Herz, Aorta und andere intrathorakale Gefäße. Während sich eine Druckerhöhung in den intrathorakalen arteriellen Gefäßen auf die arteriellen Halsgefäße überträgt und es zu einem arteriellen Blutstrom in Richtung Gehirn kommt, verhindern Klappenmechanismen am Übergang der intrathorakalen Venen zu den Halsvenen eine venöse Druckübertragung. Auf diese Weise entsteht das für die Hirndurchblutung bestimmende Druckgefälle zwischen Halsarterien und Halsvenen.

## Was ist ACD CPR?

Das Interesse an einem möglichen Vorteil einer aktiven Thoraxdekompression wurde durch einen Fallbericht geweckt, der eine erfolgreiche Laienreanimation mit Hilfe eines mechanischen Abflußreinigers beschrieb, der auf den Thorax eines Patienten mit Herz-Kreislauf-Stillstand aufgesetzt wurde.

Das besondere an der Technik der Reanimation mittels aktiver Kompression und Dekompression (ACD CPR) ist, daß nicht nur die Kompression, sondern auch die Dekompression einen aktiven Vorgang darstellt, wobei es in der Dekompressionsphase unter Sog zu einer Erweiterung des Thorax über die Ruhelage hinaus kommt.

Eine tierexperimentelle Untersuchung zu einer möglichen Verbesserung der Durchblutung von Herz und Gehirn unter ACD CPR ergab, daß mit der Anwendung von Sog während der Entlastungsphase und Auslenkung des Sternums über den Nullpunkt hinaus, bei kardiopulmonaler Reanimation eine Verbesserung der myokardialen und zerebralen Durchblutung möglich war [13].

Im Vergleich zur konventionellen Herzdruckmassage wird durch die aktive Dekompression vermutlich ein intrathorakaler Sog erzeugt, der den venösen Rückstrom und den myokardialen Perfusionsdruck erhöht.

Im Rahmen einer klinischen Untersuchung konnte mit Anwendung von ACD CPR bei 3 von 10 Patienten, die mit konventioneller Reanimationstechnik nicht reanimierbar waren, ein Spontankreislauf wiederhergestellt werden [2].

Ein effektiver Gasaustausch allein durch die aktive Dekompression scheint zumindest über eine längere Zeitspanne nicht möglich zu sein [18].

## Präkordialer Faustschlag

Die Wirkung des präkordialen Faustschlags besteht darin, daß erhebliche mechanische Energie zu einem geringen Teil in elektrische Energie umgewandelt werden kann, die ausreichend ist, im Sinne einer internen Defibrillation eine pulslose ventrikuläre Tachykardie zu terminieren.

Die Richtlinien des ERC beinhalten den präkordialen Faustschlag als festen Bestandteil der erweiterten Maßnahme sowohl bei pulsloser ventrikulärer Tachykardie vor einer ersten Defibrillation als auch bei Asystolie. Im letzteren Fall wird jedoch darauf hingewiesen, daß bei einer vorausgehenden Phase von Basismaßnahmen ein Effekt unwahrscheinlich ist.

## Defibrillation und Schrittmachertherapie

Eine erste Defibrillation sollte mit 200 J durchgeführt werden. Für eine zweite Defibrillation wird eine Energie von 200–300 J empfohlen. Für ein gleichbleibendes Energieniveau spricht der bei in kurzen Zeitabständen wiederholten Stromapplikationen sinkende transthorakale Widerstand. Da der Widerstandsverlust einerseits jedoch nur gering ist und ein höherer Stromfluß andererseits viel eher durch eine Erhöhung der Energie zu erwarten ist, wurde für eine zweite Defibrillation auch eine Energie bis zu 300 J akzeptiert [10]. Ein dritter notwendig werdender Defibrillationsversuch sollte dann mit 360 J durchgeführt werden. Da bei den derzeitig verwendeten Defibrillatoren der vorhandene transthorakale Widerstand nicht gemessen wird, kann der bei einer bestimmten Energievorwahl tatsächlich fließende elektrische Strom auch nicht vorherbestimmt werden. Bei zukünftigen Geräten könnte daher anstelle der Auswahl einer bestimmten Energie die direkte Wählbarkeit eines gewünschten elektrischen Stroms „current based defibrillation" vorteilhaft sein [3].

Unter bestimmten Voraussetzungen kann eine Erstdefibrillation durch Rettungsassistenten sinnvoll sein, sofern diese den Notfallpatienten vor dem Notarzt erreichen und einem unter kontinuierlicher ärztlicher Kontrolle stehendem Ausbildungsprogramm unterliegen [15].

Bei bradykarden Rhythmusstörungen wird gegenüber der Behandlung mit transvenösen Schrittmachern die Benutzung transkutaner Schrittmacher (Plattenelektroden) empfohlen, da diese einfach anzuwenden und leicht zu bedienen sind [22].

## Medikamente

### *Zugangswege*

Der periphervenöse Zugang stellt nach wie vor die erste Wahl dar. Um ein möglichst schnelles Anfluten des verabreichten Medikaments in den zentralen Kreislauf zu gewährleisten, sollten nach intravenöser Bolusgabe 20 ml 0,9 %ige NaCl-Lösung als Bolus nachinjiziert und die zur Injektion benutzte Extremität angehoben werden [5].

Falls es nach initialer, periphervenöser Medikamentengabe nicht zur Wiederherstellung eines Spontankreislaufes kommt, kann ein zentralvenöser Zugang angelegt werden, wobei jedoch ausdrücklich auf mögliche Komplikationen besonders im Hinblick auf eine evtl. später indizierte Thrombolyse hingewiesen wird.

Adrenalin, Lidocain und Atropin können bei nur verzögert möglicher Anlage eines periphervenösen Zugangs auch endotracheal verabreicht werden. Von der AHA wird darauf hingewiesen, daß die zu verabreichende Dosis bei dieser Applikationsform gegenüber der intravenösen Dosis zwei- bis zweieinhalbfach höher gewählt werden und in 10 ml 0,9 %iger NaCl-Lösung oder destilliertem Wasser verabreicht werden muß. Die Gabe durch einen Katheter unterhalb der Tubusspitze sowie die nachfolgende Verabreichung einiger schneller Atemhübe ohne gleichzeitig stattfindende Thoraxkompressionen wird zur Erzielung einer besseren Medikamentenabsorption empfohlen [1]. Die europäischen Richtlinien empfehlen eine Dosiserhöhung auf das 2- bis 3fache, eine 0,9 %ige NaCl-Lösung als Verdünnungsmedium und als Alternative zur Katheterapplikation die direkte Gabe in die äußere Tubusöffnung [17].

### *Adrenerge Vasopressoren*

Kreislaufstillstand und Reanimation stellen für den Organismus die stärkste bekannte Streßreaktion mit den höchsten, endogen freigesetzten Plasmakatecholaminkonzentrationen dar [16].

Neben Adrenalin wurden verschiedene Vasopressoren, insbesondere Noradrenalin, Phenylephrin, Methoxamin und Dopamin bereits experimentell während Reanimation eingesetzt. Zur Zeit hat jedoch keine dieser Substanzen einen klar überlegenen Effekt im Vergleich zu Adrenalin gezeigt, und Adrenalin ist damit weiterhin das Medikament der ersten Wahl für alle Formen des Kreislaufstillstands und verbessert über eine Konstriktion der peripheren Widerstandsgefäße die Perfusion von Myokard und Gehirn [12].

Da die bisher vorliegenden Daten zu einer initial hochdosierten Adrenalingabe eine Überlegenheit gegenüber der Standarddosis nicht überzeugend belegen konnten, blieb die bisherige Empfehlung einer Dosis von 1 mg Adrenalin, wiederholt in 3- bis 5minütigen Abständen, für Patienten mit Kreislaufstillstand erhalten. Für Patienten, bei denen die Standarddosis nicht zur Wiederherstellung eines Spontankreislaufs führt, wird bei allen Formen von Herzkreislaufstillstand für Wiederholungsgaben die hochdosierte Adrenalingabe als mögliche Maßnahme angesehen (Effektivität möglich, jedoch unsicher) [11]. Von der AHA werden 3 alternative Schemata angegeben: 2–5 mg Adrenalin alle 3–5 min, 1–3–5 mg in jeweils 3minütigen Abständen oder 0,1 mg/kg alle 3–5 min.

Die Richtlinien des ERC empfehlen bei pulsloser ventrikulärer Tachykardie Wiederholungsgaben nach jeweils 10 CPR-Sequenzen (eine Sequenz entspricht einer Beatmung und 5 Thoraxkompressionen) und 3 Defibrillationen. Bei Asystolie und Nichteintritt eines Spontankreislaufs nach Gabe der Standarddosis ist hier eine einmalige, hochdosierte Adrenalingabe von 3 mg sowie nach 3maliger Wiederholung von 10 CPR-Sequenzen eine Gabe von 5 mg Adrenalin möglich.

### *Nichtadrenerge Vasopressoren*

Die mit dem Einsatz von Katecholaminen bei der Reanimation verbundenen Probleme, nämlich eine Verschlechterung der myokardialen Sauerstofföokonomie sowie eine z. T. nicht ausreichende Vasokonstriktion, wurden erst in den letzten Jahren erkannt.

Aus diesem Grund und auch weil die derzeit zu erreichende Überlebensrate, bzw. das neurologisches Outcome nach Herz-Kreislauf-Stillstand, bei weitem nicht als zufriedenstellend angesehen werden kann, wurden Versuche unternommen, weitere, bisher noch nicht genannte, vasopressorische Substanzen einzusetzen.

Vasopressin ist ein Streßhormon, welches durch verschiedene Stimuli wie Schmerz, Aufregung und kardiozirkulatorischer Schockzustand aus der Hypophyse freigesetzt wird. Vasopressin spielt eine wichtige Rolle bei der Auslösung einer peripheren Vasokonstriktion.

Nach Vasopressingabe in einer Dosis von 0,8 Einheiten/kg war im Tierexperiment die myokardiale und zerebrale Durchblutung höher als nach Gabe von Adrenalin in der Dosis von 45 µg/kg. Der Einsatz nichtadrenerger Vasopressoren stellt entweder allein oder in Kombination mit Adrenalin einen Nutzen zur Effizienzsteigerung der kardiopulmonalen Reanimation dar, und eine Überprüfung im klinischen Einsatz erscheint vielversprechend.

### *Lidocain*

Obwohl bei Vorhandensein eines akuten Myokardinfarkts eine prophylaktische Lidocaingabe die Inzidenz eines primären Kammerflimmerns reduziert, wird die routinemäßige prophylaktische Anwendung bei Patienten mit unkompliziertem Myokardinfarkt oder Ischämie wegen der geringen therapeutischen Breite nur als möglicherweise hilfreich angesehen [14]. Für die Behandlung bestehender ventrikulärer Ektopien und Tachykardien ist Lidocain dagegen in einer Dosierung von 1–1,5 mg/kg das Medikament der Wahl. Die Anwendung von Lidocain bei Kammerflimmern und pulsloser ventrikulärer Tachykardie nach mindestens 4 erfolglosen Defibrillationen und nach einer oder mehreren Adrenalingaben wird von der AHA als möglicherweise hilfreich eingestuft. In diesem Fall beträgt die Dosierung 1,5 mg/kg und soll als Bolus intravenös verabreicht werden, mit der Möglichkeit einer zusätzlichen Gabe von 1,5 mg/kg nach 3–5 min. In den europäischen Richtlinien wird Lidocain nach 3 Durchgängen von jeweils 10 CPR-Sequenzen und 3 Defibrillationen als optionale therapeutische Maßnahme angesehen.

*Natriumbikarbonat*

Nur unter bestimmten Bedingungen wie Hyperkaliämie, **vorbestehende** metabolische Azidose oder Intoxikation mit trizyklischen Antidepressiva oder Phenobarbital gilt die Anwendung von Natriumbikarbonat als überwiegend anerkannt. Nach langen (> 10 min) Kreislaufstillstand- und/oder Reanimationszeiten wird Bikarbonat nur als möglicherweise hilfreich eingestuft [7]. Die Dosierung beträgt 1 mmol/kg (ERC: 50 mmol). Obwohl die kardiopulmonale Reanimation mit hypoxischer Laktazidose einhergeht, wird Natriumbikarbonat hier für eine routinemäßige Anwendung nicht empfohlen.

*Atropin*

Die Indikation zur Gabe von Atropin besteht uneingeschränkt bei symptomatischer Sinusbradykardie und wird bei AV-Block auf Knotenebene und bei Asystolie überwiegend anerkannt. Es wird eine Erhöhung der Gesamtdosierung auf 3 mg, entsprechend 0,04 mg/kg empfohlen.

*Magnesium*

Da Magnesiummangel mit kardialen Arrhythmien, Symptomen der Herzinsuffizienz und plötzlichem Herztod assoziiert ist, sollte eine Hypomagnesiämie bei refraktärem und wiederholt auftretendem Kammerflimmern korrigiert werden [21]. Es wird empfohlen, bei allen Patienten mit akutem Myokardinfarkt nach Klinikaufnahme den Magnesiumspiegel zu bestimmen. Bei rekurrentem und refraktärem Kammerflimmern beträgt die empfohlene Dosis 1–2 g Magnesiumsulfat i.v.

*Kalzium*

Nur bei Hyperkaliämie, Hypokalziämie und Intoxikation mit Kalziumantagonisten ist eine Kalziumgabe indiziert. Die Dosierung beträgt für die 10 %ige Kalziumchloridlösung 2–4 mg/kg mit möglichen Wiederholungsgaben in 10minütigen Abständen. Für Kalziumglukonat beträgt die empfohlene Einzeldosierung 5–8 ml. Routinemäßig wird Kalzium für die Reanimation nicht empfohlen.

*Infusionslösungen*

Von glukosehaltigen Lösungen wird unter den Bedingungen der Reanimation wegen eines möglicherweise nachteiligen Hyperglykämieeffekts auf das Gehirn abgeraten.

## Besonderheiten bei der Kinderreanimation

Da bei Kindern ein Herz-Kreislauf-Stillstand ganz überwiegend eine respiratorische Ursache hat, wird hier die früher auch bei Erwachsenen empfohlene Reihenfolge des Vorgehens bei Auffinden einer nicht ansprechbaren Person beibehalten. Das bedeutet, daß zuerst die Basisdiagnostik und gegebenenfalls Basistherapie über einen Zeitraum von einer Minute noch vor Alarmierung des Rettungsdiensts erfolgen soll.

Da gegenüber Erwachsenen höhere Atemfrequenzen und geringere Atemzugvolumina physiologisch sind, bleibt die empfohlene Beatmungszeitdauer unverändert bei 1–1,5 s bestehen.

Eine Defibrillation sollte mit einer initialen Energie von 2 J/kg durchgeführt werden. Bei wiederholten Defibrillationsversuchen sollten 4 J/kg angewendet werden.

Die intraossäre Medikamentengabe wird als gute Alternative bei nur verzögert möglicher, venöser Applikation empfohlen [8]. Obwohl es auch hier Hinweise auf die Notwendigkeit erhöhter Dosierungen gibt, gilt derzeit die Empfehlung einer der intravenösen Gabe entsprechenden Dosierung.

Die Adrenalinerstdosis beträgt weiterhin 0,01 mg/kg i.v. Da es bei Kindern jedoch Hinweise für ein verbessertes Outcome nach hochdosierter Adrenalingabe gibt, werden Wiederholungsdosierungen von 0,1–0,2 mg/kg nach 3–5 min als wahrscheinlich effektiv eingestuft [9].

Reagiert ein Kind nicht auf die üblichen Maßnahmen zur Wiederbelebung, wird zum Ausschluß einer Hypovolämie die Bolusgabe von 0,9 %iger NaCl-Lösung, Ringerlaktatlösung oder von 5 %iger Albuminlösung empfohlen.

Bei Neugeborenen mit einer Herzschlagfrequenz von unter 60/min sollte eine Herzdruckmassage durchgeführt werden.

## Literatur


1. Aitkenhead AR (1991) Drug administration during CPR: what route? Resuscitation 22:191-195
2. Cohen TJ, Tucker KJ, Lurie KG, Redberg RF, Dutton JP, Dwyer KA, Schwab TM, Chin MC, Gelb AM, Scheinman MM, Schiller NB, Callaham ML (1992) Active compression decompression. A new method of cardiopulmonary resuscitation. JAMA 267:2916-2923
3. Dalzell GW, Cunningham SR, Anderson J, Adgey AA (1989) Initial experience with a microprocessor controlled current-based defibrillator. Br Heart J 61:502-505
4. Emergency Cardiac Care Committee and Subcommittees, American Heart Association (1992) Guidelines for cardiopulmonary resuscitation and emergency cardiac care. JAMA 268:2171-2298
5. Emerman CL, Pinchak AC, Hancock D, Hagen JF (1990) The effect of bolus injection on circulation times during cardiac arrest. Am J Emerg Med 8:190-193
6. European Resuscitation Council (1992) Guidelines for basic and advanced life support. Resuscitation 24:103-121
7. Federiuk CS, Sanders AB, Kern KB, Nelson J, Ewy GA (1991) The effect of bicarbonate on resuscitation from cardiac arrest. Ann Emerg Med 20:1173-1177
8. Fiser D (1990) Intraosseous infusion. N Engl J Med 322:1579-1581
9. Goetting MG, Paradis NA (1991) High-dose epinephrine improves outcome from pediatric cardiac arrest. Ann Emerg Med 20:22-26
10. Kerber RE, Grayzel J, Hoyt R, Marcus M, Kennedy J (1981) Transthoracic resistance in human defibrillation: influence of body weight, chest size, serial shocks, paddle size and paddle contact pressure. Circulation 63:676-682
11. Lindner KH, Ahnefeld FW, Prengel AW (1991) Comparison of standard and high-dose adrenaline in the resuscitation of asystole and electromechanical dissociation. Acta Anaesthesiol Scand 35:253-256

12. Lindner KH, Strohmenger HU, Prengel AW, Ensinger H, Goertz A, Weichel T (1992) Hemodynamic and metabolic effects of epinephrine during cardiopulmonary resuscitation in a pig model. Crit Care Med 20:1020-1026
13. Lindner KH, Pfenninger EG, Lurie KG, Schürmann W, Lindner IM, Ahnefeld FW (1993) Effects of active compression decompression resuscitation on myocardial and cerebral blood flow in pigs. Circulation 88:1254-1263
14. MacMahon S, Collins R, Peto R, Koster RW, Yusuf S (1988) Effects of prophylactic lidocaine in suspected acute myocardial infarction: an overview of results from the randomized controlled trials. JAMA 260:1910-1916
15. Mauer D, Schneider T, Diehl P et al. (1994) Erstdefibrillation durch Notärzte oder durch Rettungsassistenten. Eine prospektive, vergleichende Multicenterstudie bei außerklinisch aufgetretenem Kammerflimmern. Anaesthesist 43:36-49
16. Prengel AW, Lindner KH, Ensinger H, Grünert A (1992) Plasma catecholamine concentrations after successful resuscitation in patients. Crit Care Med 20:609-614
17. Prengel AW, Lindner KH, Hähnel JH, Georgieff M (1993) Pharmakokinetics and technique of endotracheal and deep endobronchial lidocaine administration. Anesth Analg 77:985-989
18. Prengel AW, Lindner KH, Georgieff M (1994) Gas exchange during active compression decompression resuscitation (ACD CPR). Crit Care Med 22 [Suppl]:A 138
19. Rudikoff MT, Maughan WL, Effron M, Freund P, Weisfeld ML (1980) Mechanisms of blood flow during cardiopulmonary resuscitation. Circulation 61:345-352
20. Sayah AJ, Peacock WF, Overton DT (1990) End-tidal CO2 measurement in the detection of esophageal intubation during cardiac arrest. Ann Emerg Med 19:857-860
21. Teo KK, Yusuf S, Collins R, Held PH, Peto R (1991) Effects of intravenous magnesium in suspected acute myocardial infarction: overview of randomised trials. BMJ 303:1499-1503
22. Zoll PM, Zoll RH, Falk RH, Clinton JE, Eitel DR, Antman EM (1985) External noninvasive temporary cardiac pacing: clinical trials. Circulation 71:937-944

# Sectio caesarea: Allgemein- vs. Regionalanästhesie

J. B. Brückner

Die Häufigkeit der abdominalen Schnittentbindung hat in den letzten Jahren erheblich zugenommen. 15–20 % der Schwangeren werden inzwischen so entbunden, in Risikozentren liegt der Prozentsatz noch höher. Die mütterliche und die perinatale Mortalität bei Sectio caesarea wurde erheblich gesenkt. Auch der anästhesiologische Anteil an der mütterlichen Mortalität ist in den letzten Jahren zurückgegangen. In einer Reihe zurückliegender Statistiken nimmt jedoch der ursächliche Faktor „Anästhesie" den dritten Platz in der geburtshilflichen Mortalitätsstatistik ein, wobei der ganz überwiegende Teil hier der Allgemeinanästhesie zukommt. Dies und auch eine veränderte Erwartungshaltung der Patientinnen hat dazu beigetragen, daß in England und den USA heute bis zu 75 % der Anästhesien für den Kaiserschnitt regionale Verfahren sind. Andererseits hat auch die Allgemeinnarkose feste Indikationen für diese Operation, so daß die geburtshilfliche Anästhesie stets beide Verfahren vorhalten muß. Unter den regionalen Verfahren hat sich in den letzten Jahren eine deutliche Präferenz für die Epiduralanästhesie herausgebildet. Im folgenden soll zu Vor- und Nachteilen der beiden derzeit häufigsten Verfahren sowie zu anerkannten Standards der Durchführung Stellung genommen werden. Pharmakologische und pathophysiologische Grundlagen, sowie andere Verfahren mit geringerer Häufigkeit (Spinalanästhesie) werden gestreift.

## Epiduralanästhesie zur Kaiserschnittentbindung

### Indikationen

- Die meisten klinischen Indikationen zum Kaiserschnitt,
- Hinweise auf Intubationsschwierigkeiten,
- respiratorische Erkrankungen,
- Diabetes,
- Präeklampsie.

### Kontraindikationen

a) Absolute Kontraindikationen:

- Wunsch der Patientin nach Allgemeinnarkose,
- signifikante Koagulopathien,
- Hautinfektion in der Umgebung der Injektionsstelle,
- allgemeine Sepsis,
- mütterliche Herzerkrankungen (großer Links-rechts-Shunt, fixierter pulmonaler Hypertonus, ausgeprägte Aortenstenose u. a.),
- nicht behandelte Hypovolämie.

b) Relative Kontraindikationen:
- Aspirintherapie,
- neuromuskuläre Erkrankungen wie z. B. multiple Sklerose,
- anatomische Deformitäten oder vorausgegangene Operationen an der lumbalen Wirbelsäule.

**Vorteile**
- Wesentlich geringere Morbidität und Mortalität im Vergleich zur Allgemeinanästhesie,
- Patientin ist wach, erlebt die Entbindung, schneller Kontakt zum Kind, frühes Stillen,
- weniger intraoperative Blutverluste,
- verringertes Risiko einer postoperativen Thrombophlebitis,
- weniger postpartale Depression des Kindes,
- intraoperative Streßminderung.

**Nachteile**
- Nicht geeignet für die Notfallindikation (Ausnahme: bestehender Block mit ausreichender Analgesiehöhe),
- Hypotension und nachfolgende Minderung der Uterusperfusion,
- Komplikationen durch höhere Lokalanästhetikadosen (systemische Toxizität bei versehentlicher intravaskulärer Injektion, hohe Spinalanästhesie),
- intraoperative Probleme durch nicht ausreichende Analgesie, Übelkeit, Unruhe,
- Komplikationen durch versehentliche Durapunktion (hohe Spinalanästhesie, postspinaler Kopfschmerz),
- sehr seltene Komplikationen im postoperativen Verlauf wie epidurales Hämatom, Duraabszeß.

### *Präoperative Laborwerte*

Die notwendigen präoperativen Laborwerte entsprechen denen bei Allgemeinanästhesie (s. unten). Die Interpretation von Gerinnungswerten bei Präeklampsie ist kontrovers. Die Blutungszeit wird neuerdings als schlechter Parameter angesehen, um eine adäquate Hämostase vorauszusagen. Thrombozytenwerte unter 100 000 gelten gewöhnlich als Kontraindikation für eine rückenmarksnahe Regionalanästhesie. Bei Präeklampsie sollte bei einem Thrombozytenwert unter 150 000 eine Testwiederholung stattfinden, um schnell abfallende Werte (HELLP-Syndrom) auszuschließen, was ebenfalls für eine Epiduralanästhesie eine Kontraindikation darstellen würde.

### *Wahl des Lokalanästhetikums*

0,5 %iges Bupivacain ist heute das Medikament der Wahl für die Epiduralanästhesie zum Kaiserschnitt. Die Substanz ist relativ langwirkend mit einer nicht sehr schnellen Anschlagzeit. Die Anschlagzeit kann durch Alkalisierung verkürzt und die Dauer der Wirkung durch Adrenalinzusatz verlängert werden. Wir halten beides in der Routine nicht für notwendig. Wie alle Lokalanästhetika hat Bupivacain bei intravenöser Injektion dosisabhängig erhebliche toxische Nebenwirkungen. Leider ist 2-Chloroprocain in Deutschland nicht zugelassen. Dieses Lokalanästhetikum zeichnet sich durch schnelle Anschlagzeit und kurze Wirkungsdauer bei geringer systemischer Toxizität aus.

*Prävention einer Hypotension*

Schwangere entwickeln durch die Sympatikusblockade leicht eine Hypotension während einer rückenmarksnahen Regionalanästhesie. Auch ist unter einem Block die Gefahr einer aortocavalen Kompression größer. Da jeder Blutdruckabfall die Sauerstoffversorgung des Kindes gefährdet, ist Normotension anzustreben. Methoden zur Vermeidung einer solchen Komplikation sind: Vermeidung von Rückenlagerung und Prähydratation. Wir halten vor jedem Block 500–1 000 ml Elektrolytlösung oder Hydroxyäthylstärke, schnell infundiert, für ausreichend und führen diese Infusion bei Ausbildung des Blocks weiter. Bei Blutdruckabfall nach Einsetzen des Blocks muß mehr gegeben werden. In der Literatur werden routinemäßig 1–2 l Elektrolytlösung oder 1 000 ml Plasmaexpander als Priming empfohlen. Glukoselösungen sind kontraindiziert wegen der Gefahr einer fetalen Hypoglykämie.

Bei Blutdruckabfall während der Ausbildung des Blocks hilft meist auch kurzfristiges Hochlagern der Beine. Ephedrin als Routinetherapie lehnen wir ab, da diese Substanz in den empfohlenen Dosierungen eine langanhaltende Steigerung des peripheren Widerstands erzeugt, trotz günstigem Einfluß auf die Uterusperfusion. Andere vasoaktive Substanzen sind kontraindiziert.

*Monitoring*

EKG, Bludruck und Pulsoxymetrie sowie kindliche Herzfrequenz sollten Standard sein. Das Vorhandensein eines funktionierenden Narkoseapparats und alle notwendigen Möglichkeiten für evtl. Wiederbelebungsmaßnahmen sind ebenfalls Bestandteil der Routine. Während der Operation muß der Anästhesist in der Lage sein, ggf. schnell auf eine Intubationsnarkose überzugehen.

*Aspirationsprophylaxe*

Auch vor einer geplanten Sectio in Regionalanästhesie sollte die Patientin mindestens 8 h nüchtern sein. Wenn bei nicht ausreichender Analgesie oder aus anderen Gründen (operative Komplikationen) während der Operation auf eine Allgemeinanästhesie übergegangen werden muß, besteht akute Aspirationsgefahr. Deshalb empfehlen viele Autoren auch bei jeder Kaiserschnittentbindung in Regionalanästhesie die übliche präoperative medikamentöse Antazidatherapie (s. unten).

*Durchführung der Epiduralanästhesie*

Nach Flüssigkeitspriming, ggf. Aspirationsprophylaxe, Hautquaddel, punktieren wir in Höhe L2/3 medial mit einer Tuohy-Nadel Nr. 17 nach der Widerstandsverlusttechnik. Ein absolut steriles Vorgehen ist notwendig. Tuohy-Kanülen unterschiedlicher Länge sollten zur Verfügung stehen, um auch bei der adipösen Patientin den Epiduralraum erreichen zu können. Nach Lokalisation des Epiduralraums und negativem Aspirationsversuch (Blut ?, Liquor ?) wird eine Testdosis von 3 ml 0,5 % Bupivacain gegeben und 3–4 min abgewartet, ob Zeichen einer intrathekalen Wirkung (schnelle Ausbreitung eines Blocks) oder Zeichen einer intravaskulären Injektion auftreten. Dann wird ein Katheter nach kranial in den Epiduralraum eingelegt. Besteht Verdacht auf Duraperforation oder Verletzung eine Blutgefäßes, wird abgebrochen und ein Segment tiefer erneut punktiert. Vor jeder erneuten Injektion des Lokalanästhetikums muß durch den Katheter geprüft werden, ob sich Blut oder Liquor aspirieren lassen. Der Katheter wird an der Haut sicher fixiert und über die Schulter nach oben geleitet. In Abständen von anfangs 3–4 min, nach Ausbildung des Blocks in längeren Abständen, werden 3–5 ml Bupivacain 0,5 % nachinjiziert, bis zu einer ausreichenden Blockhöhe. Während dieser Zeit empfiehlt sich ein Wechsel der Seitenlagerung rechts/links. Eine Voraussage der erforderlichen Bupivacainmenge ist schwierig, weder Größe noch Gewicht der Patientin geben verläßliche Hinweise. Die durchschnittlichen Dosen schwanken zwischen 20–30 ml, im Ausnahmefall bis 40 ml. Die Technik kleinerer Einzeldosen ist sicherer im Vergleich zur Bolusinjektion größerer Bupivacainmengen. Eine intrathekale Injektion kann mit dieser Technik schnell erkannt werden, wobei die verwendeten Dosen keine totale Spinalanästhesie erzeugen können. Die Patientin sollte erst zur Operation gelagert werden, wenn der Block eine befriedigende Ausprägung hat. Wir injizieren 0,01–0,03 mg Fentanyl epidural ca. 10 min vor Operationsbeginn. Die Blockhöhe wird entweder durch Schmerz- oder Kältereiz bestimmt. Wichtig sind eine ruhige Umgebung und das Vermeiden von Hektik und Eile. Dazu gehört auch, daß man den anwesenden Kindsvater oder andere Angehörige für die Vornahme der Epiduralpunktion und das Legen des Katheters zum Kaffeetrinken rausschickt. Punktion, Legen des Katheters und Injektion des Lokalanästhetikums müssen in der Wehenpause erfolgen. Während der Operation sollte der Anästhesist mit der Patientin sprechen, den Grad der Analgesie häufig abfragen, sie über die Operation informieren. Wir geben oft bis zur Entwicklung des Kindes etwas Sauerstoff per Maske. Ist die Patientin intraoperativ sehr aufgeregt oder unruhig, können 2–3 mg Midazolam i.v. helfen. Da diese Substanz oft eine retrograde Amnesie erzeugt, sollte dies nicht Routine sein. Der Katheter wird bei uns nach dem Ende der Operation und einer epiduralen Injektion von 1–3 mg Morphin entfernt. Die dann noch bestehende Blockhöhe (sensorisch und motorisch) ist zu dokumentieren. In der postoperativen Phase muß das Abklingen des Blocks sorgfältig registriert werden. Wichtig ist auch, in den folgenden Tagen Kontakt zur Patientin zu halten, um z. B. das Auftreten von postspinalem Kopfschmerz frühzeitig erkennen und behandeln zu können.

*Höhe des Blocks*

Der Block sollte bis zu T 4 reichen, um auch sensorische Fasern, die den Splanchnikus versorgen, zu erreichen. Eine geringere Blockhöhe ist meist mit unangenehmen Sensationen für die Patientin bei der Entwicklung des Kindes verbunden. Schmerzen aus dem Bereich des Zwerchfells sind bei einer Blockhöhe von T 4 nicht ausreichend blockiert. Während der Operation sollten sich deshalb Blut und Fruchtwasser nicht in Zwerchfellhöhe ansammeln. Angaben der Patientin über Schmerzen im Bereich des Brustkorbes oder der Schulter können Hinweis hierauf sein.

*Inadäquate intraoperative Analgesie*

Lachgas/Sauerstoff ($F_IO_2$:0,5) per Maske, bis zu 0,05 mg epidurales Fentanyl oder 0,001 mg/kg Fentanyl i.v., diese Dosis führt noch nicht zu einer neonatalen Depression, sind in einer solchen, für alle Beteiligten stressigen Situation oft hilfreich. Als Ultima ratio bleibt letztlich die schnelle Einleitung einer Intubationsnarkose.

### *Kopfschmerz nach Durapunktion*

Auch bei erfahrenen Anästhesisten findet eine akzidentelle Durapunktion in 1–2 % statt. Nach einem solchen Ereignis mit einer 17 G Nadel kommt es in bis zu 80 % zu Kopfschmerz; wird dagegen in einem benachbarten Zwischenwirbelraum eine Epiduralanästhesie nachfolgend durchgeführt, so reduziert sich die Häufigkeit von postspinalem Kopfschmerz auf ca 50 %. Eine Instillation von Elektrolytlösungen oder ein prophylaktischer Blutpatch wurden diskutiert, ohne daß die erhaltenen Ergebnisse eine generelle Empfehlung rechtfertigen. Diffentialdiagnostisch sind zu diskutieren: Sinusitis frontalis, Thrombose der kortikalen Venen, subdurales Hämatom.

Die als prophylaktische Maßnahmen zur Vermeidung des Auftretens von Kopfschmerz diskutierten Maßnahmen: Bettruhe und verstärkte orale Flüssigkeitszufuhr haben sich als nicht erfolgreich bzgl. der Verhinderung dieser Komplikation erwiesen und sollten nicht mehr angewendet werden. Folgende therapeutische Möglichkeiten werden diskutiert:
a) Bettruhe für 24 h nach Auftreten von Kopfschmerz, meist kombiniert mit konventionellen Analgetika;
b) Koffein 500 mg i.v. oder Koffein 300 mg p.o. Eine ähnlich hohe Erfolgrsrate (30–40 %) wird auch Theophyllin (300 mg p.o.) zugeschrieben.
c) Ein epiduraler Blutpatch sollte erst dann vorgenommen werden, wenn die erstgenannten Maßnahmen ohne Erfolg bleiben und der Kopfschmerz ein erhebliches Ausmaß erreicht. 15–20 ml autologes Blut werden unter steriler Technik in den Epiduralraum entweder in Höhe der Durapunktion oder ein Segment tiefer eingebracht. Voraussetzungen sind: normales Gerinnungsprofil, keine septischen Erkrankungen oder Infektionen im Bereich der Punktionsstelle. Bei septischen Patienten werden ersatzweise 20–30 ml Dextran 40 empfohlen. Die in der Literatur angegebene Erfolgsrate des epiduralen Blutpatch liegt zwischen 90–100 %.

### *Epidurale Opiate*

Die epidurale Gabe von Opioiden kann sowohl intra- als auch postoperativ zur Verbesserung der Analgesie eingesetzt werden. Diese Maßnahme verkürzt auch die Anschlagzeit des Lokalanästhetikums. Epidurale Opioide blockieren sowohl die Schmerzrezeptoren im Spinalbereich und wirken z. T. systemisch mit Plasmakonzentrationen unterhalb des normalen therapeutischen Bereichs, ohne negative Effekte auf den postpartalen Zustand des Neugeborenen bis zu einer Gesamtdosis von 0,1 mg Fentanyl. Für einen optimalen Effekt bietet sich die Kombination von Fentanyl (0,05 mg) oder Sufentanyl (0,025 mg) mit Morphin (2–3 mg) für die postoperative Phase an. Die Fentanylwirkung kann bis zu 2 h, die Morphinwirkung bis zu 10 h anhalten. Als Nebenwirkungen des epiduralen Morphins werden Pruritus, Nausea, Erbrechen und potentiell auch respiratorische Depression beschrieben.

In den letzten Jahren werden mit gleicher Indikation auch $\alpha_2$-Agonisten eingesetzt. Clonidin in epiduraler Dosis von 0,3–0,8 mg kann eine gute postoperative Analgesie erzeugen und die Wirkung des Bupivacains verlängern.

### *Epidural- vs. Spinalanästhesie*

Hypotension tritt während einer Epiduralanästhesie verzögert auf und kann leichter behandelt werden. Während der Entwicklung einer Spinalanästhesie können besonders bei der Schwangeren erhebliche Blutdruckabfälle infolge der schnellen

Ausbreitung des Blocks, oft kombiniert mit aortocavaler Kompression, auftreten und über eine Minderung der Uterusdurchblutung die Sauerstoffversorgung des Kindes gefährden. Die schnelle Ausbildung des Blocks bei Spinalanästhesie und bessere Möglichkeiten höhere Segmente zu erreichen, bringen Vorteile, wenn der operative Eingriff dringlich ist. Im Gegensatz zur Epiduralanästhesie hat jede Spinalanästhesie für die Patientin das Risiko postspinaler Kopfschmerzen. Dieses Risiko kann allerdings durch Verwendung von Punktionskanülen mit kleinem Durchmesser (22–27 G), speziellem Design der Nadelspitze (Whitacre, Sprotte), durch vertikale Insertion des Nadelbewels durch die Dura und schräger Führung der Nadel erheblich vermindert werden. Eine kontinuierliche Katheterepiduralanästhesie ermöglicht bessere postoperative Schmerzbehandlung, insbesondere wenn die Patientin früh mit den Stillen beginnen will. Die Gefahr toxischer Allgemeinreaktionen durch versehentliche intravaskuläre Injektion des Lokalanästhetikums ist ein Nachteil der epiduralen Blockade. Die Spinalanästhesie ist mit einer geringeren Häufigkeit an einer nicht ausreichenden intraoperativen Analgesie bevorzugt.

## Allgemeinanästhesie zur Kaiserschnittentbindung

### Indikationen

- Akute kindliche Asphyxie (plötzliche erhebliche Verschlechterung oder Sistieren der kindlichen Herzaktion),
- relative oder absolute Kontraindikationen für eine rückenmarksnahe Regionalanästhesie: starke Hämorrhagie, mütterliche Herzerkrankung (großer Links-rechts-Shunt, fixierter pulmonaler Hochdruck, erhebliche Aortenstenose, Koagulopathie, Sepsis, Hautinfektionen im lumbosakralen Bereich),
- Ablehnung einer Regionalanästhesie durch die Mutter,
- bestehende Regionalanästhesie nicht ausreichend,
- Ausbildungsprobleme von operativer Seite.

### Kontraindikationen

- Bekannte oder zu erwartende Intubationsschwierigkeiten,
- maligne Hyperthermie in der Anamnese,
- Wunsch der Patientin nach regionaler Technik (relative Kontraindikation),
- Diabetes, Präeklampsie, pulmonale Erkrankungen (relative Kontraindikation).

### Vorteile

- Schnelligkeit der Einleitung (Notfalleingriffe),
- Hypotension selten, bessere kardiovaskuläre Stabilität,
- bessere Kontrolle von Luftweg und Ventilation,
- bei Wunsch der Patientin, während des Eingriffs zu schlafen,
- bei absoluten oder relativen Kontraindikationen der Regionalanästhesie (neurologische Erkrankungen, Nucleus-pulposus-Hernie, Voroperationen im Bereich der lumbalen Wirbelsäule, Infektionen, Koagulopathien).

### Nachteile

- Schwierigkeiten der Luftwegssicherung (Aspiration von Magensaft, Trauma, Intubationsschwierigkeiten, Fehler im Narkoseapparat),
- stärkere Belastung des Kindes durch diaplazentaren Anästhetikaübertritt,
- psychologische Wirkungen auf die Mutter (Streß, fehlendes Geburtserlebnis),
- pharmakodynamische Nebenwirkungen der Anästhesie: intraoperative Wachheitszustände, Blutdruckanstiege nach der Intubation, Nebenwirkungen der

Intubation, Anstieg des intrakraniellen Drucks nach der Intubation, Hyperkaliämie nach Succinylcholin, Wechselwirkungen von Pharmaka (z.B. Opiate/ Midazolam, Inhalationsanästhetika/Muskelrelaxanzien), Beeinflussung des Uterustonus durch Inhalationsanästhetika (erhöhter intra- und postoperativer Blutverlust, höhere Oxytozindosen), unerwünschte Wechselwirkungen bei mütterlicher Pathologie (Diabetes, Gestose, zerebrale Angiome, Herzfehler),
- bei flacher Narkose Minderung der Uterusdurchblutung durch Katecholaminausschüttung,
- bei längerer Operationsdauer (Resectio) bis zur Entwicklung des Kindes zunehmender Einfluß der verwendeten Inhalationsanästhetika auf den unmittelbaren postpartalen Zustand des Kindes.

*Sicherung des Luftwegs*

Erhöhte Aspirationsgefahr und verminderte Toleranz gegenüber Hypoxie und Hyperkapnie (ab 2. Trimenon bis 2 Tage post partum) fordern: **Keine Allgemeinnarkose bei der Schwangeren ohne Intubation** und kontrollierter intraoperativer Beatmung.

Eine präoperative Evaluation der Patientin ist absolut notwendig. Intubationsschwierigkeiten treten gehäuft bei anatomischen Veränderungen, Adipositas, Schwangerschaftshochdruck und Gestose sowie bei unerfahrenem Personal auf. Die Kaiserschnittfrequenz bei Präeklampsie und Adipositas ist höher. Bei beiden Gruppen von Patientinnen ist die Wahrscheinlichkeit von Intubationsschwierigkeiten doppelt so hoch, wie in der normalen Population. Patientinnen mit Präeklampsie haben oft auch erhebliche Ödeme der pharyngealen Schleimhäute und eine erhöhte Inzidenz zu Schleimhautverletzungen mit Blutungen unter der Intubation.

Die Inspektion von Hals und Gesicht, des Oropharynx (Mallampati-Score) ist ein essentieller Bestandteil der präanästhetischen Untersuchung. Bei voraussehbarer schwieriger Intubation und fehlender Dringlichkeit des Eingriffs müssen Alternativen der Betäubung (Regionalanästhesie) und der Intubation (fiberoptisches Verfahren, wache Intubation) diskutiert werden. Auch bei fehlenden Hinweisen auf eine mögliche Intubationsschwierigkeit kann es zu einem solchen Zwischenfall kommen.

Jeder Verdacht auf eine drohende Intubationsschwierigkeit ist eine Kontraindikation für die übliche Anästhesieeinleitung mit Crush-Intubation!

Eine Intubation bei der Schwangeren ist kein Feld für den unerfahrenen Anästhesisten!

Jeder der eine Intubation beim Kaiserschnitt vornimmt, muß Strategien für die effektive Überwindung einer Intubationsschwierigkeit bzw. -unmöglichkeit bereit haben. Technische Probleme (Fehlfunktionen im Narkoseapparat, zu großer Tubus, Versagen der Laryngoskoplampe etc.) können bei der Schwangeren ebenfalls schnell eine akut lebensbedrohende Situation erzeugen.

*Aspirationsprophylaxe*

Eine längerdauernde präoperative Nüchternheit der Patientin ist kein Schutz vor einer Aspiration von Magensaft während einer Anästhesie. Erhöhtes intragastrales Volumen, verminderter Tonus des unteren Ösophagussphinkters, erhöhter intragastraler Druck (durch den schwangeren Uterus, durch äußere und innere operative Maßnahmen (Kristellern, Nachtastung bei festsitzender oder inkompletter Plazenta) und eine erheblich verzögerte Magenentleerung erzeugen bei der Schwangeren ab 2. Trimenon ideale Bedingungen für Regurgitation und Aspiration.

Mit Beginn der Wehentätigkeit sollte die Gebärende nicht mehr essen. Bezüglich der Zufuhr von Flüssigkeit bei der geplanten vaginalen Entbindung setzt sich in den letzten Jahren eine pragmatischere Lösung durch. Die Schwangere sollte aber eher Fruchtsäfte (höherer pH) als Wasser trinken. Bei geplanter Sectio ist eine 8stündige Nahrungs- und Flüssigkeitskarenz aber immer noch bindend zu empfehlen.

Die beste Aspirationsprophylaxe ist eine schnelle und ohne Komplikationen durchgeführte Intubation der Trachea. Eine Aspiration kann auch nach der Extubation auftreten. Deshalb nur extubieren, wenn die Wirkungen von Anästhetika und Muskelrelaxanzien sicher abgeklungen sind und bei der Patientin das Wiederauftreten der Schutzreflexe beobachtet werden kann.

Eine Magensonde kann die Aspirationsgefahr nicht senken. Das für die Patientin sehr unangenehme Verfahren der wachen Einbringung einer Magensonde sollte nicht mehr zum Arsenal einer modernen geburtshilflichen Anästhesie zählen.

Intragastrales Volumen und Azidität des Magensafts können präoperativ durch Pharmaka vermindert werden. Zur Verfügung stehen folgende Medikamente:

**a) Antazida**

Die orale Gabe von 15–30 ml 0,3molarer Natriumcitratlösung kann für 15–30 min den pH des Magensafts von < 2,5 auf ca. 6,0 anheben, ohne daß dies zu einer signifikanten Erhöhung des intragastralen Volumens führt. Partikuläre Antazida sind kontraindiziert.

**b) $H_2$-Blocker**

Viele Autoren empfehlen zusätzlich die parenterale präoperative Gabe von Histaminrezeptorantagonisten wie Ranitidin und Cimetidin. Eine orale Gabe dieser Medikamente erzeugt einen signifikanten Effekt auf eine Anhebung des pH im Magensaft erst nach ca. 2 h. Bei parenteraler Applikation müssen 30 (i.v.-Injektion) bis 60 min (i.m.) für das Erreichen eines ausreichenden Effekts eingerechnet werden. Da die Wirkungsdauer im Vergleich zu oralen Antazida wesentlich länger ist, wird die Kombination der beiden Verfahren oft empfohlen. Für den geplanten Kaiserschnitt ist das „Doppeldosisverfahren" (s. unten) ausreichend, um intragastrales Volumen zu senken und den pH zu erhöhen.

**c) Metoclopramid**

Die Substanz erhöhte den Tonus des unteren Ösophagussphinkters, vermindert das intragastrale Volumen und wirkt antiemetisch. Ein Effekt auf den intragastralen pH ist nicht vorhanden. Die Substanz kann deshalb deletäre Folgen einer Aspiration von Magensaft nicht verhindern.

**d) Protonenpumpenblocker**

Substanzen wie Omeprazol können sowohl das intragastrale Volumen als auch die Azidität des Magensafts reduzieren. Ausreichende Erfahrungen mit diesem Therapieprinzip liegen noch nicht vor.

Für eine präoperative medikamentöse Aspirationsprophylaxe sollen folgende Empfehlungen gegeben werden:

- elektiver Eingriff: 2 Dosen von Ranitidin (150 mg p.o., 50 mg i.m.) oder Cimetidin (400 mg p.o. und 200 mg i.m.) 6–8 h vor Anästhesiebeginn. Alternativ bei geplanten Eingriffen am Morgen: Ranitidin 150 mg oder Cimetidin 400 mg p.o. am Vortag 22.00 Uhr; Ranitidin 50 mg oder Cimetidin 200 mg i.v. 60 min vor Anästhesiebeginn;

- dringender Eingriff (30–60 min Zeit zur Verfügung): Metoclopramid 10 mg i.v.; 0,3 M Natriumcitrat 30 ml ca 10 min vor Anästhesiebeginn, Ranitidin 50 mg i.v. oder Cimetidin 200 mg i.v. 30–60 min vor Anästhesiebeginn;
- Noteingriff: 30 ml 0,3 M Natriumcitrat p.o. vor Lagerung der Patientin auf den Operationstisch.

*Präoperative Laborwerte*

Hämoglobinwert, Kreatinin und Blutgruppe sowie der Gerinnungsstatus der Patientin sollten präoperativ bekannt sein. Bei allen Patientinnen mit gestörter Lungenfunktion (z.B. schwere Präeklampsie) ist eine präoperative Blutgasanalyse empfehlenswert.

*Monitoring*

EKG, Blutdruck unblutig, Kapnometrie, Pulsoxymetrie.
Wünschenswert: kindliche Herzfrequenz bis zur Einleitung der Anästhesie; Monitoring der neuromuskulären Übertragung bei der Mutter.

*Kreislauf*

Blutdruck und Herzfrequenz sollten in 5minütigen Abständen, bei Verdacht auf aortocavales Kompressionssyndrom häufiger gemessen werden.

Mindestens ein großlumiger venöser Zugang (18 G oder >) muß vorhanden sein. Vorsicht bei laufenden Infusionen aus geburtshilflicher Indikation ist geboten (β-Stimulanzien).

Wünschenswert sind bei elektiven Eingriffen präoperativ 2 gekreuzte Konserven (Ery-Konzentrate und FFP). Bei Notfallsituationen ist naturgemäß von dieser Forderung abzuweichen. Kommt es zu größeren intraoperativen Blutverlusten, muß sichergestellt sein, daß eine schnelle Bereitstellung möglichst gruppengleichen Blutes erfolgen kann.

*Präoxygenierung*

Die Schwangere toleriert schlecht Hypoxie und Hyperkapnie. Die Ursachen liegen in dem erhöhten Sauerstoffbedarf, der Ausbildung von Shuntvorgängen in der Lunge infolge der Abnahme der funktionellen Residualkapazität und Veränderungen des Verschlußvolumens (Lagerung, Anästhetikawirkungen, alte Erstgebärende, Raucherinnen), sowie Reduktionen des Herzzeitvolumens bei aortocavaler Kompression in Rückenlage. Eine Schwangere zeigt während einer einminütigen Apnoe einen $p_aO_2$-Abfall, der um 100 mm Hg größer ist als bei der Nichtschwangeren. Da bis zur Intubation eine Maskenbeatmung kontraindiziert ist, muß vor einer Intubation immer einer Präoxygenierung erfolgen.

Zwei Methoden stehen für die Präoxygenierung zur Verfügung:

a) im Notfall: 4 maximal tiefe Atemzüge mit 100 % Sauerstoff und gutem Maskenschluß,
b) Routine: 3 min Normoventilation mit 100 % $O_2$ per Maske.

*Lagerung*

Die Lagerung auf dem Operationstisch sollte so sein, daß eine aortacavale Kompression verhindert wird. Routinemäßig ist dies mit einer 15° Linksseitenlagerung erreichbar. Reicht der 15° Tilt nicht aus, muß die Linksseitenlagerung verstärkt, der Uterus ggf. mechanisch verdängt werden und/oder eine Behandlung des aortocavalen Syndroms stattfinden (Beine hochlagern, Volumenzufuhr, keine intravenösen Kreislaufmittel außer ggf. Ephedrin).

*Einleitung der Anästhesie*

Eine präanästhetische Gabe von Anticholinergika vor einer Allgemeinanästhesie in der Geburtshilfe ist unnötig.

Die intravenöse Einleitung der Anästhesie soll erst erfolgen, wenn die operativen Vorbereitungen, inklusive steriler Abdeckung der Patientin abgeschlossen sind. Es ist wichtig, die Patientin im Aufklärungsgespräch darauf hinzuweisen. Der Hautschnitt soll unmittelbar nach der Intubation und Sicherung der Tubuslage erfolgen.

Thiopental (3,5–4,0 mg/kg aktuelles Gewicht) ist das Mittel der Wahl zur Einleitung einer Kaiserschnittnarkose. Die Substanz passiert die Plazenta innerhalb von 45 s nach der mütterlichen i.v.-Injektion. Die maximalen kindlichen Blutkonzentrationen werden 1,5–3,0 min nach der Injektion erreicht. Besonderheiten des kindlichen Kreislaufs verhindern allerdings eine dosisangepaßte zerebrale Wirkung: Bis zu 4,0 mg/kg Thiopental werden nur geringe fetale zerebrale Barbituratkonzentrationen erreicht. Oberhalb einer Thiopentaldosis von 7,0 mg/kg sind erniedrigte Apgar-Werte in der Literatur beschrieben.

Klinische Erfahrungen mit Ketamin (1,0 mg/kg), Etomidate (0,3 mg/kg), Methohexital (1 mg/kg), Midazolam (0,2–0,3 mg/kg) und Propofol (2,0–3,0 mg/kg) zeigen keine Vorteile für Mutter und Kind, dagegen eine Reihe von Nachteilen gegenüber Thiopental. Zu den Nachteilen sind zu nennen: Schmerzen bei der Injektion (Propofol, Etomidate), Hypertension, Steigerung des Uterustonus und Auftreten unangenehmer Träume intra- und postoperativ (Ketamin), Hypotension (Propofol), niedrigere Apgar-Werte (Methohexital, Propofol, Midazolam), mögliche neonatale Minderung der NNR-Funktion (Etomidate), höhere Kosten (Midazolam, Propofol), Wechselwirkungen mit Opiaten (Midazolam).

*Intubation*

Nach Präoxygenierung keine Maskenbeatmung, schnelle intravenöse Einleitung, Relaxierung mittels Succinylcholin (Scc) und zügige Intubation unter Druck auf das Krikoid (Sellick-Handgriff).

*Muskelrelaxanzien*

Alle Muskelrelaxanzien passieren die Plazentarschranke. Durch den hohen Ionisierungsgrad und die geringe Lipidlöslichkeit wird die Transferrate jedoch im Vergleich zu Anästhetika limitiert. Nur bei extremen Dosierungen und seltener pathologischer Prädisposition (atypische kindliche Pseudocholinesterase) können postpartale kindliche Depressionen beobachtet werden.

Aspirationsgefahr und schnelle Anschlagzeit machen Succinylbischolin (1,0–1,5 mg/kg) bei der Allgemeinanästhesie in der Geburtshilfe zum Intubationsrelaxans der Wahl. Die Anschlagzeit beträgt ca. 40 s. Der Abbau des Scc ist trotz erniedrigtem Pseudocholinesterasespiegels bei der Schwangeren (Ursache: Hämodilution) normalerweise nicht verlängert. Kommt es zu einer untypischen Verlängerung der Scc-Wirkung, muß vom Vorhandensein homozygoter Pseucholinesterase ausgegangen werden. Wir bevorzugen eine Dosis von 1,0 mg/kg. Höhere Scc-Dosen verlängern bei Intubationsunmöglichkeit die für die Mutter meist lebensrettende Zeit bis zum Wiederauftreten der Spontanatmung. Eine Präkurarisierung vermindert die bei der Schwangeren ohnehin geringere Häufigkeit von postoperativen Muskelschmerzen nach Scc nicht. Die Dauer der Scc-Wirkung wird jedoch um ca. 2 min verlängert.

Für eine notwendige Muskelerschlaffung nach der Intubation sind nichtdepolarisierende Muskelrelaxanzien in niedriger Dosierung üblich. Wir haben gute Erfahrungen mit Alcuronium in einer Dosis unterhalb der ED95-Dosis. Vecuronium und Atracurium werden in anderen Institutionen mit Erfolg angewendet. Ein kompetitiver Blocker sollte erst dann gegeben werden, wenn deutliche Hinweise auf Abklingen der Scc-Wirkung vorhanden sind.

In Zukunft werden möglicherweise kurzwirkende kompetitive Blocker wie z. B. das Mivacurium einen Platz in der geburtshilflichen Anästhesie erhalten.

Steht die Patientin unter einer Magnesiumtherapie, kommt es zu einer erheblichen Verlängerung der neuromuskulären Blockade durch Muskelrelaxanzien (sowohl Scc als auch kompetitive Blocker). Dosisreduktion und Monitoring der neuromuskulären Übertragung sind hier dringend zu empfehlen.

*Unterhaltung der Anästhesie*

Bis zur Entwicklung des Kindes: $N_2O$ / $O_2$ $F_IO_2$ 0,3–0,5, Frischgasfluß 6 l, in der UD: $F_IO_2$ 0,5 plus volatiles Anästhetikum (wir bevorzugen Isofluran): MAC ($O_2$) 0,5–0,7. Eine exspiratorische Isoflurankonzentration von 0,5 Vol% entspricht unter Berücksichtigung der durch die Gravidität verursachten MAC-Minderung von 40 % und der entsprechenden MAC-Reduzierung durch $N_2O$ einem MAC-Wert von ca. 2. Es ist abzusehen, daß in einigen Jahren Desflurane, wegen seiner geringen Blutlöslichkeit das Isofluran auch in der geburtshilflichen Anästhesie ablösen wird.

Das Inhalationsanästhetikum vermindert das Auftreten von Wachheitszuständen, erlaubt die Anwendung höherer $F_IO_2$-Konzentrationen, kann den uterinen Flow verbessern und bedingt im Normalfall keine erhöhte Blutungsneigung oder schlechtere Apgar-Werte (bei ID-Intervalls unter 10–15 min).

Durch die Verminderung von Totraum und FRC während der Schwangerschaft erfolgt die Anflutung aller Inhalationsanästhetika beschleunigt.

Eine Erhöhung der $F_IO_2$ über 0,5 kann im Normalfall keine Verbesserung der Sauerstoffversorgung von Mutter und Kind erzeugen, vergrößert aber die Inzidenz intraoperativer Wachheitszustände. Anders ist die Situation beim Kaiserschnitt aus reiner Notfallindikation, hier kann eine $F_IO_2$ von 1,0 die fetale Oxygenierung signifikant verbessern.

Eine starke Hyperventilation der Mutter führt zu einer Sauerstoffminderversorgung des Kindes. Ursächlich sind die durch die Hyperventilation verursachte Minderung der Uterusdurchblutung und eine durch Linksverschiebung der mütterlichen Sauerstoffbindungskurve verursachte Erschwerung des plazentaren Sauerstoffranfers. Der Anästhesist sollte deshalb einen mütterlichen $p_aCO_2$ von 20 mm Hg nicht wesentlich unterschreiten.

Nach Entwicklung des Kindes: Reduzierung des Frischgasflusses des $N_2O/O_2$-Gemisches auf 3 l/min, $F_IO_2$: 0,3. Abstellen des Inhalationsanästhetikums, intravenöse Opiatgaben (wir bevorzugen Piritramid 15,0–22,5 mg). In der Literatur wird zur Erreichung einer zusätzlichen Amnesie die Gabe von 1–2 mg Midazolam i.v. empfohlen.

Extubation erst bei sicherer Rückkehr der neuromuskulären Übertragung bei der wachen und voll reaktiven Patientin. Für 12–24 h postoperative Intensivüberwachung.

*Dauer der Anästhesie bis zur Entwicklung des Kindes*

Der diaplanzentare Transfer aller Anästhetika und Schwierigkeiten bei der postpartalen Differentialdiganose zwischen präpartalen Schäden und Anästhetikawirkungen lassen ein kurzes Einleitungsentwicklungsintervall („induction-delivery time ID-interval") wünschenswert erscheinen. Überraschenderweise zeigen Untersuchungen keine sichere Korrelation des postpartalen klinischen und biochemischen Status des Neugeborenen zur Dauer des ID-Intervalls bis zu ca. 10 min. Dauert es länger bis zur Entwicklung des Kindes, werden zunehmend Effekte der verwendeten Inhalationsanästhetika den unmittelbaren postpartalen Zustand des Kindes negativ beeinflussen. Ein verlängertes Zeitintervall (mehr als 3 min) zwischen Beginn der Manipulationen am Uterus (etwa ab Beginn der Abpräparation der Harnblase) bis zur Entwicklung des Kindes („uterine incision-delivery time" oder „UD-interval") kann dagegen den Zustand des Neugeborenen erheblich verschlechtern. Dies hängt wahrscheinlich mit einer massiven Verminderung der uteroplazentaren Durchblutung während der Manipulationen am Uterus zusammen.

*Blutverluste und intraoperativer Volumenersatz*

Durch die schwangerschaftsbedingte Hämodilution toleriert die Patientin intraoperative Blutverluste bis zu 1 500 ml. Bei größeren intraoperativen Blutungen wird Volumenersatz zuerst mit Plasmaexpandern erfolgen. Halogenierte Anästhetika reduzieren dosisabhängig den Uterustonus und erzeugen einen erhöhten intra- und postoperativen Blutverlust. Werden größere intra- und postoperative Blutverluste der Verwendung volatiler Anästhetika zugeordnet, so helfen meistens etwas höhere Oxytocindosen zu besseren Kontraktionen des Uterus. Indikationen zu einer Bluttransfusion sollten neben dem absoluten Blutverlust auch andere Parameter des Sauerstofftransports einschließen. Auch in der postoperativen Therapie wird bei uns eine Indikation zur Bluttransfusion erst unterhalb eines Hb-Wertes von 6, vorausgesetzt es liegen keine weiteren erheblichen Störungen vor, diskutiert.

*Strategien bei Intubationsproblemen*

Eine gute Betreuung während der Schwangerschaft sollte auch Kontakte und Beratungen mit dem Anästhesisten einschließen, um frühzeitig ein bestehendes Anästhesierisiko zu erkennen.

Ein erfahrener Anästhesist muß auch im Nachtdienst schnell verfügbar sein.

Eine Verschiebung der Häufigkeit: „Noteingriff > dringender Eingriff > elektiver Eingriff" ist in gut geführten geburtshilflichen Einrichtungen erreichbar bzw. sollte unbedingt angestrebt werden, weil Komplikationen zur Luftwegssicherung während einer Anästhesie viel häufiger bei eiligen Eingriffen auftreten.

Hat der Anästhesist 30–60 min vor einer Anästhesie die Möglichkeit zur präanästhetischen Untersuchung, können bessere Strategien zur Vermeidung von Intubationsproblemen entworfen werden (Regionalanästhesie, fiberoptische

Intubation, Vorhandensein erfahrenen Personals). Eine sorgfältige präanästhetische Evaluation läßt mögliche Intubationsschwierigkeiten meist prospektiv erkennen. Ist eine Regionalanästhesie nicht möglich, so sollte eine wache Intubation oder eine fiberoptische Intubation die Methode der Wahl sein. Das Vorhandensein von Geräten zur fiberoptischen Intubation und ausreichende Erfahrung des Personals damit umzugehen, sind für die moderne geburtshilfliche Anästhesie eine nicht unbillige Forderung. Die blinde nasotracheale Intubation ist für die Geburtshilfe wenig geeignet, da es oft im Gefolge von Schleimhautverletzungen zu erheblichen Blutungen kommen kann, die dann wieder die Intubation verhindern.

Eine variable Ausrüstung ist von erheblicher Wertigkeit. Laryngoskope mit kürzerem Handgriff sind bei Adipösen, kleinere Tuben bei Präeklampsie unentbehrlich. Ist die Epiglottis gerade noch sichtbar, gelingt es dem Erfahrenen mit einem Führungsstab und etwas abgewinkelter Tubusspitze meist doch zu intubieren.

Ist eine Patientin nicht zu intubieren, sollte eine Apnoezeit nach ausreichender Präoxygenierung von 60 s nicht überschritten werden. Gelingt es in dieser Zeit nicht, den Tubus zu plazieren, gilt der Grundsatz: Ventilation hat Vorrang vor der Aspirationsgefahr, und eine Ventilation per Maske ist indiziert.

Gelingt es, die Patientin per Maske zu ventilieren, kann zusammen mit dem Geburtshelfer überlegt werden, ob man die Patientin aufwachen läßt, um dann den Eingriff in Regionalanästhesie durchzuführen oder um eine fiberoptische Intubation vorzunehmen. Ist der Eingriff dringlich, kann die Anästhesie per Maske oder mit Larynxmaske unter kontinuierlichem Krikoiddruck weitergeführt werden.

Es ist in jedem Falle anzustreben, möglichst bald wieder Spontanatmung zu erreichen. Deshalb empfehlen wir die Succinyldosis von 1,0 mg/kg möglichst nicht zu überschreiten. Eine Wiederholungsgabe von Scc ist kontraindiziert, weil dies die Apnoe nur gefährlich verlängert. Eine möglichst frühzeitige Rückkehr der Spontanatmung ist absolut notwendig, wenn die Patientin sich nicht, oder nur unzureichend mit der Maske ventilieren läßt.

Ist die Patientin nicht mit der Maske zu ventilieren und kommt es nicht zu einer frühzeitigen Rückkehr der Spontanatmung, sind die Chancen zu überleben schlecht. Fiberoptische und blinde Intubationsversuche benötigen Zeit und haben in dieser Situation keine große Erfolgsrate. Retrograde Intubation, Krikoidpunktion mit nachfolgender Jetventilation und Nottracheotomie werden in der Literatur als Ultima ratio diskutiert.

### *Wachheitszustände während der Anästhesie*

Die Notwendigkeit einer „flachen" Anästhesie der Mutter bis zur Entwicklung des Kindes zur Vermeidung einer potentiellen neonatalen Depression ist verbunden mit einer unterschiedlichen Häufigkeit von intraoperativen Wachheitszuständen und postoperativer Erinnerung der Mutter an intraoperative Details. Die Angaben in der Literatur bei einer Kombination von 4 mg/kg Thiopental plus Inhalationsanästhesie (0,7 MAC in 50 % $N_2O$) reichen bis zu 60 %igen Inzidenzangaben für intraoperative Bewegungen der Mutter; Traumerlebnisse werden zwischen 0–25 % der untersuchten Patientinnen angegeben. Bezüglich einer postoperativen Erinnerung an perioperative Einzelheiten schwanken die Angaben zwischen 0–20 %. Es gibt keinerlei Methoden zur präoperativen Erkennung dieser Komplikation. Wachheitszustände bis zur Entwicklung des Kindes lassen sich sicher nur durch höhere Anästhetikadosierungen, die jedoch kindlicherseits kontraindiziert sind, vermeiden. Präoperatives ärztliches Gespräch mit der Mutter über notwendige Dosierungen von Anästhetika und das strikte Vermeiden von lauten Gesprächen und Lärm im Operationssaal sind die effektivsten Methoden zur Vermeidung von postoperativen Beschwerden der Mutter über intraoperative Wachheitszustände.

*Neonatale Effekte einer Allgemeinnarkose*

Im Vergleich zur rückenmarksnahen Regionalanästhesie führt eine Allgemeinanästhesie zu einer geringen Verminderung der postpartalen 1- und 5-min-Apgar-Werte. Weitergehende Tests (z. B. Scanlon-Test) zeigen für die Allgemeinanästhesie bis zu 24 h p.p. schlechtere Werte. Danach sind Unterschiede zu regionalen Verfahren nicht mehr nachweisbar.

## Literatur


1. Beck L, Dick W (Hrsg) (1993) Analgesie und Anästhesie in der Geburtshilfe. 3. Aufl. Thieme, Stuttgart
2. Norris MC (ed) (1993) Obstetric anesthesia. Lippincott, Philadelphia
3. Ostheimer GW (ed) (1992) Manual of obstetric anesthesia. 2. Aufl. Livingstone, Edingburgh-Harlow
4. Shnider SM, Levinson G (eds) (1993) Anesthesia for obstetrics. 3. Aufl. Williams & Wilkins, Baltimore

# Anästhesie bei endokrinen Erkrankungen

U. Börner

Endokrine Erkrankungen können je nach Art und Umfang der Störung auf vielfache Weise mit der anästhesiologischen Tätigkeit interferieren. Es macht Sinn, die diversen endokrinen Regelkreise, ihre Störungen und die möglichen Wechselwirkungen mit Anästhesie und/oder operativem Eingriff systematisch aufzugliedern.

Es ist ein Unterschied, ob die endokrine Erkrankung der Grund für eine Operation ist oder unabhängig davon existiert. Im ersten Fall können wir davon ausgehen, daß der Operateur an der speziellen Pathophysiologie des Patienten sehr interessiert ist, wohingegen im zweiten Fall der Anästhesist häufiger das Hauptinteresse entwickeln dürfte. Ein typisches Beispiel für die erste Kategorie ist der Patient, bei dem die Exstirpation eines Phäochromozytoms geplant ist. Typisch für die zweite Kategorie ist der diabetische Patient, der operiert werden soll. Beide Fächer, Anästhesiologie ebenso wie die jeweilige operative Disziplin, haben im Fall endokriner Erkrankungen engen Kontakt zur Inneren Medizin und evtl. zur Nuklearmedizin (oder sollten diesen Kontakt zumindest in Problemsituationen suchen).

Im folgenden sollen die endokrinen Organe und ihre wichtigsten Störungen in kurzer Form systematisch abgehandelt werden. Die möglichen Zusammenhänge mit operativen Eingriffen und die sich hieraus oder unabhängig von der speziellen Operation aus den Erkrankungen selbst ergebenden Gesichtspunkte für die Anästhesiologie werden für jedes System einzeln besprochen. Der Kohlenhydrat-Stoffwechsel fehlt hier, weil dies eine eigene Kurseinheit erfordert.

## Hypophyse

### *Hypophysenvorderlappen (HVL) bzw. Adenohypophyse*

#### *Pathophysiologie*

Die Hyphophyse, bzw das hypothalamisch-hypophysäre System kann prinzipiell im Sinne einer Über- und einer Unterfunktion verändert sein. Soweit dies auf nachgeordnete Drüsen Einfluß nimmt (Schilddrüse, Nebennierenrinde, Keimdrüsen), erfolgt die Besprechung dort. Häufige Ursache für Funktionsstörungen sind Tumore, weshalb solche Patienten auch gehäuft im neurochirurgischen Krankengut zu finden sind.

Chromophobe Adenome der Hypophyse führen häufig zu Sekretionseinschränkungen bzw. Regulationsstörungen bis hin zur HVL-Insuffizienz. Anästhesiologisch relevante Folgen können die weiter unter besprochene Hypothyreose sowie ein M. Addison sein. In seltenen Fällen, wenn es zu einer massiven oder plötzlichen Größenzunahme (Blutung in den Tumor) von Hypophysentumoren gekommen ist, kann auch ein Diabetes insipidus (s. unten) auftreten. Eosinophile Adenome führen im Kindesalter zu Riesenwuchs und im Erwachsenenalter zu einer Akromegalie. Die seltenen basophilen Adenome führen zu einem zentralen M. Cushing, der weiter unten noch besprochen wird. Solche innersekretorisch aktiven Tumore fallen meist schon auf, bevor die Tumorgröße zu globalen endokrinen Funktionsminderungen geführt hat oder Sehstörungen durch Druck auf die Nn. optici eingetreten sind. Gesichtsfeldausfälle sind bei den oben erwähnten chromophoben Adenomen häufig das erste Symptom. Morphologische Störungen im Bereich zwischen Hypophyse und Hypothalamus (z. B. durch ein Kraniopharyngeom) können ebenfalls zu einer globalen HVL-Insuffizienz, aber auch bei Kindern zum Bild einer Dystrophia adiposogenitalis Fröhlich als einer Form eines partiellen Hypopituitarismus führen.

Seltene Funktionseinschränkungen oder -ausfälle sind der im Kindesalter auftretende hypophysäre Zwergwuchs sowie der akut (als Sheehan-Snydrom) oder chronisch (als Simmonds-Krankheit) auftretende Panhypopituitarismus.

*Anästhesiologische Implikationen*

Die Folgen von Störungen der Schilddrüsen- oder Nebennierenrindenfunktion werden unten besprochen.

Das oben beschriebene Sheehan-Syndrom kann als akutes und globales innersekretorisches Versagen im Zusammenhang mit Geburten, aber auch in Folge von Gerinnungsstörungen, z. B. bei einer Sepsis auftreten. Die Folgen sind Adynamie, Störungen des Wasser- und Elektrolythaushalts, eine Neigung zur Hypotonie bei erschwertem Ansprechen auf patienteneigene und zugeführte Katecholamine und eine gesteigerte Empfindlichkeit bei der Gabe von Anästhetika. Eventuell ist hier in einer Krisensituation die großzügige Gabe von Glucocorticoiden von entscheidender Bedeutung.

Probleme können bei Kindern mit M. Fröhlich ebenso auftreten wie bei jedem Patienten mit einer extremen Fettsucht. Es kommt leichter zu Volumenmangelsituationen, kardiopulmonale Komplikationen treten intra- und postoperativ häufiger auf, und die Pharmakokinetik und -dynamik der zur Anästhesie verwendeten Medikamente ist deutlich verändert.

Patienten mit einer Akromegalie sind mehrfach gefährdet. Zu Beginn der Narkose kann es sehr schwierig sein, eine Intubation aufgrund der Makroglossie durchzuführen. Hier wird oft die primäre fiberoptische Intubation sinnvoll sein. Postoperativ sind die Patienten in der unmittelbaren Phase nach Extubation besonders gefährdet, da Verlegungen der Atemwege leicht eintreten können. Manche Patienten haben schon in der präoperativen Phase des Nachts mit Masken-CPAP geatmet; ein Verfahren, das auch postoperativ nach der Extubation sinnvoll sein kann. Generell gilt: Patienten sollten bei der Extubation sehr wach sein und danach gut überwacht werden. Die Indikation zur Intensivüberwachung ist großzügig zu stellen. Bei extrem erschwerter Intubation sollte die Indikation zur passageren Tracheostomie oder -tomie großzügig gestellt werden. Es ist nicht so sehr das Problem, im OP bei der Narkoseeinleitung unter Ausnutzung aller Hilfsmittel eine Intubation durchzuführen, als vielmehr postoperativ, u. U. nach akzidenteller zu frühzeitiger Extubation, z. B. des Nachts, bei kleinerem Team unter extremer Atemnot des Patienten eine Reintubation ohne nachteilige Folgen durchzuführen.

### *Hypophysenhinterlappen (HHL) bzw. Neurohypophyse*

#### *Pathophysiologie*

Die häufigste Störung der Neurohypophyse ist der zentrale Diabetes insipidus. Er kann auftreten im Gefolge von Tumoren im Bereich der Sella, nach Operationen in diesem Gebiet, nach Schädel-Hirn-Traumen, zusammen mit einem Sheehan-Syndrom (s. oben) bei Infektionen des ZNS oder als Begleitsymptom des Hirntods bei massiver intrakranieller Drucksteigerung. Immer besteht das Problem in einer inadäquaten oder aufgehobenen Inkretion von ADH. Man spricht dann von einem inkompletten oder kompletten Diabetes insipidus. Abnahme der Urinosmolalität, Hämokonzentration, Störungen des Elektrolythaushaltes und extreme Hypovolämie sind die Folgen. Unbehandelt können die Patienten 30 l und mehr pro Tag ausscheiden; eine parenterale suffiziente Substitution ist kaum möglich. Lediglich die Gabe von ADH-Analoga (Desmopressin, Lypressin, Pitressin) verspricht Erfolg. Bei chronischen Zuständen und inkomplettem Diabetes insipidus werden die Patienten oft mit einem Spray zur endonasalen Applikation versorgt.

Eine Rarität ist die gegenteilige Störung, eine exzessiv hohe Abgabe von ADH durch die Neurohypophyse (Schwarz-Bartter-Syndrom). Hier findet sich eine hypertone Hyperhydration kombiniert mit dem Befund eines stark konzentrierten Urins. Oft kommt es zum Hirnödem. Eine effektive medikamentöse Therapie ist unbekannt, die Behandlung also symptomatisch.

#### *Anästhesiologische Implikationen*

Patienten mit bekanntem ADH-Mangel sind in der Regel kein Problem: Sie werden in der für sie üblichen Dosierung endonasal oder parenteral substituiert. Perioperativ werden Urinausscheidung und -osmolalität ebenso wie die Elektrolytkonzentration und Osmolalität im Blut regelmäßig bestimmt. Wo Osmolalitätsmessungen nicht möglich sind, kann das spezifische Gewicht des Urins mit einem Urometer bestimmt werden, während die Osmolalität im Blut nach folgender Formel grob geschätzt werden kann:

$$\text{Serum-Osmolität (mosmol/kg)} = 2 \cdot \text{Na}^+ \text{(mmol/l)} + \text{Glukose(mg/dl)}/18 + \text{Harnstoff(mg/dl)}/6 \qquad (1)$$

Man sollte versuchen, Plasmaosmolalitätswerte von über 290 mosmol/kg durch entsprechende Therapie zu vermeiden. Es dürfen nur isotone Infusionslösungen zur Anwendung kommen; hypertone oder hyperonkotische Lösungen sind zu vermeiden, um eine iatrogene zusätzliche Hämokonzentration zu verhindern.

Bei unbekannten oder bisher unauffälligen Patienten, bei denen es perioperativ zu einer Polyurie kommt, die an einen Diabetes insipidus denken läßt, sollte zuerst eine Hyperglykämie und, durch einmalige Gabe von Furosemid, ein renaler Diabetes insipidus ausgeschlossen werden. Bei Stundenportionen von über 500 ml Urin wäre dann an eine Desmopressingabe zu denken, wobei mit 4 µg s.c. oder als einstündige Infusion begonnen werden sollte.

Es muß daran erinnert werden, daß die schnelle intravenöse Gabe von Vasopressinanaloga wegen der kurzfristig einsetzenden massiven Widerstandserhöhung im großen und kleinen Kreislauf v. a. bei kardial vorgeschädigten Patienten gefährlich ist. (Dies gilt natürlich nicht nur bei ADH-Mangel, sondern auch bei der lokalen Anwendung und bei der Therapie von Ösophagusvarizenblutungen.)

Patienten mit exzessiver ADH-Inkretion bedürfen ebenfalls einer Überwachung der Plasma- und Urinosmolalität. Darüber hinaus ist hier Flüssigkeitsrestriktion bzw. die Steuerung der Infusionmenge über CVP oder PCWP dringend anzuraten.

## Schilddrüse

*Pathophysiologie*

Hypothyreosen sind weit verbreitet. Eine zentrale Ätiologie (Hypothalamus, Hypophyse) ist selten. Häufige Ursachen sind Jodmangel, wobei es hier oft zu einer Hypertrophie des Schilddrüsengewebes (Struma) kommt, sowie meist chronische entzündliche Veränderungen, die in vielen Fällen in einer (Auto-)Immunthyreoiditis (Hashimoto) ihren Anfang nehmen. Letztere Patienten durchlaufen in der Frühphase der Erkrankung auch hyperthyreote Stadien. Eine wichtige Ursache einer Hypothyreose ist auch der Endzustand einer nuklearmedizinischen oder chirurgischen Therapie der Schilddrüse mit unzureichender hormoneller Einstellung durch Nachlässigkeit der Therapeuten oder schlechte Compliance der Patienten.

Die Klinik der Hypothyreose rührt her von einem generellen „Herunterfahren" vieler wichtiger energieliefernder Prozesse. Die Patienten sind bradykard, hypoton, hypotherm und träge in ihren Reaktionen. Sie haben eine rauhe Sprache und sind oft, v.a. im Alter, schwerhörig. Hypothyreote sind obstipiert, adipös, in fortgeschrittenen Stadien findet sich das typische Myxödem. Die Patienten sind sehr kälteempfindlich. Man findet mitunter eine bradykarde Herzinsuffizienz und eine Ventilationsstörung ähnlich der bei den sog. „blue bloatern". Das Labor zeigt häufig hohe Werte für die meisten Proteine und für Hämatokrit. Oft findet sich eine Hypercholesterinämie. Die $T_3$- und die $T_4$-Werte sind erniedrigt, können bei subklinischen Störungen aber noch normal sein; in letzterem Fall ist allerdings ein erhöhter TSH-Wert oft schon hinweisend auf den relativen Hormonmangel. (Ausgenommen sind hier die seltenen zentralen Hypothyreosen, bei denen natürlich niedrige TSH-Werte vorliegen.) Hypothyreote Komata sind wohl beschrieben, sind jedoch eine große Rarität.

Die Therapie der Hypothyreose ist relativ einfach und besteht in der Gabe von $T_4$ und/oder $T_3$ in einer dem individuellen klinischen und Laborwerteverlauf angepaßten Dosierung. Bei Jodmangel kann Jodid alleine oder evtl. in Kombination mit Hormonen zur Anwendung kommen.

Hyperthyreosen kommen hauptsächlich vor als Durchgangsstadien entzündlicher Erkrankungen (s. oben) in der Folge einer globalen Überfunktion der Schilddrüse (M. Basedow), bei einem toxischen Adenom und selten bei zentraler Überstimulation. Auch exzessive Jodzufuhr sowie schwere psychische Erschütterungen können eine Hyperthyreose auslösen bzw. deren Exazerbation, die thyreotoxische Krise, bedingen.

Die Klinik der Hyperthyreose wird geprägt von der übernormalen Steigerung energieliefernder Prozesse. Die Patienten sind tachykard und hyperton; bei wenig erhöhtem peripheren Widerstand handelt es sich um eine hyperzirkulatorische Störung. Die Atemarbeit ist gesteigert bei erhöhtem Sauerstoffverbrauch und vermehrter $CO_2$-Produktion. Hyperthyreote sind nervös und übererregbar. Sie haben oft eine erhöhte Körpertemperatur und ertragen Wärme äußerst schlecht. Eine tachykarde Herzinsuffizienz sollte, besonders dann, wenn es sich um ältere Patienten handelt, immer an eine oligosymptomatische Hyperthyreose denken lassen. Bei den Laborwerten finden sich eher niedrige Proteinkonzentrationen, niedrige Blutfettwerte und mitunter eine leichte Anämie. Im Differentialblutbild sieht man oft eine Eosinophilie. Die $T_3$- und $T_4$-Werte sind oft erhöht, jedoch findet sich in Grenzsituationen mitunter auch nur ein extrem niedriger TSH-Spiegel als Ausdruck einer latenten oder beginnenden Hyperthyreose. (Seltene Fälle zentraler Hyperthyreosen weisen natürlich erhöhte TSH-Spiegel bei erhöhten peripheren Hormonwerten auf.)

Die Therapie der Hyperthyreose besteht je nach Ätiologie und individueller Situation des Patienten in einer medikamentösen thyreostatischen Therapie, in einer Radiojodresektion der Schilddrüse oder (heutzutage eher selten) in einem chirurgischen Vorgehen. In allen Fällen muß rechtzeitig an eine exogene Hormonzufuhr zur Vermeidung einer therapiebedingten Hypothyreose gedacht werden.

Eine thyreotoxische Krise bietet alle für eine Hyperthyreose typischen Symptome in gesteigerter Ausprägung. Die hormonelle und durch einen erhöhten zentralen Sympathikotonus augmentierte kardiozirkulatorische Stimulation kann zu einem Linksherzversagen führen. Die Patienten sind verwirrt bis komatös. Wir finden hohes Fieber, Durchfälle und Störungen des Wasser- und Elektrolythaushalts. Ohne Therapie sterben die Patienten innerhalb weniger Tage. Therapeutisch ist das Verfahren der Wahl heutzutage die Plasmapherese zur Entfernung der Schilddrüsenhormone aus dem zirkulierenden Blut in Kombination mit einer hochdosierten parenteralen thyreostatischen Therapie. Hierdurch wird innerhalb kurzer Zeit eine Stabilisierung der Patienten erreicht, die früher bei alleiniger thyreostatischer Therapie trotz allgemeiner symptomatischer intensivtherapeutischer Maßnahmen wesentlich schwieriger zu erreichen war und mitunter so heroische Maßnahmen wie die sehr gefährliche akute subtotale Thyreoidektomie erforderlich machte.

### *Anästhesiologische Implikationen*

In bestimmten Gebieten Deutschlands und der Alpenländer ist die operative Behandlung von Strumapatienten ein wichtiger Teil der täglichen Arbeit von Chirurgen und Anästhesiologen. Große Probleme ergeben sich hier heutzutage selten: Die Patienten sind gut voruntersucht und in aller Regel euthyreot, also medikamentös gut eingestellt. Auch technische Probleme sind seltener geworden: Riesenstrumen oder große retrosternale Schilddrüsenhyperplasien als Intubationserschwernis und operatives Problem sind eine Rarität.

Zugenommen haben jedoch die unerkannten oder subklinischen Hypo- und Hyperthyreosen z. B. deshalb, weil Autoimmunerkrankungen häufiger sind als früher. Der Anästhesist muß davon ausgehen, daß unter den täglich vorgestellten, präoperativ zu untersuchenden Patienten sich häufig auch solche befinden, bei denen eine latente oder manifeste Funktionsstörung der Schilddrüse vorliegt. Immer dann, wenn der klinische Verdacht auf eine Hypo- oder Hyperthyreose besteht, sollte eine Bestimmung von freiem $T_3$, freiem $T_4$ und TSH veranlaßt werden. Das ist nicht sehr teuer, jederzeit durchführbar und in einem normalen Labor möglich, seit es einfach zu handhabende enzymimmunologische Tests gibt.

Es ist für die uns anvertrauten Patienten wichtig, daß wir Funktionsstörungen der Schilddrüse vor Narkose und Operation erkennen. Hypothyreote sind perioperativ gefährdet, weil sie extrem auskühlen können, weil sie zu Hypotonien und Bradykardien neigen und weil im fortgeschrittenen Stadium ein katecholaminresistentes biventrikuläres Herzversagen droht. Hyperthyreote sind gefährdet, weil bei der schon bestehenden hyperzirkulatorischen Kreislaufstörung unter weiterer endogener oder exogener Katecholaminzufuhr ernste tachykarde Herzrhythmusstörungen drohen, weil vorbestehende Hypovolämien ähnlich wie beim

Phäochromozytom zu plötzlichen Schocksituationen führen können. Das Hauptproblem aber ist die drohende postoperative Entgleisung, die Entwicklung einer thyreotoxischen Krise.

Es ist deshalb notwendig, daß alle elektiv zu operierenden Patienten nach der Diagnose einer Schilddrüsenfunktionsstörung euthyreot gemacht werden. Dies dauert bei Hypothyreoten 2 bis 4 Wochen, bei Hyperthyreoten je nach Therapieverfahren und Ursache der Störung 6 bis 12 Wochen. Das heißt für den Operateur, daß er seinen Patienten wieder entlassen muß, nachdem er vorher mit Anästhesist und Internist (und/oder Nuklearmediziner) ein therapeutisches Konzept besprochen hat. Nur bei dringenden Eingriffen ist es gerechtfertigt, die Patienten auch außerhalb der euthyreoten Stoffwechsellage zu operieren. Solche Patienten erfordern perioperativ ein erweitertes, mitunter invasives Monitoring sowie eine postoperative Intensivüberwachung.

Es ist nicht ratsam, prä- oder intraoperativ mit der hormonellen Therapie einer Hypothyreose zu beginnen, da v. a. bei älteren Menschen der plötzlich gesteigerte myokardiale $O_2$-Verbrauch zum Problem werden könnte. Man sollte die Substitution postoperativ bei guter Überwachung beginnen. Im Prinzip können alle Anästhesieverfahren zur Anwendung kommen, wobei von einer extremen Empfindlichkeit gegenüber allen verwendeten Anästhetika auszugehen ist, was zu vorsichtiger Dosierung und genauer Beobachtung Anlaß geben sollte. Die Patienten sollten sehr zurückhaltend prämediziert werden. Zur Anästhesie bevorzugt der Autor eine intravenöse Anästhesie oder ein balanciertes Verfahren. Auch Leitungsanästhesie ist möglich, wobei hier besonders auf Hypotonieneigung und Folgen einer Sedierung zu achten ist.

Bei Hyperthyreoten hängt es vom Ausmaß der Erhöhung der Schilddrüsenhormone und von der Klinik ab, ob prä- oder intraoperativ u. U. auch parenteral thyreostatisch z.B. mit Thiamazol eine Behandlung begonnen werden muß, oder ob hiermit ebenfalls bis zur Intensivstation gewartet werden kann. Unter Umständen ist eine symptomatische Therapie mit β-Blockern und blutdrucksenkenden Medikamenten notwendig. Die Prämedikation sollte der Aufgeregtheit und der Irritierbarkeit der Patienten Rechnung tragen. Als Anästhesieverfahren würde der Autor eine intravenöse Anästhesie oder eine balancierte Anästhesie mit Isofluran den anderen Verfahren vorziehen. Die hohe Angstbereitschaft macht mitunter Probleme bei Verfahren der Lokal- und Leitungsanästhesie. Ketamin verbietet sich wegen der schon bestehenden sympathischen Stimulation ebenso wie die Verwendung von Halothan. Bei Enfluran fand der Autor erhöhte Werte für freies und Gesamtthyroxin, wohl als Folge von Umverteilungsprozessen, weshalb hiervon bei solchen Patienten abzuraten wäre. Wenn es trotz aller Vorsicht zur thyreotoxischen Krise kommen sollte, ist der Patient in eine Intensiveinheit zu verlegen, die zur therapeutischen Plasmapherese in der Lage ist.

## Nebenschilddrüse

### *Pathophysiologie*

Die Regluation des Kalzium- und Magnesiumspiegels als annähernd konstante Größe ist für das Leben unseres Organismus aus elektrophysiologischen Gründen von entscheidender Bedeutung. Die vielfältigen Störungen dieses Systems und die Auffangmechanismen zur hilfsweisen Herbeiführung normaler Spiegel sind sehr komplex und können daher hier nicht besprochen werden. Für die anästhesiologische Praxis sinnvoller ist es, in Zustände von Hyper- und Hypokalzämie zu differenzieren.

Hyperkalzämien kommen vor bei einem primären Hyperparathyreoidismus, der in den meisten Fällen durch ein solitäres Adenom eines Epithelkörperchens bedingt ist, bei M. Boeck, bei Malignomen, besonders beim Plasmozytom, sowie beim sog. Milch-Alkali-Syndrom und bei der Überdosierung von Vitamin D im Kindesalter. Außerdem kann es im Verlauf einer thyreotoxischen Krise zur Hyperkalzämie kommen. Abgesehen von den spezifischen Folgen am Skelett kann es über eine Nephrokalzinose zur Niereninsuffizienz kommen. Als Allgemeinsymptome sind Müdigkeit, Inappetenz, Gewichtsabnahme und allgemeiner Kräfteverfall zu nennen. Die Patienten sind hypoton und zeigen eine verringerte neuromuskuläre Erregbarkeit. Mitunter findet sich im EKG eine verkürztes QT-Intervall. Es gibt Zustände von extremer Hyperkalzämie, die eine sofortige Intervention verlangen. Maßnahmen zur akuten Senkung erhöhter Kalziumspiegel sind: Erhöhung der Urinausscheidung durch Schleifendiuretika, Verdünnung durch Infusion kalziumfreier Lösungen, Phosphatgabe bei Hypophosphatämie und Gabe von Kalzitonin. Im Extremfall kommen auch Hämofiltration, -diafiltration oder -dialyse in Frage.

Hypokalzämien treten auf beim primären Hypoparathyreoidismus, dessen häufigste Ursache iatrogen ist als Folge der Mitresektion der Epithelkörperchen im Rahmen der Schilddrüsenchirurgie. Weitere Ursachen sind Malabsorptionssyndrome, Vitamin-D-Mangel, mangelnde UV-Exposition (Rachitis!) und Niereninsuffizienz. Hypokalzämien können eine Tetanie hervorrufen (György-Quotient!).. Ansonsten sind die klinischen Symptome gekennzeichnet von einer gesteigerten neuromuskulären Erregbarkeit (Chvostek-Zeichen, Trousseau-Zeichen), von Tachykardien bei verkürztem QT-Intervall und von psychischen Irritationen. Die akute Behandlung der Hypokalzämie besteht in der Gabe von $Ca^{++}$-Ionen als $CaCl_2$ (sofortige komplette Dissoziation) oder Ca-Glukonat (verzögerte Freisetzung der Ionen). Chronische Hypokalzämien werden mit Kalzium, Vitamin D oder DHT (Dihydotachysterin) behandelt.

### *Anästhesiologische Implikationen*

Zuerst einmal ist zu sagen, daß Störungen des Kalziumhaushalts in dem Sinne, daß Hyper- oder Hypokalzämien bestehen, sehr selten sind. Die klinischen Zeichen solch pathologischer Situationen sollten gleichwohl bekannt sein. Da die Kalziumbestimmung fast immer zum Routinelaborprogramm gehört, kann man davon ausgehen, daß Veränderungen hier in aller Regel entdeckt werden. Spezielle Einschränkungen oder Empfehlungen bzgl. bestimmter Anästhesieverfahren bei Störungen der Nebenschilddrüse bzw. des Kalziumstoffwechsels können nicht gemacht werden.

Leichtere Hyperkalzämien (Gesamtkalzium bis ca. 3,5 mmol/l) machen bei sonst gesunden Patienten sicher keine nennenswerten Problem. Massive Hyperkalzämien von über 4,0 oder gar 5,0 mmol/l sind lebensgefährlich und bedürfen der präoperativen Therapie, wobei in Abhängigkeit von der Klinik verschiedene oben erwähnte Maßnahmen in Frage kommen. Der Anästhesist muß wissen, daß die Toxizität von Digitalis bei der Hyperkalzämie um ein Vielfaches erhöht ist. Wird ein Adenom der Nebenschilddrüse exstirpiert, kann es sowohl intraoperativ zu einer erheblichen Hyperkalzämie kommen, als auch postoperativ zu Hypokalzämien, die einer mehrfachen oder kontinuierlichen Kalziumsubstitution bedürfen, um keine Tetanien auszulösen. Hier bewährt sich die Messung des ionisierten Kalziums mit einer direktmessenden ionenselektiven Elektrode; dies geht nicht nur schnell, sondern es wird auch der Kalziumanteil gemessen, der unmittelbar für die elektrophysiologische Stabilität von Myokard und peripherer Muskulatur verantwortlich ist.

Patienten mit der Hypokalzämie sollten vom Anästhesisten perioperativ so mit Kalzium versorgt werden, daß Normokalzämie erreicht wird. Auch hier bewährt sich die Messung des ionisierten Kalziums. Wichtig ist, daran zu denken, daß akut und längerfristig nach Schilddrüsenoperationen viele Patienten, nämlich zwischen 0,3 und 3,0 % unter einer Hypokalzämie leiden, die zum Problem werden kann.

## Nebenniere

### *Nebennierenrinde*

#### *Pathophysiologie*

Wie bei der Schilddrüse auch, lassen sich zentrale und periphere Störungen differenzieren.

Ein Cushing-Syndrom als Folge einer (zentralen) gesteigerten bzw. entkoppelten Freisetzung von ACTH oder CRH unterscheidet sich kaum von einem hormonaktiven Nebennierenrindenadenom. Entweder sind die peripheren Hormone gleichsinnig mit ACTH erhöht, oder aber es findet sich bei peripheren autonomen Prozessen ein supprimierter ACTH-Spiegel. Viele Cushing-Patienten, denen wir begegnen, haben diese Problem als Folge einer Dauermedikation mit Glukokortikoiden aus den unterschiedlichsten Gründen. Die Folgen des Hyperkortizismus sind neben dem unverwechselbaren Aussehen in einem hohen Prozentsatz der Fälle Diabetes mellitus, Hypertonie und Störungen des Wasser- und Elektrolythaushalts. Die Patienten sind infektionsgefährdet und neigen zu Wundheilungsstörungen. Eine atypische Form des Hyperkortizismus verläuft ohne phänotypische Veränderungen, jedoch mit einem massiven Diabetes, einer hypokaliämischen Alkalose, einer allgemeinen Schwäche und einer veränderten Pigmentierung; bei dieser Form handelt es sich ätiologisch in der Regel um Tumoren, die ACTH-ähnliche Substanzen produzieren. Patienten mit Cushing-Syndrom werden, soweit dies möglich ist, operativ behandelt. Dabei werden hypophysäre oder periphere Tumoren entfernt. Wenn weder zentral noch peripher eine Tumorlokalisation möglich ist, wird u. U. auch eine bilaterale Adrenalektomie durchgeführt. Dieser Eingriff hat eine hohe perioperative Mortalität, die zwischen 5 und 10 % angegeben wird. Eine medikamentöse Therapie des Hyperkortisolismus existiert nicht, da blockierende Substanzen (Aromaten mit einem Stickstoffatom im Ring wie Metyrapon oder Etomidat) auf Dauer nicht zugeführt werden können oder dürfen. Die mineralokortikoide Wirkung erhöhter Glukokortikoidspiegel kann allerdings ebenso wie der Hyperaldosteronismus selbst mit einem Aldosteronantagonisten (Spironolacton) behandelt werden. Hierdurch kann einer starken Wasser- und Salzeinlagerung ebenso begegnet werden, wie der Hypokaliämie.

Ein primärer Hyperaldosteronismus (Conn-Syndrom) ist in 0,5–1 % Ursache einer Hypertonie; er ist in der Hälfte der Fälle Folge eines Adenoms. Ein sekundärer Hyperaldosteronismus kann viele Gründe haben, wobei Anästhesisten und Chirurgen dies früher oft beschriebene Phänomen der perioperativen Phase durch streßarme Anästhesieverfahren und wohldurchdachte Infusionstherapie als Problem überwunden haben.

Ein Addison-Syndrom, eine primäre Nebennierenrindeninsuffizienz also, ist eine selten gesehene Erkrankung. Dies mag daran liegen, daß unter normalen Bedingungen, ohne Streß und schwere Erkrankungen, eine solche Störung den davon betroffenen Patienten oft verborgen bleibt. Eine sekundäre Nebennierenrindeninsuffizienz ist wesentlich häufiger: Sie kann Folge einer längeren Kortikoidmedikation sein (Feedbackhemmung), sie kann als Folge einer akuten oder chronischen HVL-Insuffizienz auftreten, oder ist lediglich für einige Stunden nachweisbar als Folge der Gabe von Etomidat oder anderer Imidazole.

Die Gefahr liegt darin, daß Patienten mit lang anhaltender Nebennierenrindeninsuffizienz in körperlichen Krisensituationen (schwere entzündliche Erkrankungen, Operationen) massiv dekompensieren können, was das Risiko ernsthafter kardiozirkulatorischer Komplikationen einschließt.

Hypoaldosteronismus ist selten. Man findet hyperkaliämische Acidosen verbunden mit einer Hyponatriämie. Es besteht eine verringerte Reninaktivität und oft eine Hypotonie. Eine Hormonsubstitution ist möglich und indiziert.

Störungen im Bereich des Stoffwechsels der Sexualhormone sollen hier nicht besprochen werden, da sie kaum anästhesiologische Relevanz besitzen.

*Anästhesiologische Implikationen*

Patienten mit einem Hyperkortizismus, seien es solche mit einem Cushing-Syndrom oder solche mit einem Conn-Syndrom, sind perioperativ gefährdet v.a. wegen der sie begleitenden Erkrankungen. Diabetes mellitus, Hypertonie, evtl. massive Wassereinlagerungen im Gewebe erfordern ein differenziert überwachtes anästhesiologisches Vorgehen. Der Bedarf an Anästhetika kann nicht vorausgesagt werden, wenngleich von einer höheren Empfindlichkeit gegenüber allen in der Anästhesie verwendeten Medikamenten ausgegangen werden kann. Der Autor zieht in solchen Fällen eine intravenöse Anästhesie vor. Flüssigkeitszufuhr und Elektrolytgabe erfordern häufige Kontrollen. Der Blutzucker bedarf ebenfalls der kurzfristigen Überwachung. Die oben besprochene Gabe von Spironolacton muß kritisch überwacht werden, da sie in wirksamer Dosierung mit einer deutlichen Minderung der Nierendurchblutung um ca. 30% einhergeht. Bedenkt man den zusätzlichen Effekt einer peri- oder postoperativen Beatmung mit PEEP, kann insgesamt eine Minderung der Nierendurchblutung auf 50% resultieren, was sicher vermieden werden sollte. Es ist dann sinnvoller, ein Schleifendiuretikum einzusetzen, Kalium zu substituieren und Dopamin in der „Nierendosis" anzuwenden.

Bei Patienten, die einseitig oder beidseitig adrenalektomiert werden, ist an das erwähnte hohe perioperative Risiko zu denken, das wohl durch die Kombination eines großen Baucheingriffes mit der ausgeprägten endokrinen Imbalanz erklärt werden muß. Die Operierten müssen invasiv überwacht werden, bedürfen postoperativ einer mehrtägigen Intensivüberwachung und müssen hormonell substituiert werden in der gleichen Weise, wie solche Patienten, die eine Hypothyreose haben oder wegen eines zentralen M. Cushing hypophysektomiert werden. Der Autor gibt am Operationstag mit der Operation beginnend 100 mg Hydrokortison alle 12 h, wobei die Dosis ab dem 2. oder 3. Tag etwa über den Verlauf einer Woche kontinuierlich auf eine Erhaltungsdosis von 15–30 mg pro Tag reduziert wird. Ab dem 2. postoperativen Tag sollte außerdem wieder an die zirkadiane Rhythmik gedacht werden, indem morgens 2/3 und abends 1/3 der Dosis verabreicht werden. In Krisensituationen muß die Dosis u.U. wieder für einige Tage erhöht werden, um sie dann wieder entsprechend dem mitgeteilten Schema abzubauen.

Als Patienten mit einem relativen Kortisolmangel begegnen dem Anästhesisten v.a. die Patienten, die, wie oben erwähnt, durch eine Dauermedikation mit Kortikoiden im Sinne einer Feedbackhemmung supprimiert sind. Es ist schwer, den individuellen Bedarf an Kortisol für den Operationstag und andere krisenhafte Ereignisse vorherzusagen. Der Autor geht von einem Bedarf zwischen 100 und 200 mg am Operationstag aus und substituiert den Patienten in der oben erwähnten Weise. Großer Streß, z.B. im Multiorganversagen auf der Intensivstation, kann bei solchen Patienten den Bedarf sicher auf mehrere hundert Milligramm erhöhen. Auf keinen Fall sollte unter die Dosis der Dauermedikation zurückgegangen werden, wobei an die zu berechnende Äquivalenz der verschiedenen Kortikoide bei der Bemessung der zu applizierenden Dosis erinnert sein soll!

Patienten mit einem latenten M. Addison sind Anästhesist und Chirurg in der Regel präoperativ unbekannt. Hier bestehen dieselben Probleme wie bei der Erkennung latent Hypothyreoter. Auch in der Art der Dekompensation in Streßsituationen gleichen sich hier die Bilder. Es ist sicher ungefährlich und vertretbar, in Fällen von therapierefraktärer Hypotonie nach Ausschöpfung aller sonstigen Möglichkeiten einen Therapieversuch mit 100–250 mg Hydrokortison zu machen. Sinnvollerweise sollte vorher Blut abgenommen werden, um später den Kortisolwert bzw. die 3 essentiellen Schilddrüsenparameter bestimmen zu können.

Was das spezielle anästhesiologische Vorgehen bei Patienten angeht, die eine absolute oder relative Nebennierenrindeninsuffizienz aufweisen, gilt ebenfalls das bei der Hypothyreose Gesagte: Vorsichtig dosieren, besser und invasiver überwachen, Nachbetreuung auf der Intensivstation.

## Nebennierenmark

### *Pathophysiologie*

Hypofunktionen des Nebennierenmarks sind nicht bekannt. Selbst beidseitig andrenalektomierte Patienten haben, eine ausreichende Kortikoidmedikation vorausgesetzt, keine Probleme. Im Organismus werden extraadrenal genügend Katecholamine gebildet. Es müßten schon besondere Belastungstets ersonnen werden, um zu zeigen, daß ohne Nebennierenmark kurzfristig echte Regulationseinschränkungen vorkommen. Es ist außerdem davon auszugehen, daß die extraadrenale Katecholaminbildung im Fall des funktionellen oder anatomischen Verlusts der Nebennieren zunimmt.

Somit bleiben als bedeutende pathophysiologische Einheit bei der Besprechung des Nebennierenmarks die hormonaktiven Tumore, die in ihrer gutartigen Form als Phäochromozytome, im Falle der Entartung als Phäochromoblastome bezeichnet werden. In 5–10 % der Fälle liegen die Tumore nicht in der Nebenniere selber, sondern als Paragangliom oder -blastom im Bereich der thorakolumbalen sympathischen Nervengeflechte. Es gibt überwiegend Adrenalin oder Noradrenalin produzierende Tumore ebenso wie solche, die eine ähnliche „Mischung" abgeben, wie das Nebennierenmark sie physiologischerweise sezerniert (80 % Adrenalin, 20 % Noradrenalin). Manche Tumoren unterliegen sympathischen Efferenzen, was bedeutet, daß sie in körperlichen und psychischen Streßsituationen hauptsächlich Hormone freisetzen. Andere Tumore sind weitgehend autonom, sie setzen oft kontinuierlich Katecholamine frei und können zusätzlich krisenhaft Hormone in den Kreislauf abgeben. Die Hälfte der Patienten hat einen Dauerhochdruck, während die andere Hälfte unter paroxysmalen Blutdruckkrisen leidet. Die typischen Symptome sollen an dieser Stelle nicht alle wiederholt werden, wenngleich es wichtig ist, zu betonen, daß die Schilderung der Attacken durch die Patienten, die Beschreibung von Unruhe, Kopfschmerzen, Palpitationen und Tachykardie, gefolgt von einer vollen Harnblase nach dem Anfall als Ausdruck der stattgehabten „Luxusperfusion" der Nieren, wichtiger ist als die Bestimmung der einschlägigen Laborwerte. Diese dienen in den meisten Fällen der Sicherung der klinischen Diagnose und evtl. der Lokalisationsdiagnostik. Letztere wird heute von Ultraschall, CT, MRT und Szintigraphie mit einem radiojodmarkierten Guanethidinanalogon dominiert, so daß die Phlebographie der Nebenniere mit etagenweiser Bestimmung der Katecholamine in der V. cava an Bedeutung verloren hat.

Die Behandlung von katecholaminfreisetzenden Tumoren des Nebennierenmarks respektive der sympathischen Fasern erfolgt ausschließlich operativ. Lediglich zur Operationsvorbereitung bzw. in den seltenen Fällen maligner metastasierter Tumore werden Medikamente eingesetzt, wobei die medikamentöse Therapie mit α-blockierenden Substanzen ganz erheblich zur Senkung der perioperativen Mortalität beigetragen hat.

*Anästhesiologische Implikationen*

Ein Phäochromozytom fordert den Anästhesisten in besonderer Weise: entfaltet es seine Hauptwirkung doch in dem Bereich, von dem der Anästhesist glaubt, ihn perioperativ durch Überwachung und Therapie neben der Lunge am besten im Griff zu haben, nämlich im Bereich des kardiovaskulären Systems.

Wie oben schon erwähnt, werden heute alle Patienten präoperativ nach Diagnosestellung mit α-blockierenden Substanzen eingestellt. Dies geschieht überwiegend mit Phenoxibenzamin, wobei mit Tagesdosen zwischen 30 und 60 mg begonnen wird, die dann in der Regel auf 200–300 mg nach Wirkung gesteigert werden. Im Falle von Tachykardien und Tachyarrhythmien wird zusätzlich ein β-Blocker gegeben; die Gabe eines β-Blockers alleine wird wegen der möglichen blutdrucksteigernden Wirkung abgelehnt. Diese Vorbehandlung, die 2 bis 3 Wochen dauern sollte, hat 2 wesentliche Vorteile: Zum einen werden die früher so gefürchteten intraoperativen Entgleisungen des Kreislaufs weitgehend vermieden, zum anderen gelingt es, das initial bestehende erhebliche Flüssigkeitsdefizit und die Hämokonzentration über Tage sozusagen „in Ruhe" auszugleichen, so daß postoperative Katastrophen auch bzgl. erheblicher Volumenmangelsituationen in der Regel ausbleiben. Dazu kommt noch, daß diese medikamentöse Vorbereitung, evtl. kombiniert mit Benzodiazepinen, den Patienten subjektiv und objektiv so entlastet, daß er der ja nicht eben kleinen Operation mit Vertrauen und Zuversicht entgegensieht.

Neben der Einstellung der Hämodynamik sollte auch eine evtl. vorhande Glukoseverwertungsstörung präoperativ gebessert werden, wobei allerdings diätetische Maßnahmen in der Regel ausreichen.

Ein Patient sollte zur Operation vorgesehen werden, wenn die Blutdruckwerte bleibend unter 150–160 mm Hg systolisch bzw. 90–95 mm Hg diastolisch sind, ein Schellong-Test eine ausgeprägte Orthostasereaktion erkennen läßt, im EKG keine Ischämiezeichen und keine Extrasystolien entsprechend Lown °2 mehr zu finden sind und die Ruhefrequenz unter 90 Schlägen pro Minute liegt. Das Blutzuckertagesprofil sollte darüber hinaus keine Werte über 150 mg/dl zeigen.

Die geeignetste Form der Anästhesie erscheint für den Autor eine intravenöse oder balancierte Anästhesie zu sein, wobei im letzteren Fall Halothan vermieden werden sollte. Neben einer invasiven Überwachung des Patienten ist besonderer Wert zu legen auf die Möglichkeit, große Mengen Volumen und vasopressorische wie vasodilatierende Medikamente in ausreichender Dosierbarkeit zur Verfügung zu haben. Für den Autor bedeutet dies: Ein 3lumiger zentraler Katheter oder ein 5lumiger Swan-Ganz-Katheter, ein bis zwei große periphere Zugänge, eine arterielle Linie sowie Blasenkatheter, Magen- und Temperatursonde. Neben den üblichen Medikamenten sollte injizierbares Phenoxibenzamin vorhanden sein. Außerdem sollten Perfusoren mit Noradrenalin, Adrenalin und Nitroprussidnatrium bereitstehen. Die letztgenannten Medikamente sind allerdings nur noch selten notwendig, seit in der oben beschriebenen Art konsequent vorbehandelt wird.

## Literatur

1. Breznitz S, Zinder O (eds) (1989) Molecular biology of stress. Liss, New York
2. DeGroot LJ (ed) (1989) Endocrinology, 3 Volumes. Saunders, Philadelphia
3. Feely J (1990) Drugs and the endocrine system. In: Wood M, Wood AJJ (eds) Drugs and anesthesia. Williams & Wilkins, Baltimore
4. Gilman AG, Rall TW, Nies AS, Tylor P (eds) (1990) The pharmacological basis of therapeutics. 8th edn. Pergamon, New York
5. Keon TP, Templeton JJ (1987) Diseases of the endocrine system. In: Katz J, Steward DJ (eds) Anesthesia and uncommon pediatric diseases. Saunders, Philadelphia
6. Oyama T (1973) Anesthetic management of endocrine disease. Springer, Berlin Heidelberg New York (Anästhesiologie und Wiederbelebung, Bd 75.)
7. Roizen MF (1990) Diseases of the endocrine system. In: Katz J, Benumof JL, Kadis LB (eds) (1990) Anesthesia and uncommon diseases, 3rd edn. Saunders, Philadelphia
8. Sakamoto Y, Isohashi F (eds) (1986) Glucocorticoid hormone – Mechanisms of action. Japan Scientific Societies Press and Springer, Tokyo
9. Tausk M, Thijssen JHH, Wimersma Greidanus TB van (1986) Pharmakologie der Hormone. Thieme, Stuttgart
10. Wood M (1990) Drugs and the sympathetic nervous system. In: Wood M, Wood AJJ (eds) Drugs and anesthesia. Williams & Wilkins, Baltimore
11. Wood AJJ (1990) Adrenoceptor blocking agents. In: Wood M, Wood AJJ (eds) Drugs and anesthesia. Williams & Wilkins, Baltimore

# Maligne Hyperthermie und anästhesiebedingte Rhabdomyolysen

U. SCHULTE-SASSE, H.J. EBERLEIN

Im Jahre 1960 erkannten Denborough u. Lovell [6], daß sie bei einem Fall von maligner Hyperthermie (MH) einem erblichen, durch Narkose ausgelösten Krankheitsbild sui generis gegenüberstanden. Ihre Veröffentlichung lenkte weltweit die Aufmerksamkeit von Klinikern und Forschern auf dieses anästhesiespezifische Problem. Die Veterinärmediziner Hall et al. [16] beobachteten 1966, daß Schweine, die sie im Rahmen ihrer Forschungen mit Halothan anästhesierten, nach Injektion von Succinylcholin einen generalisierten Rigor entwickelten und innerhalb kurzer Zeit in Hyperthermie und Azidose verstarben. Hiermit wurde die Brücke zu dem damals erst seit kurzem bekannten Krankheitsbild aus der Humanmedizin geschlagen. Diese Beobachtung führte zur Etablierung des Schweinemodells in der MH-Forschung. Knapp 10 Jahre später wurden die nunmehr gezielten Forschungen von der Entdeckung eines bei MH kausal wirkenden Therapeutikums gekrönt: Harrison [18] wies 1975 an Schweinen nach, daß mit dem Hydantoinderivat Dantrolen der Ausbruch einer MH verhindert und das vollausgeprägte Krankheitsbild innerhalb kurzer Zeit erfolgreich behandelt werden kann. Die Schwierigkeiten, Dantrolen in eine lyophilisierte Form zu bringen, brachten es mit sich, daß intravenös applizierbares Dantrolen erst 1979 der Klinik zur Verfügung gestellt werden konnte. Mit den Ergebnissen einer Multicenterstudie belegten Kolb et al. [24] im Jahre 1982 die überlegene therapeutische Wirkung von Dantrolen für die menschliche MH.

In Nordamerika, England und Frankreich existieren inzwischen Laienorganisationen, die sich die Aufgabe gestellt haben, die Bevölkerung über die MH zu informieren. Von der amerikanischen Organisation wird vierteljährlich *The Communicator* herausgegeben. Ärzte aus 8 europäischen Ländern haben 1983 die European Malignant Hyperpyrexia Group gegründet, die den Informationsaustausch zwischen verschiedenen europäischen MH-Forschungszentren fördern soll. 1987 ist in Deutschland ein Informationsdienst[1] eingerichtet worden: Unter der Telefonnummer 0 71 31/48 20 50 sind rund um die Uhr Ärzte zu erreichen, die bei MH-Notfällen für eine Beratung zur Verfügung stehen. In Österreich hat im selben Jahr eine „Beratungsstelle für Maligne Hyperthermie" ihre Arbeit aufgenommen.

## Epidemiologie und Genetik

Die Häufigkeit der MH wird für Erwachsene, die sich einer Operation in Allgemeinanästhesie unterziehen müssen, mit 1 Fall auf 50 000–1:100 000 angegeben. Für Kinder werden Zahlen zwischen 1 auf 3000–15 000 genannt [44]. Die höhere

[1] „Rund um die Uhr"-Informationsdienst bei MH-Notfällen, Klinik für Anästhesie und Operative Intensivmedizin, Städtisches Krankenhaus Heilbronn, Am Gesundbrunnen 20, D-74078 Heilbronn.

Inzidenz bei Kindern wird damit erklärt, daß in dieser Altersgruppe häufiger operiert werde als im Erwachsenenalter. Ob eine MH bei Kindern tatsächlich gehäuft auftritt, ist jedoch auch in Frage gestellt worden. Möglicherweise wurden lebensbedrohliche Rhabdomyolysen bei Kindern mit okkulter Myopathie nach Succinylcholin oder Inhalationsanästhetika als MH fehlgedeutet und haben so die Häufigkeitsangaben nach oben hin verfälscht.

Grundsätzlich muß bei der Wertung dieser weit streuenden Inzidenzen berücksichtigt werden, daß bei allen Ermittlungen die Anzahl der beobachteten MH-Episoden der Gesamtzahl der Anästhesien gegenübergestllt wurde. Damit können die genannten Zahlen keine Auskunft über den tatsächlichen Anteil MH-empfindlicher Individuen in der Gesamtpopulation geben, und es ist wahrscheinlich, daß mit der bisher angenommenen Häufigkeit das Problem der MH unterschätzt wird. Die folgende Beobachtung deutet in diese Richtung: Nach Succinylcholin entwickeln einige Patienten, besonders Kinder, einen Rigor der Kiefermuskulatur, Anstieg der Kreatinkinase (CK) und Myoglobinurie, ohne weitere zur Diagnose einer MH erforderliche Symptome zu zeigen. Wenn 1 von 100 Kindern so reagiert und die MH-Empfindlichkeit bei den Patienten mit abnormer Reaktion auf Succinylcholin 50 % betragen soll, so ergäbe dies mit 1:200 eine weit höhere Inzidenz der MH-Veranlagung als die derzeit akzeptierte [40].

Die Anlage für die MH wird heterogenetisch vererbt. Neben sporadischem Auftreten ist familiäres Vorkommen bekannt, wobei in den betroffenen Familien autosomal-dominante Vererbung beschrieben wird mit inkompletter Penetranz und variabler Expressivität [29, 31]. Ein mit der MH identisches klinisches Bild ist bei bestimmten, auf hohen Fleischgewinn gezüchteten Schweinerassen seit langem bekannt, und nachdem die Lokalisation des zugrunde liegenden Gendefektes auf Chromosom 6 gelungen war, erfolgten molekulargenetische Untersuchungen entsprechender (homologer) Genorte im menschlichen Genom auf dem langen Arm von Chromosom 19. Ein Ryanodinrezeptorgen konnte auf 19q13.1 lokalisiert werden, und tatsächlich wird in einem Teil der Familien eine Konsegration von MH-Empfindlichkeit mit Markern für das Ryanodinrezeptorgen beobachtet. Das Genprodukt des Ryanodinrezeptors ist ein Kalziumionen freisetzender Kalziumkanal im Bereich der Verbindungsstelle zwischen dem transversalen Tubulussystem und den terminalen Zisternen des sarkoplasmatischen Retikulums. Die Funktionsstörung dieses Kalziumkanals, so wird vermutet, spielt eine Rolle bei der Auslösung der MH – zumindest beim Schwein. Es handelt sich um ein sehr großes Gen, dessen kodierender Bereich über 15 000 Basenpaare umfaßt. Inzwischen ist eine Punktmutation als Ursache einer MH-Empfindlichkeit beschrieben worden. Hieran knüpfte sich die Hoffnung, die MH-Anlage in Zukunft mit Hilfe von Genanalysen nachweisen zu können. Eine solche Punktmutation ließ sich jedoch nur bei einigen im Halothan-Koffein-Kontrakturtest gesichert MH-empfindlichen Familien, keinesfalls aber bei allen, nachweisen. Damit wurde erneut deutlich, daß für die nächsten Jahre kein einfacher, lediglich mit einer Blutentnahme verbundener Suchtest zur Verfügung stehen wird. Zu erklären ist dies mit der Tatsache, daß die MH Folge unterschiedlicher Mutationen in einem Gen ist, und es ist anzunehmen, daß weitere Mutationen auf dem langen Arm des Chromosoms 19 aufgezeigt werden; wahrscheinlich müssen sogar weitere Kandidatengene auch auf anderen Chromosomen diskutiert werden. Läßt sich jedoch innerhalb einer Familie die oben beschriebene Punktmutation nachweisen, so kann bei Blutsverwandten molekulargenetisch direkt nach Anlageträgern gesucht werden.

Die Beobachtung von klinischen MH-Episoden bei Patienten mit Muskelerkrankungen, wie Dystrophien, Myotonien, Osteogenesis imperfecta, Arthrogryposis multiplex congenita, mitochondrialen Myopathien, Myadenylatdeaminasemangel, führte zu der Vermutung, daß vererbbare Myopathien mit der Anlage zur MH gekoppelt sein könnten [1]. Im Falle der „central core disease“ und des King-

Denborough-Syndroms ist der Zusammenhang inzwischen molekulargenetisch bestätigt worden [27]. Die molekulargenetischen Befunde bei den Muskeldystrophien Typ Duchenne und Typ Becker unterscheiden sich von denen, die bislang für die Anlage der MH als charakteristisch angesehen werden.

## Theorie

Obwohl bis heute der Beweis noch aussteht, wird bei allen MH-Episoden ein Anstieg der Kalziumionenkonzentration in den Zellen der quergestreiften Muskulatur als das gemeinsame, grundlegende Ereignis angesehen [32, 39, 41]. Der erhöhten myoplasmatischen Kalziumionenkonzentration während einer MH könnte eine verminderte Aufnahme von Kalziumionen in das sarkoplasmatische Retikulum (SR), eine gesteigerte Freisetzung aus dem SR und eine erhöhte Durchlässigkeit des Sarkolemms für Kalziumionen vorausgehen. Die in vitro ermittelten geringfügigen Abweichungen von einer als normal angesehenen Funktion einzelner Organellen reichen allein nicht aus, um die schwerwiegende Störung der Kalziumionenhomöostase zu erklären. Wahrscheinlicher ist, daß alle Zellmembranen in Gegenwart von Triggersubstanzen gemeinsam die Fähigkeit vorübergehend verlieren, Kalziumionenströme zu kontrollieren, so daß Kalziumionen entlang ihrem Konzentrationsgradienten aus dem Extrazellulärraum und den intrazellulären Speichern ins Myoplasma strömen. In einem normalen Muskel wirken Transportsysteme („Pumpen") im Sarkolemm sowie in den Membranen von SR und Mitochondrien der Zunahme der myoplasmatischen Kalziumionenkonzentration entgegen, indem Kalziumionen unter ATP-Verbrauch aus der Zelle geschleust und in intrazellulären Organellen gespeichert werden. Möglicherweise versagen diese Transportmechanismen bei MH-Empfindlichen, so daß die Kalziumionenkonzentration erhöht bleibt. Dic Folge ist ein gesteigerter Energieverbrauch: Die ineffektiv arbeitenden Kalziumionenpumpen verbrauchen ATP, darüber hinaus aktiviert die erhöhte Kalziumionenkonzentration den kontraktilen Apparat des Muskels. Es resultiert eine Steigerung des Muskelstoffwechsels mit erhöhtem $O_2$-Verbrauch sowie Produktion von $CO_2$, Laktat und Wärme. Wahrscheinlich entwickelt sich während einer MH frühzeitig ein Ungleichgewicht zwischen Energiebereitstellung und Energiebedarf als Folge einer unzureichenden ATP-Produktion bei intrazellulärer Azidose und hoher (toxischer) intramitochondrialer Kalziumionenkonzentration [12]. Die energieverbrauchenden Kalziumionentransportmechanismen werden durch eine hohe myoplasmatische Kalziumkonzentration inaktiviert, mit der Folge weiterer Kalziumionenakkumulation in einem Circulus vitiosus. Das Syndrom der MH wird irreversibel, wenn ATP nicht mehr ausreichend für zelluläre energieverbrauchende Prozesse zur Verfügung steht: es kommt zur Rhabdomyolyse; klinische Äquivalente sind ein Anstieg der Konzentrationen von Myoglobin und Kaliumionen sowie eine Zunahme der CK im Blut.

## Triggerung durch Anästhetika und Muskelrelaxanzien

Halogenierte Inhalationsanästhetika wie Halothan, Enfluran, Isofluran, Desfluran oder Sevofluran sowie Succinylcholin können eine MH auslösen. $N_2O$, in einer In-vitro-Untersuchung am Kaltblüter als Pharmakon mit niedriger Triggerpotenz beschrieben, ist so oft bei MH-Empfindlichen folgenlos eingesetzt worden, daß es als sicher angesehen werden kann. Ein der MH-ähnliches lebensbedrohliches Krankheitsbild nach Butyrophenonen und trizyklischen Antidepressiva ist als malignes neuroleptisches Syndrom bekannt [45]. Es ist daher – allein aus differentialdiagnostischen Gründen – ratsam, auf Dehydrobenzperidol (DHBP) und Promethazin für die Prämedikation und Anästhesie bei MH-Empfindlichen zu verzichten. Alle Lokalanästhetika, Amide oder Ester, können bei Patienten mit der Anlage für die MH verwendet werden [8]. Die früher ausgesprochenen Warnungen vor Lokalanästhetika vom Amidtyp sind unbegründet.

Nicht jeder Kontakt mit Triggersubstanzen führt beim Disponierten zu einer klinischen MH-Episode [17]. Viele Patienten haben vor ihrer ersten MH mehrfach Narkosen mit Triggersubstanzen überstanden. Aber auch der umgekehrte Fall ist beschrieben worden: Patienten, die eine MH überlebt hatten, erhielten zu einem späteren Zeitpunkt Anästhesien unter Verwendung von Succinylcholin oder Inhalationsanästhetika, ohne daß eine MH ausgelöst wurde. Ein enger zeitlicher Zusammenhang zwischen Triggerexposition und Beginn der MH muß nicht bestehen. MH-Episoden viele Stunden nach Anästhesieende – auch bei ambulant durchgeführten Narkosen – sind bekannt geworden. Die verzögert ausgelösten intrazellulären Ereignisse steuern dann aber schnell – wie bei einer fulminanten Episode – auf einen irreversiblen Zustand hin. Ob es zu einer MH kommt, wird offenbar über den genetischen und den pharmakologischen Faktor hinaus, von einem weiteren – bislang unbekannten – Faktor bestimmt. Diskutiert werden in diesem Zusammenhang der die Disposition erhöhende Einfluß von physischem und psychischem Streß sowie der die Triggerpotenz abschwächende Einfluß von Medikamenten wie Barbituraten oder nichtdepolarisierenden Muskelrelaxanzien.

## Auslösung einer MH, unabhängig von Anästhesie

Von Schweinen ist ein „porcine stress syndrome“ bekannt, bei dem körperliche Anstrengung und Erregung eine tödliche Steigerung von Temperatur und Metabolismus auslösen [15]. Die Beobachtung, daß in MH-Familien gehäuft ungeklärte plötzliche Todesfälle auftreten, führte schon bald zu der Vermutung, daß es sich hierbei um ein „human stress syndrome“ handeln könnte. Erwähnenswert in diesem Zusammenhang ist auch die postulierte Verknüpfung zwischen plötzlichem Kindestod und MH-Empfindlichkeit [4]. Bisher wurde angenommen, daß der Aktivität des sympathischen Nervensystems bei MH keine pathogenetische Rolle zugeschrieben werden kann. Gronert et al. [12] konnten nachweisen, daß auch eine komplette Sympathikusblockade die Auslösung einer MH nicht verhindern kann. Dann aber haben die gleichen Autoren die Diskussion um die Bedeutung des sympathischen Nervensystems erneut angeregt, als sie die erfolgreiche Behandlung von rezidivierenden Temperatursteigerungen mit Dantrolen vorstellten, die bei einem jungen Mann im Zusammenhang mit Aufregung auftraten und von allgemeinem Krankheitsgefühl begleitet waren [13]. Drei weitere Berichte über MH-Symptome im Zusammenhang mit Streß [3, 22, 25] erlauben gegenwärtig lediglich die Aussage, daß die Existenz eines „human stress syndrome“, d.h. eine ohne Triggersubstanzen ausgelöste MH, zwar nicht völlig von der Hand gewiesen, wohl aber als höchst seltenes und wenig definiertes Ereignis angesehen werden muß.

Intra- und postoperative MH-Symptome bei für die MH-veranlagten Patienten, die unter Regionalanästhesie operiert wurden, haben wiederholt die Diskussion darüber entfacht, ob die typischen Triggersubstanzen immer unbedingt im Spiel sein müssen oder ob perioperativer Streß wie Aufregung vor der Operation, unzureichende Analgesie während des Eingriffs oder Auskühlung und Wundschmerz nach der Operation ebenfalls eine MH auslösen kann. Der kleinen Zahl wenig überzeugender Berichte über perioperative MH-Episoden infolge von Streß [11, 23] stehen heute in die Hunderte zählende Beobachtungen bei Anästhesien für Patienten mit Anlage zur MH gegenüber [2, 7, 36]. Diese guten klinischen Erfahrungen erlauben für die Praxis nachfolgenden Schluß: Ist eine Operation, sei es ein Notfall oder ein geplanter Eingriff bei einem MH-gefährdeten Patienten notwendig, so stehen Substanzen zur Verfügung, mit denen die Ziele einer Prämedikation, Anästhesie und postoperativen Schmerztherapie sicher erreicht werden können. Die vorliegenden Erfahrungen bei MH-Patienten sind so überzeugend, daß eine präoperative Dantrolenprophylaxe als zusätzliche Routinesicherheitsmaßnahme nicht mehr vorgenommen wird [2, 7, 36] – Kliniker glauben inzwischen nicht mehr an eine von Triggersubstanzen unabhängig ausgelöste MH.

## Dantrolen

Das bei der MH therapeutisch wirksame Hydantoinderivat Dantrolen wirkt muskelrelaxierend, indem es die Kalziumionenmenge, die für die Interaktion der kontraktilen Proteine Aktin und Myosin zur Verfügung steht, vermindert [30, 39]. Eine Muskelerschlaffung, wie sie nach kompetitiven neuromuskulären Blockern beobachtet wird, ist mit Dantrolen nicht zu erzielen. Für die Klinik bleibt jedoch anzumerken, daß Dantrolen, in Kombination mit Relaxanzien, bei Patienten mit Muskelerkrankungen eine verlängerte Unterstützung der Atmung notwendig machen kann. Unter experimentellen Bedingungen lassen sich durch hohe Dantrolendosen kontraktionsschächende Effekte am Myokard und an der glatten Muskulatur nachweisen. Wird Dantrolen während einer MH in therapeutischer Dosis eingesetzt, so sind die in vitro beobachteten Effekte für die Funktion von Herz, Gefäßen, Darm oder Uterus ohne klinische Bedeutung. Befürchtungen, daß die Verwendung von Dantrolen bei Patienten mit komplizierenden Begleiterkrankungen, bei Kindern unter 5 Jahren, bei Schwangerschaft oder während der Geburt zu inakzeptablen Nebenwirkungen führen könnte, haben sich nicht bestätigt. Dantrolen muß bei begründetem Verdacht jedem Patienten gegeben werden. Nebenwirkungen wie Muskelschwäche, Müdigkeit, Schwindel, Kopfschmerzen, gastrointestinale Beschwerden werden durch den lebensrettenden Effekt des Medikaments bei weitem aufgewogen.

Dantrolen i.v. Röhm Pharma enthält in einer Flasche an lyophilisierter Trokkensubstanz: 20 mg Dantrolennatrium, 3 g Mannit und soviel NaOH, um einen pH-Wert von etwa 9,6 zu erreichen. Jeder Flasche mit Trockensubstanz müssen 60 ml aqua ad iniectabilia zugesetzt werden. Die mit der Dantrolengabe verbundene Zufuhr von Mannit in alkalischer Lösung erklärt die Beobachtung von Thrombophlebitiden. In einem Notfall kann Dantrolen durchaus über eine periphere Vene infundiert werden. Ist die akute Notsituation beherrscht, dann ist Zeit für die Anlage eines zentralen Venenkatheters, so daß Dantrolen nun in einer Erhaltungsdosis, ohne die Gefahr einer Venenwandreizung, appliziert werden kann. Kalziumantagonisten haben in Gegenwart von Dantrolen zu lebenbedrohenden Hyperkaliämien geführt. Daher dürfen Substanzen wie Verapamil, Nifedipin und Diltiazem bei der Behandlung einer MH nicht gegeben werden. Erst nach langdauernder Anwendung von Dantrolen (mehr als 300 mg täglich per os über Wochen) zur Behandlung von Spastizität in der Neurologie sind Anstiege der Transaminasen und Hepatitiden aufgetreten.

## Diagnose typischer und atypischer Erscheinungsformen

Symptome, die Verdacht erregen müssen:

1) unerklärte Tachykardie/Tachyarrhythmie;
2) – spontanatmende Patienten erhöhen in auffälliger Weise Atemzugvolumen und Zahl der Atemzüge pro Minute;
   – relaxierte, volumenkonstant beatmete Patienten zeigen einen brüsken Anstieg der exspiratorischen $CO_2$-Konzentration; abnorme Erwärmung des $CO_2$-Absorbers am Narkosegerät;
3) Hypoxämie, gefleckte Zyanose.

Kapnometrie, Blutgasanalysen und Pulsoxymetrie sind Methoden, mit deren Hilfe die bei MH obligat erhöhte Kohlensäureproduktion sowie die unzureichende Sauerstoffversorgung des Organismus frühzeitig aufgedeckt werden können. Diese Verfahren werden heute zu Recht als Überwachungsstandard an Anästhesiearbeitsplätzen – sei es im Krankenhaus oder in der ambulanten Praxis – gefordert, und es ist zu erwarten, daß ihre überlegte Verwendung wesentlich dazu beiträgt, daß MH-Episoden rechtzeitig erkannt werden. Insbesondere mit kontinuierlicher Beobachtung der ausgeatmeten $CO_2$-Konzentration – in Relation zum Atemminutenvolumen – steht dem Anästhesisten ein wirkungsvolles, der Temperaturmessung weit überlegenes Verfahren für die Früherkennung zur Verfügung.

4) Rigor der Skelettmuskulatur, besonders der Kiefermuskulatur nach Succinylcholin (nicht obligatorisch).

Liegen die Zeichen 1–3 (und ggf. 4) vor, so muß die Verdachtsdiagnose MH gestellt werden und die Therapie (s. Sofortmaßnahmen, Nr. 1–3) beginnen. Danach muß die Diagnose erhärtet werden durch Feststellung von

1) starker metabolischer Azidose (hier genügen venöse Blutgasanalysen),
2) rapidem Anstieg der Körpertemperatur.

Der historisch begründete Name „maligne Hyperthermie" hat Anästhesisten wiederholt dazu verleitet, auf den Anstieg der Körpertemperatur zu warten, bevor eine Diagnose gestellt wurde. Die MH ist keine Erkrankung der Temperaturregulation, sondern ein Syndrom des Hypermetabolismus, das u. a. – früher oder später – auch einen Anstieg der Körpertemperatur zur Folge hat. Es kommt darauf an, Zeichen des gesteigerten Stoffwechsels frühzeitig zu erfassen. Die Verdachtsdiagnose MH kann und muß auch ohne das Symptom Hyperthermie gestellt werden. Wird erst auf den Anstieg der Körpertemperatur gewartet, so geht wertvolle Zeit verloren, die u. U. nicht mehr eingeholt werden kann.

3) Hyperkaliämie,
4) Anstieg der CK im Plasma bis zu mehreren Zigtausend U/l,
5) Myoglobinämie/Myoglobinurie.

Lebensbedrohliche Zeichen im Verlauf einer spät erkannten und/oder unzureichend behandelten MH:

1) Herzstillstand,
2) weite, reaktionslose Pupillen bei malignem Hirnödem,
3) Krämpfe,
4) Verbrauchskoagulopathie,
5) Nierenversagen.

Am Beispiel einer MH mit tödlichem Ausgang soll ihr typischer Verlauf dargestellt werden: Ein 12jähriges Mädchen kommt mit Bauchschmerzen in die Klinik. Die Diagnose „akute Blinddarmentzündung" wird gestellt, und es soll umgehend eine Appendektomie vorgenommen werden.

Die Anästhesie wird mit Propofol, Fentanyl und Isofluran bei dem normothermen Kind eingeleitet, zur Erleichterung der Intubation erhält das Kind Succinylcholin intravenös. Die Folge ist nicht Relaxation, sondern eine ausgeprägte Rigidität der Kiefer- und Extremitätenmuskulatur. Intubationsversuche werden abgebrochen, die Beatmung über eine Maske mit 100% Sauerstoff ist gut möglich, das Pulsoxymeter zeigt eine Sättigung von 99% an. Die Gabe von Atracurium ändert nichts an der generalisierten Muskelstarre. Während der ersten 15 min nach Anästhesiebeginn steigt der Pulsschlag von 100 auf 130 pro min. Der Versuch durch Steigerung der Isoflurankonzentration von 1 auf 2 Vol.% die Narkose zu vertiefen bleibt ohne Einfluß auf die Herzfrequenz. 30 min nach Einleitung liegt der Puls bei 145/min. Der Anästhesist beendet die Isofluranzufuhr und beatmet mit 100% $O_2$. 5 min später liegt der Puls bei 150/min, die Sauerstoffsättigung ist auf 92% abgefallen, und die Messung der Körpertemperatur ergibt 38,4°C. Zu diesem Zeitpunkt wird die Diagnose MH gestellt und eine unspezifische Therapie eingeleitet. Dantrolen ist in dem Krankenhaus nicht vorrätig, es wird bei einer benachbarten Klinik angefordert. Innerhalb der nächsten halben Stunde nimmt die Herzfrequenz auf 220 Schläge pro min zu, die Körpertemperatur übersteigt das Maximum von 40°C auf der Anzeigeskala. Eine Blutgasanalyse ergibt einen $pCO_2$ von 158 mm Hg, und einen pH von 6,8, der „base excess" liegt bei -16 mmol/l. Die CK ist auf das 8fache der Norm angestiegen, für Kalium wird ein Wert von 5,4 mmol/l bestimmt. 85 min nach Beginn der Triggerexposition ist das Serumkalium auf 8,8 mmol/l angestiegen, und es kommt zum Herzstillstand. Wiederbelebungsmaßnahmen bleiben ohne Erfolg, das Kind stirbt im Vollbild einer kausal unbehandelten MH. Das angeforderte Dantrolen hat die Klinik noch nicht erreicht.

Wenn die MH wie im beschriebenen Fall abläuft, so ist sie kaum zu verkennen. Schwieriger zu diagnostizieren sind Fälle mit protrahiertem Verlauf. Ein weiteres Beispiel soll dies erläutern.

Ein 5jähriger Junge, der mit Analatresie geboren wurde, muß sich zum 8. Mal einer Operation in Allgemeinanästhesie unterziehen – die Vornarkosen werden als unauffällig beschrieben. Die Anästhesie wird mit 100 mg Thiopental eingeleitet. Nach Injektion von 0,1 mg Atropin wird mit 30 mg Succinylcholin relaxiert – der Anästhesist meint, die Intubation wäre bei erhöhtem Muskeltonus „etwas" erschwert. Während der Einleitung steigt die Herzfrequenz von 80 auf 165 Schläge pro min. Die Anästhesie wird mit Isofluran zunächst mit 2, später mit 1 Vol.-% in einem Gemisch aus Sauerstoff und Lachgas aufrechterhalten. Nach 10 mg Atracurium wird das Kind auf den Bauch gelagert und mit dem Eingriff begonnen. Der Puls schwankt während der ersten Stunde nach Einleitung zwischen 140 und 165 Schlägen pro min – die 2malige Injektion von 0,25 mg Rapifen bleibt ohne nennenswerten Einfluß auf die Herzfrequenz. Das Pulsoxymeter zeigt Werte zwischen 98 und 99% an. 60 min nach Einleitung werden im Kapillarblut der $pCO_2$ mit 43,5 mm Hg, der „base excess" mit -4,2 mmol/l, der pH mit 7,3, das Kalium mit 5,9 mmol/l und Kalzium mit 0,81 mmol/l bestimmt. Auch während der zweiten Stunde nach Einleitung bleibt das Kind tachykard – trotz weiterer 2mal 0,25 mg Rapifen. 120 min nach Einleitung, die Herzfrequenz liegt bei 160/min, wird das Kind auf den Rücken gelagert. Der Puls steigt auf 165/min, es werden erneut 0,5 mg Rapifen injiziert. Jetzt wird ein Absinken der Sauerstoffsättigung auf 95% ($FIO_2$ 0,4) beobachtet, die Tachykardie nimmt weiter zu und erreicht 145 min nach Einleitung einen Wert von 190/min. Das Pulsoxymeter zeigt eine Sättigung von nur noch 90% an. Die Haut des Kindes ist feuerrot und fühlt sich warm an, die Messung der Körpertemperatur ergibt einen Wert von 42,8°C. Jetzt wird die Diagnose MH gestellt.

Der hier beschriebene Fall einer verzögert anlaufenden MH macht deutlich, wie wichtig es ist, an einem ungewöhnlichen Anästhesieverlauf Anstoß zu nehmen. Die anhaltende Tachykardie nach einer „etwas" erschwerten Succinylcholinintubation muß hellhörig machen, auch wenn 0,1 mg Atropin gegeben wurden. Mit Vertiefung und Fortdauer der Narkose hätte bei dem Kind die Herzfrequenz abnehmen müssen – insbesondere wenn man berücksichtigt, daß neben dem Inhalationsanästhetikum 5mal Rapifen injiziert wurde. Als weiteres Warnzeichen kann 60 min nach Einleitung die – wenn auch noch wenig – ausgeprägte metabolisch-respiratorische Azidose als Folge der bereits angelaufenen Stoffwechselsteigerung gedeutet werden. Die gleichzeitig beobachtete Zunahme der extrazellulären Kaliumkonzentration sowie die Abnahme des ionisierten Kalziums spiegeln diskret erste Funktionsstörungen der Muskelzellmembranen wieder: Ladungsträger beginnen ihren Konzentrationsgradienten zu folgen, weil die ATP-abhängige transmembranöse Ionenverteilung nicht mehr aufrecht erhalten werden kann. Der Fall verdeutlicht, daß die MH keinesfalls immer als „Explosion" der Triggerexposition folgt. Die protrahiert verlaufenden Formen der MH machen naturgemäß bei der Diagnose Schwierigkeiten: Erste Symptome treten zunächst nur diskret in Erscheinung und werden oft in ihrer Ausprägung durch unspezifische Maßnahmen abgeschwächt – wie im Falle der Tachykardie durch die Opioidgabe. Kommt es schließlich zum Ausbruch, dann hat sich das Syndrom bereits bedrohlich dem „point of no return" genähert, die zur Verfügung stehende Zeit für die Beherrschung des Krankheitsbildes ist nahezu aufgebraucht. Bei solchen Verläufen kann Schaden vom Patienten nur abgewendet werden, wenn mit Auftreten erster pathologischer Zeichen (hier die etwas erschwerte Intubation und die anhaltende Tachykardie) umgehend und energisch Anstrengungen unternommen werden, um eine Erklärung für den ungewöhnlichen Narkoseverlauf zu finden. Die kontinuierliche Messung der ausgeatmeten $CO_2$-Konzentration, aber auch wiederholte Blutgasanalysen, zusammen mit der Bestimmung der CK helfen hier weiter. Wird beim Schwein eine MH ausgelöst, so lassen sich noch bevor Herzfrequenz und Körpertemperatur zunehmen, ein Anstieg von Laktat und $pCO_2$ sowie ein Abfall des pH im venösen Blut aus den hypermetabolisierenden Muskeln nachweisen. Für Zweifelsfälle wird daher die Bestimmung von $CO_2$, pH und Sauerstoffsättigung im Blut aus großen Muskelgruppen in der V. femoralis oder im gemischtvenösen Blut empfohlen [44]. Das Legen von intravasalen Kathetern und die laborchemischen Blutuntersuchungen dürfen die Diagnose nicht verzögern.

Wiederholt sind lebensbedrohliche MH-Fälle erst nach Operationsende auf den Bettenstationen der Operateure entdeckt worden. Die Fallberichte erlauben häufig kein Urteil darüber, ob es sich tatsächlich um eine De-novo-Auslösung des Syndroms – z. T. viele Stunden nach Ende der Triggerexposition – gehandelt hat. Es ist durchaus möglich, daß darunter auch Verläufe waren, bei denen diskrete Symptome bereits intraoperativ auftraten. Die Zeichen wurden jedoch nicht als MH-Symptome gedeutet, mit der Folge, daß im Anschluß an die Operation eine zielgerechte Diagnostik und engmaschige Überwachung unterblieb. Erst Extremwerte, z. B. der Körpertemperatur, alarmierten das Personal auf den Bettenstationen, so daß es sich hier nur scheinbar um ein plötzliches Auftreten der MH in der postoperativen Phase handelte. Die klinische Konsequenz daraus besteht in der Notwendigkeit, Patienten auch nach kurzen Eingriffen, weiterhin aufmerksam zu überwachen, wenn während der Operation im diskutierten Zusammenhang Auffälliges beobachtet wurde – z. B. eine mit Fortdauer der Narkose nicht nachlassende Tachykardie.

Mit einem klinischen Beispiel [38] soll der Ablauf einer erst postoperativ erkannten MH vorgestellt werden: Bei einem 7 Tage alten Jungen sollte eine geburtstraumatische Impressionsfraktur der rechten Schläfe aufgerichtet werden. Das Kind kam mit einer Herzfrequenz von 115 Schlägen pro min in den Operationssaal, die Narkose wurde mit 50 % $N_2O$ und 1,5 Vol.% Halothan über eine Maske eingeleitet. Intramuskulär wurden dem 2700 g wiegenden Säugling 0,025 mg Atropin und 10 mg Succinylcholin injiziert. Nach 10 min konnte das Kind ohne Schwierigkeiten intubiert werden, die Herzfrequenz war inzwischen auf 170 Schläge pro min angestiegen, und erreichte 5 min später ihr Maximum bei 180. Nach Anlage eines Venenzugangs, Rasur und Lagerung, begann die Operation. Das Kind wurde mit 25 Atemzügen von einem Respirator beatmet, 35 min später war der Eingriff abgeschlossen, die Herzfrequenz war inzwischen auf 145 Schläge, die Rektaltemperatur von 36,0 auf 35,5 °C abgefallen, 15 min nach Operationsende heißt es auf dem Narkoseprotokoll: „Das Baby ist voll wach, mit suffizienter Spontanatmung, stabilem Kreislauf, guter Tonisierung aller Extremitäten". Das Kind blieb für 3 1/2 h in der Operationsabteilung. Während dieser Zeit wird eine leichte Rötung von Händen und Gesicht beobachtet. Diese wird als Atropinfolge gewertet und die umgehende Verlegung in die benachbarte Kinderklinik angeordnet. Bei Übernahme fällt der Kinderkrankenschwester das „schlechte" Aussehen des Kindes auf. Während des kurzen Transports beobachtet sie Krampfanfälle. In der Kinderklinik angekommen werden erstmals nach Operationsende Temperatur und Herzfrequenz gemessen, es ergeben sich eine Rektaltemperatur von 43,7 °C und ein Puls von 250 Schlägen pro min. Weiter wird eine „tachypnoische" Atmung festgestellt. Einige Stunden später diskutieren Pädiater und Anästhesist die Möglichkeit einer MH – die Diagnose wird jedoch verworfen. Zu diesem Zeitpunkt wird das Kind beatmet. In einer Blutgasanalyse werden $pCO_2$ mit 80 mm Hg, pH mit 7,17 und „base excess“ mit -14,5 mmol/l bestimmt. In den folgenden Stunden werden die Kreatinkinase mit 1803 U/l, das Serumkalium zwischen 5,4 und 7,6 mmol/l, der pH mit einem Tiefstwert von 6,97 ermittelt. Das Kind entwickelt ein Nierenversagen und eine Verbrauchskoagulopathie. Im EEG wird eine Nullinie abgeleitet. 27 h nach der Operation wird die Diagnose MH gestellt, es werden 6,35 mg Dantrolen infundiert. 30 h postoperativ stirbt das Kind.

Das klinische Beispiel macht deutlich, daß die Diagnose MH auch erst während der postoperativen Phase gestellt werden kann (und muß). Personal, das mit der Überwachung der Patienten betraut ist, muß mit den Symptomen der MH vertraut sein – dies ist im Regelfall nur in einer von Anästhesisten geleiteten Aufwacheinheit sichergestellt. Vor Verlegung aus dem anästhesiologischen Verantwortungsbereich hat sich der Anästhesist zu vergewissern, daß dem Patienten aus Sicht des Fachgebietes keine Gefahr mehr droht. Angesichts der Tatsache, daß in Zukunft mehr ambulant operiert werden soll, gibt dieses Beispiel erneut Gelegenheit, die hohen Anforderungen zu betonen, die an eine Überwachung nach Narkose zu stellen sind. Es ist organisatorisch dafür Sorge zu tragen – sei es im Krankenhaus oder in der ambulanten Praxis – daß Patienten ausreichend lange und anästhesiologisch kompetent überwacht werden.

## Differentialdiagnose

Tachykardie, Tachypnoe und Hyperkapnie sind Symptome, die im Frühstadium einer MH zu erwarten sind. Differentialdiagnostisch sind Volumenmangel, Hypoventilation oder Hypoxie, mangelnde Narkosetiefe, endokrin oder medikamentös verursachte Anstiege der Herzfrequenz auszuschließen. Temperatursteigerungen können auch Aufheizung durch Wärmematten, Hyperthyreose, pyrogenhaltige Infusionen, septische Streuung aus dem Operationsgebiet und zentralnervöse Fehlregulation als Ursache haben. Postoperative Myoglobinurie und CK-Anstiege sind möglicherweise durch Succinylcholin ausgelöst, ohne Zusammenhang mit MH. Nach Trauma, Operation, Kardioversion und hoher körperlicher Belastung muß mit einem – meist geringfügigen – Anstieg der CK gerechnet werden. Ein Muskeltrauma wie nach einer Nephrektomie läßt die CK auf Werte um 600 (Bereich 100–1100) U/l innerhalb von 24 h ansteigen (Schulte-Sasse 1994, unveröffentlichte Beobachtungen). Im Vergleich hierzu fallen die Veränderungen bei MH höher aus und sind deutlich früher – oft bereits während der ersten Stunde nach Beginn der Triggerexposition – zu beobachten. Versteifungen an Kiefergelenk und Halswirbelsäule bei M. Bechterew oder entzündlichen Hals-Zahn-Kiefer-Erkrankungen können das alarmierende Symptom „mangelnde Erschlaffung nach Succinylcholin“ vortäuschen.

## Rhabdomyolysen nach Succinylcholin und Inhalationsanästhetika

Etwa 20 % aller Anfragen bei der MH-Beratungsstelle in Heilbronn betreffen Komplikationen im Zusammenhang mit der Injektion einer therapeutischen Dosis von Succinylcholin. Die Kliniker wandten sich an den Informationsdienst, weil in der Mehrzahl der Fälle die Diagnose MH gestellt wurde. Analysen der Verläufe zwingen zu der Einsicht, daß häufig keine MH vorlag [49]. Daher soll im Anschluß an den Abschnitt „Differentialdiagnose“ auf diese Fälle gesondert eingegangen werden.

Kurz nach Gabe einer therapeutischen, einmaligen Dosis entwickelten die Patienten in den mitgeteilten Fällen in 81 % einen Rigor der Kiefermuskulatur, gelegentlich begleitet von generalisierter Rigidität, in 10 % eine auffällige Tachykardie und in 9 % eine Bradykardie. Wiederholt war die abnorme Reaktion auf das Relaxans erster Hinweis auf eine bis dahin unerkannte Myopathie. Der Schweregrad der resultierenden Komplikationen reichte von Rhabdomyolyse bis zu MH und Herzstillstand. In 6 % der mitgeteilten Succinylcholinkomplikationen blieben Wiederbelebungsversuche erfolglos. Besonders Knaben unter 10 Jahren waren von den Zwischenfällen betroffen und zwar insbesondere bei operativen Eingriffen wie Adenotomie oder Tonsillektomie.

Ein Rigor der Kiefermuskulatur nach Succinylcholin kann erstes Zeichen einer sich entwickelnden MH sein und muß zu besonderer Wachsamkeit während und nach der Anästhesie führen. Die Analyse der mitgeteilten Fälle macht deutlich, daß die Forderung nach Abbruch der Narkose [40] in solchen Fällen nicht überzogen ist: Wurden MH-Triggersubstanzen beibehalten, so kam es am häufigsten zu MH, zu Herzstillstand und zu Todesfällen. In Fällen, in denen die Narkose abgebrochen oder auf eine triggerfreie Anästhesie ausgewichen wurde, waren keine Herzstillstände zu beobachten und auch das Ausmaß der Muskelzellschädigung – gemessen an der Höhe des Anstiegs der CK – war wesentlich geringer.

Was ist zu tun, wenn der Patient auf Succinylcholin mit einem Rigor der Kiefermuskulatur reagiert? Bei voraussichtlich kurzer Operation (etwa Adenotomie) ergibt sich als Mindestforderung: Übergang auf eine triggerfreie Narkoseart – d. h. kein weiteres Succinylcholin und Beenden der Zufuhr von halogenierten Kohlenwasserstoffanästhetika. Wenn es ärztlich vertretbar erscheint, so sollte vor einem geplanten größeren Eingriff die Narkose abgebrochen werden [42]. Tritt nach Succinylcholin ein Rigor auf, müssen alle Überwachungsmaßnahmen eingesetzt werden, die die Entdeckung einer MH zum frühestmöglichen Zeitpunkt gewährleisten. Alle Patienten, die nach Succinylcholin einen Rigor entwickelt haben, müssen postoperativ für 24 h auf einer Intensivstation unter Beobachtung des Anästhesisten bleiben [44]. Nur auf diese Weise ist gesichert, daß der CK-Anstieg auf seinem Maximum erfaßt wird, eine Myoglobinurie entdeckt, einem Nierenversagen vorgebeugt und ein Herzstillstand, der bei myopathischen Patienten auch in der postoperativen Phase beobachtet wurde [51], sofort therapiert werden kann. Ob die Empfehlung Dantrolen zu geben, von therapeutischem Nutzen ist, kann nicht entschieden werden. Eine solche Maßnahme ist aber sicher kein Fehler, und die Entscheidung muß dem einzelnen Arzt überlassen werden. 50 % der Patienten mit einem Rigor nach Succinylcholin in der Anamnese sollen für die MH empfindlich sein. Stieg die CK auf mehr als 20000 U/l an, soll die Empfindlichkeit sogar 80–100 % betragen haben. Es wird empfohlen, alle diese Patienten [14] einem Halothan-Koffein-Kontrakturtest zuzuführen. Es muß eine Familienanamnese wegen Myopathie, Narkosekomplikationen oder ungeklärter Todesfälle aufgenommen werden. In einer ärztlichen Bescheinigung wird die abnorme Reaktion auf Succinylcholin beschrieben. Der oben vorgestellte Fall einer erst spät postoperativ erkannten MH macht deutlich, wie wichtig es ist, dafür zu sorgen, daß die Succinylcholinreaktion vor einer künftigen Narkose dem Anästhesisten zur Kenntnis gelangt: Wäre dem Arzt bekannt gewesen, daß eine Woche zuvor die Mutter des Kindes bei Einleitung für die Schnittentbindung auf Succinylcholin mit einem generalisierten Rigor reagiert hatte, der eine Intubation unmöglich machte, so ist es nicht wirklichkeitsfremd zu vermuten, daß im Wissen um die Vorgeschichte, bei dem Kind über den kurzen Eingriff hinaus insbesondere auf Frühzeichen einer MH geachtet worden wäre.

In den Fällen mit einer auffälligen Tachykardie nach Succinylcholininjektion war meist eine Rhabdomyolyse die Folge. Dabei wurden Anstiege der CK bis auf 81000 U/l und Myoglobinurie beobachtet. Alle Patienten konnten ohne Schwierigkeiten intubiert werden.

Obgleich in den mitgeteilten Fällen eine Rhabdomyolyse bereits die am häufigsten beobachtete Folge einer Succinylcholininjektion darstellt, ist dieses Ereignis im Vergleich zur klinischen Wirklichkeit wohl noch unterrepräsentiert. In der Literatur wird angegeben, daß eine ausgeprägte Muskelzellzerstörung auf 250 Anwendungen beobachtet werden kann [50]. Eine Rhabdomyolyse ist keineswegs als bedeutungslos anzusehen: im harmlosesten Fall war Abbruch der Operation, verbunden mit verlängertem Krankenhausaufenthalt, die Folge. Weit gravierender ist ein Nierenversagen, das – beeinflußt vom Ausmaß der Muskelzellzerstörung und dem präoperativen Funktionszustand der Nieren – den Patienten droht [49].

Die mit Abstand mit der höchsten Sterblichkeit belastete Nebenwirkung „Bradykardie" wurde fast ausschließlich bei Jungen, überwiegend im Alter unter 5 Jahren beobachtet. Die 1957 erstmals beschriebene Bradykardie bei Kindern ist eine ernstzunehmende Nebenwirkung des Succinylcholins – ein irreversibler Herzstillstand kann die Folge sein [28]. In der Mehrzahl der mitgeteilten Fälle wurde die Verdachtsdiagnose MH gestellt und eine Behandlung mit intravenösem Dantrolen begonnen. Die Analyse dieser Anästhesieunglücke [51] macht die Diagnose MH unwahrscheinlich. Einige Besonderheiten legen diese Vermutung nahe: Zwischen einer und 8 min nach Injektion von Succinylcholin kam es zu einem Kreislaufstillstand, der bei weniger als der Hälfte der Kinder erfolgreich behandelt werden konnte. Der zeitliche Verlauf war damit für eine Stoffwechselsteigerung in der quergestreiften Muskulatur atypisch schnell. Im Gegensatz zur Entwicklung einer MH wurde keine Tachykardie, sondern eine Bradykardie beobachtet, die dem Herzstillstand vorausging. In gleicher Weise fehlten die für MH typischen Zeichen wie Hyperkapnie und Anstieg der Körpertemperatur. Auch die Erfolglosigkeit des zeit- und dosisgerecht applizierten Dantrolens ließ eine MH unwahrscheinlich sein. Schließlich stützen die unauffälligen Ergebnisse aus dem Halothan-Koffein-Kontrakturtest in einigen Familien die Vermutung, daß den Kreislaufzusammenbrüchen nicht die Anlage zur MH, sondern eine andere – meist subklinische – Myopathie zugrunde gelegen hat. Bei Familienmitgliedern wurde die CK abnorm erhöht bestimmt, und feingewebliche Untersuchungen ergaben Hinweise auf Muskeldystrophien. Damit kann es in allen Fällen als wahrscheinlich angesehen werden, daß es sich um klinisch unauffällige Kinder mit Myopathie handelte, bei denen sich atypische Acetylcholinrezeptoren außerhalb der Nervenendplatte auf der gesamten Oberfläche der Muskelzellen gebildet hatten und damit ein Zustand der „Hypersensibilität" gegen Rezeptor erregende Substanzen entstanden war. Diese Übererregbarkeit führte bei Succinylcholininjektion zu einer Bewegung großer Mengen von Kaliumionen aus dem intrazellulären in den intravasalen Raum und entsprechenden Funktionsstörungen. Die Dauer des Kaliumausstroms kann 30 min und länger anhalten. Der Versuch, die Hyperkaliämie mit intravenösem Insulin und Glukose zu behandeln, kann aus zeitlichen Gründen nicht zum Erfolg führen. In Gegenwart von suffizienten Wiederbelebungsmaßnahmen wird sich eine rasche Normalisierung der transmembranösen Kationenverteilung nur durch intravenöse Zufuhr eines Kalziumsalzes, begleitet von Bikarbonatgaben, erzielen lassen. Bei der Injektion von Kalzium taucht zugegebenermaßen ein Konflikt zwischen Therapie der MH und der Behandlung einer Succinylcholin-induzierten Hyperkaliämie auf. In praxi sollte sich jedoch ein solcher nicht ergeben: Nach allem was wir heute aus Tierexperimenten und Beobachtungen beim Menschen wissen, führt eine durch Succinylcholin ausgelöste MH nie innerhalb von wenigen Minuten – ohne Tachykardie – zu einem Herzstillstand.

Es liegen Berichte über Herzstillstände bei myopathischen Kindern vor, die erst mit deutlichem zeitlichen Abstand nach Succinylcholininjektion auftraten. Auch hier teilten die Anästhesisten mit, daß es – wenn überhaupt – sehr schwierig war, die Kinder zu reanimieren. Bei diesen Asystolien wurden ebenfalls Anstiege des Serumkaliums beobachtet.

Ein klinisches Beispiel soll den Ablauf der Ereignisse verdeutlichen: Ein 6jähriger Junge erlitt im Anschluß an eine Anästhesie einen Herzstillstand; die Succinylcholininjektion lag bereits eine knappe halbe Stunde zurück. Bei dem Kind war aus der Anamnese eine Muskelschwäche im rechten Bein bekannt, die als Folge einer peripartalen Asphyxie gedeutet wurde. Die Anästhesie wurde über eine Maske mit Enfluran eingeleitet, vor Intubation wurden 25 mg Succinylcholin injiziert. Die Herzfrequenz, vor Einleitung mit 150 Schlägen pro min leicht erhöht, stieg kurzfristig auf 160/min und fiel im Verlauf der Tonsillektomie auf das Ausgangsniveau zurück. Anästhesie und Operationsverlauf wurden als unauffällig beschrieben. 5 min nach Extubation kam es plötzlich, bei guter Oxygenierung, zu einer Bradykardie mit verbreiterten Kammerkomplexen auf dem EKG-Monitor und nachfolgendem Herzkreislaufstillstand. Erst nach 30 min konnte ein stabiler Kreislauf wiederhergestellt werden. Der Patient wurde daraufhin in ein anderes Krankenhaus verlegt. Laborchemische Blutuntersuchungen ergaben hier u. a. noch immer eine Hyperkaliämie. Unter der Verdachtsdiagnose MH wurden dem Kind nun im Verlauf der folgenden 24 h 2mal 10 mg/kg Dantrolen infundiert. Blut- und Harnanalysen ergaben Zeichen einer ausgeprägten Rhabdomyolyse. Da die charakteristischen Symptome einer MH im Anschluß an die Operation und auch später auf der Intensivstation fehlten und da Muskeldystrophien typischerweise von der klinisch unauffälligen Mutter auf ihre Söhne übertragen werden, kommen der Beobachtung, daß die Mutter des Knaben eine erhöhte CK aufweist und der späteren Information, daß der Junge bei körperlicher Belastung rasch ermüde, besondere Bedeutung zu. Das Geschlecht des Kindes, seine Anamnese, der pathologische Befund bei seiner Mutter, das Fehlen der für die Diagnose MH zu fordernden typischen Zeichen einer Stoffwechselsteigerung und schließlich die Tatsache, daß für den Erfolg der Reanimationsmaßnahmen kaum die späte Dantroleninfusion in Anspruch genommen werden kann, sprechen dafür, daß es sich nicht um eine MH gehandelt hat. Wahrscheinlicher ist, daß hier die oben erwähnte Sonderform (ohne zeitlichen Zusammenhang mit der Succinylcholininjektion) des Kalium-induzierten Kreislaufzusammenbruchs bei einem Kind mit Muskeldystrophie vorlag.

Der Fall macht deutlich, daß den myopathischen Kindern im Zusammenhang mit einer Anästhesie nicht nur in den ersten Minuten nach Succinylcholininjektion, sondern über einen längeren Zeitraum Gefahr droht. Da postoperative hyperkaliämische Herzstillstände nach Abschluß von Inhalationsanästhesien – die Patienten waren bereits in den Aufwachraum oder auf die Bettenstation verlegt – bei Kindern mit Muskeldystrophien bekannt geworden sind und in diesen Fällen kein Succinylcholin verwendet wurde, ist es durchaus möglich, daß für die verzögert auftretenden Hyperkaliämien auch oder nur die Inhalationsanästhetika verantwortlich sind. Also müssen Substanzen wie Halothan, Enfluran oder Isofluran ebenfalls zu den bei Muskelerkrankungen kontraindizierten Medikamenten gezählt werden.

Die Anzahl der Kinder, die mit bekannter Myopathie zur Operation kommt, ist gering. Die Gabe von Succinylcholin ist in diesem Fall kontraindiziert. Der Anästhesist muß jedoch damit rechnen, daß ihm eine kleine Anzahl kindlicher Patienten mit unbekannter/subklinischer Myopathie zur Narkose überwiesen wird: Die Aussicht ein solches Kind zu narkotisieren ist so selten nicht, wenn bedacht wird, daß die häufigste Muskeldystrophie Typ Duchenne einmal bei 3300 lebenden Knabengeburten auftritt und diese Erkrankung oft bis zum 5. Lebensjahr symptomlos bleibt. Ohne Warnung kann es unmittelbar nach Succinylcholin zu Bradykardie und hyperkaliämischem Herzstillstand kommen; dieses dramatische Ereignis stellt für den Arzt eine große Herausforderung dar. In Reaktion auf die lebensbedrohlichen und tödlichen Zwischenfälle nach Succinylcholin wird heute empfohlen, den Gebrauch von Succinylcholin auf wenige unabweisbare Indikationen zu beschränken [9,10,49]. Hierzu zählen die Anästhesisten der Harvard Medical School die Intubation bei vollem Magen und das Durchbrechen eines Laryngospasmus. Angesichts verfügbarer, weniger riskanter Alternativen ist die routinemäßige Verwendung zu beenden [48, 50]. Nachdem sich die nordamerikanische Medikamentenbehörde FDA mit den Todesfällen nach Succinylcholininjektion befaßt hat, wurden alle Anästhesisten durch den größten Vertreiber des Relaxans in den USA informiert, daß Succinylcholin mit Ausnahme von Notfällen bei Kindern und Jugendlichen kontraindiziert ist. In einem Schreiben vom November 1993 heißt es: „Except when used for emergency tracheal intubation or in instances where immediate securing of the airway is necessary, succinylcholine is contraindicated in children and adolescent patients“ [50].

## Therapie

Kapnometrie, Blutgasanalysen und Pulsoxymetrie, Methoden, mit deren Hilfe die Diagnose MH frühzeitig gestellt werden kann, gehören noch immer nicht zu den an jedem Anästhesiearbeitsplatz verfügbaren Methoden der Routineüberwachung. Dieser Umstand hat wiederholt dazu beigetragen, daß MH-Episoden vom Anästhesisten erst sehr spät erkannt wurden und nur noch wenig Zeit für die lebensrettende Infusion von Dantrolen blieb. Es sind Fälle bekannt, bei denen 10 min nach der Diagnose MH bereits Wiederbelebungsmaßnahmen ergriffen werden mußten. Dabei ist anzumerken, daß der Zeitpunkt des Erkennens keineswegs identisch mit dem Beginn der MH sein muß. Daher müssen die Erstmaßnahmen nach Stellung der Verdachtsdiagnose verzugslos eingeleitet und zügig durchgeführt werden; dies kann ein Anästhesist allein nicht bewältigen. Insbesondere für das zeitraubende Auflösen des Dantrolens benötigt der Arzt Unterstützung von Pflegekräften und weiteren Ärtzen. Schließlich sei betont, daß die MH am Ort ihres Auftretens beherrscht werden muß. Patienten sind mit un- oder lediglich anbehandelter MH aus dem Operationssaal auf die Intensivstation oder in ein anderes Krankenhaus verlegt worden und auf dem Transport gestorben.

Sofortmaßnahmen:

1. Zuführung von Triggersubstanzen beenden;
2. Atemminutenvolumen um den Faktor 3 erhöhen (etwa 21 l/min bei 70 kg), Frischgaszufluß zum Beatmungsgerät 15 l/min; anzustreben sind eine endexspiratorische $CO_2$-Konzentration von 5 Vol.-% und eine normale Sauerstoffsättigung;
3. Schnellinfusion von Dantrolen in einer *am Erfolg* orientierten Dosis. Die akute Gabe wird erst beendet, wenn eindeutige Zeichen für das Greifen der Therapie vorliegen. Hierzu zählen: Normalisierung von Herzfrequenz, Atemminutenvolumen, Muskeltonus, Blutgasanalyse, Elektrolytkonzentration. 2,5 mg/kg werden als eine Dosis angegeben, mit der im Durchschnitt diese Ziele erreicht werden. Fallberichten ist zu entnehmen, daß in der Frühphase auch weit höhere Dosen infundiert wurden, um das Syndrom zu beherrschen.

Wie läßt sich das Greifen der Therapie unter laufender Dantroleninfusion erkennen: Bereits nach 6 min kann ein Abfall der erhöhten $CO_2$-Konzentration und ein Rückgang der Herzfrequenz beobachtet werden, nach 20 min ist die Blutgasanalyse normal, und nach 45 min sollten alle Symptome, die auf einen gesteigerten Stoffwechsel hinweisen, verschwunden sein [44].

Am Beispiel eines 31jährigen Mannes im Vollbild einer MH soll aus eigener Erfahrung [52] die Wirkung des Dantrolens beschrieben werden: Im Anschluß an eine Meniskusoperation war die Diagnose MH gestellt worden. 160 min nach Narkosebeginn betrug die Körpertemperatur des in Schnee gepackten Patienten 41,7 °C, die Herzfrequenz lag bei 172 Schlägen pro min, der bewußtlose Patient atmete spontan mit 22 Atemzügen 31 l/min – trotz 400 mg Dolantin und 0,6 mg Fentanyl. 25 min nach Beginn einer Dantrolenschnellinfusion war die Herzfrequenz auf 132/min und die Körpertemperatur auf 40,7 °C abgefallen. Eine Blutgasanalyse ergab einen $pCO_2$ von 43 mm Hg, einen pH von 7,47 und einen „base excess“ von +6,6 mmol/l (nach „blinder“ Pufferung mit 500 mmol/l $NaHCO_3$). Bis zu diesem Zeitpunkt hatte der Patient 3 mg/kg Dantrolen in einer umständlicher als heute ad hoc hergestellten Lösung erhalten. Dantrolen wurde weiter in einer Schnellinfusion gegeben. 35 min nach Infusionsbeginn war die Tachykardie beseitigt, der Patient hatte einen Puls von 84/min, die Körpertemperatur war auf 39,5 °C abgefallen. Erst jetzt, nachdem die kausale Therapie nachweislich gegriffen hatte, wurde die Dantrolengabe verlangsamt, und nach insgesamt 120 min waren 10 mg/kg eingelaufen. Ununterbrochene klinische Beobachtung sowie wiederholte blutchemische Untersuchungen belegten den anhaltenden therapeutischen Erfolg des Dantrolens: zu keinem Zeitpunkt wurden erneute Tachykardien, Säuerung, Anstiege von $pCO_2$ oder Körpertemperatur als Hinweise auf ein Wiederaufflackern des hypermetabolischen Syndroms beobachtet; es war nicht notwendig die Geschwindigkeit der Dantroleninfusion erneut zu erhöhen. 2 h nach Infusionsbeginn wurde der Patient wach und öffnete die Augen, seine Körpertemperatur lag bei 37,8 °C, sein Puls bei 100/min. Der Patient wurde nun auf eine Intensivstation verlegt und die Dantroleninfusion in einer Dosis von 20 mg/kg über 12 h fortgesetzt, um einem Relaps vorzubeugen. 5 h nach Therapiebeginn konnte der bewußtseinsklare Patient extubiert werden.

Es kann gar nicht überbetont werden, wie wichtig es für das Überleben des Patienten ist, die Dantrolengabe in einer Schnellinfusion nicht eher zu beenden, bevor sich nicht eindeutig und anhaltend ein therapeutischer Erfolg eingestellt hat.

Dies soll an dem bereits dargestellten Fall des 5jährigen Jungen mit sich protrahiert entwickelnder MH erläutert werden: 10 min nachdem die Diagnose gestellt war (200 min nach Beginn der Triggerexposition), wurde mit der Infusion von 3 mg/kg Dantrolen (3 Flaschen à 20 mg Trockensubstanz) begonnen. Zu diesem Zeitpunkt wurden ein $pCO_2$ von 76,1 mm Hg (bei einem AMV von 4,7 l/min), ein „base excess“ von -10 mmol/l, ein pH von 7,05 und ein Kalium von 6,32 mmol/l ermittelt. 20 min nach Diagnosestellung waren 3 mg/kg Dantrolen eingelaufen, das Kind war mit einem Puls von 170/min noch immer tachykard. Nach kurzer Erörterung wurde die Dantrolengabe – nun mit langsamerer Infusionsgeschwindigkeit – wieder aufgenommen. 46 min nach Diagnosestellung lag der auskultatorisch gemessene systolische Blutdruck bei 60 mm Hg, die Sauerstoffsättigung trotz einer $FIO_2$ von 1,0 bei 95 %. Die Herzfrequenz war wieder auf 175/min angestiegen. In einer arteriellen Blutprobe wurden ein pH von 7,24 (nach 10 mmol Bikarbonat), ein „base excess“ von -12 mmol/l, ein Kalium von 8,05 mmol/l (unter Infusion von 5 % Glukose und 10 Einheiten Altinsulin) und ein Kalzium von 0,69 mmol/l bestimmt. Eine Stunde nach Diagnose kam es zu „massiven“ Rhythmusstörungen, das Kalium war weiter auf 8,7 mmol/l angestiegen. 65 min nach Diagnosestellung war die zweite Dantroleninfusion eingelaufen; insgesamt waren 10 mg/kg infundiert worden. Kurz danach kam es zum Kreislaufzusammenbruch. Es wurde mit Herzdruckmassage begonnen, das Kind entwickelte eine generalisierte Muskelstarre. 125 min nach Diagnosestellung wurden die Reanimationsbemühungen beendet und der Tod des Kindes infolge MH festgestellt.

Dieser Verlauf macht deutlich, warum Ryan schreibt [44], daß es nur die „immediate agressive therapy“ ist, die einen Patienten mit fulminanter MH retten kann. Nachdem im beschriebenen Fall die Diagnose, begünstigt durch den zunächst schwelenden Verlauf, erst spät gestellt wurde, blieb nur noch sehr wenig Zeit zur Rettung des Kindes. Das bedeutet, daß unter laufender Schnellinfusion der therapeutische Erfolg mit klinischer Beobachtung (Puls, Muskeltonus, ausgeatmetes $CO_2$) und laborchemischen Analysen (Blutgasanalysen, Bestimmung von Kalium) gesichert werden muß, erst dann darf die initiale schnelle Gabe beendet und in einer Erhaltungsdosis fortgefahren werden. Ein anhaltender und deutlicher Abfall der erhöhten Herzfrequenz, eine Verringerung des für eine Normoventilation erforderlichen Atemminutenvolumens, ein Anhalten des metabolischen Säuerungsprozesses, ein Rückgang der Hyperkaliämie und schließlich auch ein Abfall der erhöhten Körpertemperatur zeigen an, daß der eingeschlagene Weg der richtige ist. Lassen sich diese Hinweise auf ein Greifen der Dantrolentherapie unter einer Dosis von 10 mg/kg über etwa 20–30 min nicht beobachten, so ist die Diagnose in Zweifel zu ziehen. Stellen sich aber erste Symptome ein, die für einen Erfolg sprechen, so kann die Dosis von 10 mg/kg während der Initialphase überschritten werden [41].

Nach den Sofortmaßnahmen:

1. Natriumbikarbonat: Infusion von 1,5 mmol/kg, zusätzliche Gabe je nach Blutgasanalyse;
2. Atemschläuche und Atemkalkbehälter am Narkoseapparat auswechseln;
3. Oberflächenkühlung;
4. Einlegen eines Blasenkatheters;

5. Diuretikagabe (Azetazolamid), wenn nicht durch das in der Dantrolenflasche enthaltene Mannit eine Diurese von 1,5 ml/kg/h erreicht wird;
6. weitere intravenöse Zugänge, Einlegen einer arteriellen Kanüle und eines Zentralvenenkatheters;
7. Fortführung der Dantrolentherapie mit 1 mg/kg alle 6 h intravenös über 48–72 h, um ein Wiederauftreten der Symptome zu verhindern. Dosis und Zeitdauer dieser Rezidivprophylaxe orientieren sich an Empfehlungen der amerikanischen MH-Gesellschaft. Daten, die diese Empfehlung in quantitativer Hinsicht stützen, liegen nicht vor.
8. Der Patient wird auf einer anästhesiologisch betreuten Intensivstation beobachtet;
9. Weiterschwelen oder Rezidiv des MH-Prozesses wird erkannt an erneuter Tachykardie, Temperaturanstieg, metabolischer Azidose und Anstieg der exspiratorischen $CO_2$-Konzentration. Weitere Dantrolenschnellinfusion – wieder in einer am therapeutischen Erfolg orientierten Dosierung – ist sofort notwendig.

In 10 % der Fälle soll es zu Rezidiven – typischerweise 4–8 h (aber auch 36 h) nach der initialen Episode – kommen. In Berichten über MH-Rezidive fällt auf, daß der hypermetabole Prozeß gar nicht erst zum Stillstand kam, sondern in abgeschwächter Form, nach zu niedrig dosierter Dantrolentherapie mit z. B. fortdauernder Tachykardie oder metabolischer Säuerung weiterschwelte, bevor ein unspezifisches Ereignis das Feuer neu entfachte. Vermutlich hätte eine initial ausreichend hohe Dantrolendosis das Wiederaufflackern verhindert.

10. Patientenüberwachung: Puls, exspiratorische $CO_2$-Konzentration – (beim extubierten Patienten genügen Blutgasanalysen in kurzen Abständen), Sauerstoffsättigung im arteriellen Blut, wiederholte Blutgasanalysen, Atemfrequenz und (wenn möglich) Minutenvolumen, Blutdruck, EKG, Körpertemperatur, Diurese; es wird ein Spezialprotokoll geführt.
11. Laborchemische Untersuchungen:
CK, Laktat, GOT, GPT, BZ, K, Gerinnungsstatus; Myoglobin (in Blut und Urin).

Mit der Einführung von Dantrolen zur Behandlung der MH wurde die Erwartung verknüpft, daß die bis dahin hohe Sterblichkeit infolge dieser Narkosekomplikation zügig gegen Null schrumpfen würde. Diese Erwartung hat sich bis heute nicht erfüllt, und es taucht die Frage auf, ob es dantrolenresistente Fälle gibt. Die Analyse der berichteten Umstände von tödlichen MH-Episoden, bei denen die Patienten trotz Dantrolen verstorben sind, läßt so viele Schwächen bei der Diagnose und Therapie des Syndroms erkennen, daß auch ohne Inanspruchnahme der Hilfskonstruktion „dantrolenresistente Fälle" der Tod der Patienten ausreichend erklärt werden kann [47]. Die Fallanalysen ergeben neben der in vielen Fällen verspäteten Diagnose – hier kann Dantrolen nichts mehr nützen – 4 weitere Ursachen, die für diesen Stand der Dinge verantwortlich sind:

1) Nach Stellung der Diagnose waren die Aktivitäten der Ärzte vornehmlich auf die Senkung der Körpertemperatur gerichtet, es wurden aufwendige Kühlmaßnahmen eingeleitet. Ebenso wurde dem Wechsel des Narkosegerätes hoher Wert beigemessen. Es muß deutlich gemacht werden, daß diese Maßnahmen als Primärschritte Zeit vergeuden, die später nicht wieder eingeholt werden kann.
2) Auffällig ist ein angesichts der Diagnose MH unverständlicher Zug in der medikamentösen Therapie: Es wurden immer wieder, bevor mit der Dantroleninfusion begonnen wurde, Verbindungen gegeben, die bei MH erwiesenermaßen unwirksam sind, wie Analgetika, Aprotinin, Chlorpromazin, Kortiko-

steroide, Procain, Muskelrelaxanzien und Sedativa oder sogar kontraindiziert wie z. B. Kalziumantagonisten. Das Ziel der Therapie bei MH ist die schnelle Normalisierung des gesteigerten Stoffwechsels in den Zellen der quergestreiften Muskulatur. Dies gelingt ausschließlich mit intravenös verabreichtem Dantrolen.

3) Wenig oder keine Beachtung wurden der Atmung, Beatmung und der Überwachung dieser Vitalfunktionen gewidmet. Es ist für den therapeutischen Erfolg des Dantrolens von entscheidender Bedeutung, daß die Ventilation nach Stellung der (Verdachts)diagnose unverzüglich den erhöhten Stoffwechselbedürfnissen des Patienten angepaßt wird. Bei MH-empfindlichen Schweinen führt eine unbehandelte, tödlich verlaufende MH vorübergehend zu einer Verdopplung des Ruhe-$O_2$-Verbrauchs; unter symptomatischer Therapie wurden Steigerungen auf das 3- bis 4fache beobachtet, bevor die Tiere nach 60–80 min starben [12]. Die Reduktion des hypermetabolischen Zustands durch Dantrolen muß ohne Einfluß auf das Überleben des Patienten bleiben, wenn die Atemminutenventilation nicht sofort um den Faktor 3 erhöht wird. Es wird immer zu Beginn des MH-Syndroms zu Hypoxie und respiratorisch-metabolischer Azidose kommen. Wichtig ist, daß die Hypoxiefolgen, die in dieser Verzugsphase entstehen, reversibel gehalten werden. Es ist zu erwarten, daß zum Zeitpunkt eines Kreislaufzusammenbruchs, der dem Anästhesisten nicht entgehen kann, andere Organe, insbesondere das Gehirn, unerkannt irreversible Schäden erlitten haben, die das Überleben der Patienten ausschließen.
4) Dantrolen wurde häufig spät und fast immer in unzureichender Dosis gegeben. Es bedarf kaum einer Betonung, daß Unterdosierung von Dantrolen keinen Erfolg bringen kann. Dantrolen wird gegenwärtig in Flaschen à 20 mg Wirkstoff abgegeben. Die bedeutet, daß für den Erwachsenen mit fulminanter MH etwa 35mal 20 mg Dantrolen in 35mal 60 ml Wasser gelöst und infundiert werden müssen, ein umständliches Verfahren, das die kurze zur Verfügung stehende Zeit zusätzlich verknappt. Die Rettung eines solchen Patienten kann nur gelingen, wenn ausreichend Dantrolen – hier wird eine Mindestmenge von 10 mg/kg für den Erwachsenen gefordert – innerhalb des Operationstraktes bereitsteht [46]. Kliniken mit weit auseinanderliegenden Operationsabteilungen müssen diese Dosis an mehreren Plätzen lagern. Die zentrale Lagerung des Medikaments für mehrere Krankenhäuser ist abzulehnen. Es sollte keiner besonderen Erwähnung bedürfen, daß die hier formulierten Sicherheitsstandards natürlich auch für die Anästhesie in ambulanter Praxis gelten.

Der Tod in der Akutphase einer nicht oder unzureichend therapierten MH muß auf primär kardiales Versagen zurückgeführt werden: 30fach erhöhte Katecholaminspiegel im Plasma, Tachykardie, Hypoxie, Hyperkarbie, metabolische Azidose sowie Ionenverschiebungen sind zureichende Gründe hierfür. Aber auch nach Überleben der Akutphase ist das Leben des Patienten weiterhin gefährdet durch irreversibles Hirnödem bei Hypoxie und Hyperkarbie, durch Nierenversagen infolge Myoglobinurie; letztlich durch eine Verbrauchskoagulopathie. Um einer Verbrauchskoagulopathie vorzubeugen, ist eine Heparinisierung zu erwägen, manifeste Gerinnungsstörungen sind insbesondere bei erst spät erkannten MH-Episoden zu erwarten.

## Familienberatung nach MH

Ein Phänomen – bereits seit Denboroughs Erstbeschreibung bekannt – führt nach wie vor zu Katastrophen: Wiederholt stellte sich nach einer lebensbedrohlichen oder tödlichen MH heraus, daß bereits ein Blutsverwandter des neuerlichen

Opfers an MH verstorben war oder eine klinisch hochgradig verdächtige Episode durchgemacht hatte. Offenbar wurde z. Z. des ersten Unglücks die Familie nicht über die MH, die Vererblichkeit der Disposition und die Möglichkeit der In-vitro-Diagnostik aufgeklärt. Der Verpflichtung zur Familienberatung, auch über einen längeren Zeitraum, hat sich der Anästhesist verantwortungsbewußt (sic!) zu entledigen [44]. Dies dem Kinderarzt oder dem Hausarzt zu überlassen, ist ein Affront dem anderen Fach gegenüber und führt immer zu (oft grober) Fehlinformation. Der Patient erhält nach einer MH(-verdächtigen) -Episode eine Bescheinigung, in der Verlauf und Therapie dargestellt werden. Dem Patienten (oder seinen Eltern) wird verständlich gemacht, daß die Bescheinigung bei einer zukünftigen Anästhesie dem Arzt vorgelegt werden muß. Bei Eltern, Geschwistern und Kindern des MH-Patienten besteht eine Wahrscheinlichkeit von 50 % ebenfalls die Anlage zur MH zu besitzen [19]. Daher sollten Blutsverwandte Kopien der Bescheinigung erhalten und ebenfalls über die MH informiert werden [35]. Der Halothan-Koffein-Kontrakturtest, als Möglichkeit die Veranlagung zu beweisen, muß vorgestellt werden. Ein vorrangiges Ziel der Aufklärung nach MH ist es, der oft sehr beunruhigten Familie zu versichern, daß Narkosen in der Zukunft zu jeder Zeit und für jeden Eingriff durchgeführt werden können. Betroffene Familien sorgen sich häufig, ob und wie Informationen über ihre MH-Empfindlichkeit den Arzt bei einem Notfall erreichen. Die Malignant Hyperthermia Association of the United States empfiehlt ihren Mitgliedern den Dienst der Medic Alert Foundation in Anspruch zu nehmen. Es handelt sich um ein Informationssystem für verschiedenste medizinische Notfälle [33]. Bei Medic Alert sind Armbänder oder Halsketten mit einem Anhänger zu erhalten, auf denen die den Patienten gefährdende Kondition – hier „Anlage für die maligne Hyperthermie" – eingraviert ist. Zusätzlich ist eine Telefonnummer angegeben, über die rund um die Uhr weitere MH-relevante Informationen zu erhalten sind. Da kürzlich in Deutschland ein Zweig dieses amerikanischen, gemeinnützigen Unternehmens seine Arbeit aufgenommen hat[2], können nun auch hier Patienten auf diesen Weg der Notfallinformation aufmerksam gemacht werden.

## Identifizierung MH-empfindlicher Individuen

Noch immer stellt die gründliche Befragung des Patienten nach eigenen Anästhesieerfahrungen, Narkosezwischenfällen bei Blutsverwandten, Muskelerkrankungen und unerklärlichen Temperatursteigerungen das wesentliche, wenn auch keinesfalls sichere Mittel dar, eine MH-Disposition zu erkennen. Eine Auswertung von MH-Fallberichten hat ergeben, daß in 20 % die Patienten früher schon einmal komplikationslos mit Triggersubstanzen anästhesiert wurden und die Befragung ihrer Familienmitglieder in 75 % keinerlei Hinweise auf eine familiäre Disposition zutage fördern konnte [37]. Auch die Beobachtung, daß bei Mitgliedern von MH-Familien in 50–70 % eine Erhöhung der CK nachzuweisen ist [39], kann bei auffälliger Anästhesieanamnese den Verdacht erhärten. Eine normale CK schließt eine MH-Empfindlichkeit allerdings nicht aus.

In vitro reagieren frisch entnommene Muskelproben von MH-Empfindlichen in einer Krebs-Ringer-Lösung auf Zugabe von Halothan und/oder Koffein mit einem vom Unempfindlichen unterscheidbaren stärkeren Anstieg der isometrischen Spannung. Das Verdienst von Kalow et al. [20] ist es diese Beobachtung zur Grundlage des z. Z. einzigen aussagekräftigen Tests für die Ermittlung einer MH-

[2] Auskünfte sind zu erhalten bei: Medic Alert GmbH, Brückstr. 35a, D-40882 Ratingen, Tel.: 0 21 02-87 13 13.

Empfindlichkeit gemacht zu haben. Für den Halothan-Koffein-Kontrakturtest müssen dem Probanden in Leitungs- oder Allgemeinanästhesie mehrere Muskelbündel von etwa 30 mm Länge und 3 mm Dicke aus dem Oberschenkel entnommen werden [34]. Ein geübtes Labor kann die vermutete Anlage für die MH in einem hohen Prozentsatz nachweisen oder ausschließen. Die European MH-Group hat das Untersuchungsverfahren inzwischen standardisiert. Nach dem Protokoll der europäischen Arbeitsgruppe wurde festgelegt, daß die Diagnose „MH-empfindlich" („MHS"; S steht für susceptible) zu stellen ist, wenn die Muskelprobe mit einer Kontraktur von mindestens 0,2 g Spannung bei einer Halothankonzentration von nicht mehr als 0,44 mmol/l *und* einer Koffeinkonzentration von nicht mehr als 2,0 mmol/l im Krebs-Ringer-Bad reagiert. Werden für eine Spannungsentwicklung von 0,2 g höhere Konzentrationen benötigt, so lautet die Diagnose „MHN" (N steht für non-susceptible), die Veranlagung wurde ausgeschlossen. Wie bei jedem biologischen Test nicht anders zu erwarten, gibt es eine Überlappung zwischen empfindlich und unempfindlich. Muskelproben dieser Patienten reagieren mit der geforderten 0,2 g Spannungsentwicklung nur in Gegenwart niedriger Konzentration von *entweder* Halothan *oder* Koffein. Diese nicht eindeutigen Fälle werden einer dritten Gruppe, der Kategorie „MHE" (E steht für equivocal) zugeordnet – eine präzise Aussage darüber, ob eine Veranlagung vorliegt, kann nicht gemacht werden. 7–14 % der untersuchten Patienten fallen gegenwärtig in diese diagnostische „Grauzone" [39] – ein nach wie vor unbefriedigender Umstand. Obwohl die Anlage zur MH bei Patienten der Kategorie MHE nicht eindeutig nachgewiesen werden kann, müssen sie dennoch wie gesichert MH-Empfindliche behandelt werden, d. h. Triggersubstanzen dürfen bei zukünftigen Narkosen nicht verwendet werden. Folge dieser mit Recht vorsichtigen Interpretation eines zweideutigen Testergebnisses ist, daß falsch-positive Ergebnisse nicht aufgedeckt werden. Es bleibt abzuwarten, ob die Trennschärfe des HKKT durch die zusätzliche Untersuchung der Muskelproben in Gegenwart des Pflanzenalkaloids Ryanodin zunimmt und damit der Prozentsatz der mit „MHE" einzustufenden Probanden verringert werden kann [39]. Falsch-negative Ergebnisse sind möglich und kürzlich auch berichtet worden [26]. Ist bei einem Patienten mit auffälliger Anästhesieanamnese der HKKT negativ ausgefallen, d. h. die Muskelprobe reagierte wie bei einem MH-Unempfindlichen, so muß auch dieser Patient so behandelt werden, als ob er MH-empfindlich sei.

Angesichts des mit dem HKKT verbundenen Traumas bleibt zu fragen, welche Patienten untersucht werden sollten? Zunächst 3 Vorbemerkungen:

1) Insbesondere bei Kindern war eine MH erstes Zeichen einer bis dahin unerkannten Muskelerkrankung. Wird ein HKKT durchgeführt, so darf die Blickrichtung nicht auf MH beschränkt bleiben. Zusätzliche, v. a. morphologische Untersuchungen erlauben möglicherweise eine Diagnose – diese Gelegenheit sollte genutzt werden.
2) Wiederholt wurden Patienten nach einer auffälligen Anästhesiereaktion an Muskelspezialisten – meist Neurologen – überwiesen, die dann Biopsien entnommen und diese lediglich morphologisch untersucht haben. Für die Betroffenen war es dann eine enttäuschende Erfahrung, wenn ihnen anläßlich einer späteren Narkose eröffnet werden mußte, daß diese Untersuchungen keine Aussage darüber erlauben, ob sie die Anlage für die MH besitzen. Um ärgerliche Doppeluntersuchungen zu vermeiden, müssen (oft auch Hausärzte) darüber informiert werden, daß allein mit dem HKKT eine Empfindlichkeit für die MH in einem der hierauf spezialisierten Labors (Adressen sind beim „rund um die Uhr" Informationsdienst in Heilbronn zu erfragen) bewiesen werden kann.
3) Der HKKT stellt eine wünschenswerte diagnostische Maßnahme dar, keinesfalls aber eine Conditio sine qua non für künftige Narkosen. Den Mitgliedern

einer Familie, in der die Anlage für die MH vermutet wird, ist verständlich zu machen, daß triggerfreie Anästhesien zu jeder Zeit sicher durchgeführt werden können, auch wenn kein Testergebnis aus dem HKKT vorliegt.

Mit der Testung ist bei demjenigen zu beginnen, bei dem eine MH-verdächtige Episode beobachtet wurde. Handelt es sich dabei um ein Kind, so ist zu beachten, daß einige Labors den HKKT bei einem Probandengewicht unter 20 kg nicht durchführen – hier müßten die Eltern untersucht werden. War die auffällige klinische Episode mit Muskelzelluntergang verbunden, so ist mit der Testung so lange zu warten, bis Zeichen der Rhabdomyolyse abgeklungen sind. Bevor nun bei weiteren Familienmitgliedern mit Hilfe des HKKT nach der Anlage für die MH gesucht wird, sollte zumindest der Versuch unternommen werden, herauszufinden, welcher Zweig der Familie betroffen ist. Anamnese und CK-Bestimmungen können Hinweise geben, in welcher Richtung die Untersuchungen fortzusetzen sind. Es ist sinnvoll, für einen HKKT die Gelegenheit einer geplanten Operation zu nutzen. Für die – natürlich – triggerfreie Anästhesie ist zu beachten, daß eine Dantrolenprophylaxe unterbleibt. Diese würde die Antwort der Muskelprobe auf Halothan oder Koffein „normalisieren" und damit dem Test die Aussagekraft nehmen. Aus den USA wird berichtet, daß Ergebnisse im HKKT innerhalb von 24 h nach Entnahme bei adäquater Konservierung des Muskelstücks erzielt werden können [44]. Da die geringe Zahl der Labors in Deutschland, Österreich und der Schweiz die Untersuchung in der Nähe des Wohnorts in den meisten Fällen ausschließt, wäre es bei geschickter Organisation möglich, die geplante Operation zusammen mit der Gewebeentnahme am Heimatort vorzunehmen, um dann dafür zu sorgen, daß die Muskelprobe innerhalb der angegebenen Frist das Labor für die Untersuchung vital erreicht.

## Anästhesie bei Patienten mit gesicherter oder vermuteter MH-Empfindlichkeit

Es erscheint als überzogenes Diagnosebedürfnis, eine Anästhesie so lange abzulehnen, bis ein MH-Verdächtiger die Muskeluntersuchung an sich hat vornehmen lassen – eine Narkose kann immer unverzüglich durchgeführt werden. In jedem Krankenhaus mit einer Infrastruktur, die die unten angegebenen Überwachungsmethoden erlaubt, können Patienten mit der Anlage für die MH anästhesiert werden. Patienten mit MH-Verdacht sollten nicht ambulant operiert werden [43]. Das nachfolgend beschriebene Vorgehen macht deutlich, daß gebräuchliche Medikamente und Routineüberwachungsverfahren angewandt werden, und so ist es unverständlich, wenn Anästhesisten MH-verdächtige Patienten mit der Begründung abweisen, die Narkose wäre mit einem zu hohen Risiko verbunden. Eine solche (Fehl)entscheidung ist für den Patienten nicht nur belästigend, sie kann auch die Morbidität erhöhen, wenn dadurch eine dringliche Operation – wie wiederholt geschehen – erst mit deutlichem Zeitverzug begonnen wird.

Folgendes Vorgehen hat sich bei MH-empfindlichen Patienten bewährt:

1. starke Prämedikation;
2. intravenöses Dantrolen in Bereitschaft (36 Flaschen à 20 mg);
3. für die Anästhesie können folgende Stubstanzen nach derzeitiger Ansicht mit einem hohen Sicherheitsgrad eingesetzt werden: Barbiturate, Benzodiazepine, Propofol, Opioide, Ketamin, $N_2O$, kompetitive Muskelrelaxanzien wie Pancuronium, Vecuronium, Atracurium. Für eine Regionalanästhesie können alle gebräuchlichen Lokalanästhetika verwendet werden. Antagonisierung der aufgeführten Anästhesiemedikamente ist möglich.

4. Benötigt der Patient perioperativ Kreislaufmedikamente (Katecholamine, Vasodilatatoren, Digitalis) oder den Uterustonus beeinflussende Substanzen, so können diese verwendet werden [12, 21].
5. Überwachung: EKG, Blutdruck, Puls, exspiratorisch $CO_2$, $O_2$-Sättigung im arteriellen Blut, Blutgasanalysen, Atemminutenvolumen, Körpertemperatur, CK-Aktivität (prä-, intra- und postoperativ).
6. Nach dem Eingriff sollte der Patient für etwa 24 h unter anästhesiologischer Beobachtung bleiben.

In früheren Veröffentlichungen haben wir eine Prophylaxe mit Dantrolen vor Anästhesieeinleitung aufgeführt. Inzwischen liegen zahlreiche Berichte über komplikationslose Narkosen ohne Dantrolengabe vor, mit der Folge, daß die Notwendigkeit dieser Vorsichtsmaßnahme in Frage gestellt wird. Eine Entscheidung in der Literatur ist keineswegs gefallen [46] und wird so bald auch nicht zu erwarten sein, angesichts nicht verstummen wollender Spekulationen über die Auslösung einer MH unabhängig von Triggersubstanzen – dem „human stress syndrome" [5]. Der Kliniker wird auch in Zukunft den Einzelfall würdigen müssen bei der Entscheidung, ob Dantrolen vor der Narkose gegeben werden soll oder nicht. Ist die Entscheidung für die Prophylaxe gefallen, so werden 45 min vor Anästhesiebeginn 2,5 mg/kg als Kurzinfusion gegeben; die früher vorgeschlagene orale Dantrolenprophylaxe wird abgelehnt, da die enterale Resorption nicht mit Sicherheit therapeutische Blutspiegel zur Folge hat.

Das Problem der MH ist inzwischen aus klinisch pragmatischer Sicht gelöst: Wir kennen die Symptome und haben apparative Möglichkeiten diese aufzuspüren. Die Chance, eine MH frühzeitig zu erkennen, wird steigen, wenn routinemäßig die exspiratorische $CO_2$-Konzentration überwacht, wenn reichlich von arteriellen Blutgasanalysen Gebrauch gemacht und wenn die Überwachung von Atemminutenvolumen und EKG während einer Anästhesie Gewohnheit wird. Diese unerläßlichen Hilfsmittel können jedoch die dauernde Aufmerksamkeit des Anästhesisten nicht ersetzen. Mit Dantrolen steht uns ein Medikament zur Verfügung, mit dem die früher in einem hohen Prozentsatz tödliche Komplikation zuverlässig beherrscht werden kann. Unverzügliche Diagnose und entschlossenes Handeln nach einem zuvor erstellten Plan werden das Überleben des Patienten sichern – wird die MH erst spät erkannt, zögerlich oder falsch behandelt, so ist auch heute der Tod des Patienten zu erwarten.

## Literatur


1. Allen GC (1991) Malignant hyperthermia in musculoskeletal disorders. Problems Anest 5: 146-158
2. Breucking E, Mortier W (1993) Diagnostik der Disposition zur Malignen Hyperthermie. Teil 2: Anästhesie zur Muskelbiopsie; Differentialdiagnosen bei negativem Testergebnis. Anaesthesist 42: 684-690
3. Britt BA (1988) Combined anesthetic- and stress-induced malignant hyperthermia in two offspring of malignant hyperthermic-susceptible parents. Anesth Analg 67: 393-399
4. Brownell AKW (1988) Malignant hyperthermia: Relationship to other diseases. Br J Anaesth 60: 303-308
5. Buffat JJ (1993) Prevention of exertional hyperthermia syndrome. In: Aubert M, Borsarelli J, Khambatta HJ, Kozak Ribbens G (eds) Malignant hyperthermias. Normed, Bad Homburg, pp 78-84
6. Denborough MA, Lovell RRH (1960) Anaesthetic deaths in a family. Lancet II: 45
7. Derkay CS, Grundfast KM (1991) Management of otolaryngic patients susceptible to malignant hyperthermia without dantrolene. Otolaryngol Head Neck Surg 105: 680-686
8. Dershwitz M, Ryan JF, Guralnick W (1989) Safety of amide local anesthetics in patients susceptible to malignant hyperthermia. J Am Dent Assoc 118: 276-280

9. Fisher DM (1989) Should succinylcholine continue to be used routinely in pediatric anesthesia? Problems Anesth 3: 394-404
10. Goudsouzian NG (1993) Muscle relaxants in children. In: Coté CJ, Ryan JF, Todres ID, Goudsouzian NG (eds) A practice of anesthesia for infants and children, 2nd edn. Saunders, Philadelphia, pp 151-170
11. Grinberg R, Edelist G, Gordon A (1983) Postoperative malignant hyperthermia episodes in patients who received „safe“ anaesthetics. Can Anaesth Soc J 30: 273-276
12. Gronert GA, Schulman SR, Mott J (1990) Malignant hyperthermia. In: Miller RD (ed) Anesthesia, 3rd edn. Churchill Livingstone, New York, pp 935-956
13. Gronert GA, Thompson RL, Onofrio BM (1980) Human malignant hyperthermia: Awake episodes and correction by dantrolene. Anesth Analg 59: 377-378
14. Gronert GA (1988) Management of patients in whom trismus occurs following succinylcholine. Anesthesiology 68: 653-654
15. Hall GM, Lucke JN (1985) Of man and pigs: Is malignant hyperthermia a stressrelated disorder? Stress Med 1: 47-53
16. Hall LW, Woolf N, Bradley JWP, Jolly DW (1966) Unusual reaction to suxamethonium chloride. Br Med J II: 1305
17. Halsall PJ, Cain PA, Ellis FR (1979) Retrospective analysis of anaesthetics received by patients before susceptibility of malignant hyperpyrexia was recognized. Br J Anaesth 51: 949-954
18. Harrison GG (1975) Control of the malignant hyperpyrexic syndrome in MHS swine by dantrolene sodium. Br J Anaesth 47: 62-65
19. Harrison GG (1989) Malignant hyperthermia. In: Nunn JF, Utting JE, Brown BR jr (eds) General anaesthesia. Butterworths, London, pp 655-667
20. Kalow W, Britt BA, Terreau ME, Haist C (1970) Metabolic error of muscle metabolism after recovery from malignant hyperthermia. Lancet II: 895-898
21. Kaplan RF (1991) Are the drugs ergotrate and pitocin safe for MH-susceptible individuals? Communicator 9: 4
22. Kelemen J, Slonim A, Hubay M, Sreter FA (1986) Ambulatory malignant hyperthermia syndrome: Successful treatment with dantrolene sodium. Neurology 36 [Suppl 1]: 240-241
23. Kemp DR, Choong LS (1988) Malignant hyperthermia and the conscious patient. Aust NZ J Surg 58: 423-427
24. Kolb ME, Horne ML, Martz R (1982) Dantrolene in human malignant hyperthermia. A multicenter study. Anesthesiology 56: 254-262
25. Krivosic-Horber R, Mallet E, Krivosic I (1986) Spontaneous familial malignant hyperthermia. VII. European Congress of Anaesthesiology, Wien 1986, Mondvich, Wien, Abstract 713
26. Larach MG (1993) Should we use muscle biopsy to diagnose malignant hyperthermia susceptibility? Anesthesiology 79: 1-4
27. Lehmann-Horn F, Deufel T (1993) Molekulare Genetik in der Medizin: Maligne Hyperthermie. Dtsch Ärztebl 90: 1837-1839
28. Leigh MD, McCoy DD, Belton MK, Lewis GB jr (1957) Bradycardia following intravenous administration of succinylcholine to infants and children. Anesthesiology 18: 698-702
29. Levitt RC, Meyers D, Fletcher JE, Rosenberg H (1991) Molecular genetics and malignant hyperthermia. Anesthesiology 75: 1-3
30. Lopez JR, Gerardi A, Lopez MJ, Allen PD (1992) Effects of dantrolene on myoplasmic free [$Ca^{2+}$] measured in vivo in patients susceptible to malignant hyperthermia. Anesthesiology 76: 711-719
31. MacLennan DH (1992) The genetic basis of malignant hyperthermia. Trends Pharmacol Sci 13: 330-334
32. MacLennan DH, Phillips MS (1992) Malignant hyperthermia. Science 256: 789-794
33. Mark LJ, Beattie C, Lee Ferell C, Trempy G, Dorman T, Schauble JF (1992) The difficult airway: Mechanism for effective dissemination of critical information. J Clin Anesth 4: 247-251
34. Mortier W, Breucking E (1993) Diagnostik der Disposition zur malignen Hyperthermie. Teil 1: Bedeutung des In vitro-Kontraktur-Tests. Anaesthesist 42: 675-683
35. Mulrooney L (1988) Counselling on malignant hyperpyrexia. Anaesthesia 43: 727-728
36. Ørding H, Hedengran AM, Skovgaard LT (1991) Evaluation of 119 anaesthetics received after investigation for susceptibility to malignant hyperthermia. Acta Anaesthesiol Scand 35: 711-716
37. Prather Strazis K, Fox AW (1993) Malignant hyperthermia: A review of published cases. Anesth Analg 77: 297-304
38. Püschel K, Koops E, Schulz-Baldes JG (1989) Postoperative maligne Hyperthermie bei einem 7 Tage alten Säugling? Anaesthesist 38: 81-84
39. Roewer N (1991) Maligne Hyperthermie heute. Anästhesiol Intensivmed Notfallmed Schmerzther 26: 431-449
40. Rosenberg H (1987) Trismus is not trivial. Anesthesiology 67: 453-455

41. Rosenberg H, Fletcher J, Seitman D (1992) Pharmacogenetics. In: Barash PG, Cullen BF, Stoelting RK (eds) Clinical anesthesia, 2nd edn. Lippincott, Philadelphia, pp 589-613
42. Rosenberg H, Shutack JG (1991) Masseter muscle spasm in children. Anesth Analg 73: 361-362
43. Roth AG (1988) The pediatric problem patient. Problems Anesth 2: 115-127
44. Ryan JF (1993) Malignant hyperthermia. In: Coté CJ, Ryan JF, Todres ID, Goudsouzian NG (eds) A practice of anesthesia for infants and children, 2nd edn. Saunders, Philadelphia, pp 417-428
45. Schulte-Sasse U, Eberlein HJ (1986) Neue Erkenntisse und Erfahrungen auf dem Gebiet der malignen Hyperthermie. Anaesthesist 35: 1-9
46. Schulte-Sasse U, Eberlein HJ (1991) Ein Beitrag zur Beseitigung von Meinungsverschiedenheiten auf dem Gebiet der Malignen Hyperthermie. Anästh Intensivmed Nofallmed Schmerzther 26: 464-467
47. Schulte-Sasse U, Eberlein HJ (1991) Gründe für die persistierende Letalität der Malignen Hyperthermie und Empfehlungen zu deren Senkung. Anaesthesiol Reanimat 16: 202-207
48. Schulte-Sasse U, Eberlein HJ (1994) Das kontroverse Thema: Auf Succinylcholin kann in der Anaesthesie verzichtet werden: Pro. Anästh Intensivmed Notfallmed Schmerzther 29: 115–119
49. Schulte-Sasse U, Eberlein HJ, Kirch E-M, Schlittenhardt W, Schmücker IA, Underwood D (1993) Ist nach 40 Jahren die Zeit der Routineverwendung von Succinylcholin abgelaufen? Anästh Intensivmed 34: 230-234
50. Schulte-Sasse U, Eberlein HJ, Kirch E-M, Schlittenhardt W, Schmücker IA, Underwood D (1994) Ist nach 40 Jahren die Zeit der Routineverwendung von Succinylcholin abgelaufen? Schlußwort der Autoren. Anästh Intensivmed 35: 27–31
51. Schulte-Sasse U, Eberlein HJ, Schmücker I, Underwood D, Wolbert R (1993) Sollte die Verwendung von Succinylcholin in der Kinderanästhesie neu überdacht werden? Anaesthesiol Reanimat 18: 13-19
52. Schulte-Sasse U, Tarnow J, Eberlein HJ (1982) Bericht über die erfolgreiche Behandlung einer malignen Hyperthermie mit Dantrolen und komplikationslose Zweitnarkose nach oraler Dantrolen-Prophylaxe. Anaesthesist 31: 241-244

## Deutsche Akademie für Anästhesiologische Fortbildung

# BEWERTUNGSBOGEN

zum 20. Kurs zur Weiter- und Fortbildung für Anästhesisten am 18. und 19. Juni 1994 in Nürnberg

**Referent:** H. Rosin, Dortmund

**Thema:** Rationale Antibiotikatherapie

Wir bitten um Ihr Urteil!

Mit der Bewertung helfen Sie uns, den Wert künftiger Kurse für Ihre klinische Tätigkeit weiter zu verbessern.

Benoten Sie bitte alle nachstehend aufgeführten Kriterien (beste Note 1; schlechteste Note 6).

1. Einhaltung des Themas ........................ ________
2. Rhetorik des Referenten ........................ ________
3. Didaktischer Aufbau des Vortrages ................ ________
4. Qualität der Diapositive ........................ ________
5. Herausarbeiten der wichtigsten Punkte .............. ________
6. Bezug des Vortrages zur Klinik .................. ________
7. Das Thema sollte bei einem späteren Kurs wiederholt werden ........................... ja ☐ nein ☐
8. Der Referent sollte erneut eingeladen werden ......... ja ☐ nein ☐

---

Ich bin im ___ Jahr der Weiterbildung zum Arzt für Anästhesie.

Ich bin Arzt für Anästhesie seit ________

Ich bin Chefarzt für Anästhesie seit ________

Ich bin kein Anästhesist, sondern ________

---

Bitte benutzen Sie die Rückseite des Bogens für weitere Kommentare, Vorschläge und Kritik.
Das ausgefüllte Blatt geben Sie bitte gleich hier ab oder schicken es an:

Prof. Dr. J. Radke
Universitätsklinik Halle-Wittenberg, Klinik für Anästhesiologie,
Magdeburger Str. 16, 06112 Halle

Deutsche Akademie für Anästhesiologische Fortbildung

# BEWERTUNGSBOGEN

zum 20. Kurs zur Weiter- und Fortbildung für Anästhesisten am
18. und 19. Juni 1994 in Nürnberg

**Referent:** B. von Bormann, Duisburg

**Thema:** Rationaler Einsatz von Blutprodukten

Wir bitten um Ihr Urteil!

Mit der Bewertung helfen Sie uns, den Wert künftiger Kurse für Ihre klinische Tätigkeit weiter zu verbessern.

Benoten Sie bitte alle nachstehend aufgeführten Kriterien
(beste Note 1; schlechteste Note 6).

1. Einhaltung des Themas .......................... ________
2. Rhetorik des Referenten .......................... ________
3. Didaktischer Aufbau des Vortrages ................ ________
4. Qualität der Diapositive .......................... ________
5. Herausarbeiten der wichtigsten Punkte .............. ________
6. Bezug des Vortrages zur Klinik .................... ________
7. Das Thema sollte bei einem späteren Kurs
   wiederholt werden ............................ ja ☐ nein ☐
8. Der Referent sollte erneut eingeladen werden ......... ja ☐ nein ☐

---

Ich bin im ___ Jahr der Weiterbildung zum Arzt für Anästhesie.

Ich bin Arzt für Anästhesie seit ________

Ich bin Chefarzt für Anästhesie seit ________

Ich bin kein Anästhesist, sondern ________

---

Bitte benutzen Sie die Rückseite des Bogens für weitere Kommentare, Vorschläge und Kritik.
Das ausgefüllte Blatt geben Sie bitte gleich hier ab oder schicken es an:

Prof. Dr. J. Radke
Universitätsklinik Halle-Wittenberg, Klinik für Anästhesiologie,
Magdeburger Str. 16, 06112 Halle

Deutsche Akademie für Anästhesiologische Fortbildung

# BEWERTUNGSBOGEN

zum 20. Kurs zur Weiter- und Fortbildung für Anästhesisten am
18. und 19. Juni 1994 in Nürnberg

**Referent:** G. Görge, Essen

**Thema:** Intensivtherapie bei Myokardinfarkt

Wir bitten um Ihr Urteil!

Mit der Bewertung helfen Sie uns, den Wert künftiger Kurse für Ihre klinische Tätigkeit weiter zu verbessern.

Benoten Sie bitte alle nachstehend aufgeführten Kriterien
(beste Note 1; schlechteste Note 6).

1. Einhaltung des Themas . . . . . . . . . . . . . . . . . . . . . . . . ________
2. Rhetorik des Referenten . . . . . . . . . . . . . . . . . . . . . . . ________
3. Didaktischer Aufbau des Vortrages . . . . . . . . . . . . . . . . ________
4. Qualität der Diapositive . . . . . . . . . . . . . . . . . . . . . . . ________
5. Herausarbeiten der wichtigsten Punkte . . . . . . . . . . . . . . ________
6. Bezug des Vortrages zur Klinik . . . . . . . . . . . . . . . . . . . ________
7. Das Thema sollte bei einem späteren Kurs wiederholt werden . . . . . . . . . . . . . . . . . . . . . . . . . . . ja ☐ nein ☐
8. Der Referent sollte erneut eingeladen werden . . . . . . . . . ja ☐ nein ☐

---

Ich bin im ___ Jahr der Weiterbildung zum Arzt für Anästhesie.

Ich bin Arzt für Anästhesie seit ____________

Ich bin Chefarzt für Anästhesie seit ____________

Ich bin kein Anästhesist, sondern ____________

---

Bitte benutzen Sie die Rückseite des Bogens für weitere Kommentare, Vorschläge und Kritik.
Das ausgefüllte Blatt geben Sie bitte gleich hier ab oder schicken es an:

Prof. Dr. J. Radke
Universitätsklinik Halle-Wittenberg, Klinik für Anästhesiologie,
Magdeburger Str. 16, 06112 Halle

Deutsche Akademie für Anästhesiologische Fortbildung

# BEWERTUNGSBOGEN

zum 20. Kurs zur Weiter- und Fortbildung für Anästhesisten am 18. und 19. Juni 1994 in Nürnberg

**Referent:** L. Brandt, Wuppertal

**Thema:** Sauerstoffversorgung bei Narkoseeinleitung

Wir bitten um Ihr Urteil!

Mit der Bewertung helfen Sie uns, den Wert künftiger Kurse für Ihre klinische Tätigkeit weiter zu verbessern.

Benoten Sie bitte alle nachstehend aufgeführten Kriterien
(beste Note 1; schlechteste Note 6).

1. Einhaltung des Themas . . . . . . . . . . . . . . . . . . . . . . . . . ________
2. Rhetorik des Referenten . . . . . . . . . . . . . . . . . . . . . . . . ________
3. Didaktischer Aufbau des Vortrages . . . . . . . . . . . . . . . . ________
4. Qualität der Diapositive . . . . . . . . . . . . . . . . . . . . . . . . ________
5. Herausarbeiten der wichtigsten Punkte . . . . . . . . . . . . . . ________
6. Bezug des Vortrages zur Klinik . . . . . . . . . . . . . . . . . . . ________
7. Das Thema sollte bei einem späteren Kurs wiederholt werden . . . . . . . . . . . . . . . . . . . . . . . . . . . ja ☐ nein ☐
8. Der Referent sollte erneut eingeladen werden . . . . . . . . . ja ☐ nein ☐

---

Ich bin im ___ Jahr der Weiterbildung zum Arzt für Anästhesie.

Ich bin Arzt für Anästhesie seit ____________

Ich bin Chefarzt für Anästhesie seit ____________

Ich bin kein Anästhesist, sondern ____________

---

Bitte benutzen Sie die Rückseite des Bogens für weitere Kommentare, Vorschläge und Kritik.
Das ausgefüllte Blatt geben Sie bitte gleich hier ab oder schicken es an:

Prof. Dr. J. Radke
Universitätsklinik Halle-Wittenberg, Klinik für Anästhesiologie,
Magdeburger Str. 16, 06112 Halle

Deutsche Akademie für Anästhesiologische Fortbildung

# BEWERTUNGSBOGEN

zum 20. Kurs zur Weiter- und Fortbildung für Anästhesisten am
18. und 19. Juni 1994 in Nürnberg

**Referent:** H. Rasche, Bremen

**Thema:** Perioperative Gerinnungsstörungen

Wir bitten um Ihr Urteil!

Mit der Bewertung helfen Sie uns, den Wert künftiger Kurse für Ihre klinische Tätigkeit weiter zu verbessern.

Benoten Sie bitte alle nachstehend aufgeführten Kriterien
(beste Note 1; schlechteste Note 6).

1. Einhaltung des Themas .......................... ________
2. Rhetorik des Referenten .......................... ________
3. Didaktischer Aufbau des Vortrages ................ ________
4. Qualität der Diapositive .......................... ________
5. Herausarbeiten der wichtigsten Punkte .............. ________
6. Bezug des Vortrages zur Klinik .................... ________
7. Das Thema sollte bei einem späteren Kurs wiederholt werden ............................ ja ☐ nein ☐
8. Der Referent sollte erneut eingeladen werden ......... ja ☐ nein ☐

---

Ich bin im ___ Jahr der Weiterbildung zum Arzt für Anästhesie.

Ich bin Arzt für Anästhesie seit ________

Ich bin Chefarzt für Anästhesie seit ________

Ich bin kein Anästhesist, sondern ________

---

Bitte benutzen Sie die Rückseite des Bogens für weitere Kommentare, Vorschläge und Kritik.
Das ausgefüllte Blatt geben Sie bitte gleich hier ab oder schicken es an:

Prof. Dr. J. Radke
Universitätsklinik Halle-Wittenberg, Klinik für Anästhesiologie,
Magdeburger Str. 16, 06112 Halle

Deutsche Akademie für Anästhesiologische Fortbildung

# BEWERTUNGSBOGEN

zum 20. Kurs zur Weiter- und Fortbildung für Anästhesisten am 18. und 19. Juni 1994 in Nürnberg

**Referent:** T. Beushausen, Hannover

**Thema:** Sedation für diagnostische Eingriffe im Kindesalter

Wir bitten um Ihr Urteil!

Mit der Bewertung helfen Sie uns, den Wert künftiger Kurse für Ihre klinische Tätigkeit weiter zu verbessern.

Benoten Sie bitte alle nachstehend aufgeführten Kriterien (beste Note 1; schlechteste Note 6).

1. Einhaltung des Themas ........................ ________
2. Rhetorik des Referenten ........................ ________
3. Didaktischer Aufbau des Vortrages ................ ________
4. Qualität der Diapositive ........................ ________
5. Herausarbeiten der wichtigsten Punkte .............. ________
6. Bezug des Vortrages zur Klinik .................. ________
7. Das Thema sollte bei einem späteren Kurs wiederholt werden ........................... ja ☐ nein ☐
8. Der Referent sollte erneut eingeladen werden ......... ja ☐ nein ☐

---

Ich bin im ___ Jahr der Weiterbildung zum Arzt für Anästhesie.

Ich bin Arzt für Anästhesie seit ________

Ich bin Chefarzt für Anästhesie seit ________

Ich bin kein Anästhesist, sondern ________

---

Bitte benutzen Sie die Rückseite des Bogens für weitere Kommentare, Vorschläge und Kritik.
Das ausgefüllte Blatt geben Sie bitte gleich hier ab oder schicken es an:

Prof. Dr. J. Radke
Universitätsklinik Halle-Wittenberg, Klinik für Anästhesiologie,
Magdeburger Str. 16, 06112 Halle

Deutsche Akademie für Anästhesiologische Fortbildung

# BEWERTUNGSBOGEN

zum 20. Kurs zur Weiter- und Fortbildung für Anästhesisten am
18. und 19. Juni 1994 in Nürnberg

**Referent:** H.-D. Kamp, Bremen

**Thema:** Lachgas – eine inerte Substanz?

Wir bitten um Ihr Urteil!

Mit der Bewertung helfen Sie uns, den Wert künftiger Kurse für Ihre klinische Tätigkeit weiter zu verbessern.

Benoten Sie bitte alle nachstehend aufgeführten Kriterien
(beste Note 1; schlechteste Note 6).

1. Einhaltung des Themas . . . . . . . . . . . . . . . . . . . . . . . . _________
2. Rhetorik des Referenten . . . . . . . . . . . . . . . . . . . . . . . _________
3. Didaktischer Aufbau des Vortrages . . . . . . . . . . . . . . . . _________
4. Qualität der Diapositive . . . . . . . . . . . . . . . . . . . . . . . _________
5. Herausarbeiten der wichtigsten Punkte . . . . . . . . . . . . . . _________
6. Bezug des Vortrages zur Klinik . . . . . . . . . . . . . . . . . . . _________
7. Das Thema sollte bei einem späteren Kurs wiederholt werden . . . . . . . . . . . . . . . . . . . . . . . . . . . ja ☐ nein ☐
8. Der Referent sollte erneut eingeladen werden . . . . . . . . . ja ☐ nein ☐

---

Ich bin im ___ Jahr der Weiterbildung zum Arzt für Anästhesie.

Ich bin Arzt für Anästhesie seit ____________

Ich bin Chefarzt für Anästhesie seit ____________

Ich bin kein Anästhesist, sondern ____________

---

Bitte benutzen Sie die Rückseite des Bogens für weitere Kommentare, Vorschläge und Kritik.
Das ausgefüllte Blatt geben Sie bitte gleich hier ab oder schicken es an:

Prof. Dr. J. Radke
Universitätsklinik Halle-Wittenberg, Klinik für Anästhesiologie,
Magdeburger Str. 16, 06112 Halle

Deutsche Akademie für Anästhesiologische Fortbildung

# BEWERTUNGSBOGEN

zum 20. Kurs zur Weiter- und Fortbildung für Anästhesisten am
18. und 19. Juni 1994 in Nürnberg

**Referent:** R. Kuhlen, Berlin

**Thema:** Entwöhnung vom Respirator

Wir bitten um Ihr Urteil!

Mit der Bewertung helfen Sie uns, den Wert künftiger Kurse für Ihre klinische Tätigkeit weiter zu verbessern.

Benoten Sie bitte alle nachstehend aufgeführten Kriterien
(beste Note 1; schlechteste Note 6).

1. Einhaltung des Themas ........................ __________
2. Rhetorik des Referenten ........................ __________
3. Didaktischer Aufbau des Vortrages ................ __________
4. Qualität der Diapositive ........................ __________
5. Herausarbeiten der wichtigsten Punkte .............. __________
6. Bezug des Vortrages zur Klinik .................. __________
7. Das Thema sollte bei einem späteren Kurs
   wiederholt werden ........................... ja ☐ nein ☐
8. Der Referent sollte erneut eingeladen werden ......... ja ☐ nein ☐

---

Ich bin im ___ Jahr der Weiterbildung zum Arzt für Anästhesie.

Ich bin Arzt für Anästhesie seit __________

Ich bin Chefarzt für Anästhesie seit __________

Ich bin kein Anästhesist, sondern __________

---

Bitte benutzen Sie die Rückseite des Bogens für weitere Kommentare, Vorschläge und Kritik.
Das ausgefüllte Blatt geben Sie bitte gleich hier ab oder schicken es an:

Prof. Dr. J. Radke
Universitätsklinik Halle-Wittenberg, Klinik für Anästhesiologie,
Magdeburger Str. 16, 06112 Halle

Deutsche Akademie für Anästhesiologische Fortbildung

# BEWERTUNGSBOGEN

zum 20. Kurs zur Weiter- und Fortbildung für Anästhesisten am
18. und 19. Juni 1994 in Nürnberg

**Referent:** D. Olthoff, Leipzig

**Thema:** Einfluß der Beatmung auf verschiedene Organfunktionen

Wir bitten um Ihr Urteil!

Mit der Bewertung helfen Sie uns, den Wert künftiger Kurse für Ihre klinische Tätigkeit weiter zu verbessern.

Benoten Sie bitte alle nachstehend aufgeführten Kriterien
(beste Note 1; schlechteste Note 6).

1. Einhaltung des Themas ........................ ________
2. Rhetorik des Referenten ........................ ________
3. Didaktischer Aufbau des Vortrages ................ ________
4. Qualität der Diapositive ........................ ________
5. Herausarbeiten der wichtigsten Punkte .............. ________
6. Bezug des Vortrages zur Klinik .................. ________
7. Das Thema sollte bei einem späteren Kurs
   wiederholt werden ............................ ja ☐ nein ☐
8. Der Referent sollte erneut eingeladen werden ......... ja ☐ nein ☐

---

Ich bin im ___ Jahr der Weiterbildung zum Arzt für Anästhesie.

Ich bin Arzt für Anästhesie seit ________

Ich bin Chefarzt für Anästhesie seit ________

Ich bin kein Anästhesist, sondern ________

---

Bitte benutzen Sie die Rückseite des Bogens für weitere Kommentare, Vorschläge und Kritik.
Das ausgefüllte Blatt geben Sie bitte gleich hier ab oder schicken es an:

Prof. Dr. J. Radke
Universitätsklinik Halle-Wittenberg, Klinik für Anästhesiologie,
Magdeburger Str. 16, 06112 Halle

Deutsche Akademie für Anästhesiologische Fortbildung

# BEWERTUNGSBOGEN

zum 20. Kurs zur Weiter- und Fortbildung für Anästhesisten am 18. und 19. Juni 1994 in Nürnberg

**Referent:** E. Pfenninger, Ulm

**Thema:** Empfehlungen zur Hirnprotektion

Wir bitten um Ihr Urteil!

Mit der Bewertung helfen Sie uns, den Wert künftiger Kurse für Ihre klinische Tätigkeit weiter zu verbessern.

Benoten Sie bitte alle nachstehend aufgeführten Kriterien
(beste Note 1; schlechteste Note 6).

1. Einhaltung des Themas . . . . . . . . . . . . . . . . . . . . . . . . ________
2. Rhetorik des Referenten . . . . . . . . . . . . . . . . . . . . . . . ________
3. Didaktischer Aufbau des Vortrages . . . . . . . . . . . . . . . . ________
4. Qualität der Diapositive . . . . . . . . . . . . . . . . . . . . . . . ________
5. Herausarbeiten der wichtigsten Punkte . . . . . . . . . . . . . . ________
6. Bezug des Vortrages zur Klinik . . . . . . . . . . . . . . . . . . . ________
7. Das Thema sollte bei einem späteren Kurs
   wiederholt werden . . . . . . . . . . . . . . . . . . . . . . . . . . . ja ☐ nein ☐
8. Der Referent sollte erneut eingeladen werden . . . . . . . . . ja ☐ nein ☐

---

Ich bin im ___ Jahr der Weiterbildung zum Arzt für Anästhesie.

Ich bin Arzt für Anästhesie seit ________

Ich bin Chefarzt für Anästhesie seit ________

Ich bin kein Anästhesist, sondern ________

---

Bitte benutzen Sie die Rückseite des Bogens für weitere Kommentare, Vorschläge und Kritik.
Das ausgefüllte Blatt geben Sie bitte gleich hier ab oder schicken es an:

Prof. Dr. J. Radke
Universitätsklinik Halle-Wittenberg, Klinik für Anästhesiologie,
Magdeburger Str. 16, 06112 Halle

Deutsche Akademie für Anästhesiologische Fortbildung

# BEWERTUNGSBOGEN

zum 20. Kurs zur Weiter- und Fortbildung für Anästhesisten am
18. und 19. Juni 1994 in Nürnberg

**Referent:** B. Freitag, Rostock

**Thema:** Sinnvolle Arzneimittelkombinationen in der Schmerztherapie

Wir bitten um Ihr Urteil!

Mit der Bewertung helfen Sie uns, den Wert künftiger Kurse für Ihre klinische Tätigkeit weiter zu verbessern.

Benoten Sie bitte alle nachstehend aufgeführten Kriterien
(beste Note 1; schlechteste Note 6).

1. Einhaltung des Themas ........................ ________
2. Rhetorik des Referenten ........................ ________
3. Didaktischer Aufbau des Vortrages ................ ________
4. Qualität der Diapositive ........................ ________
5. Herausarbeiten der wichtigsten Punkte .............. ________
6. Bezug des Vortrages zur Klinik .................... ________
7. Das Thema sollte bei einem späteren Kurs
   wiederholt werden ........................... ja ☐ nein ☐
8. Der Referent sollte erneut eingeladen werden ......... ja ☐ nein ☐

---

Ich bin im ___ Jahr der Weiterbildung zum Arzt für Anästhesie.

Ich bin Arzt für Anästhesie seit ________

Ich bin Chefarzt für Anästhesie seit ________

Ich bin kein Anästhesist, sondern ________

---

Bitte benutzen Sie die Rückseite des Bogens für weitere Kommentare, Vorschläge und Kritik.
Das ausgefüllte Blatt geben Sie bitte gleich hier ab oder schicken es an:

Prof. Dr. J. Radke
Universitätsklinik Halle-Wittenberg, Klinik für Anästhesiologie,
Magdeburger Str. 16, 06112 Halle

Deutsche Akademie für Anästhesiologische Fortbildung

# BEWERTUNGSBOGEN

zum 20. Kurs zur Weiter- und Fortbildung für Anästhesisten am
18. und 19. Juni 1993 in Nürnberg

Referent: E. Freitag, Rostock

Thema: Sinnvolle Arzneimittelkombinationen in der Schmerztherapie

Wir bitten um Ihr Urteil:

Mit der Bewertung helfen Sie uns, den Wert künftiger Kurse für Ihre klinische Tätigkeit weiter zu verbessern.

Benoten Sie bitte alle nachstehend aufgeführten Kriterien (beste Note 1, schlechteste Note 6).

1. Einführung des Themas ________
2. Rhetorik des Referenten ________
3. Didaktischer Aufbau des Vortrages ________
4. Qualität der Diapositive ________
5. Herausarbeiten der wichtigsten Punkte ________
6. Bezug des Vortrages zur Klinik ________
7. Das Thema sollte bei einem späteren Kurs wiederholt werden ... ja ☐ nein ☐
8. Der Referent sollte erneut eingeladen werden ... ja ☐ nein ☐

Ich bin im ... Jahr der Weiterbildung zum Arzt für Anästhesie

Ich bin Arzt für Anästhesie seit ________

Ich bin Oberarzt der Anästhesie seit ________

Ich bin kein Anästhesist, sondern ________

Bitte benutzen Sie die Rückseite des Bogens für weitere Kommentare, Vorschläge und Kritik.
Das ausgefüllte Blatt geben Sie bitte gleich hier ab oder schicken es an:

Prof. Dr. J. Radke
Universitätsklinik Halle-Wittenberg, Klinik für Anästhesiologie
Magdeburger Str. 16, 06112 Halle

Deutsche Akademie für Anästhesiologische Fortbildung

# BEWERTUNGSBOGEN

zum 20. Kurs zur Weiter- und Fortbildung für Anästhesisten am
18. und 19. Juni 1994 in Nürnberg

**Referent:** W. Weyland, Göttingen

**Thema:** Auskühlung während der Narkose

Wir bitten um Ihr Urteil!

Mit der Bewertung helfen Sie uns, den Wert künftiger Kurse für Ihre klinische Tätigkeit weiter zu verbessern.

Benoten Sie bitte alle nachstehend aufgeführten Kriterien
(beste Note 1; schlechteste Note 6).

1. Einhaltung des Themas .......................... ____________

2. Rhetorik des Referenten .......................... ____________

3. Didaktischer Aufbau des Vortrages ................ ____________

4. Qualität der Diapositive .......................... ____________

5. Herausarbeiten der wichtigsten Punkte .............. ____________

6. Bezug des Vortrages zur Klinik ................... ____________

7. Das Thema sollte bei einem späteren Kurs
   wiederholt werden .............................. ja ☐ nein ☐

8. Der Referent sollte erneut eingeladen werden ......... ja ☐ nein ☐

---

Ich bin im ___ Jahr der Weiterbildung zum Arzt für Anästhesie.

Ich bin Arzt für Anästhesie seit ____________

Ich bin Chefarzt für Anästhesie seit ____________

Ich bin kein Anästhesist, sondern ____________

---

Bitte benutzen Sie die Rückseite des Bogens für weitere Kommentare, Vorschläge und Kritik.
Das ausgefüllte Blatt geben Sie bitte gleich hier ab oder schicken es an:

Prof. Dr. J. Radke
Universitätsklinik Halle-Wittenberg, Klinik für Anästhesiologie,
Magdeburger Str. 16, 06112 Halle

## Deutsche Akademie für Anästhesiologische Fortbildung

# BEWERTUNGSBOGEN

zum 20. Kurs zur Weiter- und Fortbildung für Anästhesisten am
18. und 19. Juni 1994 in Nürnberg

**Referent:** F.-J. Kretz, Stuttgart

**Thema:** Versorgung des Neugeborenen

Wir bitten um Ihr Urteil!

Mit der Bewertung helfen Sie uns, den Wert künftiger Kurse für Ihre klinische Tätigkeit weiter zu verbessern.

Benoten Sie bitte alle nachstehend aufgeführten Kriterien
(beste Note 1; schlechteste Note 6).

1. Einhaltung des Themas . . . . . . . . . . . . . . . . . . . . . . . . ____________
2. Rhetorik des Referenten . . . . . . . . . . . . . . . . . . . . . . . ____________
3. Didaktischer Aufbau des Vortrages . . . . . . . . . . . . . . . . ____________
4. Qualität der Diapositive . . . . . . . . . . . . . . . . . . . . . . . ____________
5. Herausarbeiten der wichtigsten Punkte . . . . . . . . . . . . . . ____________
6. Bezug des Vortrages zur Klinik . . . . . . . . . . . . . . . . . . . ____________
7. Das Thema sollte bei einem späteren Kurs
   wiederholt werden . . . . . . . . . . . . . . . . . . . . . . . . . . . . ja ☐ nein ☐
8. Der Referent sollte erneut eingeladen werden . . . . . . . . . ja ☐ nein ☐

---

Ich bin im ____ Jahr der Weiterbildung zum Arzt für Anästhesie.

Ich bin Arzt für Anästhesie seit ______________

Ich bin Chefarzt für Anästhesie seit ______________

Ich bin kein Anästhesist, sondern ______________

---

Bitte benutzen Sie die Rückseite des Bogens für weitere Kommentare, Vorschläge und Kritik.
Das ausgefüllte Blatt geben Sie bitte gleich hier ab oder schicken es an:

Prof. Dr. J. Radke
Universitätsklinik Halle-Wittenberg, Klinik für Anästhesiologie,
Magdeburger Str. 16, 06112 Halle

Deutsche Akademie für Anästhesiologische Fortbildung

# BEWERTUNGSBOGEN

zum 20. Kurs zur Weiter- und Fortbildung für Anästhesisten am
18. und 19. Juni 1994 in Nürnberg

**Referent:** L. Frey, München

**Thema:** Intensivtherapie bei Gestose

Wir bitten um Ihr Urteil!

Mit der Bewertung helfen Sie uns, den Wert künftiger Kurse für Ihre klinische Tätigkeit weiter zu verbessern.

Benoten Sie bitte alle nachstehend aufgeführten Kriterien
(beste Note 1; schlechteste Note 6).

1. Einhaltung des Themas .......................... ________

2. Rhetorik des Referenten .......................... ________

3. Didaktischer Aufbau des Vortrages ................ ________

4. Qualität der Diapositive .......................... ________

5. Herausarbeiten der wichtigsten Punkte .............. ________

6. Bezug des Vortrages zur Klinik .................... ________

7. Das Thema sollte bei einem späteren Kurs
   wiederholt werden .......................... ja ☐ nein ☐

8. Der Referent sollte erneut eingeladen werden ......... ja ☐ nein ☐

---

Ich bin im ___ Jahr der Weiterbildung zum Arzt für Anästhesie.

Ich bin Arzt für Anästhesie seit ________

Ich bin Chefarzt für Anästhesie seit ________

Ich bin kein Anästhesist, sondern ________

---

Bitte benutzen Sie die Rückseite des Bogens für weitere Kommentare, Vorschläge und Kritik.
Das ausgefüllte Blatt geben Sie bitte gleich hier ab oder schicken es an:

Prof. Dr. J. Radke
Universitätsklinik Halle-Wittenberg, Klinik für Anästhesiologie,
Magdeburger Str. 16, 06112 Halle

Deutsche Akademie für Anästhesiologische Fortbildung

# BEWERTUNGSBOGEN

zum 20. Kurs zur Weiter- und Fortbildung für Anästhesisten am 18. und 19. Juni 1994 in Nürnberg

**Referent:** A. H. Prengel, Ulm

**Thema:** Aktuelle Aspekte der kardiopulmonalen Reanimation

Wir bitten um Ihr Urteil!

Mit der Bewertung helfen Sie uns, den Wert künftiger Kurse für Ihre klinische Tätigkeit weiter zu verbessern.

Benoten Sie bitte alle nachstehend aufgeführten Kriterien
(beste Note 1; schlechteste Note 6).

1. Einhaltung des Themas ........................ ________
2. Rhetorik des Referenten ........................ ________
3. Didaktischer Aufbau des Vortrages ................ ________
4. Qualität der Diapositive ........................ ________
5. Herausarbeiten der wichtigsten Punkte .............. ________
6. Bezug des Vortrages zur Klinik .................. ________
7. Das Thema sollte bei einem späteren Kurs
   wiederholt werden ........................ ja ☐ nein ☐
8. Der Referent sollte erneut eingeladen werden ......... ja ☐ nein ☐

---

Ich bin im ___ Jahr der Weiterbildung zum Arzt für Anästhesie.

Ich bin Arzt für Anästhesie seit ________

Ich bin Chefarzt für Anästhesie seit ________

Ich bin kein Anästhesist, sondern ________

---

Bitte benutzen Sie die Rückseite des Bogens für weitere Kommentare, Vorschläge und Kritik.
Das ausgefüllte Blatt geben Sie bitte gleich hier ab oder schicken es an:

Prof. Dr. J. Radke
Universitätsklinik Halle-Wittenberg, Klinik für Anästhesiologie,
Magdeburger Str. 16, 06112 Halle

Deutsche Akademie für Anästhesiologische Fortbildung

# BEWERTUNGSBOGEN

zum 20. Kurs zur Weiter- und Fortbildung für Anästhesisten am
18. und 19. Juni 1994 in Nürnberg

**Referent:** J. B. Brückner, Berlin

**Thema:** Sectio: Allgemein- vs. Regionalanästhesie

Wir bitten um Ihr Urteil!

Mit der Bewertung helfen Sie uns, den Wert künftiger Kurse für Ihre klinische Tätigkeit weiter zu verbessern.

Benoten Sie bitte alle nachstehend aufgeführten Kriterien
(beste Note 1; schlechteste Note 6).

1. Einhaltung des Themas . . . . . . . . . . . . . . . . . . . . . . . ________
2. Rhetorik des Referenten . . . . . . . . . . . . . . . . . . . . . . ________
3. Didaktischer Aufbau des Vortrages . . . . . . . . . . . . . . . . ________
4. Qualität der Diapositive . . . . . . . . . . . . . . . . . . . . . . ________
5. Herausarbeiten der wichtigsten Punkte . . . . . . . . . . . . . . ________
6. Bezug des Vortrages zur Klinik . . . . . . . . . . . . . . . . . . ________
7. Das Thema sollte bei einem späteren Kurs
   wiederholt werden . . . . . . . . . . . . . . . . . . . . . . . . . ja ☐ nein ☐
8. Der Referent sollte erneut eingeladen werden . . . . . . . . . ja ☐ nein ☐

---

Ich bin im ___ Jahr der Weiterbildung zum Arzt für Anästhesie.

Ich bin Arzt für Anästhesie seit ____________

Ich bin Chefarzt für Anästhesie seit ____________

Ich bin kein Anästhesist, sondern ____________

---

Bitte benutzen Sie die Rückseite des Bogens für weitere Kommentare, Vorschläge und Kritik.
Das ausgefüllte Blatt geben Sie bitte gleich hier ab oder schicken es an:

Prof. Dr. J. Radke
Universitätsklinik Halle-Wittenberg, Klinik für Anästhesiologie,
Magdeburger Str. 16, 06112 Halle

Deutsche Akademie für Anästhesiologische Fortbildung

# BEWERTUNGSBOGEN

zum 20. Kurs zur Weiter- und Fortbildung für Anästhesisten am 18. und 19. Juni 1994 in Nürnberg

**Referent:** U. Börner, Köln

**Thema:** Anästhesie bei endokrinen Erkrankungen

Wir bitten um Ihr Urteil!

Mit der Bewertung helfen Sie uns, den Wert künftiger Kurse für Ihre klinische Tätigkeit weiter zu verbessern.

Benoten Sie bitte alle nachstehend aufgeführten Kriterien (beste Note 1; schlechteste Note 6).

1. Einhaltung des Themas ........................ __________
2. Rhetorik des Referenten ........................ __________
3. Didaktischer Aufbau des Vortrages ................ __________
4. Qualität der Diapositive ........................ __________
5. Herausarbeiten der wichtigsten Punkte .............. __________
6. Bezug des Vortrages zur Klinik .................. __________
7. Das Thema sollte bei einem späteren Kurs wiederholt werden ........................ ja ☐ nein ☐
8. Der Referent sollte erneut eingeladen werden ......... ja ☐ nein ☐

---

Ich bin im ___ Jahr der Weiterbildung zum Arzt für Anästhesie.

Ich bin Arzt für Anästhesie seit ______________

Ich bin Chefarzt für Anästhesie seit ______________

Ich bin kein Anästhesist, sondern ______________

---

Bitte benutzen Sie die Rückseite des Bogens für weitere Kommentare, Vorschläge und Kritik.
Das ausgefüllte Blatt geben Sie bitte gleich hier ab oder schicken es an:

Prof. Dr. J. Radke
Universitätsklinik Halle-Wittenberg, Klinik für Anästhesiologie,
Magdeburger Str. 16, 06112 Halle

Deutsche Akademie für Anästhesiologische Fortbildung

# BEWERTUNGSBOGEN

zum 20. Kurs zur Weiter- und Fortbildung für Anästhesisten am
18. und 19. Juni 1994 in Nürnberg

**Referent:** U. Schulte-Sasse, Heilbronn

**Thema:** Maligne Hyperthermie und anästhesiebedingte Rhabdomyolysen

Wir bitten um Ihr Urteil!

Mit der Bewertung helfen Sie uns, den Wert künftiger Kurse für Ihre klinische Tätigkeit weiter zu verbessern.

Benoten Sie bitte alle nachstehend aufgeführten Kriterien
(beste Note 1; schlechteste Note 6).

1. Einhaltung des Themas ........................ __________
2. Rhetorik des Referenten ........................ __________
3. Didaktischer Aufbau des Vortrages ................ __________
4. Qualität dcr Diapositive ........................ __________
5. Herausarbeiten der wichtigsten Punkte .............. __________
6. Bezug des Vortrages zur Klinik .................... __________
7. Das Thema sollte bei einem späteren Kurs wiederholt werden ........................... ja ☐ nein ☐
8. Der Referent sollte erneut eingeladen werden ......... ja ☐ nein ☐

---

Ich bin im ___ Jahr der Weiterbildung zum Arzt für Anästhesie.

Ich bin Arzt für Anästhesie seit __________

Ich bin Chefarzt für Anästhesie seit __________

Ich bin kein Anästhesist, sondern __________

---

Bitte benutzen Sie die Rückseite des Bogens für weitere Kommentare, Vorschläge und Kritik.
Das ausgefüllte Blatt geben Sie bitte gleich hier ab oder schicken es an:

Prof. Dr. J. Radke
Universitätsklinik Halle-Wittenberg, Klinik für Anästhesiologie,
Magdeburger Str. 16, 06112 Halle